国家卫生健康委员会"十四五"规划教材

全国中医药高职高专教育教材

供针灸推拿专业用

经络与腧穴

第5版

U0114252

主　编　王德敬

副主编　方　伟　赵云龙　高嘉彬

编　委　（按姓氏笔画排序）

马　越（江苏卫生健康职业学院）　　　张晶晶（渭南职业技术学院）

王亚飞（山东中医药高等专科学校）　　陈　静（亳州职业技术学院）

王莹珏（曲靖医学高等专科学校）　　　罗惠文（广东江门中医药职业学院）

王德敬（山东中医药高等专科学校）　　赵云龙（保山中医药高等专科学校）

方　伟（天津医学高等专科学校）　　　洪建勋（江西中医药高等专科学校）

刘春梅（南阳医学高等专科学校）　　　高嘉彬（四川中医药高等专科学校）

刘鑫烨（湖南中医药高等专科学校）　　蒋　洁（新疆医科大学）

吴雷波（邢台医学高等专科学校）　　　谭代代（安徽中医药高等专科学校）

张艳艳（黑龙江护理高等专科学校）

秘　书　王亚飞（兼）

人民卫生出版社

·北　京·

图书在版编目（CIP）数据

经络与腧穴 / 王德敬主编. —5 版. —北京：人
民卫生出版社，2023.7
　ISBN 978-7-117-34987-1

　Ⅰ. ①经…　Ⅱ. ①王…　Ⅲ. ①经络－高等职业教育－
教材②俞穴（五腧）－高等职业教育－教材　Ⅳ. ①R224

中国国家版本馆 CIP 数据核字（2023）第 143478 号

| 人卫智网 | www.ipmph.com | 医学教育、学术、考试、健康，购书智慧智能综合服务平台 |
| 人卫官网 | www.pmph.com | 人卫官方资讯发布平台 |

经络与腧穴

Jingluo yu Shuxue

第 5 版

主　　编：王德敬
出版发行：人民卫生出版社（中继线 010-59780011）
地　　址：北京市朝阳区潘家园南里 19 号
邮　　编：100021
E - mail：pmph @ pmph.com
购书热线：010-59787592　010-59787584　010-65264830
印　　刷：北京汇林印务有限公司
经　　销：新华书店
开　　本：850×1168　1/16　印张：22.5　插页：2
字　　数：635 千字
版　　次：2005 年 6 月第 1 版　　2023 年 7 月第 5 版
印　　次：2023 年 9 月第 1 次印刷
标准书号：ISBN 978-7-117-34987-1
定　　价：89.00 元
打击盗版举报电话：010-59787491　E-mail：WQ @ pmph.com
质量问题联系电话：010-59787234　E-mail：zhiliang @ pmph.com
数字融合服务电话：4001118166　E-mail：zengzhi @ pmph.com

《经络与腧穴》
数字增值服务编委会

主　编　王德敬　孙一翔

副主编　方　伟　赵云龙　高嘉彬

编　委（按姓氏笔画排序）

马　越（江苏卫生健康职业学院）

王亚飞（山东中医药高等专科学校）

王莹珏（曲靖医学高等专科学校）

王德敬（山东中医药高等专科学校）

方　伟（天津医学高等专科学校）

刘春梅（南阳医学高等专科学校）

刘鑫烨（湖南中医药高等专科学校）

孙一翔（山东捷瑞数字科技股份有限公司）

吴雷波（邢台医学高等专科学校）

张艳艳（黑龙江护理高等专科学校）

张晶晶（渭南职业技术学院）

陈　静（亳州职业技术学院）

罗惠文（广东江门中医药职业学院）

赵云龙（保山中医药高等专科学校）

洪建勋（江西中医药高等专科学校）

高嘉彬（四川中医药高等专科学校）

蒋　洁（新疆医科大学）

谭代代（安徽中医药高等专科学校）

秘　书　王亚飞（兼）

修订说明

为了做好新一轮中医药职业教育教材建设工作，贯彻落实党的二十大精神和《中医药发展战略规划纲要（2016—2030年）》《教育部 国家卫生健康委 国家中医药管理局关于深化医教协同进一步推动中医药教育改革与高质量发展的实施意见》《教育部等八部门关于加快构建高校思想政治工作体系的意见》《职业教育提质培优行动计划（2020—2023年）》《职业院校教材管理办法》的要求，适应当前我国中医药职业教育教学改革发展的形势与中医药健康服务技术技能人才培养的需要，人民卫生出版社在教育部、国家卫生健康委员会、国家中医药管理局的领导下，组织和规划了第五轮全国中医药高职高专教育教材、国家卫生健康委员会"十四五"规划教材的编写和修订工作。

为做好第五轮教材的出版工作，我们成立了第五届全国中医药高职高专教育教材建设指导委员会和各专业教材评审委员会，以指导和组织教材的编写与评审工作；按照公开、公平、公正的原则，在全国1 800余位专家和学者申报的基础上，经中医药高职高专教育教材建设指导委员会审定批准，聘任了教材主编、副主编和编委；确立了本轮教材的指导思想和编写要求，全面修订全国中医药高职高专教育第四轮规划教材，即中医学、中药学、针灸推拿、护理、医疗美容技术、康复治疗技术6个专业共89种教材。

党的二十大报告指出，统筹职业教育、高等教育、继续教育协同创新，推进职普融通、产教融合、科教融汇，优化职业教育类型定位，再次明确了职业教育的发展方向。在二十大精神指引下，我们明确了教材修订编写的指导思想和基本原则，并及时推出了本轮教材。

第五轮全国中医药高职高专教育教材具有以下特色：

1.**立德树人，课程思政**　教材以习近平新时代中国特色社会主义思想为引领，坚守"为党育人、为国育才"的初心和使命，培根铸魂、启智增慧，深化"三全育人"综合改革，落实"五育并举"的要求，充分发挥思想政治理论课立德树人的关键作用。根据不同专业人才培养特点和专业能力素质要求，科学合理地设计思政教育内容。教材中有机融入中医药文化元素和思想政治教育元素，形成专业课教学与思政理论教育、课程思政与专业思政紧密结合的教材建设格局。

2.**传承创新，突出特色**　教材建设遵循中医药发展规律，传承精华，守正创新。本套教材是在中西医结合、中西药并用抗击新型冠状病毒感染疫情取得决定性胜利的时候，党的二十大报告指出促进中医药传承创新发展要求的背景下启动编写的，所以本套教材充分体现了中医药特色，将中医药领域成熟的新理论、新知识、新技术、新成果根据需要吸收到教材中来，在传承的基础上发展，在守正的基础上创新。

3.**目标明确，注重三基**　教材的深度和广度符合各专业培养目标的要求和特定学制、特定对象、特定层次的培养目标，力求体现"专科特色、技能特点、时代特征"，强调各教材编写大纲一定要符合高职高专相关专业的培养目标与要求,注重基本理论、基本知识和基本技能的培养和全面素质的提高。

4. 能力为先,需求为本　教材编写以学生为中心,一方面提高学生的岗位适应能力,培养发展型、复合型、创新型技术技能人才;另一方面,培养支撑学生发展、适应时代需求的认知能力、合作能力、创新能力和职业能力,使学生得到全面、可持续发展。同时,以职业技能的培养为根本,满足岗位需要、学教需要、社会需要。

5. 规划科学,详略得当　全套教材严格界定职业教育教材与本科教育教材、毕业后教育教材的知识范畴,严格把握教材内容的深度、广度和侧重点,既体现职业性,又体现其高等教育性,突出应用型、技能型教育内容。基础课教材内容服务于专业课教材,以"必需、够用"为原则,强调基本技能的培养;专业课教材紧密围绕专业培养目标的需要进行选材。

6. 强调实用,避免脱节　教材贯彻现代职业教育理念,体现"以就业为导向,以能力为本位,以职业素养为核心"的职业教育理念。突出技能培养,提倡"做中学、学中做"的"理实一体化"思想,突出应用型、技能型教育内容。避免理论与实际脱节、教育与实践脱节、人才培养与社会需求脱节的倾向。

7. 针对岗位,学考结合　本套教材编写按照职业教育培养目标,将国家职业技能的相关标准和要求融入教材中,充分考虑学生考取相关职业资格证书、岗位证书的需要。与职业岗位证书相关的教材,其内容和实训项目的选取涵盖相关的考试内容,做到学考结合、教考融合,体现了职业教育的特点。

8. 纸数融合,坚持创新　新版教材进一步丰富了纸质教材和数字增值服务融合的教材服务体系。书中设有自主学习二维码,通过扫码,学生可对本套教材的数字增值服务内容进行自主学习,实现与教学要求匹配、与岗位需求对接、与执业考试接轨,打造优质、生动、立体的学习内容。教材编写充分体现与时代融合、与现代科技融合、与西医学融合的特色和理念,适度增加新进展、新技术、新方法,充分培养学生的探索精神、创新精神、人文素养;同时,将移动互联、网络增值、慕课、翻转课堂等新的教学理念、教学技术和学习方式融入教材建设之中,开发多媒体教材、数字教材等新媒体形式教材。

人民卫生出版社成立 70 年来,构建了中国特色的教材建设机制和模式,其规范的出版流程,成熟的出版经验和优良传统在本轮修订中得到了很好的传承。我们在中医药高职高专教育教材建设指导委员会和各专业教材评审委员会指导下,通过召开调研会议、论证会议、主编人会议、编写会议、审定稿会议等,确保了教材的科学性、先进性和适用性。参编本套教材的 1 000 余位专家来自全国 50 余所院校,希望在大家的共同努力下,本套教材能够担当全面推进中医药高职高专教育教材建设,切实服务于提升中医药教育质量、服务于中医药卫生人才培养的使命。谨此,向有关单位和个人表示衷心的感谢!为了保持教材内容的先进性,在本版教材使用过程中,我们力争做到教材纸版版内容不断勘误,数字内容与时俱进,实时更新。希望各院校在教材使用中及时提出宝贵意见或建议,以便不断修订和完善,为下一轮教材的修订工作奠定坚实的基础。

人民卫生出版社有限公司

2023 年 4 月

前　言

本教材系国家卫生健康委员会"十四五"规划教材、全国中医药高职高专教育教材,供全国高职高专院校针灸推拿专业使用。

本教材在第4版教材的基础上,汲取以往针灸类教材的编写经验,在编写过程中,依据"基于职业分析,构建课程体系;基于工作体系,重构教学内容;基于行动导向,改革教学模式"的课程建设模式,按照"职业岗位能力→工作岗位→工作任务"的思路,提炼、优化,归纳形成典型的职业工作任务,在广度和深度上体现高职高专的高端技能型人才特点,使学生通过本教材的学习,掌握经络腧穴的基本知识和基本技能,并注重教材的整体优化,力求体现教材的思想性、继承性、科学性、先进性、启发性与适用性。

本教材包括绪言、经络腧穴概论、经络腧穴各论与附录四部分内容。

此次修订的特点是:①运用典型的针灸、推拿职业工作任务,整合经络和腧穴教学内容,利于经络腧穴知识与技能的整体性及与其他课程的衔接。②与执业助理医师资格考试接轨,常用腧穴以"*"号在其右上方标示,以突出重点,便于学生考试。③增加大量数字融合素材,以教材中加二维码形式提供数字内容增值服务,包括每一章的PPT课件、知识导览、"扫一扫,测一测",以及十四经循行动画和取穴视频等。④增加思政元素模块,加强学生理想信念教育,厚植爱国主义情怀。

本教材第4版于2023年被评为"十四五"职业教育国家规划教材。教材在编写过程中,参考并引用了经络、腧穴的国家标准,以及近年来出版的高校针灸类教材、大量国内外最新研究成果,在此,谨向原书作者表示真诚的谢意。石学敏院士、沈雪勇教授、梁繁荣教授以及王舒教授对本书的编写工作给予了大力支持,谨致谢意!向支持本教材编写的有关学校表示衷心的谢意。

由于作者水平有限,本教材在编写过程中可能存在一定的疏漏之处,敬请广大读者提出宝贵意见,以便再版时修订。

《经络与腧穴》编委会

2023年4月

目　录

上篇　经络腧穴概论

下篇　经络腧穴各论

绪　言

PPT 课件

知识导览

经络与腧穴是针灸学的基础理论和核心内容，是针灸推拿专业的一门必备技能课程。针灸学是以中医理论为指导，运用经络、腧穴理论和刺灸方法以防治疾病的一门学科。针灸学的主要内容包括经络、腧穴、刺灸和临床治疗等部分。

针灸疗法历史悠久，是古人在长期的医疗实践中积累而成的，具有安全有效、适应证广、简便经济等特点，深受人们的欢迎，为中华民族数千年的繁衍昌盛做出了巨大的贡献，并正在为世界人民的医疗保健事业发挥着越来越大的作用。针法导源于古代的砭针，灸法导源于古代的生活用火。

经络腧穴的起源和发展与针灸疗法的应用密切相关，绪言结合针灸的起源、理论形成、学术发展、对外传播做一总体介绍。

一、起　源

针灸疗法大约产生于距今 8 000～4 000 年前的新石器时代，相当于原始社会的氏族公社时期。

针刺疗法还可以从原始的针刺工具加以论证。距今 2 000 多年以前的古书中经常提到的原始针刺工具是石器，称"砭石"。如《左传》收录的公元前 550 年的一段史料提到"美疢不如恶石"，《山海经》记载有"高氏之山，其上多玉，其下多箴石"，《素问·宝命全形论》有"制砭石小大"等，这些都是远古人类以砭石治病的佐证。砭石治病，最初主要是用于刺破脓疡，进而作为刺络泻血之用。我国曾在内蒙古多伦县的新石器时期遗址中发现过一块长 4.5cm 的砭石，一端扁平有弧形刃，可用来切开脓疡，另一端为四棱锥形，可用来放血。在山东省日照县新石器时代晚期的一个墓葬里，还发现过两块殉葬的砭石，长度分别为 8.3cm、9.1cm，尖端为三棱锥形和圆锥形，可用于放血，调和经气。砭石实物的发现，为针刺起源于新石器时代提供了有力的证据。

砭石治病来源于我国东部沿海一带以渔业为生的民族。《素问·异法方宜论》记载："故东方之域，天地之所始生也。鱼盐之地，海滨傍水，其民食鱼而嗜咸，皆安其处，美其食。鱼者使人热中，盐者胜血，故其民皆黑色疏理，其病皆为痈疡，其治宜砭石。故砭石者，亦从东方来。"这里所说的"东方"，相当于我国山东一带。近年来在山东省发现了一批以针砭为题材的汉画像石，画像石上雕刻着半人半鸟形的神医正在用砭石或细针给人治病。鸟形显然来源于原始氏族图腾崇拜，画像石反映了古代关于针砭起源的传说。砭石是针具的雏形与前身，其后还出现了骨针和竹针。人类进入青铜器时代和铁器时代时，随着冶金技术的发展，铜质、铁质的金属针开始出现，之后又有金质、银质针的应用，现代一般用不锈钢为制针材料。

灸法的起源可以追溯到原始社会人类学会用火之后。古人取火最初是利用自然火种，而后是摩擦取火和燧石取火，再后是利用太阳能取火。近代考古学研究证明，我国早在距今约170万年的"元谋人"时代，我们的祖先就会用火了。早期只有钻木取火的"木燧"，后来则有照日取火的"阳燧"。阳燧聚光取火，是世界上最早的太阳能利用。在距今3 000年前，当世界上许多民族还在钻木、摩擦或击石取火的西周时代，勤劳智慧的华夏民族已经发明了利用太阳能取火的技术，为人类文明做出了卓越的贡献。灸，《说文解字》释为"灼也"，即是以火熏灼之意。灸的发明与寒冷的生活环境及火的应用有密切联系。灸法所用的材料，最初很可能是可烧灼、烫、熨的各种树枝或干草，后来发现用艾叶做成的艾绒易于引火缓燃而不起火焰，更适用于灸，遂使艾灸世代相传，沿用至今。艾是灸材，也是古人引火的燃料。崔豹《古今注•杂注》载："阳燧以铜为之，形如镜，照物则影倒，向日则生火，以艾炷之则得火。"燧，或作遂，有通达、通畅之意。古人以为，阳燧与天相通，可引天之精气，故以太阳之火为艾灸火源之上选。太阳天火在古代象征纯阳之气，通过阳燧这等通天器物，汲取太阳之气点燃艾草以熏灼，既可用来驱逐鬼邪，又可用以温通血脉，治疗疾病。古人晴时阳燧取火，阴时木燧取火。木燧取火时，以艾引火燃烧，让钻磨产生的火星掉在艾绒上引燃。

二、理 论 形 成

战国至秦汉时期，政治、经济、文化的发展为中医学的发展提供了条件。

针刺工具由砭针、骨针发展到金属针具，特别是九针的出现更扩大了针灸实践范围，促进了针灸学术发展，针灸理论也得以不断升华。

现存的经络文献原以《黄帝内经》（简称《内经》）为最早，但近代出土的古代文物表明，在《内经》之前已有各种较为原始的文字记载。1973年湖南长沙马王堆三号汉墓出土的医学帛书中，有两种古代关于经脉的著作，即《足臂十一脉灸经》和《阴阳十一脉灸经》。两书记载了十一条经脉的循行、病候和灸法治疗，反映了针灸学核心理论经络学说的早期面貌。

《黄帝内经》的成书标志着针灸理论的形成，是先秦至西汉医学发展的必然结果，自东汉至隋唐仍有修订和补充。《内经》包括《黄帝内经•素问》（简称《素问》）和《灵枢经》（简称《灵枢》）两部分，共18卷，162篇，它在汇总前人文献的基础上，以阴阳、五行、脏腑、经络、腧穴、精神、气血、津液等为基本理论，以针灸为主要医疗技术，用无神论观点、整体观点、发展变化的观点、人体与自然相应的观点，论述了人体的生理、病理、诊断要领和防病治病原则，奠定了针灸学理论基础，其中以《灵枢》所载针灸理论更为丰富和系统，故《灵枢》又称《针经》。

《内经》对经络学说尤有精辟的论述，不但对十二经脉的循行走向、属络脏腑及其所主病证均有明确记载，而且对奇经八脉、十二经别、十五络脉、十二经筋、十二皮部的走向、分布、功能以及与经络系统相关的标本、根结、气街、四海等亦有记叙。《内经》对腧穴理论也有较多的论述，载有160个左右常用穴位的名称，对特定穴理论阐述较详，特别是对五输穴理论阐述较全面，对原穴、下合穴、十五络穴、五脏背俞穴等也都有载述。《内经》对刺法的论述较为详尽，提出了迎随补泻、徐疾补泻、呼吸补泻、开阖补泻等手法。在治疗方面，论述了治疗原则如"盛则泻之，虚则补之"。在取穴配穴方面提出了许多具体方法，如俞募配穴法、远道取穴法等。《内经》记载了100多种病证，其中绝大多数都应用针灸治疗。

《内经》的成书，标志着当时的医学家们不但已构筑起以经络学说为核心的理论框架，而且已卓有成效地运用刺法、灸法等技术防病治病，并善于理论联系实践，在实践中不断发展和更新理论,初步形成了以理、法、方、穴、术为一体的独特的针灸学理论体系。

《黄帝八十一难》(简称《难经》),相传系秦越人所作,大约成书于汉代,以阐明《内经》为要旨,是继《内经》以后又一部中医经典著作。该书内容简要,辨析精微,进一步丰富和充实了针灸学理论体系。书中就《内经》等古经提出 81 个问题,并进行解答。有关经络的问题特别注重寸口脉诊、原气、奇经八脉以及对"是动""所生病"的解释。《难经》首先提出"奇经八脉"这一名称,并对奇经八脉内容做了集中的论述,补充了《内经》之不足。《难经》对经络理论的补充、阐发主要体现在奇经八脉、经脉病候、十五络脉等方面,对腧穴理论则主要体现在八会穴、原穴及五输穴的五行配属和治疗作用等方面。《难经》还首先提出"八会穴"的名称,并具体记载了人体气、血、筋、脉、骨、髓、脏、腑八者与八穴的关系。《难经》阐述了原气通过三焦通达五脏六腑、十二经脉的分布特点,提出"原穴"是原气经过和留止的部位,并在《内经》的基础上补充了心经原穴,使原穴趋于完整。《难经》完善了各经五输穴的五行配属关系,并以刚柔相济理论做了解释,同时对其临床应用加以阐发,使之成为后世子午流注法的理论基础,在此基础上又提出了"虚则补其母,实则泻其子"和"泻南补北"理论,对针灸和中医临床各科均具启示意义。

总之,从战国至西汉及东汉时期,是《内经》和《难经》的著作年代,也是针灸理论的形成和奠基时期。《内经》《难经》同属于针灸基础理论的早期文献,都属医学经典。

魏晋时皇甫谧编集的《针灸甲乙经》(全名《黄帝三部针灸甲乙经》,简称《甲乙经》),是现存最早的针灸学专著,是继《内经》之后对针灸学的又一次总结。《甲乙经》是汇集《素问》《针经》及《明堂孔穴针灸治要》三部书并加以分类整理而成的。书中共载经穴 349 个,其中有交会关系者 84 穴。各经都有所属专穴,有些穴为几条经所交会则称交会穴。《甲乙经》以"头身分部,四肢分经"的排列形式,对十四经穴进行整理和归类,将基础理论和针灸治疗内容集合,为古代针灸学专著。这是皇甫谧对针灸学的重大贡献。《甲乙经》于 6 世纪传到日本、朝鲜等国,是针灸走向世界的先导。

东汉末年,张仲景"撰用《素问》《九卷》《八十一难》"等书著成《伤寒杂病论》(以下简称《伤寒论》),说明《伤寒论》一书运用六经辨证,是对《内经》《难经》理论的继承和发展,也是对经络理论的灵活应用。

三、学 术 发 展

1. 魏晋隋唐时期　魏晋时皇甫谧《甲乙经》对经络腧穴理论的贡献已在上面介绍。

晋代以炼丹闻名的葛洪所著《抱朴子》和《肘后备急方》(以下简称《肘后方》)中均提到《明堂流注偃侧图》,这是关于经穴的前、侧、后图形,简称"明堂图"。《肘后方》载录针灸医方 109 条,其中 99 条为灸方,从而使灸法得到了进一步的发展。其妻鲍姑,亦擅长用灸,是中国历史上不可多得的女灸疗家。晋代尚有名医秦承祖、陶弘景等,对针法、灸法均有研究。

隋、唐时期,随着经济文化的繁荣,针灸医学也有很大的发展。至唐代针灸已成为一门专科,针灸教育也占有重要地位,促进了针灸学的全面发展。著名医家孙思邈在其所著《备急千金要方》中绘制了五色"明堂三人图",还首载阿是穴和指寸法。这一时期灸法最为盛行,尤以王焘《外台秘要》最享盛名。

唐时杨上善于撰注《黄帝内经太素》(以下简称《太素》)之外,又将《内经》与《明堂孔穴针灸治要》的内容汇编成《黄帝内经明堂类成》十三卷,即十二经脉各一卷,奇经八脉合一卷,现仅存第一卷。从残存的卷一内容看,该书对经脉、腧穴已按气血流注次序排列,并对部分穴名做了释义,开循经考穴之先河,对经络腧穴理论体系的完善有重要意义。

刊于 862 年以前的《新集备急灸经》,是我国最早雕版印刷的医书,专论急症用灸。唐太医署掌管医药教育,分设四个医学专业和一个药学专业,针灸是医学专业之一,设"针博士一人,针助教一人，针师十人，针工二十人，针生二十人”，为针灸学的学校教育开了先河。

2. 宋金元时期 由于印刷术的广泛应用，促进了医学文献的积累，加快了针灸学的传播与发展进程。

宋代王朝注重对医书的编纂和校正，早期组织人员编写《太平圣惠方》，其第九十九卷称《针经》，第一百卷称《明堂》（即《明堂灸经》），后人称之为"明堂上经"和"明堂下经"，其中列有"十二人形"的经穴图；后期组织人员编写《圣济总录》，其按经排列腧穴，后为元代各书所继承。《难经》曾对奇经八脉的分布、功能和病候做了集中论述，《圣济总录》则对奇经八脉的有关腧穴和循行路线做了完整的描述。

著名针灸家王惟一，在北宋政府支持下，重新考订厘正了 354 个腧穴的位置及所属经脉，增补了腧穴的主治病证，于 1026 年撰成《铜人腧穴针灸图经》，雕印刻碑，由政府颁行。1027 年，王惟一设计的两具铜人模型制成，外刻经络腧穴，内置脏腑，作为教学和考试针灸师之用。南宋的针灸家王执中撰《针灸资生经》，重视实践经验，对后世颇有影响。元代著名医家滑寿，考订经络循行及其与腧穴的联系，在元代忽泰必烈《金兰循经取穴图解》基础上编撰而成的《十四经发挥》，首次把任、督脉和十二经脉并称为"十四经"，进一步发展了经络腧穴理论。这个时期长于针灸的名医很多，著作也颇丰富，《备急灸法》《痈疽神秘灸经》《膏肓腧穴灸法》等书问世，标志着针灸在各科的深入发展。南宋初期的席弘，世代皆专针灸，传世的《席弘赋》特别讲究刺法。同时期的窦材著《扁鹊心书》，极力推崇烧灼灸法，每灸数十壮乃至数百壮。当时还有杨介、张济亲自观察尸体解剖，主张用解剖学知识指导针灸取穴。金代何若愚与撰《子午流注针经》的阎明广，提倡按时取穴法。金元名医窦汉卿既推崇子午流注，又提倡八法流注，按时取穴，他所编撰的《标幽赋》是针灸歌赋中的名篇。

3. 明清时期 针灸学术在明代发展到高潮，名家辈出，理论研究深化。明代初期的陈会、中期的凌云、后期的杨继洲，都是名盛华夏的针灸学家，针灸学术发展颇有影响。明代针灸学术发展的主要成就如下：

第一，对前代的针灸文献进行了广泛的搜集整理，出现了许多汇总历代针灸文献的著作。其中以杨继洲《针灸大成》影响最大。此书是以杨继洲原编的《卫生针灸玄机秘要》一书为基础，由靳贤选集有关文献扩充而成，内载经络穴位资料非常丰富，共载经穴 359 个，并载录杨氏的著述和医案等，是继《甲乙经》后对针灸学的第三次总结。明代李时珍就奇经八脉文献进行汇集和考证，作《奇经八脉考》，补《十四经发挥》所未备。其他如朱橚的《普济方·针灸门》、徐凤的《针灸大全》、高武的《针灸聚英发挥》、吴崑的《针方六集》和张介宾的《类经图翼》等，也都是汇总历代针灸文献的著作。

第二，对针刺手法的研究更加深入，在单式手法的基础上形成了二十多种复式手法。其中《针灸大全·金针赋》《针灸大成·三衢杨氏补泻》、李梴的《医学入门·针灸》、汪机的《针灸问对》等，都是载述针刺手法之代表作。

第三，灸法从用艾炷的烧灼灸法向用艾卷的温和灸法发展，14 世纪开始出现的艾卷灸法，后来发展为加进药物的"雷火神针""太乙神针"。

第四，对于历代不属于经穴的针灸部位进行了整理，在腧穴里列出"奇穴"这个类别。

从清初到鸦片战争这一历史时期，医者重药而轻针，针灸逐渐转入低潮。18 世纪吴谦等人奉敕撰《医宗金鉴·刺灸心法要诀》，以歌诀和插图为主，很切合实用。首次将经脉图与经穴图分别绘制，于书中并列以示异同，改变了宋以后经脉图线和经穴图点串合为一的混杂情形。李学川撰《针灸逢源》，强调辨证取穴，针药并重，增加中枢、急脉两穴，列出 361 个经穴。这是对经穴的又一次总结，此经穴数被沿用至今。清代在药物归经和运用方面有所发展，严西亭等人的《得配本草》、赵观澜的《医学指归》及姚澜的《本草分经》，都将经络学说与药物结合起来，认为"何经之病，宜用何经之药"，是掌握药物性能的要领。温病学派叶天士等人注重分经辨证用药，于十二经之外更重视奇经,在辨证上创立"初为气结,在经""久则血伤,入络",以及"卫—气—营—血"的分层理论,还有"八脉辨肝肾"和"厥阴之阳"等说,为经络理论在方药方面的运用做出了贡献。此时著述虽多,但影响不大。清初至民国时期,针灸医学由兴盛逐渐走向衰退。清朝医者多重药轻针,1822年,清王朝竟以"针刺火灸,究非奉君之所宜"为理由,下令太医院停止使用针灸,废止针灸科。

4. 近代与现代 以1840年的鸦片战争为转折,中国沦为半殖民地半封建社会。随着外国列强的入侵,西医得到较快发展,中医受到很大冲击,针灸更是受到严重挫折。由于广大群众相信并且欢迎针灸治病,所以针灸在民间继续流传。许多针灸医生为了保存和发展针灸学术,成立针灸学社,编印针灸书刊,开展函授教育,取得一定成效。近代针灸学家承淡安先生为振兴针灸学术做出了很大贡献,被誉为中国针灸事业的复兴者与传播者。新中国成立后,政府高度重视中医针灸事业的发展,制定政策法规,采取得力措施,促进针灸学的普及和提高。20世纪50年代,原卫生部发布《中医师暂行条例》,在全国各地建立中医医院(内设针灸科),成立针灸研究机构,整理出版古医书(包括古代针灸专著),开展针灸文献、临床研究和针灸作用机制的实验研究。1956年后,全国各地陆续成立以培养中医专业本科人才为主的中医学院,针灸学作为主干课程,为学生们所必修,开创了我国高等中医药学历教育的历史。1958年,中国针灸工作者在用针刺方法达到麻醉效果并使手术获得成功的基础上,首次提出了"针刺麻醉"概念,创立了针刺麻醉方法。20世纪60~70年代,政府大力提倡用中草药和针灸治病,头针、耳针不断普及,尤其在农村、基层,普遍应用中医针灸治病,积累了宝贵经验。1971年,我国正式向世界宣布针刺麻醉成功,引起了国际上的高度关注和浓厚兴趣,掀起了国际针灸热潮。1979年,中华全国中医学会针灸分会成立。1980年后,全国高等中医药院校相继开办针灸专业,培养针灸本科和研究生人才。1985年,中国针灸学会升格为国家一级学会。20世纪90年代,国家科技基础研究重大项目计划(攀登计划)将针灸经络列为研究重点。针灸标准化、规范化研究取得显著成果,《经穴部位》《耳穴名称与部位》作为国家标准正式颁布。21世纪以来,针灸进入新的发展阶段。2003年10月,国家实施《中医药条例》。国家重点基础研究计划、应用研究计划、支撑计划等均大力资助针灸研究,一系列针灸标准化研究方案的出台和研究项目的确定,有力地推动了针灸现代化。2021年11月新发布国家标准《经穴名称与定位》(GB/T 12346-2021)。此前,2006年12月修订并予以实施的国家标准(GB/T 12346-2006)《腧穴名称与定位》,将印堂穴确定为经穴,归入督脉,使经穴总数达362个。2008年12月,颁布国家标准《针灸技术操作规范》,并逐年增加标准化项。至2011年底,已颁布22项针灸技术操作国家标准。在针灸基础研究上,尤其是在针灸作用机制、针刺镇痛、针刺麻醉原理的研究方面取得了举世公认的成果。针灸技术不断创新,借助现代科技研制出众多的针灸诊疗仪器、设备,电针、激光针等,被广泛应用于针灸临床。严格的针具消毒技术和一次性针灸针的使用,大大降低了针灸感染率,使针灸应用更为安全。针灸应用范围有所扩大,如对慢性疲劳综合征、戒断综合征等疗效较好,并常用于减肥、延缓衰老、美容等。临床实践表明,针灸对内、外、妇、儿、五官、骨伤等400多种病证有一定治疗效果,对其中100种左右病证有较好的疗效。

四、对外传播

早在6世纪,针灸就已传到朝鲜、日本。朝鲜在新罗王朝时(693年)就设有针博士,教授针生。562年,我国以《针经》赠日本钦明天皇,同年吴知聪携《明堂图》《针灸甲乙经》等医书东渡日本。702年,日本颁布大宝律令,仿我国唐朝的医学教育制度,开设针灸专业。我国针灸传到朝鲜和日本以后,一直作为当地国家传统医学的重要组成部分而流传至今。针灸也传到东南亚和印度大陆。6世纪敦煌人宋云曾将华佗治病方术介绍给印度北部的乌场国;14世纪针灸师邹庚到越南为诸侯治病。针灸传入欧洲是从 17 世纪开始的,法国成为欧洲传播针灸学术的主要国家。1671 年,哈尔文的《中医秘典》在法国出版,之后针灸开始用于临床;19 世纪初,欧美等国家开始使用针灸。但因不同国家有关法律限制,针灸在国外发展相对缓慢。新中国成立以来,随着中华文化魅力的显现,以整体观念、辨证施治、取法自然为特色的中国传统医学引起了国际医学界的关注,有力地促进了针灸在世界范围的推广。1997 年 11 月,美国国立卫生院举行了针刺疗法听证会并明确指出:起源于中国的针刺疗法对许多疾病具有显著疗效,作用确切而副作用极小,可以广泛应用。这对针灸学在世界范围的普及和推广具有重要意义。越来越多的国家和地区接受针灸,并不同程度认可针灸的合法地位,如亚洲的日本、韩国、越南、泰国,欧洲的英国、法国、德国、意大利,大洋洲的澳大利亚、新西兰,美洲的加拿大、巴西等国。目前世界上已有 180 多个国家和地区设有中医针灸医疗机构。

世界卫生组织(world health organization,WHO)倡导针灸防治疾病,重视针灸的推广和交流。受 WHO 委托,中国于 1975 年在北京、南京、上海三地建立了国际针灸培训中心,每年开办国际针灸班,培养针灸人才。数年来,中国政府坚持向非洲国家派出有针灸医师参与的援外医疗队,为这些国家培养了大批针灸医生。1979 年,WHO 提倡学习和应用针灸,并提出了适用针灸治疗的 43 种疾病的名称,予以推广。在 WHO 的大力支持下,1987 年 11 月,世界针灸学会联合会在北京成立。该学会组织每年在不同国家举办国际学术会议,还负责国际针灸医师水平考核,为合格者颁发针灸医师水平证书;WHO 倡导针灸的标准化、规范化,制订了经穴名称、定位的国际标准化方案,制定了头针的国际标准等。2002 年,WHO 列出了针灸应用的 106 种适应证。2006 年 10 月,WHO 针灸经穴定位标准西太区会议,制定出针灸腧穴定位的国际标准。2010 年,WHO 启动中医学疾病分类代码编制工作,第一次将传统医学纳入世界主流医学范畴。2011 年,肯尼亚首都内罗毕召开的联合国教科文组织保护非物质文化遗产政府间委员会第五次会议,顺利通过了将"中医针灸"列入"人类非物质文化遗产代表作名录"的提案,更加彰显了国际社会对中国针灸传承和保护的重视。

在世界很多国家,尤其是发达国家都开办有针灸教育机构。在亚洲,日本于 1983 年成立明治针灸大学,开办有针灸专业本科和研究生教育;韩国的针灸教育主要在韩医科大学进行,韩医科大学为六年制的本科学历教育。在欧美,不少国家办有各种类型的中医针灸学院(校),有些国家正规大学开设有中医、针灸学位课程或专业文凭。近年来,我国中医药高校与国外高校开展了多种形式的合作办学,培养了一批国际中医针灸人才。

针灸的对外传播和国际交流方兴未艾。针灸不仅为人类防治疾病提供了一种有效的医疗方法和手段,而且为世界医学开拓了新的研究领域,并将为人类健康事业和世界医学发展做出更大贡献。

(高嘉彬 方 伟)

? 复习思考题

1.《针灸甲乙经》对针灸的贡献有哪些?

2. 明代针灸学术发展的主要成就有哪些?

ER-0-3

扫一扫,测一测

上篇　经络腧穴概论

第一章 经络概述

学习目标

知识目标:

1. 掌握经络的概念。
2. 掌握经络系统的组成和分布概况。
3. 掌握经络的基本作用。
4. 熟悉经络学说对临床的指导意义。

能力目标: 具有在相应岗位需要的职业能力。

素质目标: 具有严谨求实的科学态度和救死扶伤的人道主义精神,有关心患者,勇于献身的良好职业道德风尚。

经络是经脉和络脉的总称,是联络脏腑肢节,沟通内外,贯穿上下,运行气血,协调阴阳,调节人体各部的通路。经,有路径的含义,经脉为经络系统直行的主干,深而在里,沟通内外,贯穿上下;络,有网络的含义,络脉是经脉别出的分支,浅而在表,纵横交错,遍布全身。《灵枢•脉度》说:"经脉为里,支而横者为络,络之别者为孙。"将脉按大小逐级分为经脉、络脉、浮络和孙络。

经络学说是研究人体经络系统的循行分布、生理功能、病理变化及其与脏腑相互关系的一门学说。经络学说不仅是针灸学科的理论核心,也是中医基础理论体系的重要组成部分。其内容贯穿于中医的生理、病理、诊断、治疗等各个方面,对中医临床各科都具有重要的指导意义。正如《灵枢•经别》中所说"夫十二经脉者,人之所以生,病之所以成,人之所以治,病之所以起,学之所始,工之所止也"。

第一节 经络系统的组成

经络系统是由经脉和络脉组成的。其中经脉包括十二经脉和奇经八脉,以及附属的十二经别、十二经筋、十二皮部。络脉由十五络、孙络、浮络等组成(表1-1)。

表 1-1　经络系统表

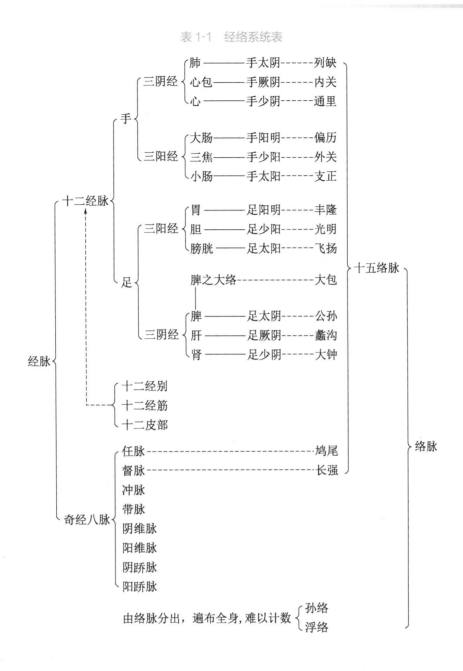

一、十 二 经 脉

十二经脉即手足三阴经、手足三阳经脉的总称，是经络系统的主体，故又称为"正经"。按其流注次序分别为手太阴肺经、手阳明大肠经、足阳明胃经、足太阴脾经、手少阴心经、手太阳小肠经、足太阳膀胱经、足少阴肾经、手厥阴心包经、手少阳三焦经、足少阳胆经、足厥阴肝经。十二经脉是经络系统的主干，"内属于府藏（脏腑），外络于支节（肢节）"（《灵枢·海论》），将人体内外联系成一个有机的整体。

1.十二经的命名　十二经脉的命名是结合手足、阴阳、脏腑三方面而确定的。手足，表示经脉在上、下肢分布的不同，手经表示其外行路线分布于上肢，足经表示其外行路线分布于下肢。脏腑，表示经脉的脏腑属性。阴阳表示经脉的阴阳属性及阴阳之气的多寡。一阴一阳演化为三阴三阳，以区分阴阳气的盛衰（多少）：阴气最盛为太阴，其次为少阴，再次为厥阴；阳气最盛为阳明，其次为太阳，再次为少阳。根据阴阳气的多少，三阴三阳之间组成对应的表里相合关系（表 1-2）。

如将隶属于肺、循行于上肢内侧前缘的经脉称为手太阴肺经；将隶属于大肠、循行于上肢外侧前缘的经脉称为手阳明大肠经。据此方法，命名其他十条经脉。三阴三阳的名称广泛应用于经络的命名，经别、络脉、经筋也是如此。

表 1-2   三阴三阳表里相合之对应关系

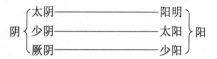

2. 十二经脉在体表分布的规律   十二经脉在体表左右对称地分布于人体的头面、躯干和四肢，纵贯全身。以人体立正姿势，两臂自然下垂、掌心向内、拇指向前的体位为准。凡属六脏的经脉称为阴经，分布于四肢内侧和胸腹，上肢内侧为手三阴经，下肢内侧为足三阴经；凡属六腑的经脉称为阳经，分布于四肢外侧和头面、躯干，上肢外侧为手三阳经，下肢外侧为足三阳经。将上下肢的内外侧均分为前、中（侧）、后三个区域，则手足三阳经在四肢的排列是：阳明在前，少阳在中，太阳在后；手足三阴经在四肢的排列一般是：太阴在前、厥阴在中（侧）、少阴在后，其中足三阴经在足内踝上 8 寸以下为厥阴在前、太阴在中、少阴在后，至内踝上 8 寸以上则太阴交出于厥阴之前（图 1-1）。

3. 十二经脉的表里属络关系   脏与腑有表里相合的关系，十二经脉内属于脏腑，亦有相应的表里相合关系。阴经为里，属于脏，阳经为表，属于腑，阴经与阳经在体内有表里属络关系。如手太阴肺经属肺络大肠，手阳明大肠经属大肠络肺，肺与大肠表里相合，手太阴肺经与手阳明大肠经则表里属络。这样，十二经脉就形成了六对表里属络关系：手太阴肺经与手阳明大肠，手

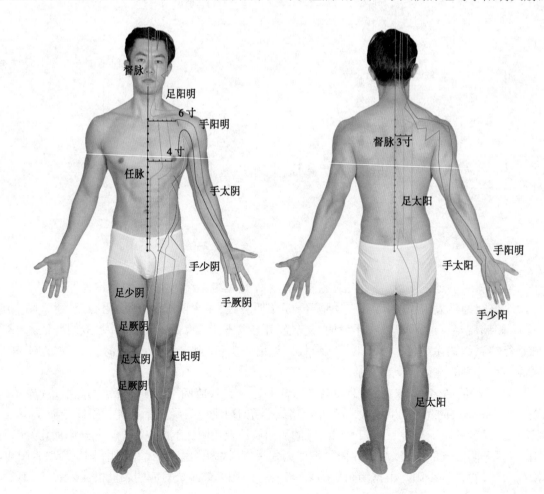

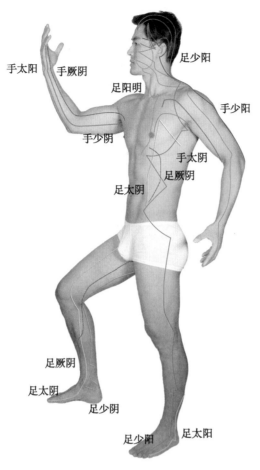

图 1-1　十四经循行分布示意图

厥阴心包经与手少阳三焦经，手少阴心经与手太阳小肠经，足太阴脾经与足阳明胃经，足厥阴肝经与足少阳胆经，足少阴肾经与足太阳膀胱经。经脉的表里关系，除经脉一阴一阳的互相衔接、脏与腑的互相属络外，还通过经别和络脉的表里沟通而得到进一步的加强。互为表里的经脉在生理上密切联系，病变时相互影响，治疗时相互为用。

4.十二经脉的循行走向与交接　十二经脉循行走向是手三阴经从胸走手，手三阳经从手走头，足三阳经从头走足，足三阴经从足走腹（胸）。在举手直立的姿势时，这一规律可以概括为："阴升阳降"四字（图 1-2）。如《灵枢·逆顺肥瘦》："手之三阴，从脏走手；手之三阳，从手走头；足之三阳，从头走足；足之三阴，从足走腹。"

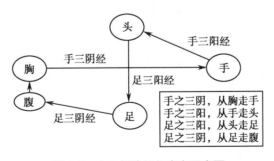

图 1-2　十二经脉循行走向示意图

十二经脉的衔接规律是：阴经与阳经（表里经）在手足部衔接；阳经与阳经（同名经）在头面部衔接；阴经与阴经（手足三阴经）在胸部衔接。

十二经脉通过手足阴阳表里经的连接而逐经相传，而且与前后正中的督脉和任脉也相通，从而构成了周而复始、如环无端的循环流注（表1-3）。

表1-3　十二（四）经脉衔接、流注

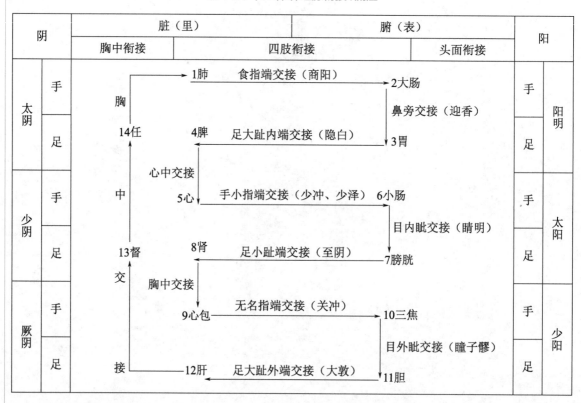

二、奇经八脉

奇经八脉是督脉、任脉、冲脉、带脉、阴维脉、阳维脉、阴跷脉、阳跷脉的总称。因与十二经脉不同而别道奇行，故称为奇经八脉。

奇经之"奇"含义有二：一指"异"，它们与十二正经不同，既不直属脏腑，除任、督外又无专属穴位和表里配合关系，且"别道奇行"。二指单数，偶之对，因奇经没有表里配合关系。这是具有特殊作用的经脉，对其余经络起统率、联络和调节气血盛衰的作用。

奇经八脉纵横交错地循行分布于十二经脉之间，督脉行于后正中线，任脉行于前正中线，任、督各有本经所属穴位，故与十二经脉相提并论，合称为"十四经"。其余的冲、带、跷、维六脉的穴位均交会于十二经和任、督二脉中。冲脉行于腹部第一侧线，交会于足少阴肾经穴。任、督、冲三脉皆起于胞中，同出会阴而异行，称为"一源三歧"。带脉横斜行于腰腹，交会于足少阳经穴。阳跷行于下肢外侧及肩、头部，交会于足太阳等经穴。阴跷行于下肢内侧及眼，交会于足少阴经穴。阳维行于下肢外侧、肩和头项，交会于足少阳等经及督脉穴。阴维行于下肢内侧、腹第三侧线和颈部，交会足少阴等经及任脉穴。

三、十五络脉

十二经脉和任、督二脉各自别出一络，加上脾之大络，称十五络脉。其名称以所别出的经脉名称而定名。

十五络脉的循行分布特点是：十二经脉的别络均从本经四肢肘膝关节以下的络穴分出，走向其相表里的经脉，即阴经别络于阳经，阳经别络于阴经，如手太阴别络从列缺分出，别走手阳明；手少阴别络从通里分出，别走手太阳；手厥阴别络从内关分出，别走手少阳；手阳明别络从偏历分出，别走手太阴。任脉、督脉的别络以及脾之大络主要分布在头身部。任脉的别络从鸠尾分出后散布于腹部；督脉的别络从长强分出后散布于头部，左右别走足太阳经；脾之大络从大包分出后散布于胸胁。十五络脉较大，是全身的主要络脉，对全身无数细小的络脉起主导作用。从络脉中分出的细小分支称为"孙络"，络脉中浮行于浅表部位的称为"浮络"，"孙络"是络脉中最细小的分支，"血络"则指细小的血管，它们遍布全身，难以计数。

四肢部的十二络，主要是沟通表里两经和补充十二经脉循行的不足。躯干部的三络，主要是加强身体前、后、侧的沟通联系，起渗灌气血的作用。遍布全身的络脉，主要是促进气血以濡养全身组织。经络瘀滞、气血痹阻等络脉病变，可以刺其络脉出血。

络脉与经别都是经脉的分支，均有加强表里两经的作用，不同点是：经别主内，没有所属穴位，也没有所主病症，主要是加强躯干部表里脏腑之间的联系和表里经脉在头面部的联系；而络脉主外，各有一络穴，并有所主病症，主要是加强肘膝关节以下表里两经之间的联系。

四、十二经别

十二经别是十二正经别行深入体腔的支脉。故其名称也依十二经脉而定，即有手三阴、手三阳经别和足三阴、足三阳经别。

十二经别的循行分布具有"离、入、出、合"的特点，多从四肢肘膝关节附近正经分出，分布于胸腹腔和头部，"离"多从四肢肘膝关节以上的本经别出，一般多表里经别并行或合而行走；"入"是进入胸腹腔，多联系表里相合的脏腑；"出"是浅出头项；"合"是表里会合，阴经经别合于相表里的阳经，阳经经别合于原经脉，如手太阴经别合于手阳明经别，手阳明经别合于手阳明经脉，这样，手足三阴三阳经别，按阴阳表里关系组成六对，称为"六合"。

十二经别通过离、入、出、合的分布，沟通了表里两经，加强了经脉与脏腑的联系，补充了十二经脉在体内外循行的不足，突出了心和头的重要性。不仅六阳经经别上达头，而且六阴经经别也上头，扩大了阴经经脉的循行联系和穴位的主治范围，为阴经穴位治疗头面疾病提供了理论基础。如偏、正头痛，可取太渊、列缺治疗。在十二经别中，除了手少阴与手太阳经别入心之外，足三阳、足三阴经别均在体腔中与心发生关系，从而扩大了十二经脉与心的联系，突出了心在脏腑经脉中的主宰地位。十二经别分布部位见表1-4。

表1-4 十二经别分布部位简表

经别		别,入	胸腹部(合)	出(颈项穴)	合(阳经)
一合	足太阳	入腘中,入肛(承扶)	属膀胱,之肾,散心	出于项(天柱)	足太阳
	足少阴	至腘中,合太阳	至肾,系舌本		
二合	足少阳	入毛际(维道),入季肋间	属胆,上肝,贯心,夹咽	出颐颔中(天容)	足少阳
	足厥阴	至毛际,合少阳	与别俱行		
三合	足阳明	至髀,入腹里(气冲)	属胃,散脾,通心,循咽	出于口(人迎)	足阳明
	足太阴	至髀,合阳明	与别俱行,络咽,贯舌本		
四合	手太阳	入腋	走心,系小肠	出于面(天窗)	手太阳
	手少阴	入腋(极泉)	属心,走喉咙		

续表

经别		别,入	胸腹部(合)	出(颈项穴)	合(阳经)
五合	手少阳	入缺盆	走三焦,散胸中	出耳后(天牖)	手少阳
	手厥阴	下腋三寸入胸中(天池)	属三焦,循喉咙		
六合	手阳明	入柱骨	走大肠,属肺,循喉咙	出缺盆(扶突)	手阳明
	手太阴	入腋(中府)	入走肺散大肠		

五、十 二 经 筋

十二经筋是十二经脉之气结聚散落于筋肉关节的体系,是附属于十二经脉的筋肉系统。十二经筋均隶属于十二经脉,并随所属经脉而命名。筋,解作"肉之力也"(《说文解字》),意指能产生力量的肌肉。腱,则为"筋之本",是筋附着于骨骼的部分。

十二经筋的分布与十二经脉的体表通路基本一致,其循行走向皆起始于四肢末端,结聚于关节骨骼部,走向躯干头面,有的进入胸腹腔,但不像经脉那样属络脏腑。十二经筋有刚筋、柔筋之分。刚(阳)筋分布于项背和四肢外侧,以手足阳经经筋为主;柔(阴)筋分布于胸腹和四肢内侧,以手足阴经经筋为主。足三阳经筋起于足趾,循股外上行结于頄(面部);足三阴经筋起于足趾,循股内上行结于阴器(腹部);手三阳经筋起于手指,循臑外上行结于角(头部);手三阴经筋起于手指,循臑内上行结于贲(胸部)。手足三阳之筋都到头目,手三阴之筋到胸膈,足三阴之筋到阴部。前阴是宗筋所聚,足三阴与足阳明经筋都在该处聚合。散,主要在胸腹。络,足厥阴肝经除结于阴器外,还能宗络诸筋。

经筋的作用是约束骨骼,活动关节,保持人体正常的运动功能,维持人体正常的体位姿势。如"宗筋主束骨而利机关也"(《素问·痿论》)。经筋疾患,可以"以痛为腧",取其局部痛点或穴位进行针灸治疗。

六、十 二 皮 部

十二皮部是十二经脉功能活动反映于体表的部位,也是络脉之气散布之所在。"皮者,脉之部也""凡十二经络脉者,皮之部也"(《素问·皮部论》)。说明十二皮部是十二经脉及其络脉在皮肤的相应区域。

十二皮部的分布区域,是以十二经在体表的分布范围为依据划分的(图1-3)。"欲知皮部,以经脉为纪者,诸经皆然"(《素问·皮部论》)。

皮部位于人体最外层,是机体的卫外屏障,具有保护机体,抗御外邪和反映病证、协助诊治的作用。当机体卫外功能失常时,可以通过皮→络→经→腑→脏,传注病邪;反之,当脏腑、经络有病时,也可以反映到皮部。因此临床上通过外部的诊察和施治,可推断和治疗内部的疾病。临床上的皮肤针、刺络、敷贴等法,都是结合皮部理论的运用。

十二皮部在诊断、治疗时,根据"上下同法""手足同名"的原则,将手足三阴三阳十二经皮部合而为"六经皮部"。又因督脉合于太阳,任脉合于少阴,所以不另有皮部。六经皮部各有专名(表1-5),其名称分别以"关""阖(害)""枢"为首,三阳以太阳为"关"(或误作"开"),阳明为"阖",少阳为"枢",三阴以太阴为"关",厥阴为"阖",少阴为"枢",皮部名称在说明六经辨证的机制上有重要意义。

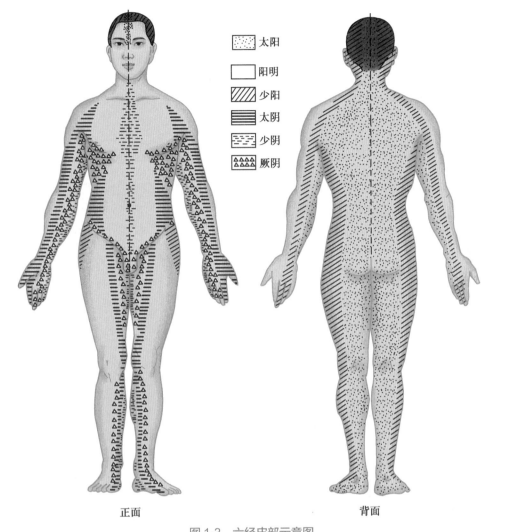

太阳
阳明
少阳
太阴
少阴
厥阴

正面 背面

图 1-3 六经皮部示意图

表 1-5 六经皮部名称

六经	太阳	阳明	少阳	太阴	少阴	厥阴
皮部名	关枢	害蜚	枢持	关蛰	枢儒	害肩

第二节 经络的作用与经络理论的临床应用

经络学说不仅在中医基础理论中占有重要地位,而且还体现在中医临床各科的应用中,经络学说对指导临床诊断、防治具有重要意义。

一、经络的作用

《灵枢·经脉》指出:"经脉者,所以能决死生,处百病,调虚实,不可不通。"这概括地说明了经络系统在生理、病理和防治疾病等方面的重要性,即经络系统有三方面的作用:在生理方面具有联系人体内外、运行气血的作用;在病理方面,具有抗御病邪、反映症候的作用;在防治疾病方面,具有传导感应、调整虚实的作用。

1. 沟通内外,网络全身　经络有联络与沟通作用。《灵枢·海论》指出:"夫十二经脉者,内属于府藏,外络于支节。"人体的五脏六腑、四肢百骸、五官九窍、皮肉筋骨等组织器官,之所以能保持相对的协调与统一,完成正常的生理活动,是依靠经络系统的联络沟通实现的。十二经脉及经别重在人体体表与脏腑,以及脏腑间的联系;十二经脉和十五络脉,重在体表与体表,以及体表与脏腑间的联系;十二经脉通过奇经八脉,加强了经与经之间的联系;十二经脉的标本和根结、气街和四海,则加强了人体前后腹背和头身上下的分部联系。这样,经络将人体形成了一个统一的有机整体。

2. 运行气血,协调阴阳　《灵枢·本脏》指出:"经脉者,所以行血气而营阴阳,濡筋骨,利关节者也。"指明了经络具有运行气血、协调阴阳和濡养全身的作用。气血在全身各部的输布有赖经络的运行,经络是人体气血运行的通道,能将营养物质输布到全身各脏腑组织,使其得以营养,筋骨得以濡润,关节得以通利,维持机体的正常功能。

3. 抗御病邪,反映症候　《素问·气穴论》指出,"孙络"能"以溢奇邪,以通荣卫",在疾病情况下,经络具有抗御病邪、反映症候的作用。这是因为孙络分布范围广而浅表,营卫特别是卫气,就是通过孙络散布到全身皮部,因此,当病邪侵犯时,孙络和卫气发挥了重要的抗御作用。正邪交争,在正虚邪乘的情况下,经络又是病邪传注的途径。外邪从皮毛腠理通过经络内传于脏腑,如《素问·缪刺论》篇所说:"夫邪之客于形也,必先舍于皮毛,留而不去,入舍于孙脉,留而不去,入舍于络脉,留而不去,入舍于经脉,内连五脏,散于肠胃",即是此意。此外,脏腑病变通过经络传注相互影响,内脏病变又可通过经络反映到体表组织器官。温病学派运用"卫、气、营、血"概念来分析热性病发展过程的浅深变化,就是以经络的功能为理论依据的。由上看出,经络和其运行的营卫气血,是有层次地抗御病邪,同时也是有层次地反映症候。经络的阴阳气血盛衰可出现寒热虚实等多种证候表现。经络的反映病候,除了十二经脉、奇经八脉、络脉、经筋等各有其所属的特定病候外,经络与经络、经络与脏腑、脏腑与脏腑及脏腑与其他组织、器官之间,也可通过经络的联系而相互影响,出现相应的症候。因此,经络的反映病候,可以是局部的、一经的、数经的和整体的。总之,疾病的传变和症候的出现与经络有密切关系,为诊断疾病和阐明病理提供了理论依据。

4. 传导感应,调整虚实　针灸、推拿等方法之所以能防治疾病,是基于经络具有传导感应,调整虚实的作用。"审于调气,明于经隧"(《灵枢·官能》)。"刺之要,气至而有效"(《灵枢·九针十二原》)。这是说运用针灸等治法要讲究调气。针刺中的得气、气行、气至现象是经络传导感应的功能表现,是针刺取得疗效的关键。经脉的虚实是经络气血盛衰变化的具体反映,同时也是整个人体虚实状态的体现。十二经的病候表现就其性质而言,不外虚实两端。经络调整虚实的功能是以它正常情况下的协调阴阳作为基础的,针灸等治疗方法就是通过选用适当的穴位和运用不同的刺激方法激发经络本身的功能,能使"泻其有余,补其不足,阴阳平复"(《灵枢·刺节真邪》),以达治疗疾病的目的。关于经络调整虚实的功能,临床及实验研究等方面均已得到了证实。

二、经络理论的临床应用

经络理论在临床上的应用,主要表现在诊断和治疗两方面。

1. 诊断　经络理论在诊断方面为分经辨证和经穴诊法。

(1)分经辨证:分经辨证是通过辨析患者的症状、体征以及相关部位发生的病理变化等来确定疾病的经络归属,分辨证归经和辨位归经。

辨证归经是以临床证候表现为依据的归经形式,主要是依据《灵枢·经脉》所载十二经脉病候予以归经。如:咳嗽、鼻流清涕、胸闷,或胸外上方,上肢内侧前缘疼痛等归入手太阴肺经;齿痛、咽喉、面、口、鼻疾归入手阳明大肠经；脘腹胀满、胁肋疼痛、食欲不振、嗳气吞酸等归入足阳明胃经和足厥阴肝经。

辨位归经是按病变部位作为依据的一种归经形式。如：头痛一证，痛在前额者多与阳明经有关，痛在两侧者多与少阳经有关，痛在后项者多与太阳经有关，痛在巅顶者多与督脉、足厥阴经有关。这是根据头部经脉分布特点辨证归经。在某一病变部位有数经分布时，还必须结合其他兼证考虑归经。如：舌病与足太阴经及手足少阴三经有关，舌本强痛兼腹胀、纳差与足太阴脾经有关；口舌生疮兼尿赤、尿道灼热而痛者与手少阴心经有关；舌干兼腰膝酸软、耳鸣者与足少阴肾经有关。

（2）经穴诊法：经穴诊法就是通过望色、循经触摸反应物和按压等法，在一定的经络循行部位和有关腧穴上寻找皮肤形态、色泽的变化，或明显的结节、条索状物等阳性反应物，或压痛、麻木、寒热等异常反应，从而判断病在何经、何穴。近代又采用一些客观的检测方法，如以皮肤温度、皮肤电阻、红外热象等现象进行观察，使经穴诊法更趋于多样化、客观化和现代化。通过经穴诊法了解有关经络、腧穴及脏腑的变化，作为诊断参考。

2. 治疗 治疗方面分为循经取穴和药物归经。

（1）循经取穴：循经取穴是依据"经脉所过，主治所及"的理论，某一经络或脏腑有病，便选用该经或该脏腑的所属经络或相应经脉的腧穴来治疗。此法是临床最基本的取穴法则，适用于各种病证。如"肚腹三里留，腰背委中求，头项寻列缺，面口合谷收"（《四总穴歌》），就是典型的循经取穴的具体体现，临床应用非常广泛。

（2）药物归经：药物归经是药物按其主治性能归入某经或某几经。此理论是在分经辨证的基础上发展起来的。因病症可以分经，主治某些病症的药物也就成为某经或某几经之药。药物归经的理论首见于宋代寇宗奭所著的《本草衍义》，至金元时期才发展成为系统的理论，如金元时期的张元素（洁古）在他的《珍珠囊》中，将药物归经进行了系统的论述。清代徐灵胎说："如柴胡能治寒热往来，能愈少阳之病；桂枝治畏寒发热，能愈太阳之病；葛根治肢体大热，能愈阳明之病。盖其止寒热、已畏寒、除大热，此乃柴胡、桂枝、葛根专长之事。因其能治何经之病，后人即指为何经之药"（《医学源流》）。补土学派创始人李东垣在此基础上，又提出了各经尚有引经药、报使药、向导药，使药物归经理论又向前发展了一步。后世医家不断对药物归经进行补充和发展，使之成为系统完整的理论体系。经络学说在药物归经形成、发展和成熟的过程中起着不可替代的指导作用。

综上所述，经络学说不仅是中医针灸学科的理论核心，而且对中医临床各科均有重要的指导作用。

（高嘉彬）

? **复习思考题**

1. 十二经脉在体表分布的规律是什么？
2. 十二经脉的循行走向与交接如何？
3. 奇经八脉的定义是什么？

ER-1-3

扫一扫，测一测

PPT课件

知识导览

第二章　腧穴概述

学习目标

知识目标:

1. 掌握腧穴的分类。
2. 掌握腧穴的作用。
3. 掌握腧穴的主治规律。
4. 掌握腧穴的定位方法。
5. 了解腧穴的命名。

能力目标: 具有在相应岗位需要的职业能力。

素质目标: 具有严谨求实的科学态度和救死扶伤的人道主义精神,有关心患者,勇于献身的良好职业道德风尚。

腧穴是人体脏腑经络气血输注出入的特殊部位。"腧",又作"俞",通"输",有输注、转输之意;"穴"即孔隙,言经气所居之处。

腧穴在《内经》中又称作"节""会""气穴""气府""骨空"等;《甲乙经》称"孔穴",《太平圣惠方》称"穴道",《铜人腧穴针灸图经》通称"腧穴",《神灸经纶》则称为"穴位"。

"腧、输、俞"三字原来相通,近代著作则作了区分,"腧穴"是一切穴位的总称;"输穴"乃指五输穴之专称,及其井、荥、输、经、合五输穴的第三个穴位名;"俞穴"则为脏腑之气输注于背部的部位,即五脏和六腑背俞穴的专称。

人体的腧穴既是疾病的反应点,又是针灸的施术部位。人体的腧穴均分别归属于各经脉,而各经脉又隶属于各自的脏腑,这样腧穴—经脉—脏腑之间形成了既相互联系,又相互影响的密不可分的关系。脏腑病变可从经络反映到相应的腧穴上,同样在穴位上施以针或灸,就能够治疗所属脏腑的某些疾病。

经络与腧穴是在经络理论指导下论述腧穴的具体内容和应用,腧穴部分研究腧穴的命名、定位、解剖、主治、操作等。

第一节　腧穴的分类

腧穴通常可分为经穴、奇穴、阿是穴3类。

一、经　穴

凡归属于十二经脉和任、督二脉的腧穴,称为"十四经穴",简称"经穴"。经穴不仅有具体的名称、固定的位置和归经,而且有明确的针灸主治证。

经穴随着人们的医疗实践,经历了由无到有、由少到多、由散在到系统的过程,古代医学家把腧穴的主治作用加以分类,并与经络相联系,使其分别归属于各经。腧穴的归经,在《内经》一书中已为腧穴的分经奠定了基础,《内经》中多次提到"三百六十五穴"之数,但实际载有穴名者160 穴左右;至晋代皇甫谧的针灸专著《针灸甲乙经》,记载穴名 349 个,并对全身经穴采用头身分部、四肢分经的排列顺序论述腧穴的定位、主治等;宋代王惟一的《铜人腧穴针灸图经》穴名数增至 354 个,明代医学家杨继洲的《针灸大成》载经穴 359 个;至清代李学川的《针灸逢源》定经穴 361 个。目前经穴总数即以此为准,经穴总数到现代已发展为 361 个穴,670 个腧穴。经穴是腧穴的主体部分,有单穴和双穴之分,十二经脉左右对称分布,是一名双穴,任、督二脉位于正中,是一名一穴。2006 年 12 月实施的国家标准《腧穴名称与定位》(GB/T 12346-2006)中将印堂穴从原来的经外奇穴类归入督脉,定位不变,这个变动将经穴由 361 个增加至 362 个,是近年来经络腧穴学的重要事件。

历代具有代表性的针灸医籍及其所载经穴总数如下(表 2-1)。

表 2-1　历代医籍记载十四经穴数一览表

年代(公元)	作者	书名	穴	名	数
			正中单穴	两侧双穴	穴名总数
战国(公元前 475—公元前 221 年)		《黄帝内经》	约 25	约 135	约 160
三国魏晋(256—260 年)	皇甫谧	《针灸甲乙经》	49	300	349
唐(682 年)	孙思邈	《千金翼方》	49	300	349
宋(1026 年)	王惟一	《铜人腧穴针灸图经》	51	303	354
元(1341 年)	滑伯仁	《十四经发挥》	51	303	354
明(1601 年)	杨继洲	《针灸大成》	51	308	359
清(1742 年)	吴谦	《医宗金鉴》	52	308	360
清(1817 年)	李学川	《针灸逢源》	52	309	361
2006 年		《国家标准》	53	309	362

二、奇　穴

凡未归入十四经穴,而有具体的名称和位置的经验效穴,统称"经外奇穴",简称"奇穴"。这类腧穴的主治作用一般比较单一,多数对某些病症具有特殊的疗效,如胆囊穴治胆囊炎,腰痛点治急性腰扭伤等。

历代文献有很多奇穴的记载,如《备急千金要方》载有奇穴 187 个之多,均散见于各类病症的治疗篇中。但这时没有"奇穴"之称,只因其取穴法不同于经穴,近人都把它当成奇穴。明代《奇效良方》专列奇穴,收集了 26 穴。《针灸大成》始列"经外奇穴"一门,载有 35 穴。《类经图翼》专列"奇俞类集"一篇,载有 84 穴。《针灸集成》汇集了 144 穴。这说明历代医家对奇穴是颇为重视的。

奇穴的分布较为分散,有的在十四经循行路线上,有的虽不在十四经循行路线上,但却与经络系统有着密切的联系,也有一些经外奇穴在发展过程中被归入十四经穴。有些奇穴并不指某一部位,而由多穴位组合而成。如十宣、八风、八邪、华佗夹脊等;有些虽名为奇穴,其实就是经穴,如胞门、子户,实际就是水道穴,四花就是胆俞、膈俞四穴等。

三、阿 是 穴

阿是穴是以病痛的压痛点或其他反应点作为针灸部位,既无固定的位置,又无具体穴名的一类腧穴。又称"天应穴""不定穴"等。阿是穴多在病变附近,也可在与其距离较远处。

阿是穴的名称最早见于唐代孙思邈的《备急千金要方》:"有阿是之法,言人有病痛,即令捏(掐)其上,若里(果)当其处,不问孔穴,即得便快成(或)痛处,即云阿是,灸刺皆验,故曰阿是穴也。"因其没有固定的部位,故《扁鹊神应针灸玉龙经》称"不定穴",《医学纲目》称"天应穴"。其名虽异,意义则同。这种取穴法始自《内经》"以痛为腧"。《灵枢·五邪》说:"以手疾按之,快然乃刺之";《素问·缪刺论》也说:"疾按之应手如痛,刺之";《素问·骨空论》还说:"切之坚痛,如筋者灸之"。说明或痛、或快、或特殊反应处,都有阿是之意。如《灵枢·背腧》"肾腧在十四焦(椎)之间,背挟脊相去三寸所,则欲得而验之,按其处,应在中而痛解(懈),乃其腧也";又如奇穴中的阑尾穴、胆囊穴等,开始也是以所在部位的压痛或特殊反应作为取穴根据的。临床上经穴或奇穴,亦可应用阿是之法取之,但应与阿是穴相区别。

临床上对于压痛取穴,凡符合经穴或奇穴位置者,应以经穴或奇穴名称之,都不符合者,可称"阿是穴",用此名以补充经穴、奇穴的不足。

第二节　腧穴的命名

腧穴名称是古人以其部位及作用为基础,结合自然界多种事物及医学理论等,采用取类比象的方法而制定的。腧穴各有一定的部位和命名,《素问·阴阳应象大论》说:"气穴所发,各有处名"说明腧穴的命名都有一定的意义。故孙思邈《千金翼方》说:"凡诸孔穴,名不徒设,皆有深意。"

有关腧穴命名含义的解释在古代文献中早有记载,如《素问·骨空论》:"譩譆在背下侠脊旁三寸所,厌之令病者呼譩譆,譩譆应手",故称譩譆穴。隋唐时期杨上善《黄帝内经太素》对十五络穴的穴名也有较完整的释义,如通里,"里,居处也,此穴乃是手少阴脉气别通为络居处,故曰通里也";内关,"手心主至此太阴少阴之内,起于别络内通心包,入于少阳,故曰内关也"。唐代王冰《素问》注对鸠尾穴的释义:"鸠尾,心前穴名也,其正当心蔽骨之端,言其骨垂下,如鸠鸟尾形,故以为名也。"清代程知(扶生)著《医经理解》对腧穴命名意义曾作如下概括:"经曰:肉之大会为谷,小会为溪,谓经气会于孔穴,如水流之行而会于溪谷也。海,言其所归也。渊、泉,言其深也。狭者为沟、渎。浅者为池、渚也。市、府,言其所聚也。道、里,言其所由也。室、舍,言其所居也。门、户,言其所出入也。尊者为阙、堂。要会者为关、梁也。丘、陵,言其骨肉之高起者也。髎,言其骨之空阔者也。俞,言其气之传输也。天以言乎其上,地以言乎其下也。"穴名意义常反映腧穴的部位和功用,对穴名意义的理解有助于腧穴定位以及主治的记忆。

古人对腧穴的命名,取义十分广泛,可谓上察天文,下观地理,中通人事,远取诸物,近取诸身,结合腧穴的分布特点、作用、主治等内容赋予一定的名称。现将腧穴命名归纳分类介绍如下。

一、自 然 类

1. 以天文星辰命名　如日月、上星、璇玑、华盖、太乙、太白、天枢等。

2. 以地理名称命名

(1) 以山陵丘墟命名:如承山、大陵、梁丘、商丘、丘墟等。

（2）以河流海洋命名：如后溪、支沟、四渎、少海、尺泽、曲泽、阳池、曲泉、涌泉、经渠、太渊等。

（3）以交通地名命名：如水道、气街、关冲、五处、风市、商丘、金门等。

二、物 象 类

1. 以动植物名称命名　如鱼际、鸠尾、伏兔、鹤顶、犊鼻、攒竹、禾髎等。

2. 以建筑类命名　如天井、玉堂、巨阙、内关、曲垣、库房、府舍、天窗、地仓、梁门、紫宫、内庭、气户等。

3. 以生活用具命名　如大杼、地机、颊车、阳辅、缺盆、天鼎、悬钟等。

三、人 体 类

1. 以解剖部位命名　如腕骨、完骨、大椎、曲骨、京骨、巨骨，心俞、肝俞、脾俞、肺俞、胆俞等。

2. 以经络阴阳命名　如阳陵泉、阴陵泉、阴都、阳纲、三阴交、三阳络等。

3. 以腧穴作用命名　如承泣、听会、劳宫、廉泉、关元、气海、血海、迎香、交信、归来、筋缩、神堂、魄户、魂门、志室等。

此外，针灸穴名国际标准化的书写方式是：先写穴名汉字及汉语拼音，再用英文缩写与腧穴的序号来命名，如手太阴肺经第一个穴中府穴，写为"中府 Zhōngfǔ（LU1）"，其中"LU"为英文肺"Lung"的缩写，1 表示腧穴的排列序号，故中府为"LU1"。随着穴名标准化方案的实施和推广，腧穴命名的含义会越来越引起国内外学者的重视，针灸医学将日益成为世界医学的重要组成部分。

第三节　腧穴的作用

腧穴是人体脏腑经络气血输注的特殊部位，其功能与脏腑、经络是密切相关的，主要体现在协助诊断、防治疾病两方面。

一、协 助 诊 断

腧穴有反映病症以协助诊断的作用。腧穴有"溢奇邪"的作用（《素问·气穴论》）。因此，某一个组织、器官发生疾病时，可以通过经脉在其相关腧穴上出现异常反应。如"肺心有邪，其气留于两肘；肝有邪，其气留于两腋；脾有邪，其气留于两髀；肾有邪，其气留于两腘"（《灵枢·邪客》）。张介宾注："凡病邪久留不移者，必于四肢八溪之间有所结聚，故当于节之会处索而刺之"（《类经》）。可知，腧穴在病理状态下具有反映病候的作用。与经脉反映病症不同，腧穴所反映的病症主要限于腧穴范围的异常反应，如压痛、酸楚、结节、肿胀、瘀血、丘疹等现象，如患有肺脏疾病多在中府、肺俞、孔最处出现压痛、过敏及皮下结节等反应；肝胆疾病多在肝俞、胆俞、胆囊穴出现压痛等。临床上常用指压背俞穴、募穴、郄穴、原穴的方法，察其腧穴的压痛、过敏、肿胀、硬结、凉、热及局部肌肉的坚实虚软程度，并审其皮肤的色泽、瘀点、丘疹、脱屑、肌肉的隆起、凹陷等来协助诊断。这就是"察其所痛，左右上下，知其寒温，何经所在"（《灵枢·官能》）及"用针者，必先察其经络之实虚，切而循之，按而弹之，视其应动者，乃后取之而下之"（《灵枢·刺节真邪》）的具体应用。以上这些内容结合临床综合考虑，才能准确诊断。

近年来，对腧穴进行探查以辅助诊断方面又有新的发展，利用声、光、电、磁、热等物理学方法，对腧穴的某些变异还可以用仪器进行检测，如经络穴位测定仪、生命信息诊断仪等。通过对有关腧穴病理反应的探查，可在一定程度上反映经络、脏腑、组织器官的病变，为中医诊断学增添了新的内容。

二、防治疾病

腧穴有接受刺激、防治疾病的作用。如"人有大谷十二分，小谿三百五十四名，少十二俞，此皆卫气之所留止，邪气之所客也，针石缘而去之"（《素问·五脏生成》）指出，腧穴不仅是气血输注的部位，也是邪气所客之处，又是针灸防治疾病的刺激点。通过针刺、艾灸、推拿等对腧穴的刺激以通其经脉，调其气血，使阴阳归于平衡，脏腑趋于和调，从而达到扶正祛邪的目的。腧穴的治疗作用有以下三个方面的特点：

1.近治作用　这是腧穴主治作用所共有的共同特点。凡是腧穴均能治疗该穴所在部位及邻近组织、器官的病证。如眼区的睛明、承泣、四白、丝竹空各穴，均能治眼病；耳区的耳门、听宫、听会、翳风诸穴，均能治疗耳病；上腹部的中脘、建里、梁门等穴，均能治疗胃病。近治作用还包括较宽的范围，头和躯干部、分段选穴，都出于腧穴的近治作用，还有脏腑俞募穴的应用等，都是腧穴治疗局部体表或邻近内脏疾患的例子。

2.远治作用　这是十四经腧穴主治作用的基本规律。在十四经腧穴中，尤其是十二经脉在四肢肘膝关节以下的腧穴，不仅能治局部病证，而且能治本经循行所涉及的远隔部位的组织、器官、脏腑的病证。这就是常说的"经络所通，主治所及"。如合谷穴，不仅能治局部手腕病症，而且能治头面部病症；足三里穴不但能治下肢病症，而且能治胃肠病症以及头面病。

3.整体作用　腧穴的整体治疗作用主要指腧穴的双向良性调整作用和相对特异性两个方面。

腧穴的双向良性调整作用即在机体不同状态下，同一腧穴体现出两种相反的治疗作用。临床研究资料证明，针刺某些腧穴，对机体的不同状态起着良性的双向调整作用，如泄泻时，针刺天枢能止泻；便秘时，针刺则能通便；心动过速时，针刺内关能减慢心率；心动过缓时，针刺则可加快心率。

此外，腧穴的治疗作用还具有相对特异性，即每一个腧穴对不同脏器与部位所发生的各种病变具有的特殊作用。如大椎退热、至阴矫正胎位等；特定穴中有很多类具有整体作用的经穴，如郄穴多主治急性疼痛，背俞穴与原穴主治以五脏疾为主，募穴与下合穴主治以六腑疾为主等。

第四节　腧穴的主治规律

十四经腧穴主治的基本规律是"经脉所通，主治所及"，即经脉循行分布所过之处，就是该经脉所属腧穴主治的范围，具体包括分经、分部主治规律两个方面。

一、分经主治规律

十四经腧穴的主治以分经为基础，既能主治本经病证，又能主治二经相同的病证，或主治三经相同的病证。说明分经主治既有其共性，又有其特性。现将十四经腧穴主治异同归纳如下（表2-2）。

表2-2　十四经腧穴主治异同表

手三阴经

经名	本经主病	二经相同	三经相同
手太阴	肺、喉病		胸部病
手厥阴	心、胃病	神志病	
手少阴	心病		

手三阳经

经名	本经主病	二经相同	三经相同
手阳明	前头、面、鼻、口齿病		头部病、热病
手少阳	侧头、胁肋病	耳病	
手太阳	后头、项、肩胛		

足三阳经

经名	本经主病	三经相同
足阳明	前头、面、眼、口齿、喉、胃肠病	头部病、热病、眼病
足少阳	侧头、耳、胁肋病、肝胆病	
足太阳	后头、项、背腰（背俞并治脏腑病）	

足三阴经

经名	本经主病	三经相同
足太阴	脾胃病	腹部病（前阴病、妇科病）
足厥阴	肝胆病、胁肋病、头面病	
足少阴	肾病、肺病、咽喉病	

任、督二脉

经名	本经主病	二经相同
任脉	中风脱证、虚寒、下焦病	神志病、脏腑病、妇科病
督脉	中风、昏迷、热病、头部病	

二、分部主治规律

　　十四经腧穴在分经的基础上，由于腧穴分布部位不同，其主治作用的范围也有差异，十四经腧穴分部主治特点如下：头面、颈部的腧穴，除个别能治全身性疾患或四肢疾患外，绝大多数均治局部病证；胸腹部腧穴，大多可治脏腑及急性疾患；背腰部腧穴，除少数能治下肢病外，大多可治局部病证、脏腑和慢性疾患；少腹部腧穴，除能主治脏腑疾患外，还能治全身性疾患；四肢部的腧穴，尤其是四肢肘膝关节以下的腧穴，除主治局部和邻近部位的病症外，还能主治该经循行所及的远隔部位的头面躯干、脏腑组织器官的病症以及发热、神志病等全身性疾病，而且越是远离躯干部的腧穴，其主治范围越广。详见十四经腧穴分部主治图（图2-1）。

（b）胸腹部

（a）头面颈项部

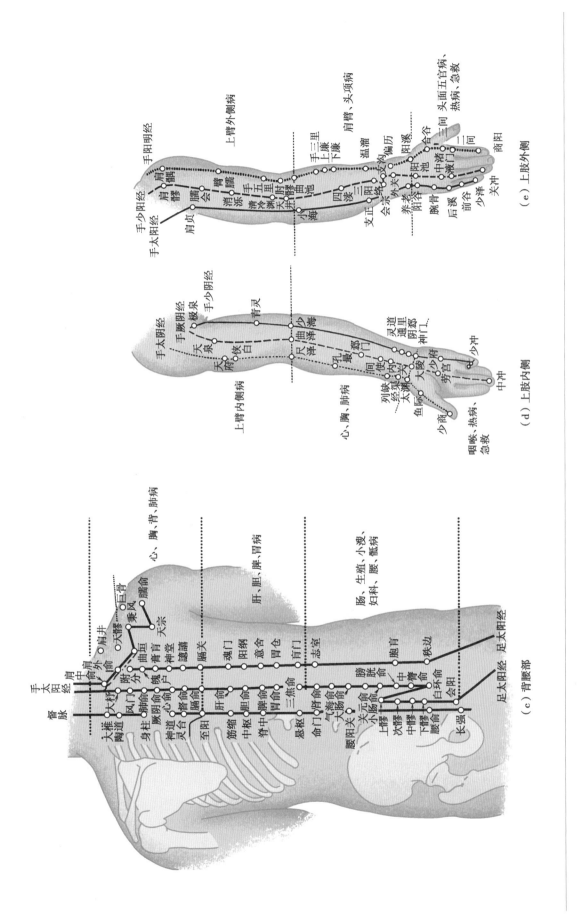

（e）上肢外侧

（d）上肢内侧

（c）背腰部

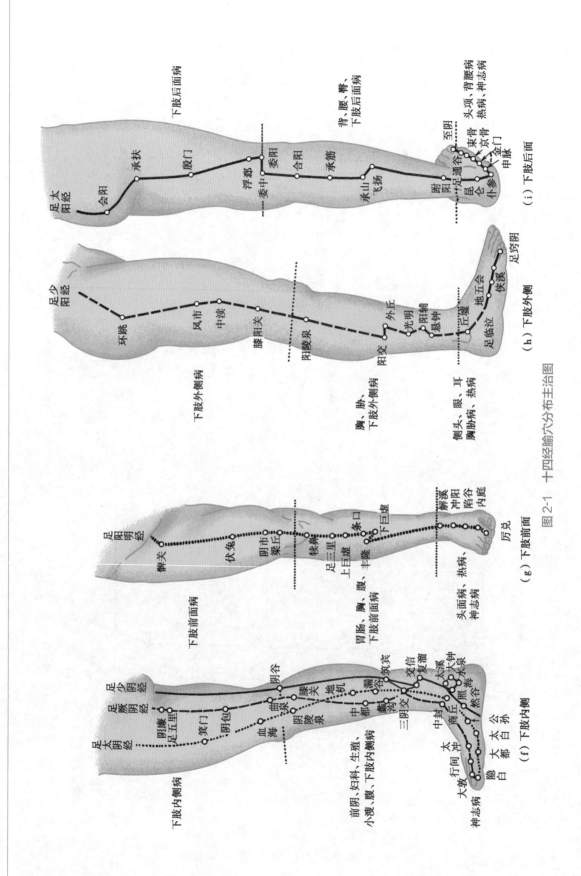

图 2-1　十四经腧穴分布主治图

第五节 腧穴的定位方法

腧穴定位法又称取穴法，是指确定腧穴位置的基本方法。确定腧穴位置，要以体表解剖标志定位法为主要依据，在距离标志较远的部位，则介于两标志之间折合一定的比例寸，称"骨度折量定位法"，用此寸表示上下左右的距离；取穴时，用手指比量这种距离，则有手指"同身寸"的应用。常用的取穴法有体表解剖标志定位法、骨度折量定位法、指寸定位法三种。

一、体表解剖标志定位法

体表解剖标志定位法是以人体解剖学的各种体表标志为依据确定腧穴位置的方法，又称"自然标志定位法"，主要指分布于全身体表的骨性标志和肌性标志，可分为固定标志和活动标志两类。

体表解剖标志，可分为固定标志和活动标志两种。

1. 固定标志　指由骨节和肌肉所形成的突起或凹陷、五官轮廓、发际、指（趾）甲、乳头、脐窝等。例如，于腓骨头前下方定阳陵泉。

2. 活动标志　指各部的关节、肌肉、肌腱、皮肤随着活动而出现的空隙、凹陷、皱纹、尖端等。例如，微张口，耳屏正中前缘凹陷中取听宫。

常用定穴解剖标志的体表定位方法如下：

第2肋：平胸骨角水平，锁骨下可触及的肋骨即第2肋。

第4肋间隙：男性乳头平第4肋间隙。

第7颈椎棘突：颈后隆起最高且能随头旋转而转动者为第7颈椎棘突。

第2胸椎棘突：直立，两手下垂时，两肩胛骨上角连线与后正中线的交点。第3胸椎棘突：直立，两手下垂时，两肩胛冈内侧端连线与后正中线的交点。

第7胸椎棘突：直立，两手下垂时，两肩胛骨下角的水平线与后正中线的交点。

第12胸椎棘突：直立，两手下垂时，横平两肩胛下角与两髂嵴最高点连线的中点。

第4腰椎棘突：两髂嵴最高点连线与后正中线的交点。

第2骶椎：两髂后上棘连线与后正中线的交点。

骶管裂孔：取尾骨上方左右的骶角，与两骶角平齐的后正中线上。

肘横纹：与肱骨内上髁、外上髁连线相平。

腕掌侧远端横纹：与豌豆骨上缘、桡骨茎突尖下连线相平。

腕背侧远端横纹：与豌豆骨上缘、桡骨茎突尖下连线相平。

二、骨度折量定位法

骨度折量定位法，古称"骨度法"，是以体表骨节为主要标志折量全身各部的长度和宽度，定出分寸，用以确定腧穴位置的方法。最早记载见于《灵枢·骨度》篇，后来参照这一记载结合历代学者创用的折量分寸作为定穴的依据，将标准人体的高度设定为75等分寸，依此比例以体表骨节为主要标志折合全身各部的长度和宽度。将设定的两骨节点或皮肤横纹之间的长度折成一定的等分，每1等分即为1寸，10等分为一尺。采用骨度分寸折量法，不论男女老幼、高矮胖瘦，均可按这一标准在其自身测量。常用骨度分寸如下（表2-3和图2-2）。

表2-3　常用骨度表

部位	起止点	折量寸	度量法	说明
头面部	前发际正中→后发际正中	12	直寸	用于确定头部腧穴的纵向距离
	眉间（印堂）→前发际正中	3	直寸	用于确定前或后发际及头部腧穴的纵向距离
	两额角发际（头维）之间	9	横寸	用于确定头前部腧穴的横向距离
	耳后两乳突（完骨）之间	9	横寸	用于确定头后部腧穴的横向距离
胸腹胁部	胸骨上窝（天突）→剑胸结合中点（歧骨）	9	直寸	用于确定胸部任脉穴的纵向距离
	剑胸联合中点（歧骨）→脐中	8	直寸	用于确定上腹部腧穴的纵向距离
	脐中→耻骨联合上缘（曲骨）	5	直寸	用于确定下腹部腧穴的纵向距离
	两肩胛骨喙突内侧缘之间	12	横寸	用于确定胸部腧穴的横向距离
	两乳头之间	8	横寸	用于确定胸腹部腧穴的横向距离
背腰部	肩胛骨内侧缘（近脊柱侧点）→后正中线	3	横寸	用于确定背腰部腧穴的横向距离
上肢部	腋前、后纹头→肘横纹（平尺骨鹰嘴）	9	直寸	用于确定上臂部经穴的纵向距离
	肘横纹（平尺骨鹰嘴）→腕掌（背）侧远端横纹	12	直寸	用于确定前臂部经穴的纵向距离
下肢部	耻骨联合上缘→髌底	18	直寸	用于确定大腿部腧穴的纵向距离
	髌底→髌尖	2		
	髌尖（膝中）→内踝尖15寸（胫骨内侧髁下方阴陵泉→内踝尖为13寸）	15	直寸	用于确定小腿内侧部腧穴的纵向距离
	股骨大转子→腘横纹（平髌尖）	19	直寸	用于确定大腿部外侧部腧穴的纵向距离
	臀沟→腘横纹	14	直寸	用于确定大腿后部腧穴的纵向距离
	腘横纹（平髌尖）→外踝尖	16	直寸	用于确定小腿部外侧部腧穴的纵向距离
	内踝尖→足底	3	直寸	用于确定足内侧部腧穴的纵向距离

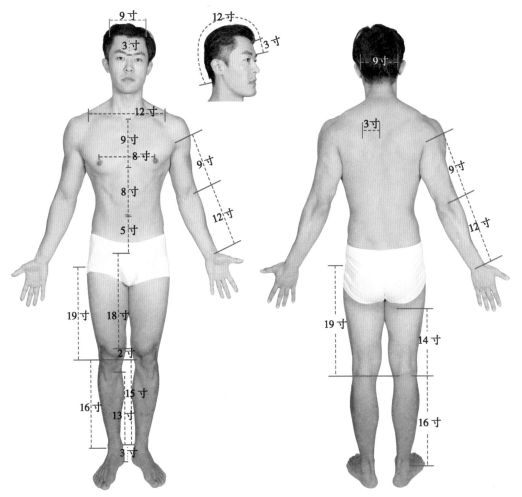

图 2-2　常用骨度分寸示意图

三、指寸定位法

指寸定位法，又称手指同身寸定位法，是指依据被取穴者本人手指所规定的分寸以量取腧穴的方法。此法主要用于下肢部。在具体取穴时，医者应当在骨度折量定位法的基础上，参照被取穴者自身的手指进行比量，并结合一些简便的活动标志取穴方法，以确定腧穴的标准定位。

1. 中指同身寸　以被取穴者的中指中节桡侧两端纹头（拇指、中指屈曲成环形）之间的距离作为 1 寸（图 2-3）。

2. 拇指同身寸　以被取穴者拇指的指间关节的宽度作为 1 寸（图 2-4）。

3. 横指同身寸（一夫法）　被取穴者手四指并拢，以其中指中节横纹为准，其四指的宽度作为 3 寸。四指相并名曰"一夫"，用横指同身寸法量取腧穴，又名"一夫法"（图 2-5）。

腧穴定位的以上三种方法在应用时需互相结合，即主要采用体表解剖标志定位法、骨度折量定位法，而对少量难以完全采用上述两种方法定位的腧穴，则配合使用"指寸"定位法，只能说是应用以上方法时的一种配合方法。

此外，还有"简便取穴法"的方法，如立正姿势，垂手中指端取风市；两手虎口自然平直交叉在食指末端到达处取列缺；两耳尖连线中点取百会；垂肩屈肘肘尖处取章门等。临床中除百会等穴外，靠患者自己取穴的方法不适用。只是取穴方法的参考。

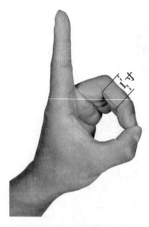

图2-3　中指同身寸

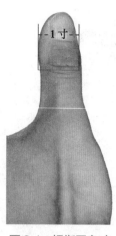

图2-4　拇指同身寸

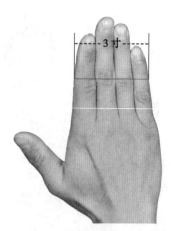

图2-5　横指同身寸

四、标 准 体 位

本教材的腧穴体表定位的方法采用2021年11月的国家标准《经穴名称与定位》(GB/T 12346-2021)。腧穴定位的描述采用标准体位,传统腧穴定位所规定的人体体位与方位术语与现代解剖学不完全相同。如将上肢的掌心一侧即屈侧称为"内侧",是手三阴经穴所分布的部位;将手背一侧即伸侧称为"外侧",是手三阳经穴所分布的部位。将下肢向正中线的一侧称为"内侧",是足三阴经穴分布的部位;将下肢远离正中线的一侧称为"外侧",下肢的后部称为"后侧",是足三阳经穴分布的部位。头面躯干部的前后正中线分别为任脉穴和督脉穴的分布部位,是确定分布于其两侧腧穴的基准。

本标准腧穴定位的描述采用标准解剖学体位,即:身体直立,两眼平视前方,两足并拢,足尖向前,上肢下垂于躯干两侧,掌心向前。

取穴的一般体位:

前头、面部及前颈部:常取仰卧位或正坐仰靠。

侧头、侧面及侧颈部:常取侧卧位或侧伏,或正坐。

后头、颈项及后背的上部:常取俯伏,或俯卧位。

后背中下部:常取俯卧位或俯伏位。

腰骶部:常取俯卧位。

胸部及上腹部:常取仰卧位或仰靠位。

下腹部:常取仰卧位。

侧胸、胁部及胯部:常取侧卧位。

肩部:常取侧卧位或正坐垂肩,或臂外展位。

腰部、髋部、肩胛部及上肢外侧穴:常取侧卧位或横肱俯伏坐位,或两手按膝部平坐。

上肢内侧、手掌面穴:常取伸臂仰掌,或仰掌位,或仰卧位。

大肠经前臂穴:常取横肱屈肘,或侧掌位。

三焦经前臂、手背穴;常取俯掌位。

下肢内侧、前侧穴:常取正坐屈膝,或仰卧位。

下肢外侧穴:常取正坐屈膝,或侧卧位。

臀部外侧穴:常取侧卧位。

大腿后侧:常取俯卧位。

小腿后侧及足跟部穴:常取俯卧或正坐垂足位。

足部穴：常取仰卧或正坐垂足位。

第六节 特定穴

特定穴是指具有特殊治疗作用并按特定称号归类的经穴，这些腧穴根据其不同的分布特点、含义和治疗作用，分成在四肢肘、膝以下的五输穴、原穴、络穴、郄穴、八脉交会穴、下合穴；在胸腹、背腰部的背俞穴、募穴；在四肢躯干的八会穴以及全身经脉的交会穴，一共十大类。特定穴在十四经穴中不仅在数量上占有相当比例，而且在针灸学的基本理论和临床应用方面也有着极其重要的意义。

一、五 输 穴

十二经脉分布在肘、膝关节以下的5个特定腧穴，即井、荥、输、经、合穴，合称"五输穴"。有关记载首见于《灵枢•九针十二原》："所出为井，所溜为荥，所注为腧（输），所行为经，所入为合。"这是按经气由小到大，由浅入深所作的排列，但并未指出具体穴名和部位。《灵枢•本输》则详细地记载了各经井、荥、输、经、合各穴的名称和位置，唯无手少阴心经的，其后《针灸甲乙经》才补充完备，每条经脉的五输穴有5个，十二经共有60穴。五输穴具有其自身的五行属性，并按相生的规律排列。阴经井穴属木，阳经井穴属金，然后依此类推（表2-4，表2-5）。

表2-4　阴经五输穴及与五行配属表

六阴经		井（木）	荥（火）	输（土）	经（金）	合（水）
手三阴	肺（金）	少商	鱼际	太渊	经渠	尺泽
	心包（相火）	中冲	劳宫	大陵	间使	曲泽
	心（火）	少冲	少府	神门	灵道	少海
足三阴	脾（土）	隐白	大都	太白	商丘	阴陵泉
	肝（木）	大敦	行间	太冲	中封	曲泉
	肾（水）	涌泉	然谷	太溪	复溜	阴谷

表2-5　阳经五输穴及与五行配属表

六阳经	六阳经	井（金）	荥（水）	输（木）	经（火）	合（土）
手三阳	大肠（金）	商阳	二间	三间	阳溪	曲池
	三焦（相火）	关冲	液门	中渚	支沟	天井
	小肠（火）	少泽	前谷	后溪	阳谷	小海
足三阳	胃（土）	厉兑	内庭	陷谷	解溪	足三里
	胆（木）	足窍阴	侠溪	足临泣	阳辅	阳陵泉
	膀胱（水）	至阴	足通谷	束骨	昆仑	委中

古代医家把经气运行过程用自然界的水流由小到大，由浅入深的变化来形容，以说明经气的出入和经过部位的深浅及其不同作用。"井"穴多位于四肢末端，喻作水的源头，是经气所出的部位，即"所出为井"。"荥"穴位于掌指或跖趾关节之前，喻作水流尚微，萦迂未成大流，是经气流行的部位，即"所溜为荥"。"输"穴分布于掌指或跖趾关节之后，喻作水流由小而大，由浅注深，

是经气渐盛，由此注彼的部位，即"所注为输"。"经"穴多位于腕踝关节以上，喻作水流变大，畅通无阻，是经气正盛的部位，即"所行为经"。"合"穴位于肘膝关节附近，喻作江河水流汇入湖海，是经气由此深入，进而汇合于脏腑的部位，即"所入为合"。

五输穴的临床应用，一方面是五输主病，如"治脏者治其俞（输），治腑者治其合"（《素问·咳论》）。五脏有病可选取输穴，六腑有病可选取合穴，当脏腑发生病变时，可选取相关的腧穴进行治疗。总结较为全面的是"病在脏者取之井，病变于色者取之荥，病时间时甚者取之输，病变于音者取之经，经满而血者，病在胃，及以饮食不节得病者，取之于合"（《灵枢·顺气一日分为四时》）。《难经·六十八难》将五输穴的主治特点概括为："井主心下满，荥主身热，输主体重节痛，经主喘咳寒热，合主逆气而泄"的主病范围。即现在临床总结五输穴的主治病症特点，井穴可用于治疗神志昏迷；荥穴可用于治疗热病；输穴可用于治疗关节痛；经穴可用于治疗喘咳；合穴可用于治疗六腑病症等。

另一方面根据五行属性及五行生克制化规律治疗疾病，这就是子母补泻法。子母补泻法是《难经》依据五行属性即"阴井木、阳井金"，并结合五脏的五行属性，按照五行的生克关系"生我者为母，我生者为子"提出的治疗方法。"虚者补其母，实者泻其子"。包括本经子母补泻和他经子母补泻两种取穴法。例如，肺在五行中属金，肺经的实证可取肺经五输穴中属水的合穴（尺泽）以泻之。因金生水，水为金之子，取尺泽"实则泻其子"。若肺的虚证，则按"虚者补其母"的方法取穴，土生金，土为金之母，故选取肺经五输穴中属土的腧穴太渊以补之，这即是本经子母补泻取穴。除本经子母补泻取穴外，还有他经子母补泻取穴。如肺经实证，可取肾经的阴谷穴，肺属金，肾属水，取肾经是取其子经，再取其子经上属水的子穴阴谷；若肺经的虚证，可取脾经的太白穴，肺属金，脾属土，取脾经是取其母经，再取其母经上属土的母穴太白。这即是他经子母补泻取穴。

在运用五输穴进行子母补泻时，若遇到井穴补泻，可以采用"泻井当泻荥，补井当补合"的变通之法。"泻井泻荥"首见于《难经·七十三难》之"诸井者，肌肉浅薄，气少不足使也，刺之奈何？然：诸井者，木也；荥者，火也；火者木之子，当刺井者，以荥泻之。"因为井穴皮肉浅薄，又很敏感，不适合施行补泻手法。按五输穴的排列次序，井生荥，荥为井之子，泻荥相当于泻井。"补井补合"则见于元代滑伯仁《难经本义·七十三难》之"若当补井，则必补其合"。按五输穴的排列，合生井，合为井之母，补合相当于补井。

此外，五输穴的气血流注不仅具有从四肢末端向肘膝方向运行的特点，而且与时间的变化密切相关。子午流注针法是一种特殊的以五输穴为取穴依据的时间针刺法，还有结合四季应用五输穴的方法，如《难经·七十四难》曰："春刺井，夏刺荥，季夏刺输，秋刺经，冬刺合。"春夏之季阳气在上，人体之气也行于浅表，故应浅刺井荥；秋冬之季阳气在下，人体之气也深伏于里，故宜深刺经合。

二、原　穴

十二经脉在腕、踝关节附近各有一个腧穴，是脏腑原气经过留止的部位，称为"原穴"。"原"即本原、原气之意。

原穴名称，首载于《灵枢·九针十二原》，篇中提出了五脏原穴，《灵枢·本输》补充了六腑原穴（表2-6），并指出了各原穴的位置，但缺心经的原穴，后由《针灸甲乙经》补齐。

阴经的原穴又为本经五输穴的输穴，即阴经以输为原；阳经则于输穴之外另有原穴，"三焦行诸阳，故置一输名曰原"即三焦散布原气运行于外部，阳经的脉气较阴经盛长，故于输穴之外另有原穴。

原穴在临床上主要用于脏腑疾病的诊断和治疗。原气来源于脐下肾间动气，是人体维持生命活动的原动力。通过三焦输布于全身脏腑、是十二经脉的根本。因此当脏腑发生病变时，会在原穴上表现出来,根据原穴部位出现的异常变化,可以推断脏腑功能的盛衰、气血盈亏的变化。正如《灵枢·九针十二原》"五脏有疾也,应出十二原,(十)二原各有所出,明知其原,睹其应而知五脏之害矣"中所说。

在治疗方面临床取用原穴能使三焦原气通达,从而激发原气,调动体内的正气以抗御病邪,主要用来治疗脏腑经络虚实的病变。如《灵枢·九针十二原》"五脏有疾,当取之十二原"所说。

表2-6 十二经原穴表

经脉	经脉穴位	经脉穴位	经脉穴位
手三阴经	肺经—太渊	心经—神门	心包经—大陵
手三阳经	大肠经—合谷	小肠经—腕骨	三焦经—阳池
足三阴经	脾经—太白	肾经—太溪	肝经—太冲
足三阳经	胃经—冲阳	膀胱经—京骨	胆经—丘墟

三、络 穴

"络"即联络之意。络穴是络脉在本经分出的部位各有一个腧穴,具有联络表里两经的作用。位于四肢部肘膝关节以下的十二经脉各有一络穴,加上位于腹部之任脉络穴鸠尾,位于背部之督脉络穴长强,位于胸胁的脾之大络大包,共十五穴,合称"十五络穴"(表2-7)。络穴名称首载于《灵枢·经脉》篇。《素问·平人气象论》还载有"胃之大络"名虚里,故又称"十六络"之说。

络穴可以主治本络脉的病候,如手少阳络穴外关治疗"实则肘挛,虚则不收"之络脉病症。由于十二经脉的络脉分别走向与之相表里的经脉,故络穴不仅治本经病,而且可治其相表里经的病症,如手太阴经的络穴列缺,既可治肺经的咳嗽、喘息,又可治手阳明大肠经的齿痛、头项强痛等疾患。

原穴和络穴在临床上既可单独使用,又可相互配合使用。原络合用称"原络配穴法"或"主客原络配穴法"。

表2-7 十五络穴表

经脉	经脉穴位	经脉穴位	经脉穴位
手三阴经	肺经—列缺	心经—通里	心包经—内关
手三阳经	大肠经—偏历	小肠经—支正	三焦经—外关
足三阴经	脾经—公孙	肾经—大钟	肝经—蠡沟
足三阳经	胃经—丰隆	膀胱经—飞扬	胆经—光明
任、督、脾大络	任脉—鸠尾	督脉—长强	脾之大络—大包

四、背 俞 穴

背俞穴是脏腑之气输注于背腰部的腧穴。背俞穴全部分布于背部足太阳膀胱经第一侧线,即后正中线旁开1.5寸,其上下排列与脏腑位置的高低基本一致,分别冠以脏腑之名,共十二穴(表2-8),如肺俞、心俞等。

背俞穴首见于《灵枢·背腧》,篇中载有五脏背俞穴的名称和位置。《素问·气府论》有"六腑之俞各六"的记载,但未列穴名。至《脉经》,才明确了除了三焦俞、厥阴俞之外的十个背俞穴的名称和位置。此后《针灸甲乙经》补充了三焦俞等全部脏腑俞,《千金方》又补充了厥阴俞而完备。

背俞穴在临床上主要用于诊断和治疗与其相应的脏腑疾患为主。正如明代张世贤《图注八十一难经辨真》中说："阴病行阳，当从阳引阴，其治在俞。"在诊断上，当脏腑发生病变时，在相应的背俞穴常出现各种异常反应，如压痛、结节等皮肤形态、色泽的变化。如肺癌患者肺俞穴常有压痛；气管炎患者膻中穴多有压痛；肾俞穴出现结节、压痛者，常可辅助诊断泌尿系统疾病。在治疗上，背俞穴不但可以治疗与其相应的脏腑病症，而且可以治疗与五脏相关的所开窍的五官病、所主持的五体病。如肺俞既能治疗肺病，又能治疗与肺有关的鼻病、咽喉病和皮肤病；脾俞既能治疗脾病，又能治疗与脾有关的口唇和四肢病变。

表 2-8　十二背俞穴表

六脏(上部)	背俞	六腑(下部)	背俞
肺	肺俞	大肠	大肠俞
心	心俞	小肠	小肠俞
心包	厥阴俞	三焦	三焦俞
肝	肝俞	胆	胆俞
脾	脾俞	胃	胃俞
肾	肾俞	膀胱	膀胱俞

五、募　穴

募穴是脏腑之气汇聚于胸腹部的腧穴，又称"腹募穴"。脏腑各有一个募穴，共有十二募穴（表 2-9）。其位置大体与脏腑所在部位相接近，一半募穴分布于正中任脉为单穴，另一半募穴在两旁各经为双穴。

募穴始见于《素问·奇病论》："胆虚气上溢而口为之苦，治之以胆募俞。"《难经·六十七难》："五脏募在阴而俞在阳。"《脉经》具体记载了除了石门、膻中之外的十个募穴的名称和位置。《针灸甲乙经》又补充了三焦募石门，后人又补充了心包募膻中，始臻完备。

募穴在临床上主要用于诊断和治疗与其相应的脏腑疾患为主。《难经·六十七难》说"阳病行阴，故令募在阴"；《素问·阴阳应象大论》又说"阳病治阴"。滑伯仁《难经本义》说"阴阳经络，气相交贯，脏腑腹背，气相通应"，说明脏腑之气与俞募穴是相互贯通的。在诊断上，当脏腑发生病变时，在相应的募穴常出现各种异常反应，如压痛、结节等皮肤形态、色泽的变化。如肺结核患者可在中府穴出现压痛，膀胱结石患者可在中极穴触及结节或条索状物等。在治疗上，治疗六腑病症多取募穴。如胆病取日月；胃病取中脘；膀胱病取中极等。

表 2-9　十二募穴表

两侧募穴	正中募穴
肺—中府	心包—膻中
肝—期门	心—巨阙
胆—日月	胃—中脘
脾—章门	三焦—石门
肾—京门	小肠—关元
大肠—天枢	膀胱—中极

俞、募穴既可单独使用，又可配合使用。俞募穴合用称"俞募配穴"属"前后配穴"。

六、郄　穴

"郄"有空隙之意，郄穴是各经脉在四肢部经气所深聚的部位。大多分布于四肢肘膝关节以下。十二经脉和奇经八脉中的阴阳跷脉及阴阳维脉各有一郄穴，合为十六郄穴（表 2-10）。郄穴的名称和位置首载于《针灸甲乙经》。

郄穴常用来治疗本经循行所过部位及所属脏腑的急性病症。阴经郄穴多治血证，如孔最治咳血，中都治崩漏等。阳经郄穴多治急性疼痛，如梁丘治胃痛，外丘治颈项痛等。另外，作协助诊断之用。当脏腑发生病变时，可按压郄穴进行检查。

表 2-10　十六郄穴表

阴经	郄穴	阳经	郄穴
手太阴肺经	孔最	手阳明大肠经	温溜
手厥阴心包经	郄门	手少阳三焦经	会宗
手少阴心经	阴郄	手太阳小肠经	养老
足太阴脾经	地机	足阳明胃经	梁丘
足厥阴肝经	中都	足少阳胆经	外丘
足少阴肾经	水泉	足太阳膀胱经	金门
阴维脉	筑宾	阳维脉	阳交
阴跷脉	交信	阳跷脉	跗阳

七、下　合　穴

下合穴是六腑之气下合于足三阳经的六个腧穴，又称六腑下合穴（表 2-11）。主要分布于下肢膝关节附近。它是根据"合治内腑"（《灵枢•邪气脏腑病形》）的理论提出来的，即"胃合于三里，大肠合于巨虚上廉，小肠合于巨虚下廉，三焦合入于委阳，膀胱合入于委中央，胆合入于阳陵泉"。因大肠、小肠、三焦三经在上肢原有合穴，而上述六穴都在下肢，为了区别，故以下合穴命名。由于大肠、小肠皆承受从胃腑传化而来的水谷之气，在生理上有着直接的联属关系，所以它的下合穴（上巨虚、下巨虚）同在足阳明胃经上；三焦属手少阳经，为中渎之府，水道所出，主通行之气。而膀胱为州都之官，主藏津液，二者均参与水液的调节，三焦与膀胱的关系尤为密切，故它的下合穴位于足太阳膀胱经上；胃、胆、膀胱三经的合穴，本在下肢，因此，以上六穴称为六腑下合穴。

下合穴主要用来治疗六腑病证，正如《灵枢•邪气脏腑病行》中说"合治内腑"以及《素问•咳论》中说"治腑者，治其合"。如足三里治胃脘痛，上巨虚治肠痈、痢疾，下巨虚治泄泻，阳陵泉治疗胆痛、黄疸，委中、委阳治膀胱和三焦气化失常引起的遗尿、癃闭等。

表 2-11　下合穴表

手、足三阳		六腑	下合穴
手	太阳	小肠	下巨虚
三	阳明	大肠	上巨虚
阳	少阳	三焦	委阳
足	太阳	膀胱	委中
三	阳明	胃	足三里
阳	少阳	胆	阳陵泉

八、八会穴

"会"即会聚之意，八会穴是指脏、腑、筋、脉、气、血、骨、髓八者精气会聚的八个腧穴（表2-12）。分布于躯干和四肢部，各穴与其他特定穴多互有重复。八会穴首载于《难经·四十五难》。

八会穴除了各自原有的功能外，与其所属的脏腑组织的生理功能还有着特殊的关系，如：脏会章门，章门为脾之募穴，五脏皆禀于脾，故为脏会；腑会中脘，中脘为胃之募穴，六腑皆禀于胃，故为腑会；气会膻中，膻中为心包之募穴，膻中位于两乳之间，内为肺，诸气皆属于肺，故为气会；血会膈俞，心主血，肝藏血，膈俞位居心俞之下，肝俞之上，故为血会；筋会阳陵泉，阳陵泉为胆经合穴，胆与肝合，肝主筋，且位于膝下，膝为筋之腑，故为筋会；脉会太渊，太渊属肺，位于寸口，肺朝百脉，寸口为脉之大会，故为脉会；骨会大杼，大杼位于项后第一胸椎棘突旁，第一胸椎又名杼骨，诸骨自此擎架，连接头身四肢，故为骨会；髓会绝骨（悬钟），绝骨属胆经，胆主骨所生病，骨生髓，故为髓会。因此，凡与此八者有关的病症均可选用相应的八会穴来治疗。另外，"热病在内者，取其会之气穴也"（《难经·四十五难》），说明八会穴还能治某些热病。

表2-12 八会穴表

八会	穴名	附注
脏会	章门	脾之募穴
腑会	中脘	胃之募穴
气会	膻中	心包之募穴
血会	膈俞	膀胱经穴
筋会	阳陵泉	胆之合穴
脉会	太渊	肺之输穴
骨会	大杼	膀胱经穴
髓会	绝骨	胆经穴

九、八脉交会穴

八脉交会穴是奇经八脉与十二正经脉气相通的八个腧穴，又称交经八穴、流注八穴、八脉八穴（表2-13）。分布于四肢腕踝关节上下。八穴的记载首见于窦汉卿的《针经指南》，因窦氏善用此法，故又称"窦氏八穴"。

奇经八脉与十二正经的八穴相互交汇的关系是：公孙属足太阴络穴，其络别走足阳明胃脉，通过胃脉"入气街中"与冲脉相通。内关属手厥阴络穴，经脉从胸走手，在胸中与阴维相通。冲脉和阴维脉系通过足太阴脾经、足阳明胃经及足少阴肾经的联属关系，而相合于胃、心、胸部。足临泣属足少阳经之输穴，通过足少阳胆经过季胁，与带脉相通。外关属手少阳络穴，经脉循臑外上肩与阳维脉相通。带脉和阳维脉系通过手、足少阳经的联属关系，而相合于目锐眦、耳后、肩、颈、缺盆、胸膈部。申脉属足太阳经，为阳跷脉所起之处，故与阳跷脉相通。后溪属手太阳之输穴，通过经脉"出肩解，绕肩胛，交肩上"，于大椎穴处与督脉相通。阳跷脉与督脉通过手、足太阳经的联属关系，而相合于目内眦、项、耳、肩膊。照海属足少阴经，为阴跷脉所起之处，故与阴跷脉相通。列缺属手太阴经，通过经脉从肺系与任脉相通。阴跷脉与任脉系通过手太阴、足少阴经的联属关系，而相合于肺系、咽喉、胸膈。

由于正经与奇经八脉的脉气在八穴相通，八脉交会穴除能治疗本经病症外，还能治疗与之相通的奇经八脉的病症。如后溪通督脉，既能治手太阳经病，又能治督脉病；申脉通阳跷脉，既能治足太阳经病，又能治阳跷脉病。

八脉交会穴既可以单独使用，也可以配伍应用。为了增强疗效，临床上常将八穴分为四组，一个上肢穴配一个下肢穴，为上下配穴法的典型代表。阴经两对按五行相生关系配伍，偏治五脏在里之疾；阳经两对按同名经同气相应关系配伍，偏治头面肢体在表之病。如内关配公孙，治疗胃、心、胸部病症；后溪配申脉，治疗目内眦、耳、项、肩胛部位病及发热恶寒等表证；外关配足临泣，治疗目锐眦、耳、颊、颈、肩部病及寒热往来症；列缺配照海，治咽喉、胸膈、肺病和阴虚内热等症。

八脉交会穴是人体四肢部的要穴，临床应用十分广泛。因此李梴说："八法者，奇经八穴为要，乃十二经之大会也"，又说"周身三百六十穴，统于手足六十六穴、六十六穴又通于八穴"(《医学入门》)，由此表明这八个穴位的重要意义。

表2-13　八脉交会穴表

经属	八穴	通八脉	会合部位
足太阴	公孙	冲脉	胃、心、胸
手厥阴	内关	阴维	
手少阳	外关	阳维	目外眦、颊、颈、耳后、肩
足少阳	足临泣	带脉	
手太阳	后溪	督脉	目内眦、颈、耳、肩胛
足太阳	申脉	阳跷	
手太阴	列缺	任脉	胸、肺、膈、喉咙
足少阴	照海	阴跷	

十、交　会　穴

交会穴是指两经或数经相交会合的腧穴。交会穴的分布多分布于头面、躯干部。一般阴经多与阴经相交，阳经多与阳经相交。交会穴的记载始见于《针灸甲乙经》。

交会穴不仅能治本经病，而且还能兼治所交经脉的病症。如关元、中极是任脉经穴，又与足三阴经相交会，故既可治疗任脉的疾患，又可治疗足三阴经的疾患。同时，由于足三阴经均与任脉有交会关系，因此，足三阴经经穴也多能治疗关元、中极所主治的病症，如泌尿、生殖系统疾患。

（高嘉彬　方　伟）

? 复习思考题

1. 腧穴的分类有哪些？
2. 腧穴的定位方法有哪些？
3. 腧穴的作用是什么？
4. 简述五输穴的定义。
5. 八脉交会穴的临床应用有哪些？

ER-2-3

扫一扫，测一测

下篇　经络腧穴各论

PPT 课件

第三章 手太阴经络与腧穴

知识导览

本章包括手太阴经络和手太阴腧穴两部分。手太阴经络包括手太阴经脉、手太阴络脉、手太阴经别和手太阴经筋。手太阴腧穴,首穴是中府,末穴是少商,左右各 11 穴。

第一节 手太阴经络

手太阴经脉主要分布于胸前、上肢内侧前缘、拇指桡侧。其经别、络脉分别与之内外相连接,经筋分布于外部。

一、手太阴经脉

(一)经脉循行

肺手太阴之脉,起[1]于中焦,下络[2]大肠,还循[3]胃口[4],上膈属[5]肺。从肺系[6],横出[7]腋下,下循臑[8]内,行少阴、心主[9]之前,下肘中,循臂内上骨下廉[10],入寸口[11],上鱼,循鱼际[12],出大指之端。

其支[13]者,从腕后,直出次指内廉,出其端。(《灵枢•经脉》)(图 3-1,图 3-2)

【注释】

[1] 起:经脉循行的开始称"起"。

[2] 络:联络、网络的意思。用如动词,意为网络样分布。

[3] 还循:还,经脉循行去而复回;循,顺、沿,顺着走。

[4] 胃口:此指胃的上口贲门部位。

[5] 属:隶属、统属。

[6] 肺系:指与肺相连接的气管、喉咙等组织。系,系带。

[7] 出:经脉由深部而出浅部称"出"。

[8] 臑(nào):指上臂部。

手太阴经脉、
络脉循行动画

手太阴经脉、
络脉循行视频

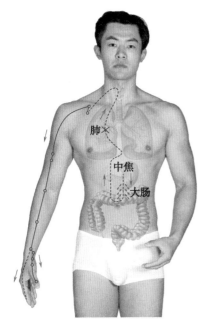
图3-1　手太阴经脉循行示意图

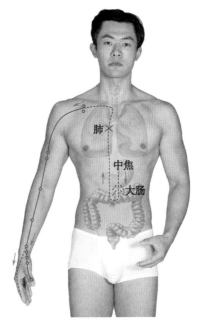
图3-2　手太阴经脉图

[9] 少阴、心主：指手少阴心经、手厥阴心包经。

[10] 上骨下廉：上骨，指桡骨；廉，边缘的意思。

[11] 寸口：指腕后桡动脉搏动处。

[12] 鱼际：手大指本节后掌侧肌肉隆起处叫鱼，又称"手鱼"，今称大鱼际。鱼部的边缘叫"鱼际"。

[13] 支：经脉的分支。

【语译】

手太阴肺经，(1)起始于中焦，向下联络大肠，返回来向上沿着胃的上口，(2)穿过横膈，属于肺脏。(3)从肺系(气管、喉咙部)横行出走腋下(中府、云门)，(4)向下沿着上臂内侧，行于手少阴、手厥阴经之前(天府、侠白)，(5)下至肘中(尺泽)，沿前臂内侧桡骨的边缘(孔最)，(6)进入寸口桡动脉搏动处(经渠、太渊)，向前行至大鱼际部，沿鱼际的边缘，出拇指的末端(少商)。

其支脉，(7)从腕后(列缺)分出，沿食指桡侧，一直走向末端，接手阳明大肠经。

（二）经脉病候

是动则病[1]，肺胀满，膨膨而喘咳，缺盆[2]中痛，甚则交两手而瞀[3]，此为臂厥[4]。

是主肺所生病[5]者，咳，上气，喘喝[6]，烦心，胸满，臑臂内前廉痛厥，掌中热。

气盛有余，则肩背痛，风寒汗出中风，小便数而欠[7]；气虚则肩背痛、寒，少气不足以息，溺色变[8]。（《灵枢•经脉》）

【注释】

[1] 是动则病：是，代词，指代上述经脉即手太阴肺经；动，变动。这句话原意指经脉变动异常，此指这一经脉的功能发生异常变动就可出现有关病症。

[2] 缺盆：指锁骨上窝。

[3] 瞀（mào）：指心胸闷乱，视力模糊。

[4] 臂厥：指上肢经脉所过处发生气血阻逆的病变。

[5] 是主肺所生病：是，代词，指代本经腧穴；主，主治的意思。这句话指本经腧穴能主治有关肺及其经脉功能异常变动所发生的病症。

[6] 喘喝：气喘声粗。

[7] 欠：原指呵欠。此处属实证，当是指张口出气。

[8] 溺色变：指小便颜色异常。

【语译】

本经发生异常变动就会出现下列病症：肺部膨膨胀满，咳嗽气喘，缺盆中（包括喉咙部分）疼痛，严重时因咳嗽剧烈而使两手交捧于胸前，并感觉心胸闷乱，视觉模糊，还可出现上肢经脉所过处气血阻逆的病变，如厥冷、麻木、酸痛等。

本经腧穴主治有关"肺"方面所发生的病症：咳嗽，呼吸迫促，气喘声粗，心烦，胸部满闷，上臂、前臂的内侧前缘（经脉所过处）疼痛或厥冷，或手掌心发热。

当本经气盛有余时，可见肩背疼痛，感受风寒，汗出，中风，小便频数，张口嘘气；而气虚不足时，则见肩背痛且怕冷，呼吸短促，小便颜色异常。

二、手太阴络脉

手太阴之别[1]，名曰列缺。起于腕上分间[2]，并[3]太阴之经，直入掌中，散入于鱼际。（图3-3）

其病，实则手锐[4]掌热；虚则欠呿[5]，小便遗数。取之去腕一寸半，别走阳明也。（《灵枢·经脉》）

【注释】

[1] 别：指络脉。它由本经络穴处分出，走向相表里的经脉。

[2] 分间：指分肉之间。

[3] 并：指与经脉并列而行。

[4] 手锐：指手的锐骨部，即掌后桡骨茎突部。

[5] 欠呿（qū）：欠，呵欠；呿，张口的样子。欠呿，指张口出气，肺气不足所致。

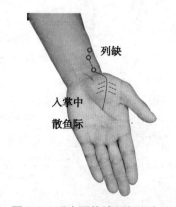

图3-3   手太阴络脉循行示意图

【语译】

手太阴络脉，名列缺。起于腕关节上方一寸半处的分肉之间，走向手阳明经脉；与手太阴经并行，直入手掌中，散布于大鱼际部。

其病症：实证，手腕和手掌部灼热；虚证，频繁地打呵欠，尿频、遗尿。可取手太阴络穴治疗。

三、手太阴经别

手太阴之正[1]，别入渊腋少阴之前，入走肺，散之大肠，上出缺盆，循喉咙，复合阳明[2]。（《灵枢·经别》）（图3-4）

【注释】

[1] 正：十二经别又称为别行之正经，意指经别是十二经脉循行路径之外，别道而行的部分，虽与本经循行路线不同，但仍属正经，并非支络。

[2] 复合阳明：复，再。阴经经别，合于有表里关系的阳经；阳经经别则合入本经，这是经别相合的规律。手太阴经别应合入手阳明大肠经，故曰复合阳明。

【语译】

手太阴经别，从手太阴经分出，进入腋下渊腋部位，行于手少阴经别之前，入胸腔，走向肺脏，散行于大肠，上行出于缺盆，沿喉咙，而合入于手阳明经脉。

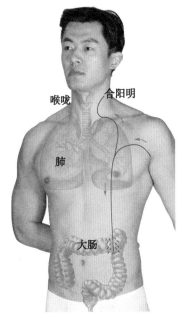

图 3-4 手太阴经别循行示意图

四、手太阴经筋

手太阴之筋，起于大指之上，循指上行，结于鱼后[1]，行寸口外侧，上循臂，结肘中，上臑内廉，入腋下，出缺盆，结肩前髃，上结缺盆，下结胸里，散贯贲[2]，合贲下，抵季胁。（图 3-5）

其病，当所过者支转筋痛[3]，甚成息贲，胁急、吐血。（《灵枢·经筋》）

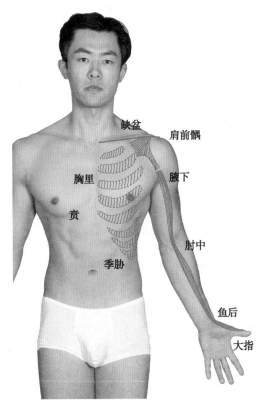

图 3-5 手太阴经筋分布示意图

【注释】

[1] 鱼后：鱼际的后边。

[2] 贲：指膈肌。

[3] 支转筋痛：支，支撑、牵拉不适；转筋，俗称抽筋，即肌筋拘紧挛痛。

【语译】

手太阴经筋，起于手大指的远端，沿大指上行，结聚于鱼际的后边，行于寸口动脉外侧，沿前臂上行，结聚于肘中，向上沿上臂内侧，进入腋下，上出缺盆，结聚于肩髃前面，再向上结于缺盆，向下内行结于胸里，分散通过膈部，会合于膈下，抵达季胁。

其病症，当经筋循行所过处出现支撑不适，拘紧挛痛，重者可发为"息贲"病，胁肋拘急，上逆吐血。

第二节　手太阴腧穴

手太阴腧穴视频

本经一侧11穴，2穴分布于胸前外上部，9穴分布于上肢掌面桡侧和手部（图3-6）。

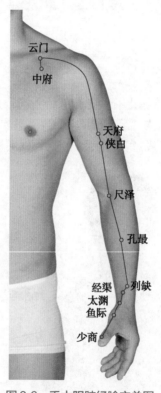

图3-6　手太阴肺经腧穴总图

1. 中府 Zhōngfǔ（LU1）肺之募穴，手、足太阴经交会穴

【定位】　在前胸部，横平第1肋间隙，锁骨下窝外侧，前正中线旁开6寸（图3-7）。

注1：先确定云门（LU2），中府即在云门（LU2）下1寸。

注2：横平内侧的库房（ST14）、彧中（KI26）、华盖（CV20），4穴略呈一弧线分布，其弧度与第1肋间隙弧度相应。

【解剖】　皮肤→皮下组织→胸大肌→胸小肌→胸腔。浅层布有锁骨上中间神经、第一肋间神经外侧皮支，头静脉等。深层有胸肩峰动、静脉和胸内、外侧神经。

【主治】　①咳嗽，气喘，胸痛，胸满。②肩痛。

【操作】　向外斜刺或平刺0.5～0.8寸；不可向内侧深刺，以免伤及肺脏。

1. 配伍　①配肺俞为俞募配穴法，主治咳嗽、哮喘等肺系疾病。②治疗肺系疾病实证配尺泽、鱼际、定喘，虚证配肺俞、太渊、足三里，热证配少商、鱼际、大椎。③配间使、合谷，治面肿、腹肿。

2. 文献摘要　①中府、阳交，主喉痹，胸满塞，寒热；中府主肺系急咳辄胸痛（《备急千金要方》）。②本穴属肺经第一穴，位于胸部，为肺经脉气所发之处，内应肺脏，是肺气直接汇聚之所，是肺的募穴。具有很强的调理肺脏的功能，可宣散疏畅肺经经气，发挥止咳平喘的作用。本穴为肺经与脾经之交会穴，肺为水之上源，脾胃为运化水湿之官。既可上清水之高源，又可下利水液运化之道，具有降气利水之功。又可疏调肺经经气，具有舒筋通络之功。③针刺中府穴有放松支气管平滑肌的作用，使肺通气量得到改善，哮喘缓解，故对支气管哮喘有较好的治疗效应。④用同位素血管内注射法发现，针刺中府穴，肝血流量明显增加，可改善肝的血液循环。

2. 云门 Yúnmén（LU2）

【定位】　在前胸部，锁骨下窝凹陷中，肩胛骨喙突内缘，前正中线旁开6寸（图3-7）。

注：横平内侧的气户（ST13）、俞府（KI27），璇玑（CV21），4穴略呈一弧形分布，其弧度与锁骨下缘弧度相应。

【解剖】　皮肤→皮下组织→三角肌→锁胸筋膜→喙锁韧带。浅层布有锁骨上中间神经，头静脉。深层有胸肩峰动、静脉支和胸内、外侧神经的分支。

【主治】　①咳嗽，气喘，胸满，胸痛。②肩臂痛。

【操作】　向外斜刺0.5～0.8寸；不可向内侧深刺，以免伤及肺脏。

3. 天府 Tiānfǔ（LU3）

【定位】　在臂前外侧，腋前纹头下3寸，肱二头肌桡侧缘处（图3-8）。

注：肱二头肌外侧沟平腋前纹头处至尺泽（LU5）连线的上1/3与下2/3的交界处。

【解剖】　皮肤→皮下组织→肱肌。浅层布有臂外侧皮神经，头静脉等。深层有肱动、静脉的肌支和肌皮神经的分支。

【主治】　①鼻衄，咳嗽，气喘。②瘿瘤。③上臂痛。

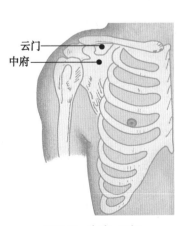

图3-7　中府、云门

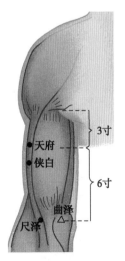

图3-8　天府、侠白

【操作】 直刺 0.5～1.0 寸。

4. 侠白 Xiábái（LU4）

【定位】 在臂前外侧，腋前纹头下 4 寸，肱二头肌桡侧缘处（图 3-8）。

【解剖】 皮肤→皮下组织→肱肌。浅层布有臂外侧皮神经，头静脉等。深层有肱动、静脉的肌支和肌皮神经的分支。

【主治】 ①心痛、干呕、烦满。②咳嗽，气喘。③上臂痛。

【操作】 直刺 0.5～1.0 寸。

5. 尺泽* Chǐzé（LU5）合穴

【定位】 在肘前侧，肘横纹上，肱二头肌腱桡侧缘凹陷中（图 3-9）。

注：屈肘，肘横纹上，曲池（LI11）与曲泽（PC3）之间，与曲泽（PC3）相隔一肌腱（肱二头肌腱）。

【解剖】 皮肤→皮下组织→肱桡肌→桡神经→肱肌。浅层布有前臂外侧皮神经，头静脉等。深层有桡神经，桡侧副动、静脉前支，桡侧返动、静脉等。

【主治】 ①咳嗽，气喘，胸满，咳血，咽喉肿痛，上肢痛。②小儿惊风。③干呕，泄泻。

【操作】 直刺 0.8～1.2 寸；或点刺出血。

🌐 **知识链接**

1. 配伍   ①配肺俞，治咳喘。②配少商，治咽喉肿痛。

2. 文献摘要   ①吐血定喘补尺泽（《灵光赋》）。②为肺经的子穴，擅清肺热。③急性扁桃体炎，取双侧尺泽穴，用三棱针快速点刺放血，出血量以 3～5ml 为宜。④针刺尺泽穴有降血压的作用，对高血压有一定疗效。⑤实验观察，针刺尺泽穴对肠蠕动有调节作用，可使不蠕动或蠕动很弱的降结肠下部或直肠的蠕动增强。

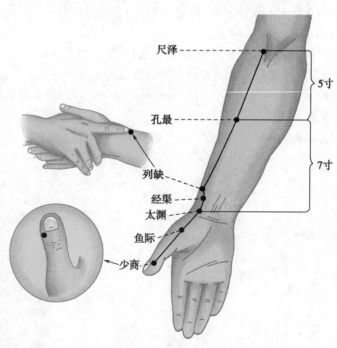

图 3-9   尺泽→少商

6. 孔最* Kǒngzuì（LU6）郄穴

【定位】 在前臂前外侧，腕掌侧远端横纹上 7 寸，尺泽（LU5）与太渊（LU9）连线上（图 3-9）。

注:尺泽(LU5)下5寸,即尺泽(LU5)与太渊(LU9)连线的中点上1寸。

【解剖】　皮肤→皮下组织→肱桡肌→桡侧腕屈肌→指浅层肌与旋前圆肌之间→拇长屈肌。浅层布有前臂外侧皮神经,头静脉等。深层有桡神经浅支,桡动、静脉等结构。

【主治】　①发热无汗。②咳嗽,气喘,咳血,咽喉肿痛。③肘臂痛。

【操作】　直刺0.5~1.0寸。

知识链接

1. 配伍　①配膈俞、肺俞,治咯血。②配哑门,治失音。③配大椎、合谷可解表清热。

2. 文献摘要　①孔最,主臂厥热痛汗不出,皆灸刺之,此穴可以出汗(《备急千金要方》)。②将鱼腥草注射液于孔最穴注射,每穴2ml,可用于治疗支气管炎及肺癌所致的咯血。③针刺孔最穴治疗鼻衄,直刺或向上斜刺,中强刺激,留针30分钟。

7. 列缺* Lièquē(LU7)络穴,八脉交会穴(通任脉)

【定位】　在前臂外侧,腕掌侧远端横纹上1.5寸,拇短伸肌腱与拇长展肌腱之间,拇长展肌腱沟的凹陷中(图3-9)。

取法:两手虎口自然平直交叉,一手食指按在另一手桡骨茎突上,指尖下凹陷中是穴。

【解剖】　皮肤→皮下组织→拇长展肌腱→肱桡肌腱→旋前方肌。浅层布有前臂外侧皮神经和桡神经浅支,头静脉。深层有桡动、静脉的分支。

【主治】　①咳嗽,气喘。②半身不遂、口眼㖞斜、手腕无力或疼痛。③头痛、颈项强痛。④齿痛。

【操作】　向上斜刺0.3~0.5寸。

知识链接

1. 配伍　①配经渠、太渊,治掌中热。②配合谷,治牙痛。③配照海治咽喉肿痛。

2. 文献摘要　①头项寻列缺(《四总穴歌》)。②针刺列缺穴治疗头痛,针尖向肘部斜刺,使针感向上传至肘部,继续施术1~2分钟,患者头痛可明显减轻。③针刺列缺穴后,脑动脉血流高流速和低流速血流峰速度均有显著变化,而尺泽穴则对脑血管的舒缩功能无影响,说明列缺穴对脑血管的舒缩变化具有一定的特异性,这为"头项寻列缺"的经验提供了一些科学依据。④针刺列缺穴可使肺通气量得到改善,呼吸道阻力下降,支气管平滑肌痉挛缓解,支气管黏膜血管收缩,水肿减轻,使支气管哮喘得以平复。⑤针刺列缺穴,配太溪可引起膀胱的收缩反应,使排尿量增加,同时还可增加肾功能,增加酚红排出量,减少尿蛋白,降低血压。这种效应可持续2~3小时,再针刺时仍有效。

8. 经渠 Jīngqú(LU8)经穴

【定位】　在前臂前外侧,腕掌侧远端横纹上1寸,桡骨茎突与桡动脉之间(图3-9)。

注:太渊(LU9)上1寸,约当腕掌侧近端横纹中。

【解剖】　皮肤→皮下组织→肱桡肌腱尺侧缘→旋前方肌。浅层布有前臂外侧皮神经和桡神经浅支。深层有桡动、静脉。

【主治】　①咳嗽,气喘,胸痛,咽喉肿痛。②手腕痛或无力。

【操作】　避开桡动脉,直刺0.3~0.5寸;禁灸。

9. 太渊* Tàiyuān(LU9)输穴,原穴,八会穴(脉会)

【定位】　在腕前外侧,桡骨茎突与腕舟状骨之间,拇长展肌腱尺侧凹陷中(图3-9)。

注：在腕掌侧远端横纹桡侧，桡动脉搏动处。

【解剖】 皮肤→皮下组织→桡侧腕屈肌腱与拇长展肌腱之间。浅层布有前臂外侧皮神经，桡神经浅支和桡动脉掌浅支。深层有桡动、静脉等。

【主治】 ①咳嗽，气喘，咳血，咽喉肿痛。②手腕痛或无力。

【操作】 避开桡动脉，直刺0.3～0.5寸。

知识链接

1. 配伍 ①配内关、神门，治胸痛、心悸。②配内关、三阴交治无脉证。

2. 文献摘要 ①唾血振寒嗌干，太渊主之（《针灸甲乙经》）。②咳嗽风痰，太渊、列缺宜刺（《玉龙赋》）。③针刺左太渊穴治疗期前收缩，针尖向上斜刺0.3寸，使患者有酸胀感。④针刺太渊、定喘穴治疗哮喘，得气后行平补平泻法。⑤针刺太渊穴可降低气道阻力，改善肺的呼吸功能。⑥临床观察，针刺太渊穴对咯血及脑出血均有显著效应，对血压有一定的调整作用，对三期高血压有降压作用。

课堂互动

为什么太渊穴能治疗无脉症？

案例分析

无脉症（多发性大动脉炎）

应某，女，32岁。头昏头晕半月，伴咳嗽，声嘶乏力；初以感冒诊治，未予重视，现因头晕加剧而求治。测血压右手22/8kPa，脉长而实；左手脉搏消失，血压测不到。有声带息肉切割史。舌淡红，苔薄白少津。经专家会诊，排除甲亢、哮喘等，拟诊为"多发性大动脉炎"，中医辨证为无脉症，气阴两虚型。治宜培补脾肾，调理肺胃，营运脉道。方选太渊、人迎为主穴，百会、足三里、肺俞、心俞、脾俞、肾俞、神门、风池、然谷为配穴；每次主穴必取，配穴可取2～3穴，针用补法，隔日1次，10次为1个疗程。经首次治疗后，头晕症状减轻，精神大振，当即测血压右手21.3/8kPa，左手仍无，但左侧桡脉已隐现，细弱无比。1个疗程后头晕症状消失，测血压右手20/8kPa，左手12/8kPa，左气口脉已应指细软。共针3个疗程，至今稳定，无任何不适。

按：无脉症在西医属周围血管病变范围，症情明确，除用扩张血管药和糖皮质激素等对症治疗外，尚无确切疗效。中医认为本症属"虚劳"范畴，《内经》曰："邪之所凑，其气必虚。"此必因虚致病，久病不复而成劳。肺的经脉起于中焦脾胃，脾胃为五脏六腑精气的源泉，如《素问•经脉别论》："食气入胃，浊气归心，淫精于脉，脉气流经，经气归于肺，肺朝百脉……气口成寸，以决死生。"《素问•五脏别论》："胃者，水谷之海，六腑之大源也，五味入口，藏于胃，以养五脏气，气口亦太阴也，是以五脏六腑之气味，皆出于胃，变见于气口。"故方中重用太渊、人迎为主穴，旨在调理肺胃气机，摄取水谷精华以充养脉道；又根据五脏相关，气血同源，阴阳互根的原理，取背俞穴以补益脏腑，生养气血，则虚劳自祛，症情乃效。（郑明永. 太渊穴的临床应用 [J]. 上海针灸杂志，1998，17（2）：33.）

---

10. 鱼际* Yújì（LU10）荥穴

【定位】 在手掌，第1掌骨桡侧中点赤白肉际处（图3-9）。

【解剖】　皮肤→皮下组织→拇短展肌→拇对掌肌→拇短屈肌。浅层布有正中神经掌皮支及桡神经浅支。深层有正中神经肌支和尺神经肌支等结构。

【主治】　①咳嗽、咳血，咽干，咽喉肿痛。②发热，头痛。③乳痈。

【操作】　直刺0.5～0.8寸。

知识链接

1. 配伍　①配尺泽，治咯血。②配风池、廉泉，治失音。

2. 文献摘要　①凡唾血，泻鱼际，补尺泽（《针灸甲乙经》）。②配天突、大椎、肺俞等穴可用于哮喘发作期的治疗。③单针鱼际穴对哮喘而伴有口干舌燥者亦有良效。④针刺鱼际穴治疗咽炎，进针后，用提插捻转手法令其得气，然后按透天凉操作反复施术，留针30分钟，待凉感消失后出针，不闭针孔。⑤针刺鱼际穴有平喘作用。应用放射免疫分析法和动物实验都表明，哮喘的发作，与血浆和肺组织中环磷酸腺苷含量及环磷酸腺苷/环磷酸鸟苷比值降低有关，针刺鱼际穴2周后，血浆环磷酸腺苷含量及环磷酸腺苷/环磷酸鸟苷比值均较针前显著升高，其临床症状明显改善，哮鸣音减少，肺最大通气量增加。针刺鱼际，还可以改善肺呼吸功能，使呼吸平稳。

11. 少商* Shàoshāng（LU11）井穴

【定位】　在手指，拇指末节桡侧，指甲根角侧上方0.1寸（图3-9）。

注：拇指桡侧指甲根角侧上方（即沿角平分线方向）0.1寸。相当于沿爪角桡侧画一直线与爪角基底缘水平线交点处取穴。

【解剖】　皮肤→皮下组织→指甲根。有正中神经的指掌侧固有神经之指背支，和拇指掌侧固有动、静脉与第一掌背动、静脉分支所形成的动、静脉网。

【主治】　①咽喉肿痛，咳嗽，气喘。②鼻衄。③高热神昏，小儿惊风。④癫狂。⑤手指挛痛。

【操作】　浅刺0.1寸，或点刺出血。

知识链接

1. 配伍　①配天突、合谷，治咽喉肿痛。②配其他十一井穴放血，治高热不退。

2. 文献摘要　①乳蛾之症少人医，必用金针疾始除，如若少商出血后，即时安稳免灾危（《玉龙歌》）。②用毫针或三棱针点刺少商出血，治疗重症肺炎所致的高热、惊厥、呼吸急促患者，有较快的退热作用。③失音：取双少商，点刺出血3～5滴，再刺双内关，加电针仪，平补平泻，留针20分钟。④针刺少商穴有助于一氧化碳（CO）中毒所致昏迷患者的苏醒，使血中CO性血红蛋白解离，血中CO含量减少。

知识链接

腧穴命名与作用

1. 中府　中指中焦，府是聚的意思。手太阴肺经之脉起于中焦，此穴为中气所聚，又为肺之募穴，脏气结聚之处。作用调理肺气、养阴清热。

2. 云门　本穴为手太阴肺经脉气所发，位于胸膺部，内应上焦肺气，为肺气出入之门户，故名云门。作用宽胸理气、宣肺清热。

3. 天府   鼻属肺窍,肺借鼻外通天气,肺为人身诸气之府,故名天府。作用宣肺平喘、清热凉血。

4. 侠白   侠,通夹、挟。取穴时,两手下垂,穴侠胸肺之两旁,故名。作用宣肺平喘、理气宽胸。

5. 尺泽   前臂部总称"尺",泽,指沼泽、低凹处;本穴在肘部凹陷处,故名。作用清肺泄热、舒筋和胃。

6. 孔最   孔,孔隙;最,甚。穴属手太阴之郄,为本经气血深聚的所在,是理血通窍最常用之穴位,故名。作用肃降肺气、凉血止血。

7. 列缺   该穴位于桡骨茎突上方,有如裂隙处,手太阴从这里别走手阳明,故名。作用宣肺解表、通调任脉。

8. 经渠   经,动而不居也;渠,指沟渠。穴当动脉所在,血气旺盛,故名。作用止咳平喘、理气止痛。

9. 太渊   太,甚大;渊,深。穴当寸口,为诸脉之会,犹水流之聚汇,故名。作用补益肺气、通经复脉。

10. 鱼际   穴当手大指本节后赤白肉际处,形同鱼腹赤白之状,又位于它的边际,故名。作用清宣肺气、清热利咽。

11. 少商   商,五音之一,肺音为商。穴为肺经井,所出为井,其脉气外发似浅小水流,故名。作用开窍醒神、清肺利咽。

(王亚飞   赵云龙)

? 复习思考题

1. 按顺序写出手太阴肺经的经穴名称。

2. 孔最穴为什么既能治咯血,又能治痔血?

3. 试述《灵枢·经脉》中手太阴肺经循行。

4. 试述《灵枢·经脉》手太阴肺经的经脉病候。

5. 试述手太阴肺经络脉的循行及病候。

第四章　手阳明经络与腧穴

PPT 课件

学习目标

知识目标：

1. 掌握手阳明大肠经经脉的循行。

2. 掌握手阳明大肠重点腧穴的特定穴类别、定位、主治及操作。

3. 熟悉手阳明大肠经经脉病候、络脉病候。

4. 了解手阳明大肠经经别、经筋内容。

能力目标：具备在人体上划经取穴的能力。

素质目标：具备独立思考、自主探究能力，树立精益求精、爱岗敬业的工匠精神，培养医者仁心。

本章包括手阳明经络和手阳明腧穴两部分。手阳明经络包括手阳明经脉、手阳明络脉、手阳明经别和手阳明经筋。手阳明腧穴，首穴是商阳，末穴是迎香，左右各20穴。

知识导览

第一节　手阳明经络

手阳明经脉主要分布于食指、上肢外侧前缘、肩前、颈、颊、鼻旁。其络脉、经别分别与之内外相连，经筋分布于外部。

一、手阳明经脉

（一）经脉循行

大肠手阳明之脉，起于大指次指之端，循指上廉[1]，出合谷两骨之间，上入两筋之中，循臂上廉，入肘外廉，上臑外前廉，上肩，出髃骨[2]之前廉，上出于柱骨之会[3]上，下入缺盆，络肺，下膈，属大肠。

其支者，从缺盆上颈，贯颊，入下齿中，还出挟口，交人中，左之右，右之左，上挟鼻孔。（《灵枢·经脉》）（图4-1，图4-2）

【注释】

[1] 指上廉：食指的桡侧缘。此按曲肘立拳位描述，故称上廉。

[2] 髃骨：肩胛骨的肩峰部。

[3] 柱骨之会：柱骨，指颈椎，叠瓦如柱；会，指大椎穴。

手阳明经脉、
络脉循行动画

【语译】

手阳明大肠经脉，（1）起始于食指末端（商阳），沿食指桡侧缘（二间、三间），经过第一、二掌骨之间（合谷），（2）上行进入两筋（拇长伸肌腱和拇短伸肌腱）之间的凹陷处（阳溪），沿前臂外侧前缘（偏历、温溜、下廉、上廉、手三里），（3）进入肘外侧（曲池、肘髎），再沿上臂外侧前缘（手五

手阳明经脉、
络脉循行视频

里、臂臑），（4）上走肩端（肩髃），出肩峰部前缘（巨骨，会秉风），向上交会于颈部的大椎穴，（5）向下入缺盆部（锁骨上窝），（6）络于肺，通过横膈，属于大肠。

其支脉，（7）从缺盆部上行颈旁（天鼎、扶突），经过面颊，进入下齿槽中，出来挟口旁（会地仓），左右两脉在人中部交叉（会水沟），左边的向右，右边的向左，上行挟鼻孔两旁（口禾髎、迎香），接足阳明胃经。

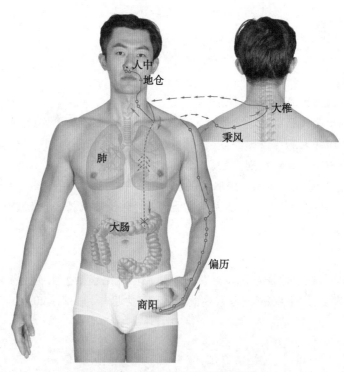

图 4-1　手阳明经脉循行示意图

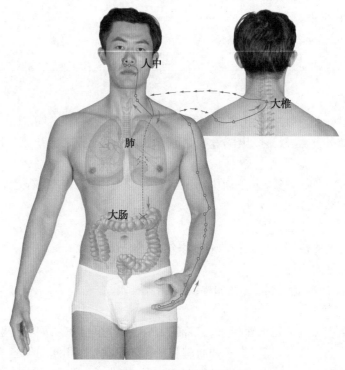

图 4-2　手阳明经脉图

（二）经脉病候

是动则病，齿痛，颈肿[1]。

是主津所生病者，目黄[2]，口干，鼽衄[3]，喉痹，肩前臑痛，大指次指痛不用。

气有余，则当脉所过者热肿；虚则寒栗不复。（《灵枢·经脉》）

【注释】

[1] 颈肿：据《脉经》《黄帝内经太素》《铜人腧穴针灸图经》和《素问》林亿新校正引文及《脉书》文字应作"颔肿"。

[2] 目黄：指眼睛昏黄，不同于黄疸。

[3] 鼽衄：鼽，为鼻流清涕；衄，指鼻出血。

【语译】

本经异常就出现下列病症：牙齿疼痛，面颊部肿胀。

本经穴主治有关"津"方面所发生的病症：眼睛昏黄，口中发干，鼻流清涕或出血，咽喉肿痛，肩前、上臂部痛，食指疼痛、活动不利。

当本经气盛有余时，可见经脉循行所过部位发热、肿胀；而气虚不足时，则恶寒战栗，难以恢复温暖。

二、手阳明络脉

手阳明之别，名曰偏历。去腕三寸，别入太阴；其别者，上循臂，乘[1]肩髃，上曲颊偏齿[2]；其别者，入耳，合于宗脉[3]。（图4-3）

实则龋、聋；虚则齿寒、痹隔（膈），取之所别也。（《灵枢·经脉》）

【注释】

[1] 乘：上行的意思。

[2] 偏齿：偏，《灵枢注证发微》作"遍"，与文义相通。遍齿，指手阳明络脉，上行曲颊部而遍布于齿根。

[3] 宗脉：指分布于耳、眼等器官由很多经脉汇聚而成的总脉或称大脉。耳中为手、足少阳、手太阳脉总会之处，故称"宗脉"。

【语译】

手阳明络脉，名偏历，在腕关节后三寸处分出，走向手太阴经脉；其支脉向上沿着臂膊，经过肩髃部，上行到下颌角处，遍布于齿根；另一支脉进入耳中，与耳内所聚集的各条经脉（宗脉）会合。

其病症：实证，见龋齿、耳聋；虚证，见齿冷、胸膈痹阻不畅通，可取手阳明络穴治疗。

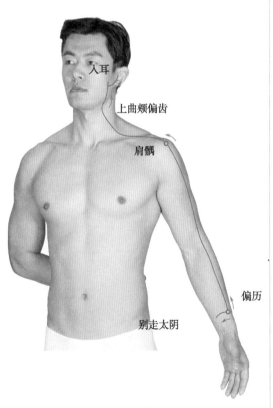

入耳

上曲颊偏齿

肩髃

偏历

别走太阴

图4-3　手阳明络脉循行示意图

三、手阳明经别

手阳明之正，从手循膺乳[1]，别于肩髃，入柱骨，下走大肠，属于肺，上循喉咙，出缺盆，合于阳明也。（《灵枢·经别》）（图4-4）

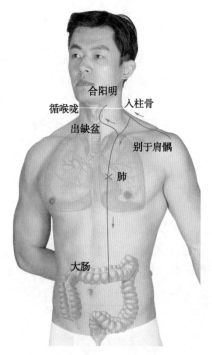

图 4-4　手阳明经别循行示意图

【注释】

[1] 膺乳：膺，前胸部两侧的肌肉隆起处，相当于胸大肌部位；乳，指乳房部位。

【语译】

手阳明经别，从手上行至侧胸、乳之间，其分支从肩髃穴处分出，入于颈椎，而后下行走向大肠，再向上连属于肺脏，向上沿喉咙，浅出于缺盆，仍会合于手阳明经。

四、手阳明经筋

手阳明之筋，起于大指次指之端，结于腕，上循臂，上结于肘外，上臑，结于髃。其支者，绕肩胛，挟脊；直者，从肩髃上颈。其支者，上颊，结于頄[1]；直者，上出手太阳之前，上左角，络头，下右颔[2]。（图 4-5）

其病，当所过者支痛及转筋，肩不举，颈不可左右视。（《灵枢·经筋》）

【注释】

[1] 頄（qiú）：鼻旁颧骨部。

[2] 颔：颈上方，下颌下方的柔软处。

【语译】

手阳明经筋，起始于食指桡侧端，结聚于腕背部，向上沿前臂，结于肘外侧，向上沿上臂外侧，结于肩髃部。在此分出的支筋，绕行肩胛部，挟脊柱两侧；直行的经筋，从肩髃部上走颈部。分支上行面颊，结于鼻旁颧部；直行的经筋，向上出于手太阳经筋的前面，上走额角，散络头部，下行对侧颔部。

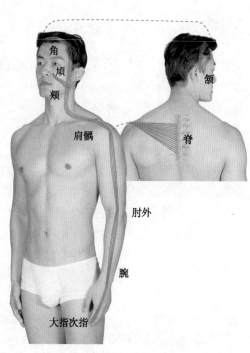

图 4-5　手阳明经筋分布示意图

其病症,当经筋循行所经过之处可出现牵扯不适、疼痛及抽筋,肩不能高举,颈部转动不利,不能左右环视。

第二节　手阳明腧穴

本经一侧20穴,14穴分布于手部和上肢背面桡侧,6穴分布于肩、颈和面部(图4-6)。

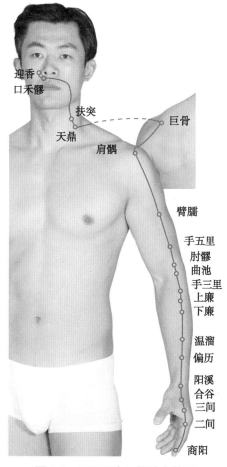

图4-6　手阳明大肠经腧穴总图

1. 商阳* Shāngyáng（LI1）井穴

【定位】　在手指,食指末节桡侧,指甲根角侧上方0.1寸(图4-7)。

注:食指桡侧指甲根角侧上方(即沿角平分线方向)0.1寸。相当于沿爪角桡侧画一直线与爪角基底缘水平线交点处取穴。

【解剖】　皮肤→皮下组织→指甲根。有正中神经的指掌侧固有神经之指背支和食指桡侧动、静脉与第一掌背动、静脉分支所形成的动、静脉网。

【主治】　①咽喉肿痛。②颊肿,齿痛。③耳聋,耳鸣。④发热无汗、神昏。

【操作】　浅刺0.1寸;或点刺出血;可灸。

知识链接

1. 配伍　①配水沟、百会及其他井穴,治中风昏迷。②配少商主治咽喉肿痛。

2. 文献摘要　①商阳主刺卒中风,暴仆昏沉痰塞壅(《医宗金鉴》)。②点刺双侧商阳穴治疗便秘,实热便秘出血量以10～20滴为宜,气虚、虚寒便秘出血量以5滴为宜。

2. 二间 Èrjiān(LI2)荥穴

【定位】　在手指,第2掌指关节桡侧远端赤白肉际处(图4-7)。

【解剖】　皮肤→皮下组织→第一蚓状肌腱→食指近节指骨基底部。浅层神经由桡神经的指背神经与正中神经的指掌侧固有神经双重分布。血管有第一掌背动、静脉的分支和食指桡侧动、静脉的分支。深层有正中神经的肌支。

【主治】　①齿痛,视物不清,鼻衄,咽喉肿痛。②口眼㖞斜。③肩痛。④热病。

【操作】　直刺0.2～0.3寸;可灸。

3. 三间 Sānjiān(LI3)输穴

【定位】　在手背,第2掌指关节桡侧近端凹陷中(图4-7)。

【解剖】　皮肤→皮下组织→第一骨间背侧肌→第一蚓状肌与第二掌骨之间→食指的指浅、深屈肌腱与第一骨间掌侧肌之间。浅层神经由桡神经的指背神经与正中神经的指掌侧固有神经双重分布。血管有手背静脉网,第一掌背动、静脉和食指桡侧动、静脉的分支。深层有正中神经的肌支和尺神经深支。

【主治】　①目痛,齿痛,咽喉肿痛。②肩痛,手背及手指肿痛。③胸满,发热,气喘。

【操作】　直刺0.3～0.8寸;可灸。

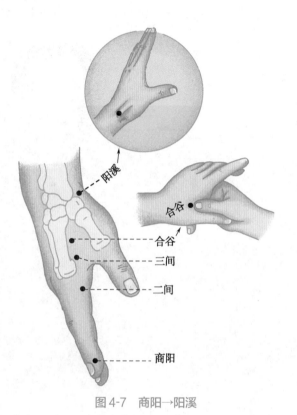

图4-7　商阳→阳溪

知识链接

1. 配伍　①配间使,治咽中如梗。②配后溪治手背肿痛。

2. 文献摘要　①寒热,唇口干,喘息,目急痛,善惊,三间主之(《针灸甲乙经》)。②针刺患侧三间穴治疗肩关节周围炎,进针后,行平补平泻手法,留针30分钟。

---

4. 合谷* Hégǔ(LI4)原穴

【定位】　在手背,第一掌骨和第二掌骨之间,约平第2掌骨桡侧的中点(图4-7)。

【解剖】　皮肤→皮下组织→第一骨间背侧肌→拇收肌。浅层布有桡神经浅支,手背静脉网桡侧部和第一掌背动、静脉的分支或属支。深层有尺神经深支的分支等。

【主治】　①齿痛,目赤肿痛,鼻衄,咽喉肿痛,口眼㖞斜,口噤,头痛,耳聋。②中风不语、上肢不遂。③恶寒发热,无汗,多汗。④癫狂。⑤痛经,闭经,难产。

【操作】　直刺0.5～1.0寸;可灸。孕妇慎用。

知识链接

1. 配伍　①配下关、颊车，治牙痛。②配复溜治汗证。③配三阴交治妇科病。

2. 文献摘要　①面口合谷收（《四总穴歌》）。②四关穴，即两合谷、两太冲是也（《针灸大成》）。手连肩脊痛难忍，合谷针时要太冲（《席弘赋》）。鼻塞、鼻痔及鼻渊，合谷太冲随手取（《杂病穴法歌》）。③针刺合谷、三阴交有增强宫缩，延长宫缩时间，加速正常产程进展的作用。④电针合谷穴可以明显减轻脑缺血后细胞性水肿及线粒体肿胀程度，从形态学上证实了电针合谷穴有明显改善脑缺血的作用。同时电针合谷穴可以使脑皮质灌流量在脑缺血后降低的基础上部分恢复，其作用发生快，但是持续时间短（约6分钟）。

3. 禁忌　孕妇禁针灸。妇人妊娠不可刺之，损胎气（《铜人腧穴针灸图经》）。

课堂互动

如何理解"面口合谷收"？

案例分析

患者，女，72岁。就诊日期，2012年3月7日。主诉：左偏身麻木、乏力3年。刻诊：左偏身麻木，左腰痛、颈项痛、左偏头痛，诸痛得热痛减，遇寒则甚，昼轻夜重。诊断：颈椎间盘突出症，双膝骨关节病。既往：患2型糖尿病、高血压、陈旧脑梗死、慢性浅表性胃炎、反流性食管炎、甲状腺结节、老年性白内障，子宫卵巢切除术后。查：双膝关节轻度肿大，左膝关节髌周压痛，双膝可触及骨擦感；舌胖质红、苔薄白，脉沉细。

检查：颈椎片示颈椎退行性改变。C_5/C_6、C_6/C_7椎间盘病变不除外。

经络诊察：手太阴肺经太渊、孔最、尺泽，手太阳小肠经后溪、阳谷，足太阴脾经地机、阴陵泉，足阳明胃经足三里，足少阴肾经太溪，足少阳胆经足临泣可触及结块酸压痛。

经络分析：患者不适主诉多，目前最大的问题是其关节疼痛肿大及偏身麻木，考虑为气血运行不畅所致，治疗选择调理气血运行为主，辅以疏通督脉、太阳经。取穴：四关、后顶、左通天。

疗效：针后周身关节痛明显减轻，仍有偏身麻木。

（李志亮. 王居易四关穴临床应用经验辑要 [J]. 中国针灸，2013，33（3）：255.）

5. 阳溪　Yángxī（LI5）经穴

【定位】　在腕后外侧，腕背侧远端横纹桡侧，桡骨茎突远端，解剖学"鼻烟窝"凹陷中（图4-7）。

注：手拇指充分外展和后伸时，手背外侧部拇长伸肌腱与拇短伸肌腱之间形成一明显的凹陷——解剖学"鼻烟窝"，其最凹陷处即本穴。

【解剖】　皮肤→皮下组织→拇长伸肌腱与拇短伸肌腱之间→桡侧腕长伸肌腱的前方。浅层布有头静脉和桡神经浅支。深层有桡动、静脉的分支或属支。

【主治】　①目赤肿痛，齿痛，咽喉肿痛，耳聋，耳鸣，头痛。②手腕肿痛或无力。

【操作】　直刺0.3～0.5寸；可灸。

知识链接

1. 配伍　配偏历、列缺，治腕部腱鞘炎。

2. 文献摘要　主臂腕外侧痛不举（《备急千金要方》）。

6. 偏历 Piānlì（LI6）络穴

【定位】 在前臂后外侧，腕背侧远端横纹上 3 寸，阳溪（LI5）与曲池（LI11）连线上（图 4-8）。

注：阳溪（LI5）与曲池（LI11）连线的下 1/4 与上 3/4 的交点处。

【解剖】 皮肤→皮下组织→拇短伸肌→桡侧腕长伸肌腱→拇长展肌腱。浅层布有头静脉的属支，前臂外侧皮神经和桡神经浅支。深层有桡神经的骨间后神经分支。

【主治】 ①齿痛，鼻衄，咽喉肿痛，耳鸣，耳聋。②水肿。③疔疮。

【操作】 直刺或斜刺 0.5～0.8 寸；可灸。

知识链接

1. 配伍　配合谷，治肩臂疼痛。

2. 文献摘要　①实则龋、聋，虚则齿寒、痹隔，取之所别也（《灵枢·经脉》）。②刺偏历利小便，医大人水盅（《标幽赋》）。③针灸偏历治网球肘。

---

7. 温溜 Wēnliū（LI6）郄穴

【定位】 在前臂后外侧，腕背侧远端横纹上 5 寸，阳溪（LI5）与曲池（LI11）连线上（图 4-8）。

【解剖】 皮肤→皮下组织→桡侧腕长伸肌腱→桡侧腕短伸肌。浅层布有头静脉，前臂外侧皮神经和前臂后皮神经。深层在桡侧腕长伸肌和桡侧腕短伸肌腱之前有桡神经浅支。

【主治】 ①头痛，面肿，咽喉肿痛。②肠鸣，腹痛。③肩背痛。

【操作】 直刺 0.5～1.0 寸；可灸。

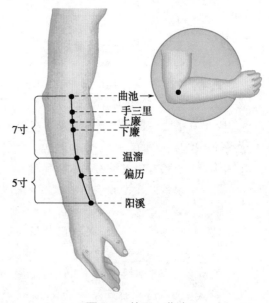

图 4-8　偏历→曲池

8. 下廉 Xiàlián（LI8）

【定位】 在前臂后外侧，肘横纹下 4 寸，阳溪（LI5）与曲池（LI11）连线上（图 4-8）。

注：阳溪（LI5）与曲池（LI11）连线的上 1/3 与下 2/3 的交点处，上廉（LI9）下 1 寸。

【解剖】 皮肤→皮下组织→肱桡肌→桡侧腕短伸肌→旋后肌。浅层布有前臂外侧皮神经和前臂后皮神经。深层有桡神经深支的分支。

【主治】 ①肘臂肿痛或挛急。②眩晕。③目痛。

【操作】 直刺 0.5～1.0 寸；可灸。

9. 上廉 Shànglián（LI9）

【定位】 在前臂后外侧，肘横纹下 3 寸，阳溪（LI5）与曲池（LI11）连线上（图 4-8）。

【解剖】 皮肤→皮下组织→桡侧腕长伸肌腱后方→桡侧腕短伸肌→旋后肌→拇长展肌。浅层布有前臂外侧皮神经和前臂后皮神经，浅静脉。深层有桡神经深支穿旋后肌。

【主治】 ①肩臂痛或麻木。②头痛。

【操作】 直刺 0.5～1.0 寸；可灸。

10. 手三里* Shǒusānlǐ（LI10）

【定位】 在前臂后外侧，肘横纹下 2 寸，阳溪（LI5）与曲池（LI11）连线上（图 4-8）。

【解剖】 皮肤→皮下组织→桡侧腕长伸肌→桡侧腕短伸肌→指伸肌的前方→旋后肌。浅层布有前臂外侧皮神经和前臂后皮神经。深层有桡神经深支，桡侧返动、静脉的分支或属支。

【主治】　①肘臂痛或不遂，肩背痛。②齿痛。
【操作】　直刺0.8～1.2寸；可灸。

知识链接

1. 配伍　①配肩髃、合谷治上肢不遂。②配足三里，治胃肠病。
2. 文献摘要　①肠腹时寒，腰痛不得卧，手三里主之（《针灸甲乙经》）。②肩上痛连脐不休，手中三里便须求（《席弘赋》）。③针泻手三里治急性腰扭伤：针双侧手三里，向上成45°～60°快速进针1～1.5寸，待针感明显后，令患者以痛点为中心活动腰部，不留针。

11. 曲池* Qūchí（LI11）合穴

【定位】　在肘外侧，尺泽（LU5）与肱骨外上髁连线的中点处（图4-8）。
注：90°屈肘，肘横纹外侧端外凹陷中；极度屈肘，肘横纹桡侧端凹陷中。
【解剖】　皮肤→皮下组织→桡侧腕长伸肌和桡侧腕短伸肌→肱桡肌。浅层布有前臂后皮神经，头静脉的属支。深层有桡神经，桡侧返动、静脉和桡侧副动、静脉间的吻合支。
【主治】　①手臂痛，上肢不遂。②咽喉肿痛，齿痛，目疾。③瘾疹，湿疹，瘰疬。④热病，狂，痫。
【操作】　直刺1.0～1.5寸；可灸。

知识链接

1. 配伍　①配足三里、人迎，治高血压。②配血海，治荨麻疹、皮肤瘙痒。
2. 文献摘要　①伤寒余热不尽；胸中满，耳前痛，齿痛，目赤痛，颈肿，寒热，渴饮辄汗出，不饮则皮干热；目不明，腕急身热惊狂，躄痿痹，瘾疹；癫疾吐舌（《针灸甲乙经》）。②针刺曲池穴后，原发性高血压患者的收缩压及舒张压均有不同程度的降低，对脑血流有不同程度的改善。降压机制与脑内阿片受体部分介导及降心率效应有关。③直刺曲池穴治疗荨麻疹，得气后，用捻转提插泻法，强刺激运针1～2分钟，留针20分钟。④针刺曲池穴治疗手足搐搦症：取患者双侧曲池穴，捻转进针0.5～0.8寸深。得气后用捻转提插泻法1～2分钟，留针15～30分钟。每5分钟捻针一次。

案例分析

张某，女，47岁，干部。2004年4月12日就诊。
主诉：右肘关节酸痛3月余，加重10天。曾内服及外用多种药物治疗，症状减轻。近日由于劳累疼痛加重，尤其在持重物时明显，自觉痛牵手臂部，无力。检查：右肱骨外上髁内下方压痛明显，令患者右肘伸直紧握拳，使其前臂被动旋前时，疼痛明显加重。舌苔薄白，脉弦细。诊断：右肱骨外上髁炎。证属气血痹阻，筋脉失养。治宜行气活血，通经止痛。用隔姜灸治疗后，当即感觉疼痛减轻，5次后活动基本正常，7次后诸症恢复正常。半年后随访无复发。
肱骨外上髁炎，属中医"肘痛""肘部伤筋"的范畴，认为是由于肘部筋脉受损，气血运行不畅，气滞血瘀所致。其机制是通过刺激，使局部血管扩张，血流速度增快，有促进血液循环而止痛的效应。能促进白细胞吞噬能力，加强免疫功能，具有一定抗炎作用。《针经摘英集》："治肩臂疼痛不可忍，刺曲池穴，得气，先泻后补之。灸亦良，可灸三壮。"在局部先针刺曲池穴以增强灸法的活血通经之作用，两者连用，相得益彰。以助灸火直接渗透皮肤，直达病变部位，故能取得满意的临床效果。(李杰.隔姜灸对肱骨外上髁炎的临床镇痛效果观察 [J]. 针灸临床杂志,2007,23(4):39.)

12. 肘髎 Zhǒuliáo（LI12）

【定位】 在肘后外侧,肱骨外上髁上缘,髁上嵴的前缘(图4-9)。

【解剖】 皮肤→皮下组织→肱桡肌→肱肌。浅层布有前臂后皮神经等结构。深层有桡侧副动、静脉的分支或属支。

【主治】 肘臂痛,麻木,挛急。

【操作】 直刺0.5~1.0寸;可灸。

13. 手五里 Shǒuwǔlǐ（LI13）

【定位】 在臂外侧,肘横纹上3寸,曲池（LI11）与肩髃（LI15）连线上(图4-9)。

【解剖】 皮肤→皮下组织→肱肌。浅层布有臂外侧下皮神经和前臂后皮神经。深层有桡侧副动、静脉和桡神经。

【主治】 ①肘臂痛。②瘰疬。

【操作】 避开动脉,直刺0.5~1.0寸;可灸。

14. 臂臑 Bìnào（LI14）

【定位】 在臂外侧,曲池（LI11）与肩髃（LI15）连线上,三角肌前缘处(图4-9)。

注:在曲池（LI11）与肩髃（LI15）连线上,约曲池上7寸,三角肌前缘处。

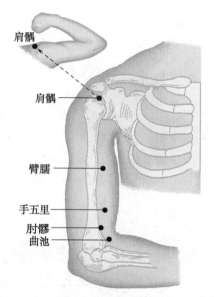

图4-9 肘髎→肩髃

【解剖】 皮肤→皮下组织→三角肌。浅层布有臂外侧上、下皮神经。深层有肱动脉的肌支。

【主治】 ①肩臂痛、活动受限。②瘰疬。

【操作】 直刺或向上斜刺0.8~1.5寸;可灸。

15. 肩髃* Jiānyú（LI15）手阳明经、阳跷脉交会穴

【定位】 在肩带部,肩峰外侧缘前端与肱骨大结节两骨间凹陷中(图4-9)。

注:屈臂外展,肩峰外侧缘前后端呈现两个凹陷,前一较深凹陷即本穴,后一凹陷为肩髎（TE14）。

【解剖】 皮肤→皮下组织→三角肌→三角肌下囊→冈上肌腱。浅层布有锁骨上外侧神经、臂外侧上皮神经。深层有旋肱后动、静脉和腋神经的分支。

【主治】 ①肩臂痛,上肢不遂。②风疹。

【操作】 直刺或向下斜刺0.8~1.5寸;可灸。

2．文献摘要　①疗偏风半身不遂，热风瘾疹，手臂挛急，捉物不得，挽弓不开，臂细无力，筋骨酸痛（《铜人腧穴针灸图经》）。②肩中热，指臂麻，肩髃主之（《针灸甲乙经》）。③按揉肩髃穴后，能改善动脉弹性，增加肢体的血液循环，使血管的流通量增加，血管周围的阻力减少，从而改善肢体血液循环。

16．巨骨　Jùgǔ（LI16）手阳明经、阳跷脉交会穴

【定位】　在肩带部，锁骨肩峰端与肩胛冈之间凹陷中（图4-10）。

注：冈上窝外端两骨间凹陷中。

【解剖】　皮肤→皮下组织→肩锁韧带→冈上肌。浅层布有锁骨上外侧神经。深层有肩胛上神经的分支和肩胛上动、静脉的分支或属支。

【主治】　肩背痛、活动受限。

【操作】　直刺0.5～0.8寸；不可深刺，以免刺入胸腔造成气胸；或向外下方斜刺0.5～1.0寸；可灸。

17．天鼎　Tiāndǐng（LI17）

【定位】　在颈前部，横平环状软骨，胸锁乳突肌后缘（图4-11）。

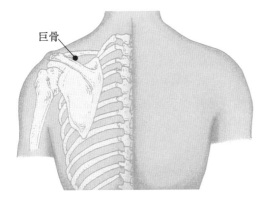

图4-10　巨骨

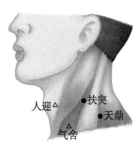

图4-11　天鼎、扶突

注：扶突（LI18）直下，横平水突（ST10）。

【解剖】　皮肤→皮下组织→胸锁乳突肌后缘→斜角肌间隙。浅层布有颈横神经、颈外静脉和颈阔肌。深层有颈升动、静脉分支或属支，在斜角肌间隙内有臂丛神经等结构。

【主治】　咽喉肿痛，失音，呃逆。

【操作】　直刺0.3～0.5寸；可灸。

18．扶突　Fútū（LI18）

【定位】　在颈前部，横平甲状软骨上缘（约相当于喉结处），胸锁乳突肌前、后缘中间（图4-11）。

【解剖】　皮肤→皮下组织→胸锁乳突肌的胸骨头与锁骨头之间→颈血管鞘的后缘。浅层布有颈横神经、颈阔肌。深层有颈血管鞘。

【主治】　①咽喉肿痛，失音。②呃逆。③咳嗽，气喘。④瘿瘤。

【操作】　直刺0.5～0.8寸；可灸。

◍　　　　　　　　　　　　　　　知识链接

1．配伍　配天突、合谷，治喑哑。

2．文献摘要　①咳逆上气，咽喉鸣，喝喘息，暴喑，气哽（《外台秘要》）。②扶突穴封闭用于颈部手术。

19. 口禾髎 Kǒuhéliáo（LI19）

【定位】　在面部，横平人中沟上 1/3 与下 2/3 交点，鼻孔外缘直下（图 4-12）。

注：水沟（GV26）旁开 0.5 寸。

【解剖】　皮肤→皮下组织→口轮匝肌。浅层布有上颌神经的眶下神经分支等结构。深层有上唇动、静脉和面神经颊支等分布。

【主治】　①鼻塞，鼻衄。②口眼㖞斜，口噤。

【操作】　平刺或斜刺 0.3～0.5 寸；可灸。

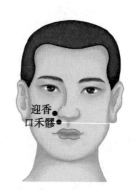

图 4-12　口禾髎、迎香

20. 迎香* Yíngxiāng（LI20）手、足阳明经交会穴

【定位】　在面部，鼻翼外缘中点旁，鼻唇沟中（图 4-12）。

【解剖】　皮肤→皮下组织→提上唇肌。浅层布有上颌神经的眶下神经分支。深层有面动、静脉的分支或属支，面神经颊支。

【主治】　①鼻渊，鼻衄。②口眼㖞斜。③面痒，面肿。

【操作】　斜刺或平刺 0.3～0.5 寸；慎灸。

🌐 **知识链接**

1. 配伍　配合谷、上星、印堂，治鼻塞，鼻衄。

2. 文献摘要　①鼻鼽不利，窒洞气塞，㖞僻多洟，鼻衄有痈，迎香主之（《针灸甲乙经》）。②迎香透四白治疗胆道蛔虫症，一般针刺半小时左右疼痛即可缓解，2 小时左右疼痛消失。

🌐 **知识链接**

腧穴命名与作用

1. 商阳　商，五音之一，肺音商。穴为大肠经井穴，五行属金。大肠经与肺相合，行于阳分，故名商阳。作用醒脑开窍、清肺利咽。

2. 二间　间，间隙、空陷，穴在第二掌指关节前凹陷处。为本经第二个穴位，故名二间。作用清热通经、消肿止痛。

3. 三间　为本经第三个穴位，与二间相类而命名。作用清热利窍、通经活络。

4. 合谷　合，合拢；谷，山谷。穴在第一、二掌骨之间，二骨相合形如山谷处，故名合谷。作用清热利窍、调气通腑。

5. 阳溪　腕背为阳，两筋之间形似小溪，故名。作用清热利窍、通经活络。

6. 偏历　偏，偏斜；历，经历。大肠经脉气由此斜行，经历手臂，别走太阴，故名。作用清热宣肺、利水消肿。

7. 温溜　温，温热；溜，停留。穴为手阳明经之郄，乃气血深聚之处，阳明为多气多血之经，阳气温热，穴为阳气所注，故名温溜。作用清热解毒、调理肠腑。

8. 下廉　廉，指侧边。穴在前臂背面桡侧缘，上廉下 1 寸，故名下廉。作用清热调肠、通络安神。

9. 上廉　相对下廉而得名。作用理气活络、清热利尿。

10. 手三里　里，可作寸解。若屈肘侧置，取手阳明经经穴，手三里即在肘端（肱骨外上髁）下 3 寸处，故名。作用疏经活络、清胃调肠。

11. 曲池　曲，屈曲；池，水池。屈肘取穴时，横纹头处有凹陷，形似浅池，故名。作用疏风清热、理气活络。

12. 肘髎　髎，意为孔穴。穴在肘上肱骨旁凹陷中，故名。作用通经活络、理气止痛。

13. 手五里　里，可作寸解。穴在曲池上 3 寸，若自肘端（肱骨外上髁）向上量，适得 5 寸，故名。作用疏经活络、消肿止痛。

14. 臂臑　臂，指上肢；臑，指上臂。因部位而得名。作用疏经活络、理气散结。

15. 肩髃　髃，髃骨，为肩端之骨。穴在肩端部肩峰前下方，故名。作用清热散结、通利关节。

16. 巨骨　巨，大；巨骨，指锁骨。穴在锁骨后上方而得名。作用理气止痛、散瘀化痰。

17. 天鼎　天，指上部；鼎，古代煮焚用具，其形特征有三足。此穴位于颈部胸锁乳突肌之胸骨头与锁骨头分支之下方。胸锁乳突肌特征为一肌三头似三足鼎立，故名。作用清咽降逆、理气散结。

18. 扶突　二人挽行为扶；高处为突。本穴适在胸锁乳突肌之胸骨头、锁骨头相合之高处。二头相合，形如二人挽扶，故名。作用清咽散结、理气化痰。

拓展阅读

19. 口禾髎　禾，指谷；髎，意为孔穴。本穴在近口部，谷从口入。因穴内对上齿根凹陷处，故名。作用宣通鼻窍、苏厥醒神。

20. 迎香　穴在鼻旁，因能治鼻塞不闻香臭而得名。作用散风止痛、宣通鼻窍。

（高嘉彬　赵云龙）

? 复习思考题

1. 按顺序写出手阳明大肠经的经穴名称。

2. 比较合谷、曲池主治异同。

3. 试述《灵枢·经脉》中手阳明大肠经循行。

4. 试述《灵枢·经脉》手阳明大肠经的经脉病候。

5. 试述手阳明大肠经络脉的循行及病候。

扫一扫，测一测

第五章 足阳明经络与腧穴

知识目标：

1. 掌握足阳明胃经经脉的循行。

2. 掌握足阳明胃经重点腧穴的定位、主治、操作和特定穴类别。

3. 熟悉足阳明胃经经脉非重点腧穴的定位。

4. 熟悉足阳明胃经经脉、络脉的病候。

5. 熟悉足阳明胃经经别、经筋的内容以及腧穴的命名、配伍、文献摘要。

能力目标：具备在人体上划经取穴的技能。

素质目标：具有认真求学、勤学苦练的态度，具备崇高的职业素养，注重人文关怀。

　　本章包括足阳明经络和足阳明腧穴两部分。足阳明经络包括足阳明经脉、足阳明络脉、足阳明经别和足阳明经筋。足阳明腧穴，首穴是承泣，末穴是厉兑，左右各 45 穴。

第一节 足阳明经络

　　足阳明经脉主要分布于头面、胸腹第二侧线、下肢外侧前缘及第二趾和大趾。其经别、络脉分别与之内外相连接，经筋分布于外部。

一、足阳明经脉

（一）经脉循行

　　胃足阳明之脉，起于鼻，交頞[1]中，旁约太阳之脉[2]，下循鼻外，入上齿中，还出挟口，环唇，下交承浆，却[3]循颐[4]后下廉，出大迎，循颊车，上耳前，过客主人[5]，循发际，至额颅[6]。

　　其支者，从大迎前，下人迎，循喉咙，入缺盆，下膈，属胃，络脾。

　　其直者，从缺盆下乳内廉，下挟脐，入气街[7]中。

　　其支者，起于胃口[8]，下循腹里，下至气街中而合。以下髀关，抵伏兔，下膝膑[9]中，下循胫外廉，下足跗[10]，入中指内间[11]。

　　其支者，下廉三寸而别，下入中指外间。

　　其支者，别跗上，入大指间，出其端。（《灵枢·经脉》）（图 5-1，图 5-2）

【注释】

[1] 頞（è）：指鼻根部。

[2] 旁约太阳之脉：约，有缠束、交会的意思；旁约太阳之脉，指足阳明经与旁侧的足太阳经相交会。

[3] 却：进而退转的意思。

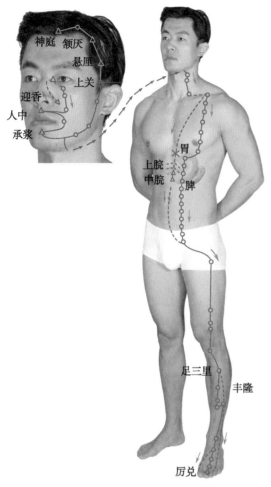

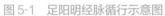

图 5-1　足阳明经脉循行示意图

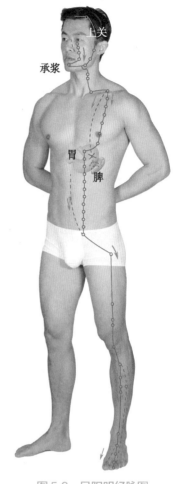

图 5-2　足阳明经脉图

[4] 颐（yí）：指口角之后，腮之下。

[5] 客主人：即上关穴。

[6] 额颅：指前额骨部，在发下眉上处。

[7] 气街：此指气冲穴部位。

[8] 胃口：此指胃的下口幽门部。

[9] 膝膑：即髌骨，俗称膝盖骨。

[10] 足跗：即足背。

[11] 中指内间："指"通"趾"；内间，指它的内侧趾缝；外间，指它的外侧趾缝。

【语译】

足阳明胃经，（1）起始于鼻旁（会迎香），（2）上行交于鼻根部，与旁侧足太阳经脉交会（会睛明），（3）向下沿着鼻外侧（承泣、四白），进入上齿龈中（巨髎），回出来挟口旁（地仓），环绕口唇（会水沟），向下交会于颏唇沟（会承浆），（4）退回来沿腮下部后方的下缘，出大迎穴，再沿下颌角（颊车），上行耳前（下关），经颧弓上缘（会上关，悬厘、颔厌），沿发际（头维），至额颅中部（会神庭）。

面部支脉，（5）从大迎前下走人迎，沿喉咙（水突、气舍，一说会大椎），（6）进入缺盆，（7）向下通过横膈，属于胃（会上脘、中脘），联络于脾。

其直行的经脉，（8）从缺盆部下行，经乳中（气户、库房、屋翳、膺窗、乳中、乳根），向下挟脐两旁（不容、承满、梁门、关门、太乙、滑肉门、天枢、外陵、大巨、水道、归来），进入气街中（气冲）。

胃下口的支脉，(9)起始于胃下口（幽门），沿腹腔之内下行，(10)至气冲穴处与前直行的经脉会合。由此下行，经大腿前（髀关），直抵伏兔部（伏兔、阴市、梁丘），下至膝盖中（犊鼻），(11)向下沿胫骨外侧前缘（足三里、上巨虚、条口、下巨虚），下行足背（解溪、冲阳），进入中趾内侧趾缝（陷谷、内庭），出次趾末端（厉兑）。

胫部支脉，(12)从廉下三寸处（足三里）分出，向下进入中趾外侧趾缝，出中趾末端。

足部支脉，(13)从足背（冲阳）分出，进入足大趾，出其末端，接足太阴脾经。

（二）经脉病候

是动则病，洒洒振寒，善伸数欠[1]，颜[2]黑，病至则恶人与火，闻木声则惕然而惊，心欲动，独闭户塞牖[3]而处；甚则欲上高而歌，弃衣而走，贲响[4]腹胀，是为骭厥[5]。

是主血[6]所生病者，狂，疟，温淫[7]，汗出，鼽衄，口㖞，唇胗[8]，颈肿，喉痹，大腹水肿，膝膑肿痛，循膺、乳、气街、股、伏兔、骭外廉、足跗上皆痛，中指不用。

气盛，则身以前皆热，其有余于胃，则消谷善饥，溺色黄；气不足，则身以前皆寒栗，胃中寒则胀满。（《灵枢·经脉》）

【注释】

[1] 善伸数欠：善伸，喜欢伸腰；数欠，频繁地打呵欠。善伸、数欠均为体倦的表现。

[2] 颜：指额的中部，又叫天庭。

[3] 牖（yǒu）：指窗口。

[4] 贲响：当指胸膈肠胃部作响，肠鸣之症均属此。

[5] 骭（gàn）厥：骭，胫骨。骭厥是指足胫部气血阻逆而发生的厥冷、麻木、疼痛等病症。

[6] 主血：胃为水谷之海，化生精微之气而为血，其经脉多气多血，故主血所生病。

[7] 温淫：指温热性病症。

[8] 唇胗（zhēn）：胗与疹通，指唇疡。

【语译】

本经异常就出现下列病症：瑟瑟发抖样阵阵发冷，喜欢伸腰，频繁地打呵欠，额部黯黑，发病时就厌恶见人和火光，听到木器发出的声音就恐惧和惊慌，心动不安，喜欢关闭门窗独居室内；病情严重的则可出现登高而歌，裸身而奔跑；还有肠鸣、腹胀等表现，可因足胫部的气血阻逆而发生厥冷、麻木、疼痛等病症。

本经穴主治有关"血"方面所发生的病症：狂躁，疟疾，温热病，汗自出，鼻塞流涕或出血，口角㖞斜，口唇疮疡，颈部肿，喉咙肿痛，大腹水肿，膝关节肿痛；沿着胸前、乳部、气冲、大腿前、小腿外侧、足背等处均痛，足中趾不能屈伸运用。

当气盛有余时，则身前、胸腹部位发热，胃中热盛，则消谷善饥，小便色黄；而气虚不足时，则身前、胸腹部位发冷而战栗，胃中有寒，则腹部胀满。

二、足阳明络脉

足阳明之别，名曰丰隆。去踝八寸，别走太阴；其别者，循胫骨外廉，上络头项，合诸经之气，下络喉嗌。（图5-3）

其病，气逆则喉痹卒喑[1]。实则狂癫；虚则足不收，胫枯[2]。取之所别也。（《灵枢·经脉》）

【注释】

[1] 卒喑（yīn）：卒，通作猝，突然；喑，失音，音哑。卒喑，即突然失音。

[2] 足不收，胫枯：足不收，指足部弛缓，无力伸缩；胫枯，指小腿部肌肉萎缩。均为气血亏虚的见症。

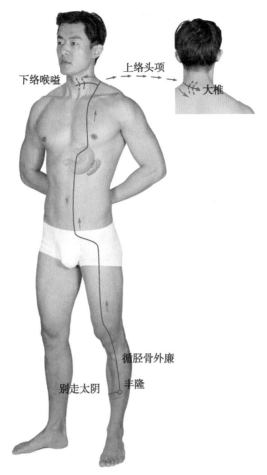

图 5-3　足阳明络脉循行示意图

【语译】

足阳明络脉，名丰隆，从外踝上八寸丰隆穴处分出，走向足太阴经；其支脉，沿着胫骨外缘，向上联络头项部（会大椎），与该处其他各经的脉气相会合，向下联络咽喉部。

其病症，经气上逆则见喉痹，突然失音。实证，则见狂病或癫病；虚证，则见足胫部弛缓无力，肌肉萎缩。可取足阳明络穴治疗。

三、足阳明经别

足阳明之正，上至髀，入于腹里，属胃，散之脾，上通于心，上循咽，出于口，上頞頔[1]，还系目系[2]，合于阳明也。（《灵枢·经别》）（图 5-4）

【注释】

[1] 頞頔（zhuō）：眼眶下部。

[2] 目系：眼球后内连于脑的脉络。

【语译】

足阳明经别，在大腿前面从足阳明经分出，进入腹腔之内，属于胃，散布于脾，向上通于心脏，沿着食道浅出于口腔，上至鼻根和眼眶下部，联系目系，仍合于足阳明经。

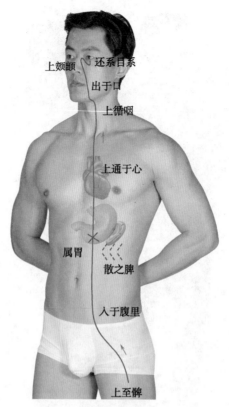

上颃颡　还系目系
出于口
上循咽
上通于心
属胃　散之脾
入于腹里
上至髀

图 5-4　足阳明经别循行示意图

四、足阳明经筋

足阳明之筋，起于中三指[1]，结于跗上，邪（斜）外上加于辅骨[2]，上结于膝外廉，直上结于髀枢，上循胁，属脊。其直者，上循骬，结于（膝）。其支者，结于外辅骨，合少阳。其直者，上循伏兔，上结于髀，聚于阴器，上腹而布，至缺盆而结，上颈，上挟口，合于頄，下结于鼻，上合于太阳。太阳为目上网，阳明为目下网。其支者，从颊结于耳前。（图 5-5）

其病，足中指支，胫转筋，脚跳坚[3]，伏兔转筋，髀前肿，癫疝[4]，腹筋急，引缺盆及颊，卒口僻，急者目不合，热则筋纵、目不开。颊筋有寒则急，引颊移口；有热则筋弛纵，缓不胜收，故僻。（《灵枢·经筋》）

【注释】

[1] 中三指：指足次趾、中趾及无名趾。

[2] 辅骨：这里指腓骨。

[3] 脚跳坚：足部有跳动和强硬不适的感觉。

[4] 癫（tuí）疝：疝气的一种，发病时见阴囊肿痛下坠。

【语译】

足阳明经筋，起始于足次趾、中趾及无名趾，结聚于足背，斜向外侧上行，附加于辅骨（腓骨），上结聚于膝外侧，直行向上结聚于髀枢（髋关节），向上沿胁部联属脊柱。其直行的，从足背上沿胫骨，结聚于膝部；分支之筋结聚于外辅骨，与足少阳经筋会合。其直行的，沿伏兔上行，结聚于大腿上部，聚会于阴器，向上分布于腹部，至缺盆处结聚，再向上通过颈部，挟口两旁，会合于颧骨部，向下结聚于鼻，向上合于足太阳经筋。足太阳经筋网维于上眼睑，足阳明经筋网维于下眼睑。另一支，从面颊结聚于耳前部。

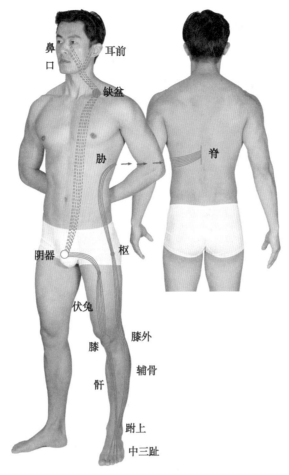

图 5-5　足阳明经筋分布示意图

其病症，可出现足中趾掣强，胫部筋肉痉挛，足部筋肉有跳动及强硬不舒感，伏兔部筋肉拘紧疼痛，大腿前部肿胀，阴囊肿胀下坠，腹部筋肉拘急，向上牵掣缺盆和面颊。突发口角歪斜，如有寒邪则掣引眼睑不能闭合；如有热则筋弛纵、眼不能睁开。颊筋有寒则筋肉拘急，牵引颊部而使口角移动；有热则筋肉弛缓，收缩无力，故使口歪。

第二节　足阳明腧穴

足阳明腧穴视频

本经一侧 45 穴，12 穴分布于头面颈部，18 穴分布于胸腹部，15 穴分布于下肢的前外侧面和足部（图 5-6）。

1. 承泣 * Chéngqì（ST1）足阳明经、阳跷脉、任脉交会穴

【定位】　在面部，眼球与眶下缘之间，瞳孔直下（图 5-7）。

【解剖】　皮肤→皮下组织→眼轮匝肌→眶脂体→下斜肌。浅层布有眶下神经的分支，面神经的颧支。深层有动眼神经的分支，眼动、静脉的分支或属支。

【主治】　①目赤肿痛，流泪，夜盲，近视。②眼睑𥆟动，口眼㖞斜。

【操作】　医者押手固定眼球，刺手持针，沿眶下缘缓慢直刺 0.3～0.7 寸；不宜提插和大幅度捻转，以免刺破血管引起血肿。

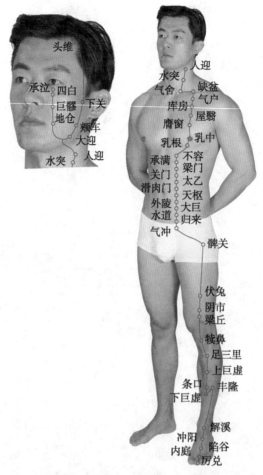

图 5-6　足阳明胃经腧穴总图

🌐 **知识链接**

1. 配伍　①配风池、睛明,曲池、太冲治青光眼。②配睛明治疗面肌痉挛。③配风池、太阳,治眼底病。④配肝俞、肾俞,治夜盲。

2. 文献摘要　①目不明,泪出,目眩瞀,瞳子痒,远视䀮䀮,昏夜无见,目𥆧动,与项口参相引,喎僻,口不能言,刺承泣(《针灸甲乙经》)。②溢泪症:针刺双侧承泣穴,令患者平卧,自然闭目,全身放松,用 75% 酒精常规消毒后,用无菌针灸针,紧靠眶下缘直刺 0.3～0.5 寸,缓慢进针,不捻转提插,患者有胀麻感后,用艾条进行温灸双侧承泣穴 10～20 分钟至双眼外皮肤泛红,温灸结束再留针 10 分钟。

---

2. 四白* Sìbái(ST2)

【定位】　在面部,眶下孔处(图 5-7)。

【解剖】　皮肤→皮下组织→眼轮匝肌、提上唇肌→眶下孔或上颌骨。浅层布有眶下神经的分支,面神经的颧支。深层在眶下孔内有眶下动、静脉和神经穿出。

【主治】　①目翳,目赤痛痒,流泪。②口眼喎斜,眼睑𥆧动,面肌抽搐。③头痛,眩晕。

【操作】　直刺 0.2～0.3 寸;不宜灸。

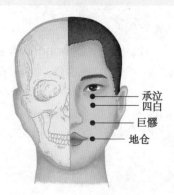

图 5-7　承泣→地仓

1. 配伍　①配下关、地仓、颊车、颧髎、合谷，治面神经麻痹。②配丰隆、太白、太冲，主治目翳，眼睑瞤动，青光眼。③配风池、太阳、合谷，治近视。

2. 文献摘要　①头痛目眩，目赤后翳，瞤动流泪，眼弦痒，口眼㖞僻不能言(《类经图翼》)。②凡用针稳审方得下针，若针深，即令人目乌色(《铜人腧穴针灸图经》)。③临床上采用针刺四白穴治疗三叉神经痛，收到较为满意疗效，方法如下：患者取仰卧位，常规消毒，用30号2.5寸毫针刺四白穴，针尖以70°～80°向下方深刺达颧骨，用紧提慢按手法，不捻转，使针感向四周或下颌方向扩散，留针30～40分钟。留针期间，每10～15分钟用提插手法行针一次，出针前再予提插手法行针30秒左右。

3. 巨髎 Jùliáo(ST3)足阳明经、阳跷脉之会

【定位】　在面部，横平鼻翼下缘，瞳孔直下(图5-7)。

【解剖】　皮肤→皮下组织→提上唇肌→提口角肌。布有上颌神经的眶下神经，面神经的颊支，面动、静脉和眶下动、静脉分支或属支的吻合支。

【主治】　①青盲，目翳。②眼睑瞤动，口眼㖞斜，面肿。

【操作】　直刺0.3～0.6寸。

4. 地仓* Dìcāng(ST4)手阳明经、足阳明经、任脉、阳跷脉之会

【定位】　在面部，口角旁开0.4寸(图5-7)。

注：口角旁，在鼻唇沟或鼻唇沟的延线上。

【解剖】　皮肤→皮下组织→口轮匝肌→降口角肌。布有三叉神经的颊支和眶下支，面动、静脉的分支或属支。

【主治】　口角㖞斜、语言謇涩、口角流涎。

【操作】　斜刺或平刺0.5～0.8寸，直刺0.2寸。

1. 配伍　①配颊车为对穴，治口㖞。②配颊车、翳风、风池、太冲、合谷(对侧)，治面神经麻痹。③配合谷、承浆，治流涎。

2. 文献摘要　①口缓不收，不能言语，手足痿躄不能行，地仓主之(《针灸甲乙经》)。②地仓能止口流涎(《灵光赋》)。③地仓透颊车，用电针，治疗面瘫，效果好。④以地仓穴透刺结合局部针刺治疗顽固性口腔溃疡65例。治疗5次后，全部治愈。半年内未见复发。方法：主穴：地仓。配穴：阿是穴(均取患侧穴)。用1.5～3.0寸毫针，以15°角由地仓向水沟透刺，得气后留针5分钟，将针退至皮下；再由地仓透刺承浆穴，得气后留针5分钟，再将针退至皮下；再由地仓透刺颊车，得气后留针10分钟。此外，在口腔溃疡面相对应的口腔外，用28号毫针直刺透过面部肌肉层，并可在口腔内的溃疡面触及针尖，行大幅度捻转提插10余次。不留针，出针后在阿是穴处挤出血液数滴，以6滴以上为佳，每日1次。

5. 大迎 Dàyíng(ST5)

【定位】　在面部，下颌角前方，咬肌附着部的前缘凹陷中，面动脉搏动处(图5-8)。

【解剖】　皮肤→皮下组织→降口角肌与颈阔肌→咬肌前缘。浅层布有三叉神经第三支下颌神经的颊神经，面神经的下颌缘支。深层有面动、静脉。

【主治】　①口眼㖞斜，面肌抽搐，口噤。②面肿，齿痛。

【操作】 避开动脉，直刺 0.2～0.3 寸；或向地仓方向斜刺。

6. 颊车* Jiáchē (ST6)

【定位】 在面部，下颌角前上方一横指（图5-8）。

注：沿下颌角角平分线上一横指，闭口咬紧牙时咬肌隆起，放松时按之有凹陷处。

【解剖】 皮肤→皮下组织→咬肌。布有耳大神经的分支，面神经下颌缘支的分支。

【主治】 ①牙关开合不利、疼痛，颊肿，齿痛。②口眼㖞斜。

【操作】 直刺 0.3～0.4 寸；或向地仓方向斜刺 1.0～1.5 寸。可灸。

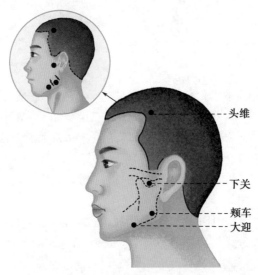

图 5-8 大迎→头维

知识链接

1. 配伍 ①配合谷、下关治牙痛、颞颌关节炎。②配颧髎，下关，治三叉神经痛。③配合谷、内庭，治下牙痛。④配承浆、下关，治牙关紧闭。

2. 文献摘要 ①主中风牙关不开，口噤不语，失音，牙车疼痛，颌颊肿，牙不开嚼物，颈强不得回顾，口眼㖞（《针灸大成》）。②主治口眼㖞斜：颊车、地仓、水沟承浆、听会、合谷（《类经图翼》）。③颊车、地仓正口㖞于片时（《百症赋》）。④针颊车、下关、合谷、内庭治疗颞下颌关节紊乱症 250 例，有较好疗效。⑤观察穴位注射维生素 B_{12} 对颌面部顽固扁平疣的疗效。方法：取穴颊车、大迎、地仓等穴位注射维生素 B_{12} 治疗本病例，并设对照组对比。结果：治疗组总有效率 93.55%，与对照组有显著性差异（$P < 0.01$）。提示本方法对本病具有疏通经络，提高免疫力，散瘀消疣的功效。

案例分析

王某，女，40 岁，工人，2000 年 6 月 4 日就诊。

主诉：牙痛 3 天。曾服止痛片及消炎药无效，故来我科求治。患者齿龈红肿，不能进食，伴口臭，舌红苔黄，脉数。查无龋齿，但自觉牙痛难忍，呻吟不止。

诊断：胃火牙痛（实证）。治疗：取患侧颊车穴深刺 1.0 寸达齿龈，患者自觉酸胀明显，再配合谷、内庭。针后 1 分钟，渐觉牙痛减轻，留针 40 分钟，中间行针 2 次，起针后牙痛消失。次日复诊，牙肿痛已除。

按：牙痛有虚实之别，主要与胃经郁火和肾阴不足有关。根据经络学说，手阳明之脉入下齿龈，足阳明之脉入上齿龈，故取阳明经之颊车穴为主穴。又齿为骨之余，故牙痛按病位分应属筋骨病，故弃常规浅刺平刺法，取深刺颊车，疏通阳明经气血，因而取得满意疗效。另配合谷、内庭加强清泄之功，配太溪滋肾固本，诸穴合用，辨证施治，增强疗效。（卢勤妹．颊车穴深刺为主治疗牙痛45例[J]．中国针灸，2002，22（1）：50.）

7. 下关* Xiàguān（ST7）足阳明经、足少阳经交会穴

【定位】　在面部，颧弓下缘中央与下颌切迹之间凹陷中（图5-8）。

注：闭口，上关（GB3）直下，颧弓下缘凹陷中。

【解剖】　皮肤→皮下组织→腮腺→咬肌与颞骨颧突之间→翼外肌。浅层布有耳颞神经的分支，面神经的颧支，面横动、静脉等。深层有上颌动、静脉，面神经，下齿槽神经，脑膜中动脉和翼丛等。

【主治】　①下颌关节脱位，面肿，齿痛。②耳聋，耳鸣。③口眼㖞斜。

【操作】　直刺或斜刺0.5～1.0寸。

知识链接

1. 配伍　①配合谷、内庭，治牙痛。②配听宫、翳风、合谷，治颞颌关节炎。③配阳溪、关冲、液门、阳谷，治耳鸣、耳聋。

2. 文献摘要　①牙齿龋痛，耳痛（《备急千金要方》）。②偏风，口目㖞，牙车脱臼（《铜人腧穴针灸图经》）。③过敏性鼻炎：取下关、迎香、印堂、百会、合谷、足三里。下关穴自颧弓下缘与咬肌前缘交界处向内后上方进针，进针深度约为4～6cm，达蝶腭神经节，患者可有瞬间放电及齿痛感；下关穴进针拔针要快，拔针后即用消毒干棉球压迫数分钟，以免形成皮下血肿。其他穴位常规针刺。每次治疗时间为30分钟，每隔10分钟行针1次。④独刺下关穴治疗足跟痛：单侧足跟痛者，首次取健侧。双侧足跟痛者两侧均取。皮肤常规消毒。以2寸毫针快速刺入1.5寸。得气后平补平泻，同时嘱患者以足部原痛点踏地行走，每10分钟行针1次。每次行针毕顺势提针0.2寸，留针30分钟，出针后轻按针孔。两侧穴位交替使用。

8. 头维* Tóuwéi（ST8）足阳明经、足少阳经、阳维脉交会穴

【定位】　在头部，额角发际上0.5寸，头正中线旁4.5寸（图5-8）。

【解剖】　皮肤→皮下组织→颞肌上缘的帽状腱膜→腱膜下疏松结缔组织→颅骨外膜。布有耳颞神经的分支，面神经的颞支，颞浅动、静脉的额支等。

【主治】　①头痛。②目痛，流泪，视物不清，眼睑眴动。

【操作】　向后平刺0.5～0.8寸；不宜灸。

知识链接

1. 配伍　①配大陵，治头痛如破，目痛如脱。②配攒竹、丝竹空点刺治眼睑眴动。③配曲鬓、风府、列缺，治偏头痛。

2. 文献摘要　①寒热，头痛如破，目痛如脱，喘逆烦满，呕吐，流汗难言，头维主之（《针灸甲乙经》）。②头维、攒竹二穴，主治头风疼痛如破，目痛如脱，泪出不明（《医宗金鉴》）。③临床上重用头维穴加常规取穴针刺治疗三叉神经痛，收到很好效果。④观察针刺治疗偏头

痛的疗效：将60例偏头痛患者随机分为治疗组30例，取头维、百会、神庭等穴；对照组30例口服尼莫地平片。结果：治疗组总有效率分别为93.33%，对照组总有效率分别为90%。提示：针刺对偏头痛患者异常的脑血管的舒缩功能起到理想的调理作用，调节脑神经肽的合成与释放，也是其治疗偏头痛的主要因素之一。

9. 人迎 Rényíng（ST9）足阳明经、足少阳经交会穴

【定位】 在颈前部，横平甲状软骨上缘（约相当于喉结处），胸锁乳突肌前缘，颈总动脉搏动处（图5-9）。

注1：取一侧穴，令患者头转向对侧以显露胸锁乳突肌，抗阻力转动时则肌肉显露更明显。

注2：本穴与扶突（LI18）、天窗（SI16）二穴的关系为：胸锁乳突肌前缘处为人迎（ST9），后缘为天窗（SI16），中间为扶突（LI18）。

【解剖】 皮肤→皮下组织和颈阔肌→颈固有筋膜浅层及胸锁乳突肌前缘→颈固有筋膜深层和肩胛舌骨肌后缘→咽缩肌。浅层布有颈横神经，面神经颈支。深层有甲状腺上动、静脉的分支或属支，舌下神经袢的分支等。

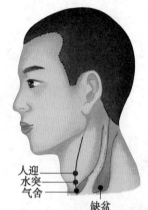

【主治】 ①气喘。②头痛，眩晕。③咽喉肿痛。④瘰疬，瘿瘤。⑤高血压。

【操作】 避开动脉直刺0.2～0.4寸；禁灸。

10. 水突 Shuǐtū（ST10）

【定位】 在颈前部，横平环状软骨，胸锁乳突肌前缘（图5-9）。

【解剖】 皮肤→皮下组织和颈阔肌→颈固有筋膜浅层及胸锁乳突肌→颈固有筋膜深层及肩胛舌骨肌，胸骨甲状肌。浅层布有颈横神经。深层有甲状腺。

图5-9 人迎→缺盆

【主治】 ①咳嗽，气喘。②咽喉肿痛。

【操作】 直刺0.3～0.5寸。

11. 气舍 Qìshè（ST11）

【定位】 在颈前部，锁骨上小窝，锁骨胸骨端上缘，胸锁乳突肌胸骨头与锁骨头之间的凹陷中（图5-9）。

注1：取一侧穴，令患者头转向对侧以显露胸锁乳突肌，抗阻力转动时则肌肉显露更明显。

注2：人迎（ST9）直下，在锁骨的上缘处。

【解剖】 皮肤→皮下组织和颈阔肌→胸锁乳突肌的胸骨头与锁骨头之间。浅层布有锁骨上内侧神经，颈横神经的分支和面神经颈支。深层有联络两侧颈前静脉的颈前静脉弓和头臂静脉。

【主治】 ①咳嗽，气喘。②咽喉肿痛。③瘿瘤，瘰疬。④颈项强痛。

【操作】 直刺0.3～0.5寸。

12. 缺盆 Quēpén（ST12）

【定位】 在颈前部，锁骨上大窝，锁骨上缘凹陷中，前正中线旁开4寸（图5-9）。

【解剖】 皮肤→皮下组织和颈阔肌→锁骨与斜方肌之间→肩胛舌骨肌（下腹）与锁骨下肌之间→臂丛。浅层布有锁骨上中间神经。深层有颈横动、静脉，臂丛的锁骨上部等重要结构。

【主治】 ①咳嗽，气喘。②咽喉肿痛。③瘰疬。④肩痛，项强。

【操作】 直刺0.2～0.4寸；不可深刺以防刺伤胸膜引起气胸。

13. 气户 Qìhù（ST13）

【定位】 在前胸部，锁骨下缘，前正中线旁开4寸（图5-10）。

【解剖】　皮肤→皮下组织→胸大肌。浅层布有锁骨上中间神经。深层有腋动脉和它的分支胸肩峰动脉。

【主治】　咳嗽，气喘，胸痛，胸胁胀满。

【操作】　斜刺或平刺 0.5～0.8 寸。

14. 库房　Kùfáng（ST14）

【定位】　在前胸部，第 1 肋间隙，前正中线旁开 4 寸（图 5-10）。

【解剖】　皮肤→皮下组织→胸大肌→胸小肌。浅层布有锁骨上神经，肋间神经的皮支。深层有胸肩峰动、静脉的分支或属支，胸内、外侧神经的分支。

【主治】　胸胁胀满，咳嗽，气喘，咳唾脓血。

【操作】　斜刺或平刺 0.5～0.8 寸。

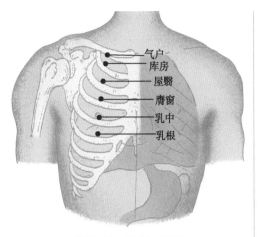

图 5-10　气户→乳根

15. 屋翳　Wūyì（ST15）

【定位】　在前胸部，第 2 肋间隙，前正中线旁开 4 寸（图 5-10）。

注：先于胸骨角水平确定第 2 肋，其下为第 2 肋间隙；男性可以乳头定第 4 肋间隙，再向上 2 肋为第 2 肋间隙。

【解剖】　皮肤→皮下组织→胸大肌→胸小肌。浅层布有第二肋间神经外侧皮支。深层有胸肩峰动、静脉的分支或属支，胸内、外侧神经的分支。

【主治】　①咳嗽，气喘，胸满。②乳痈。

【操作】　斜刺或平刺 0.5～0.8 寸。

16. 膺窗　Yīngchuāng（ST16）

【定位】　在前胸部，第 3 肋间隙，前正中线旁开 4 寸（图 5-10）。

【解剖】　皮肤→浅筋膜→胸大肌→肋间肌。浅层布有肋间神经的外侧皮支，胸腹壁静脉的属支。深层有胸内、外侧神经，胸肩峰动、静脉的分支或属支，第三肋间神经和第三肋间后动、静脉。

【主治】　①胸满，气短。②乳痈。

【操作】　斜刺或平刺 0.5～0.8 寸。

17. 乳中　Rǔzhōng（ST17）

【定位】　在前胸部，乳头中央（图 5-10）。

【解剖】　乳头皮肤→皮下组织→胸大肌。浅层布有第四肋间神经外侧皮支，皮下组织内男性主要由结缔组织构成，只有腺组织的迹象，而无腺组织的实质。深层有胸内、外侧神经的分支，胸外侧动、静脉的分支或属支。

【操作】　不针不灸，只作为胸腹部腧穴的定位标志。

18. 乳根　Rǔgēn（ST18）

【定位】　在前胸部，第 5 肋间隙，前正中线旁开 4 寸（图 5-10）。

注：男性在乳头下 1 肋，即乳中线与第 5 肋间隙的相交处。女性在乳房根部弧线中点处。

【解剖】　皮肤→皮下组织→胸大肌。浅层布有第五肋间神经外侧皮支，胸腹壁静脉的属支。深层有胸外侧动、静脉的分支或属支，胸内、外侧神经的分支，第五肋间神经，第五肋间后动、静脉。

【主治】　①乳痈，乳癖，产后缺乳。②胸满，胸痛，咳嗽，气喘。③呃逆。

【操作】　斜刺或平刺 0.5～0.8 寸。

19. 不容　Bùróng（ST19）

【定位】　在上腹部，脐中上 6 寸，前正中线旁开 2 寸（图 5-11）。

注 1：巨阙（CV14）旁开 2 寸。

注2：对于某些肋弓角较狭小的人，此穴下可能正当肋骨，可采用斜刺的方法。

【解剖】 皮肤→皮下组织→腹直肌鞘前壁→腹直肌。浅层布有第六、七、八胸神经前支的外侧皮支和前皮支及腹壁浅静脉。深层有腹壁上动、静脉的分支或属支，第六、七胸神经前支的肌支。

【主治】 ①胸痛引背，腹满，胁下痛。②呕吐，不思饮食。

【操作】 直刺0.5～0.8寸。

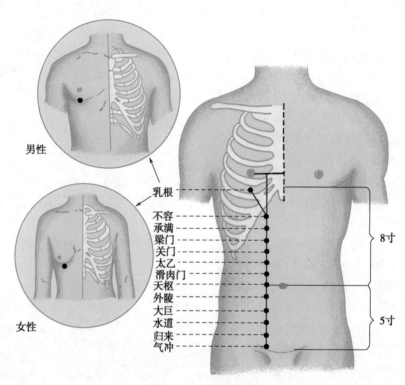

图5-11 不容→气冲

20. 承满 Chéngmǎn（ST20）

【定位】 在上腹部，脐中上5寸，前正中线旁开2寸（图5-11）。

注：天枢（ST25）上5寸，不容（ST19）下1寸，上脘（CV13）旁开2寸。在上腹部，脐中上5寸，前正中线旁开2寸。

注：天枢（ST25）上5寸，不容（ST19）下1寸，上脘（CV13）旁开2寸。

【解剖】 皮肤→皮下组织→腹直肌鞘前壁→腹直肌。浅层布有第六、七、八胸神经前支的外侧皮支和前皮支及腹壁浅静脉。深层有腹壁上动、静脉的分支或属支，第六、七、八胸神经前支的肌支。

【主治】 ①肠鸣，腹痛，腹胀，噎膈。②气喘，吐血。

【操作】 直刺0.5～1.0寸。

21. 梁门* Liángmén（ST21）

【定位】 在上腹部，脐中上4寸，前正中线旁开2寸（图5-11）。

注：天枢（ST25）上4寸，承满（ST20）下1寸，中脘（CV12）旁开2寸。

【解剖】 皮肤→皮下组织→腹直肌鞘前壁→腹直肌。浅层布有第七、八、九胸神经前支的外侧皮支和前皮支及腹壁浅静脉。深层有腹壁上动、静脉的分支或属支，第七、八、九胸神经前支的肌支。

【主治】 腹胀，腹痛，泄泻，不思饮食。

【操作】　直刺 0.5～1.0 寸。

知识链接

1. 配伍　①配中脘、足三里、公孙、内关,治胃痛,食欲不振。②配幽门、郄门,治吐血。③配中脘、气海、足三里,治胃下垂。

2. 文献摘要　①腹中积气结痛,梁门主之(《针灸甲乙经》)。②梁门主胸下积气(《千金方》)。③艾灸足三里、梁门穴预处理可减轻束缚水浸应激所造成大鼠胃黏膜的损伤程度,这一作用可能是通过降低血浆多巴胺和胃黏膜内皮素含量,增加胃黏膜血流量,抑制细胞凋亡实现的,故针刺梁门穴,可以保护胃黏膜、促进胃黏膜的修复,促进溃疡面的愈合,增强机体免疫力。④电针治疗胃溃疡大鼠,以比较梁门和足三里穴对胃溃疡治疗的效果。从溃疡的容积和溃疡的面积比较不同穴位的治疗效果,结果显示,电针梁门有显著疗效($P<0.05$),电针足三里组则无显著疗效但有好转趋势。"梁门"与"足三里"组间无显著差别,但形态学结果显示出"梁门"组优于"足三里"组的趋势。

22. 关门 Guānmén(ST22)

【定位】　在上腹部,脐中上 3 寸,前正中线旁开 2 寸(图 5-11)。

注:横平内侧的石关(KI18)、建里(CV11)。

【解剖】　皮肤→皮下组织→腹直肌鞘前壁→腹直肌。浅层布有第七、八、九胸神经前支的外侧皮支和前皮支及腹壁浅静脉。深层有腹壁上动、静脉的分支或属支,第七、八、九胸神经前支的肌支。

【主治】　①腹胀,腹痛,肠鸣,泄泻。②水肿。③遗尿。

【操作】　直刺 0.5～1.0 寸。

23. 太乙 Tàiyǐ(ST23)

【定位】　在上腹部,脐中上 2 寸,前正中线旁开 2 寸(图 5-11)。

注:横平内侧的商曲(KI17)、下脘(CV10)。

【解剖】　皮肤→皮下组织→腹直肌鞘前壁→腹直肌。浅层布有第八、九、十胸神经前支的外侧皮支和前皮支及腹壁浅静脉。深层有腹壁上动、静脉的分支或属支,第八、九、十胸神经前支的肌支。

【主治】　①腹痛,腹胀。②癫狂、吐舌。

【操作】　直刺 0.8～1.2 寸。

24. 滑肉门 Huáròumén(ST24)

【定位】　在上腹部,脐中上 1 寸,前正中线旁开 2 寸(图 5-11)。

注:横平内侧的水分(CV9)。

【解剖】　皮肤→皮下组织→腹直肌鞘前壁→腹直肌。浅层布有第八、九、十胸神经前支的外侧皮支和前皮支及脐周静脉网。深层有腹壁上动、静脉的分支或属支,第八、九、十胸神经前支的肌支。

【主治】　①腹痛,腹胀。②癫狂,吐舌。

【操作】　直刺 0.8～1.2 寸。

知识链接

1. 配伍　①配少海、温溜,治舌强、吐舌。②配水道、阴陵泉,治腹水。

2. 文献摘要　脐周八穴：滑肉门（双）、天枢（双）、外陵（双）、水分、阴交，采用针罐结合疗法，通过穴位以及针刺、火罐的作用治疗单纯性肥胖，特别是改善患者腹部肥胖情况，疗效显著，安全，副作用很小。

25. 天枢* Tiānshū（ST25）大肠募穴

【定位】　在上腹部，横平脐中，前正中线旁开2寸（图5-11）。

【解剖】　皮肤→皮下组织→腹直肌鞘前壁→腹直肌。浅层布有第九、十、十一胸神经前支的外侧皮支和前皮支及脐周静脉网。深层有腹壁上、下动、静脉的吻合支，第九、十、十一胸神经前支的肌支。

【主治】　①腹痛，腹胀，肠鸣，泄泻，便秘。②月经不调，痛经。

【操作】　直刺1.0~1.5寸。

知识链接

1. 配伍　①配中脘、关元、合谷、足三里，治腹痛泄痢。②配上巨虚、关元，治泄泻。③配关元、三阴交，治妇科疾病。

2. 文献摘要　①腹胀肠鸣，气上冲胸，不能久立，腹中痛濯濯，冬日重感于寒则泄，当脐而痛，肠胃间游气切痛，食不化，不嗜食，身肿，侠脐急，天枢主之（《针灸甲乙经》）。②妇人女子癥瘕，血结成块，漏下赤白，月事不时（《针灸大成》）。③肠鸣大便时泄泻，脐旁二寸灸天枢（《胜玉歌》）。④尺脉紧，脐下痛，灸天枢、针关元补之（《脉经》）。⑤音频电疗法天枢穴治疗婴幼儿腹泻30例，23例3次治愈，7例5次治愈，治愈率100.0%。⑥按压天枢穴治疗便秘将此法临床应用138例患者，有效126例，有效率为91.3%。⑦针刺天枢为主穴配合肾俞、三焦俞等穴，对泌尿结石排石率达到50%。⑧天枢穴在临床上主要用于治疗消化系统疾病，最擅长治疗便秘，对胃肠功能具有双向调节作用且疗效确切，是临床治疗消化系统疾病的首选穴，在治疗方法的选择上以电针为最佳。

课堂互动

天枢为何善治胃肠病？

案例分析

孙某，女，38岁。该患者月经时间延长，出血量增多3年，腰困、腰痛、尿频、夜尿次数增多，曾服中西药疗效不显著。查B超示：子宫体增大，形态不规则，于子宫后壁可见5cm×6cm实质等回声团，边界清晰，边缘规整，确诊为子宫肌瘤，并动员手术切除肿瘤，因患心脏病未予手术。查耻骨联合上方可触及拳头大小肿块，质硬，活动范围甚小，轻度压痛。取天枢穴，嘱患者平卧位，常规消毒后，于腹部直刺1.5寸，提插捻转，得气使针感向下腹部放射。配穴：中极配归来，三阴交配血海，气海配关元，中极穴、归来穴、血海穴采用泻法（强刺激），三阴交采用平补平泻法（中刺激），气海、关元采用补法（弱刺激），留针30分钟，中间行针1次，每日1次，15次为1疗程。针刺10次后肿物缩小至鸭蛋大。共针2个疗程，肿物消失，月经恢复正常，针刺后2年、5年追访未复发。

按：子宫肌瘤属于中医学"癥瘕"，由于瘀血形成有形之积，治疗当用坎散以消其形，兼以扶正以助血行，不致瘀结。今取天枢（一名长溪，一名谷门），乃大肠之募。主奔豚，泄泻，妇人女子癥瘕，血结成块，月事不时，是治疗子宫肌瘤的要穴。配中极、归来、血海三穴意在通经气、行气血，清消宣散，直接攻消癥积，且中极属任脉，系足三阴之会所，任主胞胎，故刺之能通胞络之瘀，促进癥块的消散，三阴交既能调整肝、脾、肾三阴之经气，又有助于行气血，通经络，以利瘀阻之消除，补气海、关元以补益元气、培肾固本，摄血归经，制约经血妄行，上方治疗子宫肌瘤常获良效。（温秉强. 针刺天枢穴治疗子宫肌瘤 36 例 [J]. 实用中医内科杂志，2005，19（6）：581.）

26. 外陵 Wàilíng（ST26）

【定位】　在下腹部，脐中下 1 寸，前正中线旁开 2 寸（图 5-11）。

注：横平内侧的中注（KI15）、阴交（CV7）。

【解剖】　皮肤→皮下组织→腹直肌鞘前壁→腹直肌。浅层布有第十、十一、十二胸神经前支的外侧皮支和前皮支及腹壁浅静脉。深层有腹壁下动、静脉的分支或属支，第十、十一、十二胸神经前支的肌支。

【主治】　腹痛，腹胀。

【操作】　直刺 1.0～1.5 寸。

27. 大巨 Dàjù（ST27）

【定位】　在下腹部，脐中下 2 寸，前正中线旁开 2 寸（图 5-11）。

注：横平内侧的四满（KI14）、石门（CV5）。

【解剖】　皮肤→皮下组织→腹直肌鞘前壁→腹直肌。浅层布有第十、十一、十二胸神经前支的外侧皮支和前皮支，腹壁浅动、静脉。深层有腹壁下动、静脉的分支或属支，第十、十一、十二胸神经前支的肌支。

【主治】　①疝气，腹痛，腹胀。②小便不利。③遗精。

【操作】　直刺 1.0～1.5 寸。

28. 水道 Shuǐdào（ST28）

【定位】　在下腹部，脐中下 3 寸，前正中线旁开 2 寸（图 5-11）。

注：天枢（ST25）下 3 寸，大巨（ST27）下 1 寸，关元（CV4）旁开 2 寸。

【解剖】　皮肤→皮下组织→腹直肌鞘前壁外侧缘→腹直肌外侧缘。浅层布有第十一、十二胸神经前支和第一腰神经前支的外侧皮支及前皮支，腹壁浅动、静脉。深层有第十一、十二胸神经前支的肌支。

【主治】　①阴中痛，小腹胀，小便不利。②痛经。

【操作】　直刺 1.0～1.5 寸。

29. 归来* Guīlái（ST29）

【定位】　在下腹部，脐中下 4 寸，前正中线旁开 2 寸（图 5-11）。

注：天枢（ST25）下 4 寸，水道（ST28）下 1 寸，中极（CV3）旁开 2 寸。

【解剖】　皮肤→皮下组织→腹直肌鞘前壁外侧缘→腹直肌外侧缘。浅层布有第十一、十二胸神经前支和第一腰神经前支的外侧皮支及前皮支，腹壁浅动、静脉的分支或属支。深层有腹壁下动、静脉的分支或属支，第十一、十二胸神经前支的肌支。

【主治】　①少腹痛。②妇人阴冷，月经不调。

【操作】　直刺 1.0～1.5 寸。

1. 配伍 ①配太冲、大敦、三阴交，治疝气偏坠。②配关元、三阴交治月经不调。

2. 文献摘要 ①奔豚，卵上入，痛引茎，归来主之；女子阴中寒，归来主之（《针灸甲乙经》）。②主小腹奔豚，卵上入腹，引茎中痛，七疝，妇人血脏积冷（《针灸大成》）。③针刺归来穴治疗小儿腹股沟疝，刺入0.8～1.2寸，行快速捻转补法，施术半分钟出针。④针灸中极、归来、子宫、三阴交、筑宾等穴，配合TDP照射治疗慢性盆腔炎55例，治愈40例，显效11例，总有效率96.4%。⑤对110例子宫附件包块患者采用中药贴敷水道穴，归来穴或阿是穴位，每日1次，1次4～6小时，10～14天为1个疗程。结果：包块消失65例，包块缩小30例，包块未消15例，成功率为86%。

案例分析

李某，女，35岁，工人。1996年7月14日初诊。患者2年前因人工流产致小腹疼痛，白带增多，每遇经期则腹痛加重，曾口服中药妇康冲剂，局部热敷均不愈，近2个月症状加重。妇科检查：子宫大小正常，活动度差，双侧输卵管增粗、压痛，腹部压痛，白带量多，黄稠有味，伴倦怠乏力，下肢轻度浮肿。舌质淡、苔微黄而腻，脉滑细而数。证属脾虚湿盛，湿热下注。取中极、归来、子宫、三阴交、筑宾、气海治疗，用捻转泻法，得气后留针30分钟，加TDP照射，1天1次，10天为1疗程，疗程之间休息3天。共治2个疗程，诸症消失，停针后做B超、妇科复查均正常，病告痊愈。3个月后随访未复发。

按：慢性盆腔炎属于中医的"腹痛""癥瘕"等范畴，多因分娩或人流术中病邪感染，湿热之邪侵袭细胞，与气血相搏而发病。笔者采用针灸加TDP照射治疗此病疗效快，患者易接受。中极为膀胱经募穴，主治脏腑病症，又为足三阴与任脉交会穴，取此穴有清热利湿作用；归来为妇科炎症有效经验穴；子宫为经外奇穴，专治生殖系统疾病；三阴交、筑宾穴健脾祛湿，通经脉。诸穴合用，共奏调理冲任、清利湿热、疏通经络、化瘀止痛之效。再取温针灸佐以TDP照射的温经通络，消炎止痛之功，使疾病速去而不复发。（王干. 针灸为主治疗慢性盆腔炎55例 [J]. 陕西中医，2003，24（5）：444.）

30. 气冲 Qìchōng（ST30）足阳明经、冲脉交会穴

【定位】 在腹股沟，耻骨联合上缘，前正中线旁开2寸，动脉搏动处（图5-11）。

注：天枢（ST25）下5寸，曲骨（CV2）旁开2寸。

【解剖】 皮肤→皮下组织→腹外斜肌腱膜→腹内斜肌→腹横肌。浅层布有第十二胸神经前支和第一腰神经前支的外侧皮支及前皮支，腹壁浅动、静脉。深层，下外侧在腹股沟管内有精索（或子宫圆韧带）、髂腹股沟神经和生殖股神经生殖支。

【主治】 ①前阴痛。②月经不调，不孕。

【操作】 直刺0.5～1.0寸，不宜灸。

31. 髀关 Bìguān（ST31）

【定位】 在股前侧，股直肌近端、缝匠肌与阔筋膜张肌3条肌肉之间凹陷中（图5-12）。

注1：跷足，稍屈膝，大腿稍外展外旋，绷紧肌肉，在股直肌近端显现出2条相交叉的肌肉（斜向内侧为缝匠肌，外侧为阔筋膜张肌），3条肌肉间围成一个三角形凹陷，其三角形顶角下凹陷中即为本穴。

注2：约相当于髂前上棘、髌底外侧端连线与耻骨联合下缘水平线的交点处。

【解剖】　皮肤→皮下组织→阔筋膜张肌与缝匠肌之间→股直肌→股外侧肌。浅层布有股外侧皮神经。深层有旋股外侧动、静脉的升支，股神经的肌支。

【主治】　下肢痿痹，屈伸不利。

【操作】　直刺1.0～2.0寸。

32. 伏兔* Fútù（ST32）

【定位】　在股前外侧，髌底上6寸，当髂前上棘与髌底外侧端的连线上（图5-12）。

【解剖】　皮肤→皮下组织→股直肌→股中间肌。浅层布有股外侧静脉，股神经前皮支及股外侧皮神经。深层有旋股外侧动、静脉的降支，股神经的肌支。

【主治】　下肢痿痹，膝冷。

【操作】　直刺1.0～2.0寸。

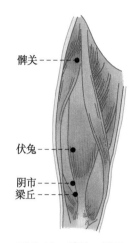

图5-12　髀关→梁丘

33. 阴市 Yīnshì（ST33）

【定位】　在股前外侧，髌底上3寸，股直肌肌腱外侧缘（图5-12）。

注：伏兔（ST32）与髌底外侧端连线中点。

【解剖】　皮肤→皮下组织→股直肌腱与股外侧肌之间→股中间肌。浅层布有股神经前皮支和股外侧皮神经。深层有旋股外侧动、静脉的降支，股神经的肌支。

【主治】　①腰痛引膝。②下肢痿痹，屈伸不利。

【操作】　直刺1.0～1.5寸。

34. 梁丘* Liángqiū（ST34）郄穴

【定位】　在股前外侧，髌底上2寸，股外侧肌与股直肌肌腱之间（图5-12）。

注：令大腿肌肉绷紧，显现股直肌肌腱与股外侧肌，于两肌之间，阴市直下1寸处取穴。

【解剖】　皮肤→皮下组织→股直肌腱与股外侧肌之间→股中间肌腱的外侧。浅层布有股神经的前皮支和股外侧皮神经。深层有旋股外侧动、静脉的降支，股神经的肌支。

【主治】　①乳痈，乳痛。②胃脘痛。③膝肿痛，下肢不遂。

【操作】　直刺1.0～1.5寸。

②急性胃脘痛：取梁丘和胃俞为主穴，先针胃俞，后针梁丘。止痛效果快，作用时间长，无副作用，可以改善患者的胃电图，具有调和脾胃、疏理气机、缓急止痛的作用。③急性腹泻：取左侧梁丘穴，将艾绒做成麦粒大小的艾炷，直接置于穴位上，每壮灸至患者感觉发热时拿掉，每次7～9壮，每日1次。

35. 犊鼻 Dúbí（ST35）

【定位】　在膝前侧，髌韧带外侧凹陷中（图5-13）。

注：屈膝45°，髌骨外下方的凹陷中。

【解剖】　皮肤→皮下组织→髌韧带与髌外侧支持带之间→膝关节囊、翼状皱襞。浅层布有腓肠外侧皮神经，股神经前皮支，隐神经的髌下支和膝关节动、静脉网。深层有膝关节腔。

【主治】　膝肿痛、屈伸不利。

【操作】　屈膝90°，稍向髌韧带内方斜刺1.0～1.5寸。

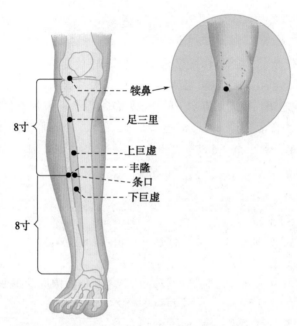

图5-13　犊鼻→丰隆

36. 足三里* Zúsānlǐ（ST36）合穴，胃腑下合穴

【定位】　在小腿外侧，犊鼻（ST35）下3寸，犊鼻（ST35）与解溪（ST41）连线上（图5-13）。

注：在胫骨前肌上取穴。

【解剖】　皮肤→皮下组织→胫骨前肌→小腿骨间膜→胫骨后肌。浅层布有腓肠外侧皮神经。深层有胫前动、静脉的分支或属支。

【主治】　①胃脘痛，呕吐，呃逆，腹胀，腹痛，肠鸣，泄泻，便秘。②痢疾，乳痈。③脚膝肿痛。④虚劳诸证。⑤强壮保健要穴，常用于保健灸。

【操作】　直刺1.0～2.0寸。

知识链接

1. 配伍　①配中脘、内关，治胃痛、呕吐。②配天枢、中脘，治泄泻。③配百会、水沟、合谷、太冲，治晕厥。④配天突、定喘，治喘证。

2. 文献摘要　①邪在脾胃，则病肌肉痛，阳气有余，阴气不足，则热中善饥；阳气不足，阴气有余，则寒中肠鸣腹痛；阴阳俱有余，若俱不足，则有寒有热，皆调于三里（《灵枢·五邪》）。②若要安，三里莫要干。患风疾人，宜灸三里者，五脏六腑之沟渠也，常欲宣通，既无风痰（《医说》）。③针刺功能性消化不良患者足三里穴，可以调节患者胃电节律紊乱，改善胃排空障碍。④对 55 岁以上老年心血管疾病患者艾灸足三里、关元穴，其全血黏度、血浆比黏度、红细胞聚集指数等项指标均有明显改善（$P<0.01$），提示对老年心脑血管疾病有较好的预防治疗作用。⑤电针内关、足三里为主治疗 42 例呃逆患者，有效率为 97.6%。⑥保健要穴之一。⑦高血压：双侧足三针刺得气后在针柄上放艾炷如杏核大，每次灸 3～5 壮，每日 1 次，10 日为 1 疗程。

课堂互动

如何理解"四总穴歌"之"肚腹三里留"？

案例分析

靳某，男，83 岁，离休干部，2003 年 2 月 20 日初诊。自述间歇性呃逆 2 年余，时轻时重，有时不治自愈，体检未发现阳性体征。素患有胃黏膜脱垂症 20 余年，经治疗好转。本次呃逆可能与进食过冷食物有关。察其呃声沉缓、饮热水可减轻，手足欠温，纳差，脉沉细，舌苔白润，属胃寒呃逆。采用双侧足三里穴药物（1% 利多卡因注射液 8ml；山莨菪碱注射液 20mg；维生素 B_1 注射液 100mg；维生素 B_{12} 注射液 10ml；甲氧氯普胺注射液 10mg，以上药物混合）封闭治疗，每日 1 次。2 次封闭后呃逆明显减轻，由连续性改为间歇性。封闭治疗 5 次，呃逆完全停止，并辅以养胃、温中、理气中药 6 剂煎服，随访至今未复发。

体会：呃逆是临床常见病症，症状轻者治疗并不难，有时可不治自愈。病程长、症状重的顽固性呃逆则影响工作和休息，是临床中的一个治疗难题。运用利多卡因、山莨菪碱注射液肌内注射或静脉滴注治疗顽固性呃逆均有临床报道，但治疗所需时间较长。笔者采用双侧足三里穴位药物封闭，辨证辅以中药治疗，可明显缩短治愈时间，治愈率高。中老年患者，病程多长，多为虚证。穴位封闭所用药物中山莨菪碱的作用可能与解除膈肌痉挛、改善脑血液循环有关；甲氧氯普胺（即胃复安）主要是通过阻滞多巴胺受体而作用于延脑化学感应区，具有强大的中枢镇吐作用，能使胃蠕动亢进，调整胃肠功能；维生素 B_1、维生素 B_{12} 是细胞代谢中的递质，有营养、调节神经功能的作用；利多卡因是治疗呃逆的要药，同时可缓解注射时的疼痛。足三里穴是足阳明经之合穴，有强壮作用，为保健要穴，辅以中药施治，得以提高疗效。（李广金. 药物封闭双侧足三里穴治疗顽固性呃逆 63 例 [J]. 河南中医，2008，28（7）：85.）

37. 上巨虚* Shàngjùxū（ST37）大肠下合穴

【定位】　在小腿外侧，犊鼻（ST35）下 6 寸，犊鼻（ST35）与解溪（ST41）连线上（图 5-13）。
注：在胫骨前肌上取穴。

【解剖】　皮肤→皮下组织→胫骨前肌→小腿骨间膜→胫骨后肌。浅层布有腓肠外侧皮神经。深层有胫前动、静脉和腓深神经。如深刺可能刺中胫后动、静脉和胫神经。

【主治】　①肠鸣，腹痛，泄泻，便秘，肠痈。②气喘。③下肢痿痹。

【操作】　直刺1.0～1.5寸。

知识链接

1.配伍　配天枢、合谷,治肠炎、痢疾。

2.文献摘要　①风水膝肿,巨虚上廉主之;大肠有热,肠鸣腹满,侠脐痛,食不化,喘,不能久立,巨虚上廉主之(《针灸甲乙经》)。②小便难、黄,上廉,下廉(《千金方》)。③采用电针下合穴(足三里、上巨虚、下巨虚)治疗慢性细菌性痢疾87例,治愈80例(占91.75%),好转7例(占8.05%),总有效率100%。④埋线治疗溃疡性结肠炎与西药治疗进行对照,埋线组56例采用大肠俞、足三里、上巨虚等穴位埋线,对照组60例口服柳氮磺胺吡啶4～6g/d。结果:埋线组的近期及远期疗效为96.40%和98.20%,均优于对照组的86.70%和91.70%($P<0.05$)。证明穴位埋线治疗溃疡性结肠炎疗效较佳,不良反应较少。

---

38. 条口 Tiáokǒu（ST38）

【定位】　在小腿外侧,犊鼻(ST35)下8寸,犊鼻(ST35)与解溪(ST41)连线上(图5-13)。

注:在胫骨前肌上取穴,横平丰隆(ST40)。

【解剖】　皮肤→皮下组织→胫骨前肌→小腿骨间膜→胫骨后肌。浅层布有腓肠外侧皮神经。深层有胫前动、静脉和腓深神经。如深刺可能刺中腓动、静脉。

【主治】　下肢痿痹。

【操作】　直刺1.0～1.5寸。

39. 下巨虚* Xiàjùxū（ST39）小肠下合穴

【定位】　在小腿外侧,犊鼻(ST35)下9寸,犊鼻(ST35)与解溪(ST41)连线上(图5-13)。

注:在胫骨前肌上取穴,横平外丘(GB36)、阳交(GB35)。

【解剖】　皮肤→皮下组织→胫骨前肌→小腿骨间膜→胫骨后肌。浅层布有腓肠外侧皮神经。深层有胫前动、静脉和腓深神经。

【主治】　①前阴痛,少腹痛,腰痛。②乳痈。③下肢痿痹。

【操作】　直刺1.0～1.5寸。

知识链接

1.配伍　①配足三里、上巨虚,治泄泻、痢疾。②配内关、阳陵泉,治胰腺炎。

2.文献摘要　①小肠病者,小腹痛,腰脊控睾而痛,时窘之后,当耳前热,若寒甚,若独肩上热甚,及手小指次指之间热,若脉陷者,此其候也,手太阳病也,取之巨虚下廉(《灵枢·邪气脏腑病形》)。②乳痈惊痹,胫重,足跗不收,跟痛,巨虚下廉主之(《针灸甲乙经》)。③针刺下巨虚、行间治疗急性乳腺炎,针刺得气后,强刺激2～3分钟,行泻法,留针30分钟。④针刺胃炎、溃疡病、胃癌患者的下巨虚穴,可见胃电波幅增加,亦使胃癌不规则的波形变得规则。在X线下观察,针刺下巨虚,可使胃的蠕动增强。

---

40. 丰隆* Fēnglóng（ST40）络穴

【定位】　在小腿外侧,外踝尖上8寸,胫骨前肌的外缘(图5-13)。

注:犊鼻(ST35)与解溪(ST41)连线的中点,条口(ST38)外侧一横指处。

【解剖】　皮肤→皮下组织→趾长伸肌与腓骨短肌之间→小腿骨间膜→胫骨后肌。浅层布有腓肠外侧皮神经。深层有胫前动、静脉的分支或属支,腓深神经的分支。

【主治】①腹痛，腹胀，便秘。②头痛，眩晕，咳嗽，气喘，痰多。③癫狂。④胸痛。⑤咽喉肿痛。⑥下肢痿痹。

【操作】直刺1.0～1.5寸。

知识链接

1.配伍　①配天突、风门、中脘、尺泽、足三里，治咳喘痰多。②配风池、神门、内关，治失眠、头痛、头晕。③配内关、太冲，治癫狂。④配大陵，治善笑。

2.文献摘要　①厥头痛，面浮肿，烦心，狂见鬼，善笑不休，发于外有所大喜，喉痹不能言，丰隆主之（《针灸甲乙经》）。②痰多宜向丰隆寻（《玉龙歌》）。③针刺丰隆穴治疗梅核气，针刺得气后，行提插捻转泻法。④观察电针内关、足三里、丰隆等穴位治疗高脂血症的临床疗效，患者的血清总胆固醇（TC）、甘油三酯（TG）、低密度脂蛋白胆固醇（LDL-C）明显下降，高密度脂蛋白胆固醇明显上升（$P<0.05$）。⑤以丰隆穴为主穴治疗妇科癥瘕疾病（如子宫肌瘤、乳腺增生）取得较良好的疗效。

课堂互动

怎样理解丰隆为化痰要穴？

案例分析

梁某，女，45岁，未婚。2周前常规乳腺检查，B超显示左乳房外下方有一5mm×2mm之包块，组织化验为良性。前来就诊时，左乳外下方4点钟处扪及一卵形包块，边缘清楚；月经前乳房胀而不痛、胸闷；平素体倦纳呆、情绪容易低落、舌胖质淡红、苔白腻、脉细濡。辨证：乳中包块，胀而不痛，属中医癥瘕范畴。分析患者痰湿阻滞胞络，致乳房结块，痰饮内结，故胸闷纳呆；情绪低落，忧思伤脾则体倦；舌胖淡、苔白腻、脉细濡，皆脾虚痰湿之征。笔者治以益气化痰、去瘀消癥，穴取丰隆（双侧）及足三里（双侧），结合膻中、屋翳、肩井、天宗，留针30分钟；隔日一次，其间患者拒绝配合口服药物；接受四次治疗后，患者第一个月经来潮时已无乳房胀、胸闷等症状；完成十次治疗后精神饱满、情绪稳定、纳佳，继续治疗二十次，因工作繁忙停止治疗；停止前接受乳腺检查，B超显示该处包块减至2mm×1mm，无发现他处包块。

按：丰隆是阳明经的络穴和具有化痰的特性，丰隆穴能化痰浊、泄热通腑，有良好的活血化瘀作用，故能消除妇科有形肿块，具有消癥散结作用。（余芷君.针刺丰隆穴为主治疗妇科癥瘕的临床体会[J].承德医学院学报，2009，26（4）：396-397.）

41.解溪* Jiěxī（ST41）经穴

【定位】在踝前侧，踝关节前面中央凹陷中，姆长伸肌腱与趾长伸肌腱之间（图5-14）。

注：令足趾上翘，显现足背部两肌腱，穴在两腱之间，相当于内、外踝尖连线的中点处。

【解剖】皮肤→皮下组织→姆长伸肌腱与趾长伸肌腱之间→距骨。浅层布有足背内侧皮神经及足背皮下静脉。深层有腓深神经和胫前动、静脉。

【主治】①腹胀，便秘。②癫狂。③下肢痿痹。④头痛，眩晕。

【操作】直刺0.3～0.5寸。

1. 配伍　①配承光，治风眩头痛、呕吐心烦。②配合谷、风池、太阳、印堂，治眉棱骨痛。③配间使、丰隆，治癫疾。

2. 文献摘要　①热病汗不出，善噫，腹胀满，胃热谵语，解溪主之；癫疾，发寒热，欠，烦满，悲泣出，解溪主之；狂易见鬼与火，解溪主之（《针灸甲乙经》）。②点按解溪穴并弹拨足三里穴治疗脑卒中患者踝关节主动背屈障碍，取得较好效果。③解溪穴为主，穴位注射黄芪注射液治疗痉挛型脑瘫足下垂60例，总有效率83.3%。

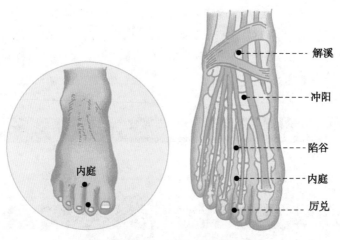

图 5-14　解溪→厉兑

42. 冲阳　Chōngyáng（ST42）原穴

【定位】　在足背，第2跖骨基底部与中间楔状骨关节处，可触及足背动脉。（图5-14）

【解剖】　皮肤→皮下组织→蹞长伸肌腱与趾长伸肌腱之间→短伸肌→中间楔骨。浅层布有足背内侧皮神经，足背静脉网。深层有足背动、静脉和腓深神经。

【主治】　①口眼㖞斜，面肿，齿痛。②胃脘痛，腹胀。③癫狂。④足痿无力或肿痛。

【操作】　避开动脉，直刺0.3～0.5寸。

1. 配伍　①配条口、绝骨、肩井，治足痿难行。②配神门、丰隆、后溪，治发狂。③配陷谷、然谷，治足背红肿。

2. 文献摘要　①刺跗上中大脉，血出不止死（《素问·刺禁论》）。②风水面浮肿，冲阳主之（《针灸甲乙经》）。③为危重患者诊脉的重要部位。

43. 陷谷　Xiàngǔ（ST 43）输穴

【定位】　在足背，当第2、3跖骨间，第2跖趾关节近端凹陷中（图5-14）。

【解剖】　皮肤→皮下组织→趾长伸肌腱→趾短伸肌腱内侧→第二骨间背侧肌→蹞收肌斜头。浅层布有足背内侧皮神经，足背静脉网。深层有第二跖背动、静脉。

【主治】　①面肿，水肿。②肠鸣，腹痛。③足背肿痛。

【操作】　直刺0.3～0.5寸。

1.配伍　①配下脘,治肠鸣、腹痛。②配八风,治足背肿痛。

2.文献摘要　①热病,肠鸣而痛,腹大满,喜噫(《备急千金要方》)。②主面目浮肿及水病喜噫,肠鸣腹痛,热病无度汗不出,振寒疟疾(《针灸大成》)。③腹内肠鸣,下脘陷谷能平(《百症赋》)。

44.内庭* Nèitíng(ST 44)荥穴

【定位】　在足背,当第2、3趾间,趾蹼缘后方赤白肉际处(图5-14)。

【解剖】　皮肤→皮下组织→在第二与第三趾的趾长、短伸肌腱之间→第二、第三跖骨头之间。浅层布有足背内侧皮神经的趾背神经,足背静脉网。深层有趾背动、静脉。

【主治】　①咽喉肿痛,鼻衄,齿痛。②腹痛,腹胀,不思饮食,泄泻。③足背肿痛。④热病。

【操作】　直刺或向上斜刺0.3～0.5寸。

1.配伍　①配下关,治牙痛。②配合谷,咽喉肿痛。③配天枢、上巨虚,治湿热痢疾。

2.文献摘要　①四厥,手足闷者,使人久持之,逆冷胫痛,腹胀皮痛,善伸数欠,恶人与木音,振寒,嗌中引外痛,热病汗不出,下齿痛,恶寒目急,喘满寒栗,龈口喎僻,不嗜食,内庭主之(《针灸甲乙经》)。②小腹胀满气攻心,内庭二穴要先针(《玉龙歌》)。③针灸治疗神经性呕吐,患者餐后,未出现呕吐之前,取双侧内关、内庭穴,31例患者经过1～5天的治疗均治愈,所有病例均经随访半年以上未见复发。④内庭穴祛胃火,同劳宫穴一起按摩效果则更佳,可治疗由于身热或者内热引起的口疮、口臭。按摩内庭穴还可以治消化不良、祛痘、抑制食欲减肥。⑤针刺治疗胃肠燥热型便秘60例,取双侧肺俞、足三里、大肠俞、上巨虚、内庭、合谷。经5次针刺治疗痊愈者54例,显效4例,无效2例,有效率为96.7%。

患者,女,71岁,2004年7月18日就诊。右上侧第二门牙牙龈红肿疼痛并放射到四白穴,呈触电样疼痛,手不能触摸。立即取左侧内庭穴,针刺约3分钟用手触摸牙不痛了,留针15分钟,针毕用三棱针点刺放血。大约20日后因腰痛来拔罐,问其牙痛,说治疗回去就不痛了。

按:上齿为足阳明所主,下齿为手阳明所主,取内庭穴此乃上病下取,或者取同名经,可达循经远刺止痛之意。内庭穴是胃经荥穴,属水,刺内庭有以水抑火之功,三棱针点刺出血有泻热之功,二者相结合有清热解毒的作用,从而达到止痛的目的。笔者认为疼痛越剧烈针刺效果越明显。(蒋国庆.内庭穴治疗实火牙痛10例[J].上海针灸杂志,2005,24(4):33.)

45.厉兑* Lìduì(ST 45)井穴

【定位】　在足趾,第2趾末节外侧,趾甲根角侧后方0.1寸(图5-14)。

注:足第2趾外侧甲根角侧后方(即沿角平分线方向)0.1寸。相当于沿爪角外侧画一直线与爪甲基底缘水平线交点处取穴。

【解剖】　皮肤→皮下组织→甲根。布有足背内侧皮神经的趾背神经和趾背动、静脉网。

【主治】　①鼻衄,齿痛,面肿,咽喉肿痛,口眼喎斜。②热病神昏,癫狂,多梦,易惊。

【操作】　浅刺 0.1 寸；或用三棱针点刺出血。

知识链接

1．配伍　①配百会、水沟、中冲，治晕厥，中风、中暑不知人。②配隐白，治顽固性失眠。配上星，止鼻衄。

2．文献摘要　①热病汗不出，衄，眴时仆而浮肿，足胫寒，不得卧，振寒，恶人与木音，喉痹，龋齿，恶风，鼻不利，多善惊，厉兑主之（《针灸甲乙经》）。②梦魇不宁，厉兑相谐于隐白（《百症赋》）。③采用厉兑穴放血治疗眼睛、口腔的实热病证，取得满意的疗效。

案例分析

女，51 岁，2003 年 3 月 17 日初诊。患者自述：其子生病后的 10 余年来，昼夜思虑，经常噩梦不断或惊吓而醒。患者形体消瘦，肢体困重，面色萎黄，神疲乏力，头晕耳鸣，腰膝酸软，胸脘痞闷，口苦，善太息，舌质黯，苔厚腻，脉弦滑。曾多次就诊，服药物或针刺神门、三阴交等穴治疗，效果均不显著。笔者受《百症赋》"梦魇不宁，厉兑相谐于隐白"之启发，而选用厉兑、隐白四穴治之。按国标法取穴，常规消毒后，针尖斜向上刺 0.1 寸，行捻转手法，留针 30 分钟后起针。经 4 次治疗后获奇效，患者噩梦消失，安然入眠，醒后精神爽快，周身舒适。

按：中医学认为，人体正常睡眠是以营卫出入有序、离合有常为基础的。《灵枢·营卫生会》云："营卫之行不失其常，故昼精而夜暝。"《灵枢·营卫生会》还指出："卫气行于阴二十五度，行于阳二十五度，分为昼夜，故气至阳而起，至阴而止。"《灵枢·大惑论》亦云："夫卫气者，昼日常行于阳，夜行于阴，故阳气尽则卧，阴气尽则寤。"故营卫失和，卫运失常则导致不寐。本例患者，长期思虑过度，致伤脾气。脾在志为思，《景岳全书·五脏质类》云："过思者，伤脾而气结。"又脾属土，心属火，火生土。子病及母，脾气亏虚，化源不足，同时思虑过度暗耗心血，心失血养。"心藏脉，脉舍神"（《灵枢·本神》），血虚而神无守舍，神气不宁而心烦不安，难以入眠。肝藏血，血养肝。《素问·六节藏象论》说："肝者……魂之居也。"《类经》进一步强调："魂之为言，如梦寐恍惚，变幻游行之境皆是也。"故脾胃生化无力，血亏不能养肝，魂无所居，故而交睫则魇。患者失眠久延不愈，累及于肾。精血互化，乙癸同源，故而肾精亏虚。肾主骨生髓，"诸髓者，皆属于脑"，故髓海空虚多见脑转耳鸣、腰膝酸软。"脑为元神之府"，脑无所养，寐艰多梦更甚。患者肾精亏虚，肾阳温煦之力乏，不能鼓舞脾阳。脾阳不振，气化失权，水湿不化；肾阳虚，水液失于蒸腾；肝失疏泄，阻遏气化功能，故生湿邪。胸脘痞闷，肢体困重，舌苔厚腻，脉弦滑，均为湿邪内蕴之征。湿邪黏腻，留滞于脏腑经络，营卫之道涩滞，故"卫气不得入于阴，常留于阳……不得入于阴则阴气虚，故目不暝矣"。《百症赋》将隐白、厉兑相配，寓含深意。隐白属于足太阴脾经，厉兑属于足阳明胃经，是表里两经同时取穴，有脾胃同治之义。重点调整脾胃脏腑的功能。盖因脾胃与营卫之关系密切。脾主运化，运化水谷、运化津液。在生理状态下营卫之气赖于脾胃运化水谷精微的不断补充，方能保证营卫之循环有常。本例患者由于思虑伤脾，气结于中，脾胃枢机不利，日久而逐渐影响心、肝、肾等脏功能失调，并形成恶性循环，脾胃功能进一步下降，致使水湿不化，阻滞营卫循行之道，卫气不得入于营而不寐。取隐白、厉兑两穴，针之可以调整脾胃脏腑功能。一方面，脾升胃降，运化水谷，营卫之源丰沛，循行有常；另一方面，水湿得化，营卫之道畅达，卫入于营，故目暝矣。总之，调整脾胃乃标本同治之法。隐白、厉兑皆为井穴。井穴为经气所发之处。杨上善

《明堂》注说："太古人口未有井时,泉源出水之处则称为井者,出水之处也。五脏六腑十二经脉以上下行,出于四末,故第一穴所出之处,譬之为井。"隐白、厉兑是脾胃两经经气初出之处,其处经气深邃,刺之可激发脾胃两经之气萌发。由于本例患者久病,脾胃两经之气虚衰犹如人精神之颓废。故取其他腧穴立足于补益并不能振奋其经气,取用井穴使经气生发犹如唤醒人的斗志。另外,井穴处于阴阳之气交接汇合之处。《灵枢•动输》云:"夫四末阴阳之会者,此气之大络也。"故针刺隐白、厉兑,可以交通脾胃阴阳二经之气,协调脏腑功能。正如《灵枢•顺气一日分为四时》:"病在脏者,取之井。"本例患者治验表明,针灸经方确有极佳效果。(秦彦,崇桂琴. 厉兑配隐白治愈顽固性失眠 [J]. 山东中医杂志,2005,24(2):118.)

知识链接

腧穴命名与作用

1. 承泣　承,指承受;泣,指流泪。穴在目下方,指泣时泪下,穴处承受之,故名。作用散风清热,明目止泪。

2. 四白　四,四方广阔;白,明。穴在目下方,针之可使视力复明四方,故名。作用清热止痛,祛风明目。

3. 巨髎　巨,大;髎,空穴。穴在鼻旁颧骨下缘,穴处凹陷甚大,故名。作用息风明目,通络止痛。

4. 地仓　地,指地格;仓,藏谷处。穴在鼻下口吻旁(地格处),口以入谷,故名。作用祛风扶正,通络止痛。

5. 大迎　迎,指气血往来之处。此处有面动脉通过,故名。作用息风止痛,消肿活络。

6. 颊车　耳前颧侧面为颊,下颌骨古称"颊车"骨,穴在其处,其总载诸齿开合如机轴转运,故名颊车。作用祛风清热,开关通络。

7. 下关　下,指颧弓下方;关,指机关。穴在下颌关节前"牙关"处,故名。作用祛风活络,开窍益聪。

8. 头维　穴为阳明脉气所发,在头部额角入发际处,故名。作用疏风止痛,清头明目。

9. 人迎　穴在喉结旁两侧颈总动脉搏动处,正值切诊部位的人迎脉,古以此迎候人事三阳之气,故以为名。作用宽胸定喘,散结清热。

10. 水突　水,指水液。穴在颈部胸锁乳突肌前,喉结突起之旁。当饮食下咽时,穴处向上突起冲动,故以为名。作用肃降肺气,理气化痰。

11. 气舍　舍,居处。穴为足阳明胃经脉气注留处所,又主胸胁支满,喘满上气,故名。作用利咽消肿,定喘降逆。

12. 缺盆　穴在肩上横骨(锁骨)凹陷处,因穴在其中,横骨形如破缺之盆,故名。作用宣散外邪,止咳定喘。

13. 气户　气户,指气出入之门户。穴主喘逆上气,故名。作用肃降肺气,宽胸止痛。

14. 库房　库房为藏物之所。穴在气户之下,喻脉气自户而库渐深,故名。作用止咳定喘、宽胸排脓。

15. 屋翳　屋,房屋;翳,障蔽、屋檐。穴处肌肉丰满如屏障,故名。作用止咳化痰,通调水道。

16. 膺窗　穴在胸部乳房之乳晕上缘,系妇人通乳之孔窍,故名。作用止咳宁嗽,消肿清热。

17. 乳中　穴在乳头正中，故名。作用定穴标志，不针不灸。

18. 乳根　穴在乳房根部，故名。作用止咳平喘、宽胸增乳。

19. 不容　容，容纳。水谷至此已满不能再容纳；又穴内应胃之上口，主治腹满不能受纳水谷，故名。作用降逆止呕，和胃平喘。

20. 承满　承受水谷之量至此已充满，故名。作用理气和胃，降逆止呕。

21. 梁门　横木为梁。心下之积为伏梁，指脐上心下部积聚如横梁，此穴能消积化滞，故名。作用和胃降逆，消积化滞。

22. 关门　关，指交界；门，指门户。穴内应胃脘下部，与小肠交界处，胃气出入食下之关，胆汁入胃助消化而润肠之门，故名。作用健脾和胃，利水消肿。

23. 太乙　太，通大；乙，曲。穴内应小肠，小肠多曲，意太乙屈曲之象，故名。作用清心宁神，化痰和胃。

24. 滑肉门　滑，利；肉，指肌肉。脾生肉，足阳明主肉。穴属胃经，主脾胃之疾，为通利脾胃之门，故名。作用化痰安神，和胃止吐。

25. 天枢　枢，指枢纽。脐上应天，脐下应地，穴当脐旁为上下腹之分界，通于中焦，有斡旋上下，司职升降之功，故名。作用健脾和胃，调经导滞。

26. 外陵　外，指腹中线外侧；陵，指高起处。穴在腹外下方，当腹直肌隆起处，故名。作用理气止痛，调理月经。

27. 大巨　穴在腹直肌隆起高突阔大处，故名。作用理气消胀，通肠利水。

28. 水道　穴能通调水道，使水液渗注于膀胱，故名。作用通调水道、调经种子。

29. 归来　归和来都有还的意思，含恢复和复原的意思。因本穴能治阴挺、疝气，使之复原，故名。作用行气疏肝，调经止带。

30. 气冲　气，指气街；冲，指冲脉。本穴既是胃之气街，又是冲脉起始部，故名。作用疏肝益肾，调经种子。

31. 髀关　髀，指髀骨；关，指股骨上端关节处。穴近股骨关节部，故名。作用舒筋通络，滑利关节。

32. 伏兔　伏，伏卧。穴在股直肌肌腹中，其处肌肉隆起如伏卧之兔，故名。作用散寒化湿，疏通经络。

33. 阴市　阴，指寒湿之邪；市，指集结之处。因本穴在膝上，易为阴邪所袭，故名。作用温经通络，散寒除湿。

34. 梁丘　穴在膝上方，穴前骨巨如梁，穴后肉隆如丘，故名。作用和胃消肿，宁神定痛。

35. 犊鼻　犊，指小牛。穴在髌韧带外侧凹陷中，有如牛犊鼻孔，故名。作用消肿止痛，通经活络。

36. 足三里　三里即三寸，穴在膝下3寸，故名。作用健脾和胃，通腑化痰；调和气血，扶正培元。

37. 上巨虚　巨虚，巨大空隙。穴在下巨虚上方，胫、腓骨之间大的空隙处，故名。作用健脾和胃，理气通腑。

38. 条口　此处有一条形凹陷，其形如口，故名。作用散寒除湿，温经通络。

39. 下巨虚　下与上相对而言，穴在上巨虚下方，胫、腓骨之间大的空隙处，故名。作用通降腑气，宁神镇惊。

40. 丰隆　丰，丰满；隆，隆起。穴处肌肉丰满而隆起，故名。作用化痰定喘，宁心安神。

41. 解溪　穴在足腕部，当系解鞋带之处。穴处两肌腱之间凹陷如溪谷之状，故名。作用清胃降逆，镇惊宁神。

42. 冲阳　冲,冲动;阳,指足背处。穴在足背高处,有动脉冲动应手,故名。作用和胃健脾,镇惊安神。

43. 陷谷　穴处凹陷如山谷,故名。作用调和肠胃,健脾利水。

44. 内庭　内,入;庭,指门庭。穴在足背第二、三趾间缝纹端。两趾如门,喻穴在纳入门庭之处,故名。作用清胃泻火,清心安神。

45. 厉兑　"厉",《尔雅•释天》:"(月)在戌曰厉",意指土而言。"兑",《易经》:"为口。"本穴为足阳明之井穴,足阳明属胃为戌土,其脉"挟口环唇",主治口噤、口㖞,口僻。厉兑者指穴属戌经、上通于口而言,故名。作用开窍安神,清胃化痰。

课堂互动

本经有哪些腧穴取穴比较特殊?有什么注意事项?

（谭代代　方　伟）

? 复习思考题

1. 按顺序写出足阳明胃经的经穴名称。
2. 试述丰隆穴的化痰作用。
3. 试述《灵枢•经脉》中足阳明经经循行。
4. 试述《灵枢•经脉》足阳明胃经的经脉病候。
5. 试述足阳明胃经络脉的循行及病候。

ER-5-7

扫一扫,测一测

第六章　足太阴经络与腧穴

知识目标：

1. 掌握足太阴脾经经脉的循行。

2. 掌握足太阴脾经重点腧穴的特定穴类别、定位、主治及操作。

3. 熟悉足太阴脾经经脉病候、络脉病候。

4. 熟悉非重点腧穴的定位。

5. 了解足太阴脾经经别、经筋内容。

能力目标：具备在人体划经取穴的能力。

素质目标：具备独立思考、自主探究能力，树立精益求精、爱岗敬业的工匠精神，培养医者仁心。

本章包括足太阴经络和足太阴腧穴两部分。足太阴经络包括足太阴经脉、足太阴络脉、足太阴经别和足太阴经筋。足太阴腧穴，首穴是隐白，末穴是大包，左右各21穴。

第一节　足太阴经络

足太阴经脉主要分布于胸腹任脉旁开第三侧线、下肢内侧前缘及足大趾内侧。其经别、络脉分别与之内外相连接，经筋分布于外部。

一、足太阴经脉

（一）经脉循行

脾足太阴之脉，起于大指之端，循指内侧白肉际[1]，过核骨[2]后，上内踝前廉[3]，上踹[4]内，循胫骨后，交出厥阴[5]之前，上膝股内前廉，入腹，属脾，络胃，上膈，挟咽[6]，连舌本[7]，散舌下。

其支者，复从胃别，上膈，注心中。

脾之大络，名曰大包，出渊腋下三寸，布胸胁。（《灵枢·经脉》）（图6-1，图6-2）

【注释】

[1] 白肉际：又称赤白肉际，是手足两侧阴阳面的分界处。阳面赤色，阴面白色。

[2] 核骨：即指第一跖趾关节内侧的圆形突起。

[3] 内踝前廉：内踝前面。

[4] 踹：通作"腨"，指腓肠肌部，俗称小腿肚。

[5] 厥阴：指足厥阴肝经。

[6] 咽：指食道。

[7] 舌本：指舌根部。

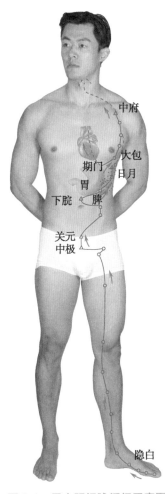

图6-1　足太阴经脉循行示意图

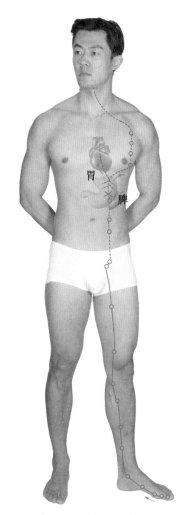

图6-2　足太阴经脉图

【语译】

足太阴脾经，(1)起始于足大趾末端(隐白)，沿大趾内侧赤白肉际(大都)，经过核骨(第一跖骨基底粗隆部后)(太白、公孙)，(2)上行于内踝前面(商丘)，(3)再上行小腿内侧，沿着胫骨后面(三阴交、漏谷)，交出足厥阴肝经之前(地机、阴陵泉)，(4)再向上行，沿着膝股内侧的前缘(血海、箕门)，(5)进入腹内(冲门、府舍、腹结、大横；会中极、关元)，(6)属于脾，络于胃(腹哀；会下脘、日月、期门)，(7)向上通过膈肌，挟行食道两旁(食窦、天溪、胸乡、周荣；络大包；会中府)，(8)连系舌根，散布于舌下。

其支脉，(9)从胃部分出，上行通过横膈，流注于心中，接手少阴心经。

脾之大络，穴名大包，位于渊腋穴下三寸，分布于胸胁。

（二）经脉病候

是动则病，舌本强，食则呕，胃脘痛，腹胀善噫[1]，得后与气[2]，则快然如衰[3]，身体皆重。

是主脾所生病者，舌本痛，体不能动摇，食不下，烦心，心下急痛，溏瘕泄[4]，水闭[5]，黄疸，不能卧，强立[6]股膝内肿、厥，足大指不用。

脾之大络……实则身尽痛，虚则百节皆纵。(《灵枢·经脉》)

【注释】

[1] 噫(ài)：即嗳气。

[2] 得后与气：后，指大便；气，指矢气。

[3] 快然如衰：感觉病情松解。

[4] 溏瘕泄：溏，指大便溏薄；瘕，指腹部忽聚忽散的痞块；泄，指水泻。

[5] 水闭：指水湿内停，小便不利或不通。

[6] 强立：勉强站立的意思。

【语译】

本经异常就出现为下列病症，舌根部强硬，食后就要呕吐，胃脘疼痛，腹胀，时时嗳气，大便或矢气后，则感觉轻松，但全身感到沉重无力。

本经穴主治有关"脾"方面所发生的病症，舌根部痛，身体困重，不愿活动，食不下，心烦不安，心下掣引作痛，大便溏薄，腹有痞块忽聚忽散，继而泄泻，小便不通，身目俱黄，不能安卧入睡，勉强站立时，大腿、膝部内侧肿痛、厥冷，足大趾活动障碍。

脾大络病症，实证，全身酸痛，虚证，百节松弛软弱。

二、足太阴络脉

足太阴之别，名曰公孙。去本节后一寸，别走阳明；其别者，入络肠胃。（图6-3）

其病，厥气[1]上逆则霍乱。实则肠中切痛[2]；虚则鼓胀。取之所别也。（《灵枢·经脉》）

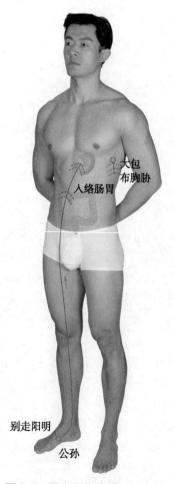

图6-3　足太阴络脉循行示意图

【注释】

[1] 厥气：指足太阴络脉脉气失调所产生的逆乱之气。

[2] 切痛：指疼痛剧烈，犹如刀切。

【语译】

足太阴络脉，名公孙。从足大趾本节后一寸处分出，走向足阳明经；其别出支脉上行进入腹内，与肠胃相联络。

其病症，厥气上逆则发生霍乱吐泻。实证，见腹内绞痛；虚证，见腹胀如鼓。可取足太阴络穴治疗。

三、足太阴经别

足太阴之正，上至髀，合于阳明。与别俱行，上结于咽，贯舌本[1]。（《灵枢·经别》）（图6-4）

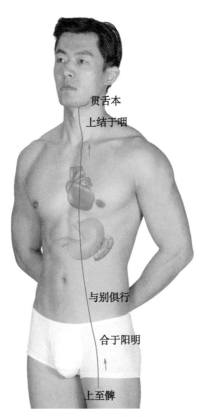

图6-4　足太阴经别循行示意图

【注释】

[1] 舌本：原作"舌中"，此据《黄帝内经太素》《针灸甲乙经》改。

【语译】

足太阴经别，从足太阴经脉分出，上至大腿前面，与足阳明经别会合，相并而行，向上络于咽喉，贯通到舌根。

四、足太阴经筋

足太阴之筋，起于大指之端内侧，上结于内踝；其直者，络于膝内辅骨，上循阴股[1]，结于髀，聚于阴器。上腹，结于脐，循腹里，结于肋，散于胸中；其内者，着于脊。（图6-5）

其病，足大指支，内踝痛，转筋痛，膝内辅骨痛，阴股引髀而痛，阴器纽痛，上[2]引脐两胁痛，引膺中，脊内痛。（《灵枢·经筋》）

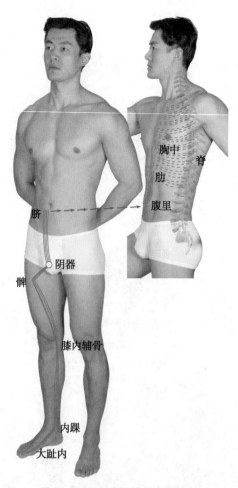

图 6-5　足太阴经筋分布示意图

【注释】

[1] 阴股：大腿内侧。

[2] 上：原作"下"，据《黄帝内经太素》改。

【语译】

足太阴经筋，起始于足大趾内侧端，上行结聚于内踝；其直行的，向上络于膝内辅骨（胫骨内髁部），向上沿着大腿内侧，结于股前，会聚于阴器部。上行至腹，结于脐；再沿着腹内上行，结于两胁肋部，散布到胸中；其行于内里的经筋则附着于脊柱。

其病症，可出现足大趾强滞不适，内踝部痛，转筋，膝内辅骨痛，大腿内侧牵引髀部作痛，阴器扭转样疼痛，并向上牵引脐、两胁及胸膺、脊内作痛。

第二节　足太阴腧穴

足太阴腧穴视频

本经一侧 21 穴，11 穴分布于足部和下肢内侧面，10 穴分布于侧胸腹部（图 6-6）。

1. 隐白* Yǐnbái（SP1）井穴

【定位】　在足趾，大趾末节内侧，趾甲根角侧后方 0.1 寸（图 6-7）。

注：足大趾内侧甲根角侧后方（即沿角平分线方向）0.1 寸。相当于沿爪角内侧画一直线与爪甲基底缘水平线交点处取穴。

【解剖】　皮肤→皮下组织→甲根。布有足背内侧皮神经的分支，趾背神经和趾背动、静脉。

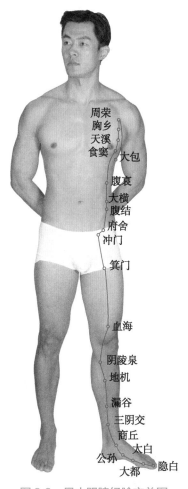

图6-6　足太阴脾经腧穴总图

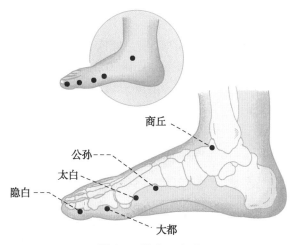

图6-7　隐白→商丘

【主治】　①月经过多，便血，尿血，鼻衄。②腹胀，泄泻，呕吐。③神昏。

【操作】　浅刺0.1寸；或点刺出血。

知识链接

1. 配伍　①配三阴交、关元、血海、天枢，治月经过多，月经不调。②配脾俞、胃俞、足三里、天枢、中脘，治腹胀、腹泻。

2. 文献摘要　①兼厉兑，治梦魇不宁（《百症赋》）。②气喘，热病，衄不止，烦心善悲，腹胀，逆息热气，足胫中寒，不得卧，气满胸中热，暴泄，仰息，足下寒，中闷，呕吐，不欲食饮，隐白主之（《针灸甲乙经》）。③艾条温和灸隐白穴，治疗功能失调性子宫出血，有较好疗效。④针刺隐白、上星穴，用强刺激手法，治疗急性鼻出血，疗效较好。

案例分析

汪某，女，46岁。阴道出血半个月。近半年来，患者月经周期不规律，此次月经来潮后，量多不止，一周后仍淋漓不断，开始时经色黯，后转为淡红色，质稀伴有乏力，心悸，头晕，失眠，面色萎黄。舌淡胖，苔薄白，脉沉细。西医诊断为功能失调性子宫出血，中医诊断为崩漏，气不摄血型。取隐白穴，麦粒灸10壮，配合艾条悬灸关元，至皮肤潮红，约30分钟。灸治后，当日血量明显减少，再灸2次，血止。

按语：隐白为足太阴脾经脉气所出，为井木穴，可启闭开窍，收敛止血。《针灸大成》中记载隐白治疗"妇人月事过时不止"；《素问病机气宜保命集》云："崩漏证宜灸隐白"。虚者配合艾灸关元穴以补虚壮元，温中止血。针灸治疗本病有效，尤其对于青春期宫血有较好效果。除应用灸法外，还可选用体针，如三阴交、血海、太冲等穴治疗。（佘靖. 中国现代百名中医临床家丛书·贺普仁 [M]. 北京：中国中医药出版社，2007.）

2. 大都 Dàdū（SP2）荥穴

【定位】 在足趾，第1跖趾关节远端赤白肉际凹陷中（图6-7）。

【解剖】 皮肤→皮下组织→第一趾骨基底部。布有足底内侧神经的趾足底固有神经，浅静脉网，足底内侧动、静脉的分支或属支。

【主治】 ①腹胀，胃脘痛，呕吐，泄泻，便秘。②发热无汗。

【操作】 直刺0.3～0.5寸。

3. 太白 Tàibái（SP3）脾之原穴，输穴

【定位】 在足内侧，第1跖趾关节近端赤白肉际凹陷中（图6-7）。

【解剖】 皮肤→皮下组织→展肌→短屈肌。浅层布有隐神经，浅静脉网等。深层有足底内侧动、静脉的分支或属支，足底内侧神经的分支。

【主治】 ①胃脘痛，呕吐，腹胀，肠鸣，泄泻，便秘。②身重，关节疼痛。

【操作】 直刺0.3～0.5寸。

> **知识链接**
>
> 1. 配伍　配三阴交、足三里、天枢、中脘、内关，治腹胀、腹痛。
>
> 2. 文献摘要　①胸胁胀，肠鸣切痛，太白主之；身重骨酸，不相知，太白主之（《针灸甲乙经》）。②兼经渠，治热病汗不出（《百症赋》）。③矫正胎位：艾灸太白穴可使腹部松弛，胎动活跃，有利转胎。

4. 公孙* Gōngsūn（SP4）络穴，八脉交会穴（通冲脉）

【定位】 在足内侧，第1跖骨底的前下缘赤白肉际处（图6-7）。

注：沿太白（SP3）向后推至一凹陷，即为本穴。

【解剖】 皮肤→皮下组织→展肌→短屈肌→长屈肌腱。浅层布有隐神经的足内缘支，足背静脉弓的属支。深层有足底内侧动、静脉的分支或属支，足底内侧神经的分支。

【主治】 胃脘痛，腹痛，腹胀，泄泻，呕吐，心烦。

【操作】 直刺0.5～1.0寸。

> **知识链接**
>
> 1. 配伍　①配内关，治心、胸、胃部疾病。②配中脘、内关治胃酸过多、胃痛。
>
> 2. 文献摘要　①凡好太息，不嗜食，多寒热，汗出，病至则善呕，呕已乃衰，即取公孙及井俞（《针灸甲乙经》）。②脾冷胃疼，泻公孙而立愈（《标幽赋》）。③单纯性肥胖：配合天枢、梁丘、丰隆，针刺得气，平补平泻，天枢加电针。

5. 商丘 Shāngqiū（SP5）经穴

【定位】 在足内侧，内踝前下方，舟骨粗隆与内踝尖连线中点凹陷中（图6-7）。

注1：内踝前缘直下与内踝下缘横线的交点处。

注2：本穴前为中封（LR4），后为照海（KI6）。

【解剖】　皮肤→皮下组织→内侧（三角）韧带→胫骨内踝。浅层布有隐神经，大隐静脉。深层有内踝前动、静脉的分支或属支。

【主治】　①腹胀，泄泻，便秘，痔疾。②足踝痛。

【操作】　直刺0.3～0.5寸。

6. 三阴交* Sānyīnjiāo（SP6）足太阴经、足少阴经、足厥阴经交会穴

【定位】　在小腿内侧，内踝尖上3寸，胫骨内侧缘后际（图6-8）。

注：交信（KI8）上1寸。

【解剖】　皮肤→皮下组织→趾长屈肌→胫骨后肌→长屈肌。浅层布有隐神经的小腿内侧皮支，大隐静脉的属支。深层有胫神经和胫后动、静脉。

【主治】　①月经不调，崩漏，带下，子宫脱垂，不孕，难产。②腹胀，肠鸣，泄泻。③遗精，阳痿，遗尿，小便不利，疝气。④下肢痿痹。

【操作】　直刺1.0～1.5寸；孕妇禁针。

🌐 知识链接

1. 配伍　①配归来、太冲，治疝气偏坠。②配血海、气海、关元、支沟，治月经不调，痛经。③配内关、神门治失眠。

2. 文献摘要　①足下热痛，不能久立，湿痹不能行，三阴交主之（《针灸甲乙经》）。②呕噎阴交不可饶；死胎阴交不可缓（《杂病穴法歌》）。③昔有宋太子善医术，出逢一妊妇。太子诊之曰：是一女也。徐文伯亦诊曰，此一男一女也。太子性急，欲剖视之。文伯曰：臣能针而落之。为泻三阴交，补手阳明合谷，应针而落，果如文伯之言。故妊娠不可刺此穴，且能落死胎（《铜人腧穴针灸图经》）。④兼针气海，专司白浊久遗精（《百症赋》）。⑤针刺三阴交治疗原发性痛经，针尖略偏向心方向，快速提插捻转，使局部有麻胀感，以向上传导为佳。于每次行经前3～5天针刺。⑥针刺三阴交、神门穴治疗失眠，得气后，平补平泻。同时嘱患者每晚睡前自灸三阴交20分钟。

👥 课堂互动

三阴交为何善治妇科疾患？

ER-6-6

课堂互动答案

📋 案例分析

王某，女，34岁。痛经11个月。11个月前，因正值月经期生气而得。此后每次月经期间小腹胀痛，两胁窜痛，严重时小腹呈阵发性剧痛、拒按，行经量少，淋漓不畅，经色紫黑夹有血块，经前白带量多。平时易怒，遇事易于激动生气，面部色素沉着，舌有瘀点，脉沉涩。曾用药治疗无效，妇科检查：子宫大小正常，子宫后倾，左侧附件增厚呈条索状，右侧正常。诊断：痛经（附件炎，继发性痛经）。治疗：关元，毫针直刺0.8寸，用盘法得气，闭其上气，针尖向下，针感送至阴部，留针30分钟。间使，毫针直刺0.5寸，得气后留针30分钟。三阴交，毫针直刺1寸，得气，闭其下气，开其上气，针尖向上，用白虎摇头手法，通关节，将针感送至小腹部，留针30分钟。疗效：治疗2次后，第一次月经期间小腹及两胁胀痛减轻，月经过后治疗2次，至第二次月经期间小腹及两胁胀痛明显减轻，仍腰部酸痛，月经量多已无血块。共治12次痊愈。

按：本病的发生与冲任、胞宫的周期性生理变化密切相关。主要病机在于邪气内伏或精血素亏，更值经期前后冲任二脉气血的生理变化急骤，导致胞宫的气血运行不畅，不通则痛，或胞宫失于濡养，不荣则痛，故使痛经发作。痛经的治疗原则，根据"痛则不通"的机制，以通调气血为主。间使穴乃是厥阴经之经穴，三阴交穴乃足三阴经之交会穴，两穴合用可起到行气活血、祛瘀止痛之效。

（高希言，张忆虹. 张缙教授针灸医论医案选[M]. 郑州：中原农民出版社，2017.）

7. 漏谷 Lòugǔ（SP7）

【定位】　在小腿内侧，内踝尖上 6 寸，胫骨内侧缘后际（图 6-8）。

注：三阴交（SP6）上 3 寸处。

【解剖】　皮肤→皮下组织→小腿三头肌→趾长屈肌→胫骨后肌。浅层布有隐神经的小腿内侧皮支和大隐静脉。深层有胫神经和胫后动、静脉。

【主治】　①腹胀，肠鸣。②小便不利，遗精，疝气。③下肢痿痹。

【操作】　直刺 1.0～1.5 寸。

8. 地机* Dìjī（SP8）郄穴

【定位】　在小腿内侧，阴陵泉（SP9）下 3 寸，胫骨内侧缘后际（图 6-8）。

【解剖】　皮肤→皮下组织→腓肠肌→比目鱼肌。浅层布有隐神经的小腿内侧皮支和大隐静脉。深层有胫神经和胫后动、静脉。

【主治】　①腹痛，泄泻。②月经不调。③疝气。

【操作】　直刺 1.0～1.5 寸。

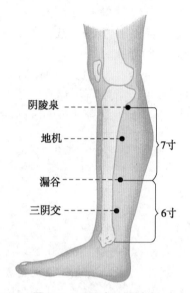

图 6-8　三阴交→阴陵泉

🌐 **知识链接**

1. 配伍　①配三阴交，治痛经。②配肾俞、关元、血海，治月经不调。

2. 文献摘要　①溏瘕，腹中痛，脏痹，地机主之（《针灸甲乙经》）。②主腰痛不可俯仰，溏泄，腹胁胀，水肿腹坚，不嗜食，小便不利，精不足，女子癥瘕，按之如汤沃股内至膝（《针灸大成》）。③兼血海，治妇人经事之改常（《百症赋》）。④针刺地机穴治疗痛经，得气后，强刺激，患者自觉有麻胀感直入小腹。

---

9. 阴陵泉* Yīnlíngquán（SP9）合穴

【定位】　在小腿内侧，由胫骨内侧髁下缘与胫骨内侧缘形成的凹陷中（图 6-8）。

注：用拇指沿胫骨内缘由下往上推，推至胫骨内侧髁下缘的凹陷中即是本穴。

【解剖】　皮肤→皮下组织→半腱肌腱→腓肠肌内侧头。浅层布有隐神经的小腿内侧皮支，大隐静脉和膝降动脉分支。深层有膝下内侧动、静脉。

【主治】　①腹痛，腹胀，泄泻，水肿。②妇人阴中痛，痛经。③小便不利，遗尿，遗精。④腰痛，膝肿。

【操作】　直刺 1.0～2.0 寸。

10. 血海* Xuèhǎi（SP10）

【定位】 在股前内侧，髌底内侧端上2寸，股内侧肌隆起处（图6-9）。

【解剖】 皮肤→皮下组织→股内侧肌。浅层布有股神经前皮支，大隐静脉的属支。深层有股动、静脉的肌支和股神经的肌支。

【主治】 ①崩漏，经闭。②风疹，湿疹。

【操作】 直刺1.0～1.5寸。

11. 箕门 Jīmén（SP11）

【定位】 在股内侧，髌底内侧端与冲门（SP12）的连线上1/3与下2/3交点，长收肌和缝匠肌交角的动脉搏动处（图6-9）。

【解剖】 皮肤→皮下组织→股内侧肌。浅层布有股神经前皮支，大隐静脉的属支。深层有股动、静脉，隐神经和股神经肌支。

【主治】 ①小便不利，遗尿。②腹股沟肿痛。

【操作】 避开动脉，直刺0.5～1.0寸。

12. 冲门 Chōngmén（SP12）足太阴经、厥阴经交会穴

【定位】 在腹股沟，腹股沟斜纹中，髂外动脉搏动处的外侧（图6-10）。

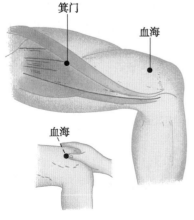

图6-9 血海→箕门

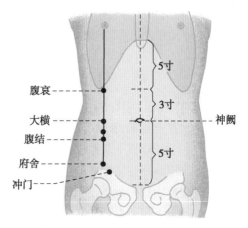

图6-10 冲门→腹哀

注：横平曲骨（CV2），府舍（SP13）稍内下方。

【解剖】　皮肤→皮下组织→腹外斜肌腱膜→腹内斜肌→腹横肌→髂腰肌。浅层有旋髂浅动、静脉的分支或属支，第十一、十二胸神经前支和第一腰神经前支的外侧皮支。深层有股神经，第十一、十二胸神经前支和第一腰神经前支的肌支，旋髂深动、静脉。

【主治】　①腹满，积聚疼痛。②疝气，癃闭。③难产。

【操作】　直刺 0.5～1.0 寸。

13. 府舍 Fǔshè（SP13）足太阴经、足厥阴经、阴维脉交会穴

【定位】　在下腹部，脐中下 4.3 寸，前正中线旁开 4 寸（图 6-10）。

【解剖】　皮肤→皮下组织→腹外斜肌腱膜→腹内斜肌→腹横肌。浅层布有旋髂浅动、静脉的分支或属支，第十一、十二胸神经前支和第一腰神经前支的外侧皮支。深层有第十一、十二胸神经前支和第一腰神经前支的肌支及伴行的动、静脉。

【主治】　①疝气，腹痛。②积聚。

【操作】　直刺 0.5～1.0 寸。

14. 腹结 Fùjié（SP14）

【定位】　在下腹部，脐中下 1.3 寸，前正中线旁开 4 寸（图 6-10）。

【解剖】　皮肤→皮下组织→腹外斜肌→腹内斜肌→腹横肌。浅层布有第十、十一、十二胸神经前支的外侧皮支，胸腹壁静脉的属支。深层有第十、十一、十二胸神经前支的肌支及伴行的动、静脉。

【主治】　腹痛，泄泻。

【操作】　直刺 1.0～1.5 寸。

15. 大横* Dàhéng（SP15）足太阴经、阴维脉交会穴

【定位】　在上腹部，脐中旁开 4 寸（图 6-10）。

注：横平内侧的天枢（ST25）、肓俞（KI16）、神阙（CV8）。

【解剖】　皮肤→皮下组织→腹外斜肌→腹内斜肌→腹横肌。浅层布有第九、十、十一胸神经前支的外侧皮支和胸腹壁静脉的属支。深层有第九、十、十一胸神经前支的肌支及伴行的动、静脉。

【主治】　腹痛，泄泻，便秘。

【操作】　直刺 1.0～1.5 寸。

⊕ 　　　　　　　　　　　　　　　　知识链接

　　1. 配伍　配天枢、中脘、关元、足三里、三阴交，治腹痛，泄痢。

　　2. 文献摘要　①大风逆气，多寒善悲。四肢不可举动，多汗，洞痢（《针灸大成》）。②兼天冲穴，治反张悲哭（《百症赋》）。③针刺大横穴治疗尿失禁、尿潴留，得气后，施提插捻转补法。

---

16. 腹哀 Fùāi（SP16）足太阴经、阴维脉交会穴

【定位】　在上腹部，脐中上 3 寸，前正中线旁开 4 寸（图 6-10）。

注：大横（SP15）直上 3 寸，横平建里（CV11）。

【解剖】　皮肤→皮下组织→腹外斜肌→腹内斜肌→腹横肌。浅层布有第七、八、九胸神经前支的外侧皮支和胸腹壁静脉的属支。深层有第七、八、九胸神经前支的肌支及伴行的动、静脉。

【主治】　①下痢脓血，腹痛。②消化不良，便秘。

【操作】　直刺 0.5～1.0 寸。

17. 食窦 Shídòu（SP17）

【定位】 在前胸部,第5肋间隙,前正中线旁开6寸(图6-11)。

注:横平内侧的乳根(ST18)、步廊(KI22)、中庭(CV16),4穴略呈一弧形分布,其弧度与第5肋间隙弧度相应。

【解剖】 皮肤→皮下组织→前锯肌→肋间外肌。浅层布有第五肋间神经外侧皮支和胸腹壁静脉。深层有胸长神经的分支,第五肋间神经和第五肋间后动、静脉。

【主治】 胸满,胁痛。

【操作】 斜刺或向外平刺0.5～0.8寸。

18. 天溪 Tiānxī（SP18）

【定位】 在前胸部,第4肋间隙,前正中线旁开6寸(图6-11)。

注:横平内侧的乳中(ST17),神封(KI23),膻中(CV17),4穴略呈一弧形分布,其弧度与第4肋间隙弧度相应。

【解剖】 皮肤→皮下组织→胸大肌→胸小肌。浅层布有第四肋间神经外侧皮支和胸腹壁静脉的属支。深层有胸内、外侧神经的分支,胸肩峰动、静脉的胸肌支和胸外侧动、静脉的分支或属支。

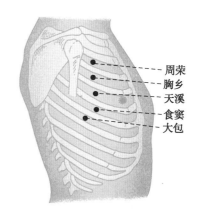

图6-11 食窦→大包

【主治】 ①胸痛,咳嗽,气喘。②乳痈。

【操作】 斜刺或平刺0.5～0.8寸。

19. 胸乡 Xiōngxiāng（SP19）

【定位】 在前胸部,第3肋间隙,前正中线旁开6寸(图6-11)。

注:横平内侧的膺窗(ST16)、灵墟(KI24)、玉堂(CV18),4穴略呈一弧形分布,其弧度与第3肋间隙弧度相应。

【解剖】 皮肤→皮下组织→胸大肌→胸小肌。浅层布有第三肋间神经外侧皮支和胸腹壁静脉的属支。深层有胸内、外侧神经的分支,胸肩峰动、静脉的胸肌支和胸外侧动、静脉的分支或属支。

【主治】 胸胁胀痛引背。

【操作】 斜刺或平刺0.5～0.8寸。

20. 周荣 Zhōuróng（SP20）

【定位】 在前胸部,第2肋间隙,前正中线旁开6寸(图6-11)。

注:横平内侧的屋翳(ST15)、神藏(KI25)、紫宫(CV19),4穴略呈一弧形分布,其弧度与第2肋间隙弧度相应。

【解剖】 皮肤→皮下组织→胸大肌→胸小肌。浅层布有第二肋间神经外侧皮支和浅静脉。深层有胸内、外侧神经和胸肩峰动、静脉的胸肌支。

【主治】 胸满,气喘,咳唾脓血。

【操作】 斜刺或平刺0.5～0.8寸。

21. 大包 Dàbāo（SP21）脾之大络

【定位】 在侧胸部,第6肋间隙,腋中线上(图6-11)。

注:侧卧举臂,在第6肋间隙与腋中线的交点处。

【解剖】 皮肤→皮下组织→前锯肌。浅层布有第六肋间神经外侧皮支和胸腹壁静脉的属支。深层有胸长神经的分支和胸背动、静脉的分支或属支。

【主治】 胁痛,身痛,四肢倦怠。

【操作】 斜刺或平刺0.5～0.8寸。

知识链接

1. 配伍　配三阳络透郄门、阳辅、足临泣，治胸胁痛。

2. 文献摘要　①实则身尽痛，虚则百节尽皆纵（《灵枢·经脉》）。②大气不得息，息即胸胁中痛，实则其身尽寒，虚则百节尽纵，大包主之（《针灸甲乙经》）。③针刺大包穴，针尖斜向病位，治疗急性扭伤有较好的疗效。

知识链接

腧穴命名与作用

1. 隐白　隐，隐藏；白，为金色。穴为足太阴之井。足太阴属土，土为金之母，足太阴脉气所起，手太阴金气所隐，故名隐白。作用健脾益气，宁神定志。

2. 大都　都，盛。指穴处皮肉丰厚，骨关节隆起，故名。作用健脾和胃，理气化湿。

3. 太白　星象名，即金星。含土能生金之意，故名。作用健脾利湿，通络止痛。

4. 公孙　古代诸侯之孙称"公孙"，此处为脾之络脉分支，其义同，故名。作用健脾益胃、通调冲脉。

5. 商丘　商，五音之一，金声；丘，土丘。穴为足太阴金穴，位于突起内踝前下，故名。作用健脾化湿，通调肠胃。

6. 三阴交　足三阴经交会处，故名。作用健脾益血，调肝补肾。

7. 漏谷　漏，渗漏；谷，指凹陷处。穴主治小便不利，且在胫骨后缘凹陷中，故名。作用健脾和胃，利尿除湿。

8. 地机　穴属足太阴之郄，为足太阴气血深聚之要穴，故名。作用健脾渗湿，调经止带。

9. 阴陵泉　穴在胫骨内髁下，如山陵下之水泉，故名。作用健脾渗湿，利水通淋。

10. 血海　本穴以治血症见长，故名。作用健脾祛湿，和血止痛。

11. 箕门　箕，指簸箕。此穴位于大腿内侧，取穴时，两膝足分开状如箕状，故名。作用健脾渗湿，通利下焦。

12. 冲门　穴在腹股沟外端，可触及动脉之冲动。喻足太阴之气，由此而上冲入腹，故名。作用健脾化湿，理气解痉。

13. 府舍　府，聚；舍，指居处。此穴为足太阴、厥阴、阴维脉聚会之所，故名。作用健脾理气，疏肝止痛。

14. 腹结　结，结聚。此为腹气结聚之处，主腹内诸疾，故名。作用温经散寒，行气降逆。

15. 大横　本穴与天枢相平，横出脐旁，故名。作用调理肠胃，行气通腑。

16. 腹哀　哀，指鸣。穴当腹部，主治腹痛肠鸣，故名。作用调理肠胃，通经止痛。

17. 食窦　窦，空；食，指饮食。本穴为饮食入胃之通路，故名。作用宽胸利膈，理气和中。

18. 天溪　天，指上部；溪，指两肋间隙处。穴在胸部乳房，第四肋间隙中，功在宽胸通乳，犹溪水畅流，故名。作用宽胸理气，通络活血。

19. 胸乡　乡，指胸廓之侧。穴距前正中线6寸，居胸廓所在而称胸之乡，故名。作用宽胸理气，疏经通络。

20. 周荣　周，指周身；荣，与营通。因本经从本穴上接中府而荣敷周身，故名。作用宽胸理气，宣肺化痰。

21. 大包　本穴为脾之大络，统络阴阳诸经，故名。作用宽胸理气，疏经通络。

（刘鑫烨　高嘉彬）

？复习思考题

1. 按顺序写出足太阴脾经的经穴名称。
2. 试述《灵枢·经脉》中足太阴脾经的经脉循行。
3. 试述《灵枢·经脉》中足太阴脾经的经脉病候。

第七章 手少阴经络与腧穴

学习目标

知识目标:
1. 掌握手少阴心经经脉的循行。
2. 掌握手少阴心经重点腧穴的特定穴类别、定位、主治及操作。
3. 熟悉手少阴心经经脉病候、络脉病候。
4. 了解手少阴心经经别、经筋内容。

能力目标:具备在人体上划经取穴的能力。

素质目标:具备独立思考、自主探究能力,树立精益求精、爱岗敬业的工匠精神,培养医者仁心。

本章包括手少阴经络和手少阴腧穴两部分。手少阴经络包括手少阴经脉、手少阴络脉、手少阴经别和手少阴经筋。手少阴腧穴,首穴是极泉,末穴是少冲,左右各9穴。

第一节 手少阴经络

手少阴经脉主要分布于腋下,上肢内侧后缘,掌中及手小指桡侧。其经别、络脉分别与之内外连接。经筋分布于经脉的外部。

一、手少阴经脉

(一)经脉循行

心手少阴之脉,起于心中,出属心系[1],下膈,络小肠。

其支者,从心系,上挟咽[2],系目系[3]。

其直者,复从心系,却上肺,下出腋下,下循臑内后廉,行太阴、心主[4]之后,下肘内,循臂内后廉,抵掌后锐骨[5]之端,入掌内后廉[6],循小指之内,出其端。(《灵枢·经脉》)(图7-1,图7-2)

【注释】

[1] 心系:是指心与各脏相连的组织。主要指与心连接的大血管及其功能性联系。

[2] 咽:指食管。

[3] 目系:指眼后与脑相连的组织。

[4] 太阴、心主:指手太阴肺经和手厥阴心包经。

[5] 掌后锐骨:指豌豆骨。

[6] 掌内后廉:指掌心的后边(尺侧)。

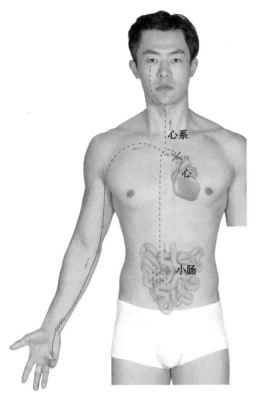
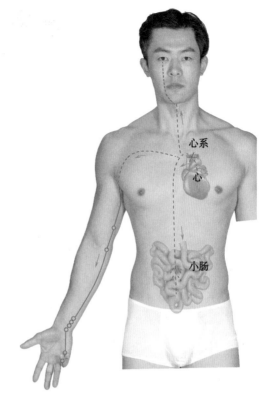

图 7-1　手少阴经脉循行示意图　　　　　　图 7-2　手少阴经脉图

【语译】

手少阴心经：（1）从心中开始，出来属于心脏的系带（心系），（2）下过膈肌，络于小肠。

上行支脉，（3）从心脏的系带部向上，挟食管旁，联结于眼与脑相连的系带（目系）。

外行主干，（4）从心脏的系带上行至肺，向下出于腋下（极泉），（5）沿上臂内侧后缘，走手太阴、手厥阴经之后（青灵），（6）下向肘内（少海），沿前臂内侧后缘（灵道、通里、阴郄、神门），（7）到掌后豌豆骨部进入掌内后边（少府），沿小指的桡侧出于末端（少冲），与手太阳小肠经相接。

（二）经脉病候

是动则病，嗌[1]干，心痛，渴而欲饮，是为臂厥。

是主心所生病者，目黄，胁痛，臑臂内后廉痛、厥，掌中热。（《灵枢·经脉》）

【注释】

[1]　嗌：指咽峡部分，而咽则兼指食管。

【语译】

本经异常表现为下列病症：咽喉干燥，心痛，口渴欲饮水；还可发生上肢经脉所过处气血阻逆的病变，如厥冷、麻木、疼痛等症。

本经腧穴主治"心"方面所发生的病症：眼睛发黄，胁肋疼痛，上臂、前臂的内侧后方疼痛、厥冷，掌心热。

二、手少阴络脉

手少阴之别，名曰通里。去腕一寸，别而上行，循经入于心中，系舌本，属目系。取之去腕后一寸。别走太阳也。（图 7-3）

其实，则支膈[1]；虚，则不能言[2]。（《灵枢·经脉》）

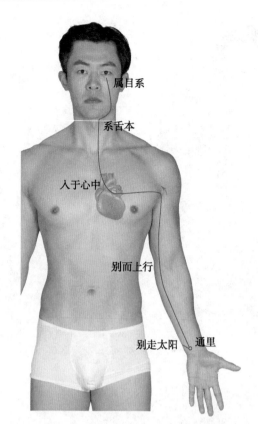

图 7-3　手少阴络脉循行示意图

【注释】

[1] 支膈：胸膈间胀满、支撑不适。

[2] 不能言：分支联系舌本，故不能言。

【语译】

手少阴络脉：名通里，距离腕上一寸，分出走向手太阳经；一支上行，沿着本经进入心中，向上联系舌根部，归属于眼与脑相连的系带。

出现的实证，见胸膈部支撑胀满；虚证，不能说话。可取手少阴络穴治疗。本络走向手太阳小肠经。

三、手少阴经别

手少阴之正，别入于渊腋[1] 两筋之间，属于心，上走喉咙，出于面，合目内眦。（《灵枢·经别》）（图 7-4）

【注释】

[1] 渊腋：指腋窝部，非胆经穴名，此处约当极泉穴部。

【语译】

手少阴经别：分出进入腋下两筋之间，属于心脏，上行走向喉咙，浅出面部，与手太阳经脉会合于目内眦。

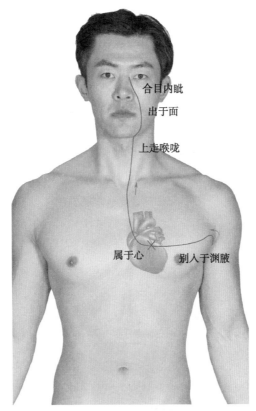

图 7-4　手少阴经别循行示意图

四、手少阴经筋

　　手少阴之筋，起于小指之内侧，结于锐骨；上结肘后廉；上入腋，交太阴，伏 [1] 乳里，结于胸中；循贲，下系于脐。（图 7-5）

　　其病：内急，心承伏梁 [2]，下为肘网 [3]，其病当所过者支转筋、筋痛。（《灵枢·经筋》）

【注释】

　　[1] 伏：原作挟。据《黄帝内经太素》改。

　　[2] 伏梁：古病名。五积之一，为心之积。主要症状为积块见于脐上、心下，伏而不动，有如横梁，故名。

　　[3] 肘网：指上肢的筋有病，肘部感到如罗网一样牵扯不舒。

【语译】

　　手少阴经筋：起于小指内侧，结于腕后豆骨处；向上结于肘内侧；上入腋内，交手太阴经筋，伏行于乳里，结聚于胸中；沿膈向下，联系于脐部。

　　其病症：可见胸内拘急，心下积块如承受横木（名为伏梁）；上肢筋有病，则肘部出现牵拉不适；本经经筋循行部位支撑不适、转筋和疼痛。

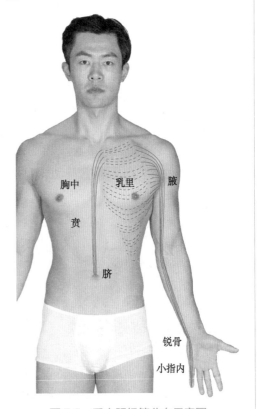

图 7-5　手少阴经筋分布示意图

手少阴腧穴视频

第二节   手少阴腧穴

本经一侧9穴,1穴分布于腋窝下,8穴分布于上肢掌侧面尺侧(图7-6)。

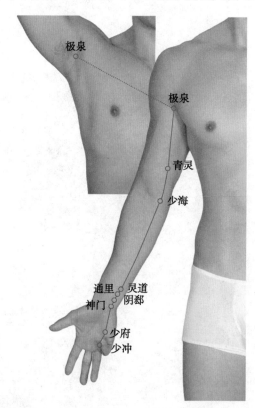

图7-6   手少阴心经腧穴总图

1. 极泉   Jíquán(HT1)

【定位】   在腋窝中央,腋动脉搏动处(图7-7)。

【解剖】   皮肤→皮下组织→臂丛、腋动脉、腋静脉→背阔肌腱→大圆肌。浅层有肋间臂神经分布。深层有桡神经,尺神经,正中神经,前臂内侧皮神经,臂内侧皮神经,腋动、腋静脉等结构。

【主治】   ①心痛。②干呕,咽干。③瘰疬。④胁痛,肩臂痛。

【操作】   上臂外展,避开腋动脉,直刺0.5~0.8寸。或结合臂丛的分布部位针刺。

⊕   知识链接

1. 配伍   ①配神门、内关、心俞治心悸、心痛。②配肩髃、曲池治肩臂痛。

2. 文献摘要   ①主臂肘厥寒,四肢不收,心痛干呕,烦渴目黄,胁满痛,悲愁不乐(《针灸大成》)。②治落枕按压弹拨极泉穴,使患者右手指有触电感,每次按压5分钟。

---

2. 青灵   Qīnglíng(HT2)

【定位】   在臂内侧,肘横纹上3寸,肱二头肌的内侧沟中(图7-8)。

注:屈肘举臂,在极泉(HT1)与少海(HT3)连线的上2/3与下1/3交点处。

【解剖】   皮肤→皮下组织→臂内侧肌间隔与肱肌。浅层布有臂内侧皮神经,前臂内侧皮神经,贵要静脉。深层有肱动、静脉,正中神经,尺神经,尺侧上副动、静脉和肱三头肌。

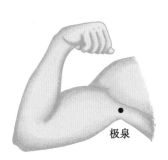

图 7-7 极泉

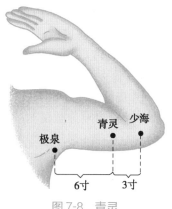

图 7-8 青灵

【主治】 ①瘰疬。②腋肿,肩臂痛。

【操作】 直刺 0.5～1.0 寸。

3. 少海* Shàohǎi（HT3）合穴

【定位】 在肘前内侧,横平肘横纹,肱骨内上髁前缘(图 7-9)。

注:屈肘,在肘横纹内侧端与肱骨内上髁连线的中点处。

【解剖】 皮肤→皮下组织→旋前圆肌→肱肌。浅层布有前臂内侧皮神经,贵要静脉。深层有正中神经,尺侧返动、静脉和尺侧下副动、静脉的吻合支。

【主治】 ①心痛,呕吐。②瘰疬。③胁痛,腋痛,上肢痛。

【操作】 直刺 0.5～1.0 寸。

知识链接

1. 配伍 配合谷、内庭治牙痛。

2. 文献摘要 ①心疼手颤少海间(《席弘赋》)。②肘挛腋胁下痛,四肢不得举(《针灸大成》)。③调整心率,针刺少海、神门,对注射肾上腺素致心率减慢的动物,有迅速恢复心率的作用。

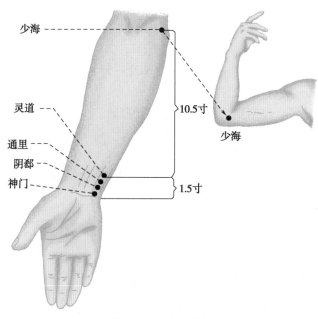

图 7-9 少海—神门

4. 灵道 Língdào（HT4）经穴

【定位】 在前臂前内侧，腕掌侧远端横纹上 1.5 寸，尺侧腕屈肌腱的桡侧缘（图 7-9）。

注 1：神门（HT7）上 1.5 寸，横平尺骨头上缘（根部）。

注 2：豌豆骨上缘桡侧直上 1.5 寸取穴。

【解剖】 皮肤→皮下组织→尺侧腕屈肌与指浅屈肌之间→指深屈肌→旋前方肌。浅层布有前臂内侧皮神经，贵要静脉属支。深层有尺动、静脉和尺神经等。

【主治】 ①心痛，悲恐。②失音。③肘臂筋挛。

【操作】 直刺 0.3～0.5 寸。

5. 通里* Tōnglǐ（HT5）络穴

【定位】 在前臂前内侧，腕掌侧远端横纹上 1 寸，尺侧腕屈肌腱的桡侧缘（图 7-9）。

注 1：神门（HT7）上 1 寸。该穴与灵道（HT4）、阴郄（HT6）二穴的位置关系为：横平尺骨头根部是灵道（HT4），横平尺骨头中部是通里（HT5），横平尺骨头部是阴郄（HT6）。

注 2：豌豆骨上缘桡侧直上 1 寸取穴。

【解剖】 皮肤→皮下组织→尺侧腕屈肌与指浅屈肌之间→指深屈肌→旋前方肌。浅层有前臂内侧皮神经，贵要静脉属支。深层分布有尺动、静脉和尺神经。

【主治】 ①心悸，心痛，面赤无汗。②咽喉肿痛，失音。③肘臂痛。

【操作】 直刺 0.3～0.5 寸。

知识链接

1. 配伍　配廉泉、哑门治舌强不语。

2. 文献摘要　①治悲恐，目眩，头痛（《铜人腧穴针灸图经》）。②取双侧通里穴，治疗下颌关节炎，重症可配患侧太阳、下关。③针刺正常人通里穴，对绝大多数受试者的心电图波形有不同程度的影响，以胸前导联为明显。④针刺通里穴，通过脑电图可见对大脑皮质功能有调整作用，可使部分癫痫大发作患者脑电图趋于规则化。

---

6. 阴郄* Yīnxì（HT6）郄穴

【定位】 在前臂前内侧，腕掌侧远端横纹上 0.5 寸，尺侧腕屈肌腱的桡侧缘（图 7-9）。

注 1：神门（HT7）上 0.5 寸。横平尺骨头的下缘（头部）。

注 2：豌豆骨上缘桡侧直上 0.5 寸取穴。

【解剖】 皮肤→皮下组织→尺侧腕屈肌腱桡侧缘→尺神经。浅层有前臂内侧皮神经、贵要静脉属支等分布。深层有尺动、静脉。

【主治】 ①心痛，心悸。②咯血，骨蒸，盗汗。③鼻衄。

【操作】 直刺 0.3～0.5 寸。

知识链接

文献摘要　①泻阴郄止盗汗，治小儿骨蒸（《标幽赋》）。②阴郄、后溪，治盗汗之多出（《百症赋》）。

---

7. 神门* Shénmén（HT7）输穴，原穴

【定位】 在腕前内侧，腕掌侧远端横纹尺侧端，尺侧腕屈肌腱的桡侧缘（图 7-9）。

注：于豌豆骨上缘桡侧凹陷中，在腕掌侧远端横纹上取穴。

【解剖】　皮肤→皮下组织→尺侧腕屈肌腱桡侧缘。浅层有前臂内侧皮神经,贵要静脉属支和尺神经掌支。深层有尺动、静脉和尺神经。

【主治】　心痛,心烦,惊悸,痴呆,健忘,失眠,癫,狂,痫。

【操作】　直刺0.3～0.5寸。

课堂互动答案

课堂互动

为什么神门穴能治疗失眠?

知识链接

1. 配伍　①配内关、心俞治心痛。②配内关、三阴交治健忘、失眠。

2. 文献摘要　①心性痴呆,健忘(《针灸大成》)。②神门独治痴呆病,转手骨开得穴真(《玉龙歌》)。③发狂奔走,上脘同起于神门(《百症赋》)。④针刺神门穴能改善冠心病患者的左心功能,缓解心绞痛,改善心电图。⑤据报道,给狗注射垂体素造成垂体性高血压,针刺"神门"穴有明显的降压作用。⑥据报道,针刺癫痫患者的神门、阴郄、通里、百会、大陵等穴,可使部分癫痫大发作患者脑电图趋向规则或使病理性脑电波电位降低。

案例分析

李某,男,33岁。入寐艰难,已有半载,病情忽作忽止,近月尤苦,头晕而鸣,口干心烦,遗精腰酸,舌质红而少苔,脉现细数。此由肾水亏虚,心阳独亢,为施壮水制火,交通心肾之法。

处方:心俞(双)灸,肾俞(双)补,神门(双)泻,三阴交(双)补。

手法:心俞,米粒灸,3壮;肾俞、神门、三阴交,提插补泻,不留针。

二诊:夜寐少安,然易惊醒,他症亦见改善,舌红脉细,仍予原治加减。

处方:厥阴俞(双)灸,肾俞(双)补,神门(双)泻,三阴交(双)补,内关(双)泻,太溪(双)补。

手法:厥阴俞,米粒灸,3壮。肾俞、神门、三阴交、内关、太溪,提插补泻,不留针。

三诊:已能酣然入眠,面现华色,精神大振,头晕耳鸣已除,口干心烦亦失,术后未有遗精,但尚乏力、腰酸,舌红少苔,脉细,再以交通心肾之法治之,佐以调补脾胃,益血养神,以图巩固。

处方:内关(双)泻,神门(双)泻,三阴交(双)补,脾俞(双)补,足三里(双)补,太溪(双)补。

手法:提插,不留针。

按:心为神气之宅,肾为精气之舍,本例患者头晕、耳鸣、遗精、腰酸,是肾精不足之征;口干心烦,是阴亏火旺之疾;舌红脉数,皆虚火上炎之象。按脉论证,当是肾水衰亏,真阴不升,水火不济,心阳独亢,以致神不守舍而致。治以壮水制火,交通心肾之法,灸心俞3壮,用泻法。《灵枢•背腧》篇云:"以火泻者,疾吹其火,传其艾,须其火灭也。"意在引导火气外出,一般灸1～3壮为宜,不须多灸。泻神门亦清心火,安神明之意。补肾俞(肾脏背俞穴)、三阴交(足三阴之会穴)以壮水源而制阳光,故一诊而寐稍安。二诊改灸厥阴俞3壮,亦泻心脏有余之气火,并取内关用泻以加强泻火安神之功效,更补太溪(足少阴之原)以强化滋水之力,故诊后睡眠转酣,诸羔消失。三诊停灸,而专用针法,并加用脾俞、足三里以调补脾胃,益营血而安神明。半载之病,愈在旦夕,足证灸有补泻之分,针灸并用,效如桴鼓。

讨论：陆瘦燕认为失眠一症，其发病总是阳不交阴，神不守舍所致。虽症因不一，总不离外邪、里病两端。若因外邪而不寐者，如伤寒、疟疾等病，痛楚呻吟，夜难安寐，治当速祛其邪，攘外以安内，治愈不难。里病不寐者，或焦烦过度，而离宫内燃，法当峻泻其火，可取然谷、行间、支沟等火性穴位，紧提八八老阴之数，后安其神，取神门、内关，先紧提六六少阴之数，后紧按行三九少阳之数。或忧劳愤郁而耗心脾，当养血安神，可补膈俞、脾俞、三阴交、足三里以和胃生血，补神门、大陵以安阳神入舍。或精不凝神，而龙雷震荡，当壮水之主，以引火归原，可补太溪、复溜、照海、志室，施提插补法，佐以安神。或肝血无藏，而魂摇神漾，当补肝血而安魂，可用肝俞、曲泉、三阴交、膈俞。或胆热心烦而致神魂受扰，当清少阳郁热，泻阳陵泉、胆俞，而补厥阴，取大陵、肝俞以安神魂。因惊而致者，宜镇惊，可泻阴郄、神门、心俞。因怒而致者，宜疏肝，可泻行间、太冲。饮食停滞，胃不和而卧不安者，宜和胃导滞为先，佐以安神，可补足三里、神门，泻天枢、大横。新产、病后、虚烦不眠者，宜补益气血，灸足三里、关元、气海、膻中，缓图其本，而后才能安神。临诊者当以意领会，消息而运用之。（陆瘦燕，朱汝功．陆瘦燕针灸医案选[M]．北京：人民军医出版社，2009．）

8. 少府* Shàofǔ（HT8）荥穴

【定位】　在手掌，横平第 5 掌指关节近端，第 4、5 掌骨之间（图 7-10）。

注：第 4、5 掌骨之间，握拳时，小指尖所指处，横平劳宫（PC8）。

【解剖】　皮肤→皮下组织→掌腱膜→无名指的浅、深屈肌腱与小指的浅、深屈肌腱之间→第四蚓状肌→第四骨间背侧肌。浅层有尺神经掌支分布。深层布有掌侧总动、静脉，指掌侧固有神经（尺神经分支）。

【主治】　①心悸，心烦，胸痛。②肘臂痛，掌中热，手指拘挛。

【操作】　直刺 0.3～0.5 寸。

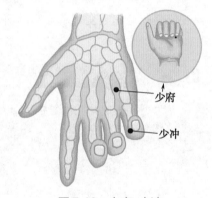

图 7-10　少府、少冲

9. 少冲* Shàochōng（HT9）井穴

【定位】　在手指，小指末节桡侧，指甲根角侧上方 0.1 寸（图 7-10）。

注：手小指桡侧指甲根角侧上方（即沿角平分线方向）0.1 寸。相当于沿爪甲桡侧画一直线与爪甲基底缘水平线交点处。

【解剖】　皮肤→皮下组织→指甲根。布有尺神经的指掌侧固有神经指背支和指掌侧固有动、静脉指背支形成的动、静脉网。

【主治】　①心痛，心悸，心烦，高热神昏。②胁痛。

【操作】　浅刺 0.1 寸或点刺出血。

知识链接

1. 配伍　配合谷、太冲、水沟治小儿惊风。

2. 文献摘要　①主心火炎上，眼赤（《类经图翼》）。②发热仗少冲、曲池之津（《百症赋》）。③针刺少冲、少商等穴，可使一氧化碳（CO）中毒的动物血中 CO 含量迅速减少，动物苏醒时间较对照组明显提前。

知识链接

腧穴命名与作用

1. 极泉　意指最深凹处,因腋窝而得名。作用疏经活血,宁心安神。

2. 青灵　青,主痛;灵,指效验。该穴主治肩臂痛不能解衣而得名。作用疏经通络,行气活血。

3. 少海　合穴脉气盛,因称"海",与手太阳经的小海邻近,因称此为"少海"。作用清心安神,行气活血。

4. 灵道　灵,指心的功能;道,即通道。穴属心经。意指其作用与心相关。作用宁心安神,疏经通络。

5. 通里　里,指脉气所聚之处;络脉通向手太阳,故名"通里"。作用宁心安神,利舌和营。

6. 阴郄　郄,有空隙之意,是气血深聚之处,穴属手少阴之郄,故名。作用宁心安神,益阴固表。

7. 神门　"心藏神","神"为心的功能;"门"为神气所出入。本穴为手少阴输穴,故名。作用宁心安神,疏经通络。

8. 少府　聚处为府,穴为手少阴经气所聚之处,故名。作用清心安神,疏经活血。

9. 少冲　冲,指要冲,指手少阴之气从此冲出小指而得名。作用宁心安神,泄热救逆。

（刘鑫烨　方　伟）

? 复习思考题

1. 按顺序写出手少阴心经的经穴名称。

2. 试述《灵枢·经脉》中手少阴心经循行。

3. 试述《灵枢·经脉》手少阴心经的经脉病候。

ER-7-7

扫一扫,测一测

第八章　手太阳经络与腧穴

知识目标：
1. 掌握手太阳小肠经经脉的循行。
2. 掌握手太阳小肠经重点腧穴的特定穴类别、定位、主治及操作。
3. 熟悉手太阳小肠经经脉病候、络脉病候。
4. 了解手太阳小肠经经别、经筋内容。
能力目标： 具备在人体上划经取穴的能力。
素质目标： 具备独立思考、自主探究能力，树立精益求精、爱岗敬业的工匠精神，培养医者仁心。

本章包括手太阳经络和手太阳腧穴两部分。手太阳经络包括手太阳经脉、手太阳络脉、手太阳经别和手太阳经筋。手太阳腧穴，首穴是少泽，末穴是听宫，左右各 19 个穴位。

第一节　手太阳经络

手太阳经脉主要分布于手小指的尺侧、上肢外侧后缘、肩后及肩胛部、颈部、面颊、目外眦、耳中、目内眦。其络脉、经别分别与之内外相连，经筋分布于外部。

一、手太阳经脉

（一）经脉循行

小肠手太阳之脉，起于小指之端，循手外侧，上腕，出踝[1]中，直上循臂骨[2]下廉，出肘内侧两筋[3]之间，上行臑外后廉[4]，出肩解[5]，绕肩胛[6]，交肩上[7]，入缺盆络心，循咽[8]下膈，抵胃属小肠；其支者，从缺盆循颈上颊，至目锐眦[9]，却入耳中[10]；其支者，别颊上䪼[11]，抵鼻，至目内眦（斜络于颧[12]）。（《灵枢·经脉》）（图 8-1，图 8-2）

【注释】
[1] 踝：即锐骨，此处指尺骨茎突。
[2] 臂骨：《太素》杨注："臂有两骨，垂手之时，内箱前骨名为上骨，外箱后骨名为下骨。"即尺、桡骨。
[3] 两筋：此处指肘内侧两尖骨，即尺骨鹰嘴与肱骨内上髁。
[4] 臑外后廉：臑，臂腹也。臑外后廉即指上臂外侧后缘。
[5] 肩解：即肩后骨缝，此处指肩关节部。
[6] 肩胛：指肩胛骨。

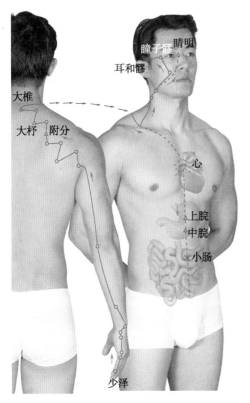
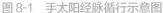

图 8-1　手太阳经脉循行示意图

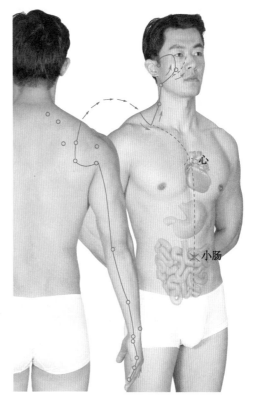

图 8-2　手太阳经脉图

[7] 交肩上：《类经》十二经脉注："肩上，秉风、曲垣等穴也。左右交于两肩之上，会于督脉之大椎。"即指交会于大椎穴。

[8] 咽：指食管。

[9] 目锐眦：指外眼角。

[10] 却入耳中：曲折而行为却。却入耳中指由外眼角折行入耳中。

[11] 𩩲（zhuō）：眼眶的下方，包括颧骨内连及上牙床部位。

[12] 斜络于颧：《黄帝内经太素》《十四经发挥》无此 4 字。疑此原属注文，故加括号。

【语译】

手太阳小肠经：(1)起于小指外侧末端（少泽），(2)沿手掌尺侧（前谷、后溪），上至腕部（腕骨、阳谷），出尺骨小头部（养老），(3)直上沿前臂后缘（支正），经肱骨内上髁和尺骨鹰嘴之间（小海），(4)沿上臂外侧后缘，出于肩关节部位（肩贞、臑俞），绕肩胛（天宗、秉风、曲垣），向上内侧行，交会于肩上大椎（肩外俞、肩中俞），(5)向前下进入缺盆，联络心脏，沿着食管向下过膈肌，到达胃腑，最后归于小肠。

颈部支脉：(6)从缺盆上行沿颈旁（天窗、天容），上达面颊，至外眼角，向后折行入耳中（听宫）。

面颊部支脉：(7)从面颊部分出，上行至颧骨下（颧髎），抵于鼻旁，至目内眦（会睛明），与足太阳膀胱经相接。

（二）经脉病候

是动则病，嗌痛，颔 [1] 肿，不可以顾，肩似拔 [2]，臑似折。

是主液所生病 [3] 者，耳聋，目黄，颊肿，颈、颔、肩、臑、肘臂外后廉痛。（《灵枢·经脉》）

【注释】

[1] 颔（hàn）：《金鉴》："颔者，颏下结喉上两侧肉之软处。"

[2] 肩似拔：肩部疼痛如被拉扯。

[3] 是主液所生病:《类经》十二经病注:"小肠主泌别清浊,病则水谷不分,而流衍无制,故主液所生病也。"是主液所生病,指小肠经所主之液发生的疾病。

【语译】

本经出现异常变化就表现为下列病症:咽喉痛,颔下肿,不能回顾,肩部牵拉样疼痛,上臂痛如折断。

本经所主之"液"发生的病变是:耳聋,眼睛发黄,面颊肿,颈部、颔下、肩胛、上臂、前臂的外侧后缘疼痛。

二、手太阳络脉

手太阳之别,名曰支正,上腕五寸,内注少阴;其别者,上走肘,络肩髃。实则节弛肘废[1];虚则生肬[2],小者如指痂疥[3],取之所别也。(《灵枢·经脉》)(图8-3)

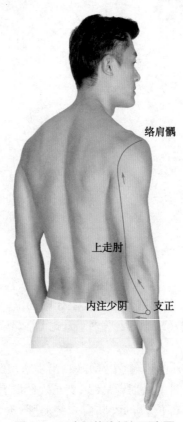

图 8-3　手太阳络脉循行示意图

【注释】

[1] 节弛肘废:指肩肘关节松弛,痿废不用。

[2] 肬(yóu):同疣,系皮上赘肉。

[3] 小者如指痂疥:指生出的赘疣如指间所生的痂疥一样又小又多。

【语译】

手太阳小肠经别出的络脉名叫支正,起于腕上五寸,向内注入手少阴心经;别出的一支向上过肘,与手阳明大肠经肩髃穴处相联络。该络脉发生病变时,实证会出现骨节弛缓、关节痿废不能活动等症状,虚证会生出赘疣,如同指间所生的痂疥一样又小又多。对此,应用本络脉别出之处的支正穴治疗。

三、手太阳经别

手太阳之正，指地[1]，别于肩解，入腋走心，系小肠[2]也。（《灵枢·经别》）（图 8-4）

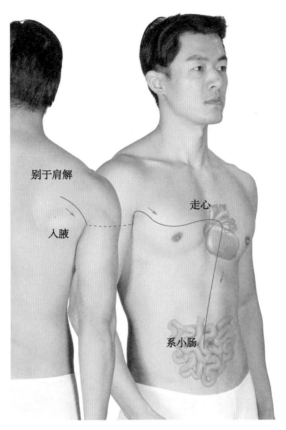

图 8-4　手太阳经别循行示意图

【注释】

[1] 指地：《太素》卷九经脉正别注："地，下也。"《类经》七卷第三注："指地者，地书阴……"指地，即自上而下循行。

[2] 系小肠：此经未记"上行向头"的一支，应与各经别一致，上合于手太阳，并与手少阴经别同行。

【语译】

手太阳经别，是由上向下而行，在肩关节部位从手太阳小肠经分出，经过腋窝部，走向心脏，联系小肠。

四、手太阳经筋

手太阳之筋，起于小指之上，结于腕，上循臂内廉，结于肘内锐骨[1]之后，弹之应小指之上，入结于腋下；其支者，后走腋后廉，上绕肩胛，循颈出足太阳之（筋）前，结于耳后完骨；其支者，入耳中；直者，出耳上，下结于颔，上属目外眦。

其病：小指支，肘内锐骨后廉痛；循臂阴[2]入腋下，腋下痛，腋后廉痛，绕肩胛引颈而痛，应耳中鸣痛，引颔目瞑[3]，良久乃得视。颈筋急则为筋瘘颈肿[4]。（《灵枢·经筋》）（图 8-5）

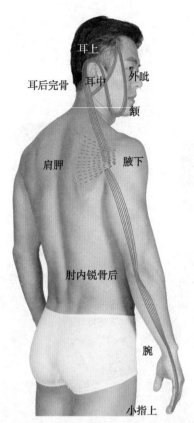

图 8-5　手太阳经筋分布示意图

【注释】

[1] 肘内锐骨：锐骨与高骨同义，肘内锐骨即指肱骨内上髁。

[2] 臂阴：臂内侧面。

[3] 瞑：闭目。

[4] 筋瘘颈肿：《类经》十七卷第六十九注："筋瘘颈肿，即鼠瘘之属。"即瘰疬。

【语译】

手太阳经筋，起于小指之上，向上与腕部相联结，沿着前臂的内侧上行，结聚于肱骨内上髁后面，以手弹该骨处，有酸麻之感传到小指上，再由此上行结聚于腋下；其分支，向后沿腋后侧上绕肩胛，沿颈部出走足太阳经筋之前，与耳后乳突相联结；由此处分出的支筋进入耳中，由此直行而上的支筋出于耳上，下行结于颔部，又向上行联属于外眼角。

手太阳经筋发病可出现手小指掣引肱骨外上髁后缘疼痛，再沿上臂的内侧进入腋下引起腋下及腋后侧等处疼痛，再绕过肩胛，牵引到颈部作痛，并感觉耳中鸣响疼痛，痛引颔部，眼睛在闭合休息很久后才能看东西，颈部经筋拘急，可发生瘰疬、颈肿之病。

第二节　手太阳腧穴

本经一侧 19 穴，8 穴分布于上肢背面尺侧，11 穴在肩、颈、面部（图 8-6）。

1. 少泽* Shàozé（SI1）井穴

【定位】　在手指，小指末节尺侧，指甲根角侧上方 0.1 寸（图 8-7）。

注：手小指尺侧指甲根角侧上方（即沿角平分线方向）0.1 寸。相当于沿爪甲尺侧画一直线与爪甲基底缘水平线交点处。

手太阳腧穴视频

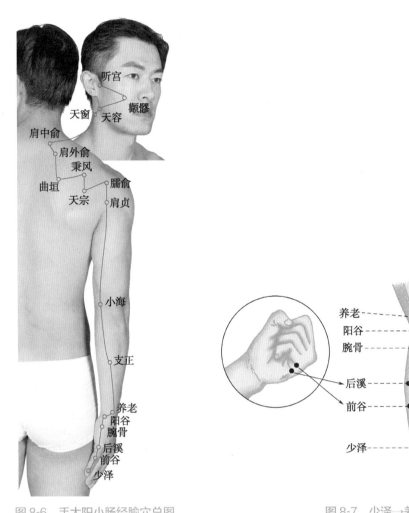

图 8-6 手太阳小肠经腧穴总图

图 8-7 少泽→养老

【解剖】 皮肤→皮下组织→指甲根。分布有尺神经指掌侧固有神经的指背支和小指尺掌侧动、静脉指背支形成的动、静脉网。

【主治】 ①乳痈，产后缺乳。②头痛，颈项强痛，目翳，咽喉肿痛。③高热神昏。

【操作】 浅刺0.1～0.2寸；或点刺出血；可灸；孕妇慎用。

知识链接

1. 配伍 ①配合谷、膻中，治乳少。②配期门、间使，治气机不畅，乳房胀痛。③配肝俞，治胬肉攀睛。④配水沟，治热病昏迷、休克。

2. 文献摘要 ①少泽应除心下寒（《灵光赋》）。②妇人吹乳痛难消，吐血风痰稠似胶，少泽穴内明补泻，应时神效气能调（《玉龙歌》）。③电针少泽穴，可使缺乳妇女催乳素分泌增加，有效维持产后催乳素水平。

2. 前谷 Qiángǔ（SI2）荥穴

【定位】 在手指，第5掌指关节尺侧远端赤白肉际凹陷中（图8-7）。

注：半握拳，第5掌指横纹尺侧端。

【解剖】 皮肤→皮下组织→小指近节指骨基底部。分布有尺神经的指背神经、指掌侧固有神经和小指尺掌侧动、静脉。

【主治】 ①头痛，颈项强痛，目痛，耳鸣，咽喉肿痛。②发热，癫狂。③手指肿痛。

【操作】 直刺0.2～0.3寸；可灸。

3. 后溪* Hòuxī（SI3）输穴，八脉交会穴（通督脉）

【定位】 在手背，第5掌指关节尺侧近端赤白肉际凹陷中（图8-7）。

注：半握拳，掌远侧横纹头（尺侧）赤白肉际处。

【解剖】 皮肤→皮下组织→小指展肌→小指短屈肌。浅层分布有尺神经手背支、尺神经掌支和皮下浅静脉等；深层有小指尺掌侧固有动、静脉和指掌侧固有神经。

【主治】 ①头痛，颈项强痛，耳聋，目赤，鼻衄。②癫，狂，痫。③疟疾。④腰痛。⑤肘臂痛。

【操作】 直刺0.5～0.8寸，或向合谷方向透刺；可灸。

知识链接

1. 配伍 ①配天柱、大杼，治头项强痛。②配合谷，治疟疾寒热。③配鸠尾、神门，治五痫。④配阴郄，治盗汗。

2. 文献摘要 ①后溪专治督脉病，癫狂此穴治还轻（《拦江赋》）。②八脉图并治症穴：手足拘挛战掉，中风不语痫癫，头痛眼肿泪涟涟，腿膝背腰痛遍，项强伤寒不解，牙齿腮肿喉咽，手麻足麻破伤牵，盗汗后溪先砭（《针灸大成》）。③电针后溪穴治疗急性腰扭伤具有较好的近期和远期疗效。

---

4. 腕骨 Wàngǔ（SI4）原穴

【定位】 在腕后内侧，第5掌骨底与三角骨之间的赤白肉际凹陷中（图8-7）。

注：由后溪（SI3）向上沿掌骨直推至一突起骨，于两骨之间凹陷中取穴。

【解剖】 皮肤→皮下组织→小指展肌→豆掌韧带。浅层有前臂内侧皮神经、尺神经掌支、尺神经手背支和浅静脉等分布；深层有尺动、静脉的分支或属支。

【主治】 ①头痛，颈项强痛，肩、臂、腕痛，活动受限。②耳鸣，目翳。③黄疸。④发热，惊风，抽搐。⑤疟疾。

【操作】 直刺0.3～0.5寸；可灸。

知识链接

1. 配伍 ①配太冲、阳陵泉，治黄疸、胁痛。②配三阴交、足三里，治疗消渴。

2. 文献摘要 ①腕中无力痛艰难，握物难移体不安，腕骨一针虽见效，莫将补泻等闲看（《玉龙歌》）。②腰连腿疼腕骨升（《杂病穴法歌》）。③针刺腕骨穴可使不蠕动或蠕动减弱的结肠下部及直肠的蠕动增强，有增加肠蠕动的作用。

---

5. 阳谷 Yánggǔ（SI5）经穴

【定位】 在腕后内侧，尺骨茎突与三角骨之间的凹陷中（图8-7）。

注：由腕骨（SI4）向上，相隔一骨（即三角骨）与尺骨茎突之间的凹陷中。

【解剖】 皮肤→皮下组织→尺侧腕伸肌腱的前方。浅层有尺神经手背支和贵要静脉等分布；深层有尺动脉的腕背支。

【主治】 ①头痛，眩晕，耳鸣，耳聋。②发热，癫，狂，痫，抽搐。③颈肿，颔肿，臂外侧痛，腕痛。

【操作】 直刺0.3～0.5寸；可灸。

6. 养老* Yǎnglǎo（SI6）郄穴

【定位】　在前臂后侧，腕背横纹上1寸，尺骨头桡侧凹陷中（图8-7）。

注：掌心向下，用一手指按在尺骨头的最高点上，然后手掌旋后，在手指滑入的骨缝中。

【解剖】　皮肤→皮下组织→尺侧腕伸肌腱。浅层布有前臂内侧皮神经、前臂后皮神经、尺神经手背支和贵要静脉属支；深层有腕背动、静脉网。

【主治】　①肩臂痛、活动受限。②视物不清。

【操作】　直刺0.5～0.8寸或向上斜刺0.5～1寸；可灸。

<hr/>

知识链接

1. 配伍　①配球后，治视力减退。②配四白，治面肌痉挛。③配肩髃，治肩、背、肘疼痛。④配天柱，治肩痛欲折。

2. 文献摘要　①治目视不明（《铜人腧穴针灸图经》）。②肩痛欲折，臑如拔，手不能自上下，养老主之（《针灸甲乙经》）。③向肘关节方向针刺养老穴，治疗急性腰扭伤。

<hr/>

案例分析

李某，男，38岁，自由职业者。运动时不慎扭伤腰部，疼痛难忍，不能直立，急诊求治。查体：第4腰椎右侧压痛明显，无放射痛，直腿抬高试验（+），屈颈试验（−）。

诊断：急性腰扭伤。

治法：取后溪穴向合谷方向透刺1.5寸，施捻转提插强刺激手法，以患者感局部酸、麻、胀、重至整个掌部为度。留针15分钟，每5分钟行针一次。同时嘱患者主动运动腰部，以耐受为度。第一次针刺后，腰部疼痛减轻，患者能直立，行走自如。又针一次，腰痛消失而痊愈。

按：后溪为手太阳小肠经输穴。《难经》曰："俞主体重节痛"，《针灸大成•脏腑井荥俞经合主治》载："体重节痛刺后溪（俞）"。后溪又为八脉交会穴，通于督脉，可疏通督脉经气，有通经活络止痛之效，单独应用即可治疗督脉病证。（李相昌，王莉. 后溪穴性及临床应用举例 [J]. 上海中医药杂志，2004，38（5）：44.）

7. 支正 Zhīzhèng（SI7）络穴

【定位】　在前臂外侧，腕背侧远端横纹上5寸，尺骨尺侧与尺侧腕屈肌之间（图8-8）。

注：阳谷（SI5）与小海（SI8）连线的中点下1寸。

【解剖】　皮肤→皮下组织→尺侧腕屈肌→指深屈肌→前臂骨间膜。浅层布有前臂内侧皮神经和贵要静脉属支；深层有尺动、静脉和尺神经。

【主治】　①头痛，颈项强痛。②发热，癫狂。③肘臂痛，疣目。

【操作】　直刺0.3～0.8寸；可灸。

<hr/>

知识链接

1. 配伍　①配神门，治癫狂。②配曲池，治肘臂手指痛麻，不能握物。③配肩髎，治肩臂、手指疼痛挛急。

2. 文献摘要　①主七情郁结不舒，肘臂十指筋挛疼痛，及消渴饮水不止（《医宗金鉴》）。②目眩兮，支正、飞扬（《百症赋》）。③取双侧支正穴，进针后用捻转提插泻法，间隔10分钟行针1次，留针10分钟，治疗舌尖疼痛。

8. 小海 Xiǎohǎi（SI8）合穴

【定位】 在肘后内侧，尺骨鹰嘴（即肘尖）与肱骨内上髁之间凹陷中（图8-8）。

注：微屈肘，在尺神经沟中，用手指弹敲此处时有触电麻感直达小指。

【解剖】 皮肤→皮下组织→尺神经沟内。浅层布有前臂内侧皮神经尺侧支、臂内侧皮神经和贵要静脉属支；深层，在尺神经沟内有尺神经，尺神经的后外侧有尺侧上副动、静脉与尺动、静脉的尺侧返动、静脉后支吻合成的动、静脉网。

【主治】 ①头痛，颈项强痛。②肘臂痛。③癫痫。④疝气。

【操作】 直刺或斜刺0.3～0.5寸；可灸。

知识链接

1. 配伍 ①配少海、曲池，治肘臂疼痛。②配支正、阳谷、腕骨，治尺神经麻痹。

2. 文献摘要 ①风眩头痛；疟，背膂振寒，颈痛引肘胁，腰痛引少腹，四肢不举（《针灸甲乙经》）。②治寒热，齿龈肿（《铜人腧穴针灸图经》）。③针刺小海穴可使降结肠远端的迷走神经过敏现象减轻，治疗过敏性结肠炎有一定效果。

---

9. 肩贞 Jiānzhēn（SI9）

【定位】 在肩带部，肩关节后下方，腋后纹头直上1寸（图8-9）。

注：臂内收时，腋后纹头直上1寸，三角肌后缘。

【解剖】 皮肤→皮下组织→三角肌后缘→肱三头肌长头→大圆肌→背阔肌腱。浅层有第二肋间神经的外侧皮支和臂外侧上皮神经分布；深层有桡神经等结构。

【主治】 ①肩痛，上肢不遂。②瘰疬。

【操作】 向外斜刺1.0～1.5寸，或向前腋缝方向透刺；可灸。不宜向胸侧深刺。

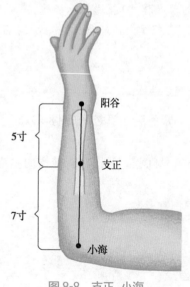

图8-8 支正、小海

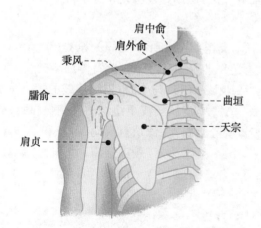

图8-9 肩贞→肩中俞

10. 臑俞 Nàoshù（SI10）手太阳经、足太阳经、阳维脉、阳跷脉交会穴

【定位】 在肩带部，腋后纹头直上，肩胛冈下缘凹陷中（图8-9）。

【解剖】 皮肤→皮下组织→三角肌→冈下肌。浅层有锁骨上外侧神经分布；深层有腋神经、肩胛上神经和肩胛上动、静脉的分支或属支分布。

【主治】 肩臂痛。

【操作】 直刺0.5~1.0寸；可灸。不宜向胸侧深刺。

11.天宗* Tiānzhōng（SI11）

【定位】 在肩带部，肩胛冈中点与肩胛骨下角连线上1/3与下2/3交点凹陷中（图8-9）。

【解剖】 皮肤→皮下组织→斜方肌→冈下肌。浅层布有第四胸神经后支的皮支和伴行的动、静脉；深层布有肩胛上神经的分支和旋肩胛动、静脉的分支或属支。

【主治】 肩痛、活动受限。

【操作】 直刺或斜刺0.5~1.0寸；可灸。

知识链接

1. 配伍 ①配肩髃，治肩痛。②配臑会，治肩臂肘痛。③配膻中，治乳房肿痛。

2. 文献摘要 ①肩重，肘臂痛不可举，天宗主之（《针灸甲乙经》）。②主肩臂酸痛，肘外后廉痛，颊颌肿（《针灸大成》）。③针刺右侧天宗穴，对胆绞痛有较好的镇痛作用。

12.秉风 Bǐngfēng（SI12）手三阳、足少阳经交会穴

【定位】 在肩带部，肩胛冈中点上方冈上窝中（图8-9）。

【解剖】 皮肤→皮下组织→斜方肌→冈上肌。浅层布有第二胸神经后支的皮支和伴行的动、静脉；深层有肩胛上神经的分支和肩胛上动、静脉的分支或属支分布。

【主治】 肩痛、活动受限。

【操作】 直刺0.3~0.8寸；可灸。

13.曲垣 Qūyuán（SI13）

【定位】 在肩带部，肩胛冈内侧端上缘凹陷中（图8-9）。

注：臑俞（SI10）与第2胸椎棘突连线的中点处。

【解剖】 皮肤→皮下组织→斜方肌→冈上肌。浅层布有第二、三胸神经后支的皮支和伴行的动、静脉；深层布有肩胛上神经的肌支和肩胛上动、静脉，肩胛背动、静脉的分支或属支。

【主治】 肩痛。

【操作】 直刺或向外下方斜刺0.3~0.5寸；可灸。

14.肩外俞 Jiānwàishù（SI14）

【定位】 在背部，第1胸椎棘突下，后正中线旁开3寸（图8-9）。

注1：肩胛骨脊柱缘的垂线与第1胸椎棘突下的水平线相交处。

注2：本穴与内侧的大杼（BL11）、陶道（GV13）均位于第1胸椎棘突下水平。

【解剖】 皮肤→皮下组织→斜方肌→菱形肌。浅层布有第一、二胸神经后支的皮支和伴行的动、静脉；深层布有颈横动、静脉的分支或属支和肩胛背神经的肌支。

【主治】 肩背痛，项强。

【操作】 向外斜刺0.3~0.8寸；可灸。

15.肩中俞 Jiānzhōngshù（SI15）

【定位】 在背部，第7颈椎棘突下，后正中线旁开2寸（图8-9）。

注：大椎（GV14）旁开2寸。

【解剖】 皮肤→皮下组织→斜方肌→菱形肌。浅层有第八颈神经后支，第一胸神经后支的皮支分布；深层有副神经、肩胛背神经的分布和颈横动、静脉。

【主治】 肩背痛，项强。

【操作】 直刺或向外斜刺0.3~0.8寸；可灸。

16. 天窗 Tiānchuāng（SI16）

【定位】 在颈前部，横平甲状软骨上缘（约相当于喉结处），胸锁乳突肌的后缘（图8-10）。

注1：取一侧穴，令患者头转向对侧以显露胸锁乳突肌，抗阻力转动时则肌肉显露更明显。

注2：本穴与人迎（ST9）、扶突（LI18）均横平喉结，三者的位置关系为：胸锁乳突肌前缘处为人迎（ST9），后缘为天窗（SI16），前后缘中间为扶突（LI18）。

【解剖】 皮肤→皮下组织→胸锁乳突肌后缘→肩胛提肌→头、颈夹肌。浅层有耳大神经、枕小神经和颈外静脉；深层布有颈升动、静脉的分支或属支。

【主治】 ①耳鸣，耳聋。②咽喉肿痛，失音。③瘰疬。④颈项强痛。

【操作】 直刺0.3～0.5寸或向下斜刺0.5～1.0寸；可灸。

17. 天容 Tiānróng（SI17）

【定位】 在颈前部，下颌角后方，胸锁乳突肌的前缘凹陷中（图8-10）。

注：取一侧穴，令患者头转向对侧以显露胸锁乳突肌，抗阻力转动时则肌肉显露更明显。

【解剖】 皮肤→皮下组织→面动脉后方→二腹肌腱及茎突舌骨肌。浅层有耳大神经和颈外静脉等结构；深层有面动脉、面静脉、颈内静脉、副神经、迷走神经、舌下神经、颈上神经节等重要结构。

【主治】 ①胸痛，气喘。②耳聋。③咽喉肿痛。④瘿瘤。⑤颈项强痛。

【操作】 直刺0.5～0.8寸，不宜深刺；可灸。

18. 颧髎 Quánliáo（SI18）手少阳经、太阳经交会穴

【定位】 在面部，颧骨下缘，目外眦直下凹陷中（图8-11）。

【解剖】 皮肤→皮下组织→颧肌→咬肌→颞肌。浅层布有上颌神经的眶下神经分支，面神经的颧支、颊支，面横动、静脉的分支或属支；深层有三叉神经的下颌神经分支分布。

【主治】 ①口眼㖞斜，眼睑瞤动。②目赤，目黄。③齿痛，颊肿。

【操作】 直刺0.3～0.5寸或斜刺0.5～1.0寸；可灸。

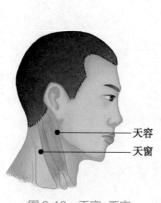

图8-10 天窗、天容

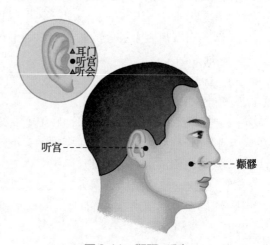

图8-11 颧髎、听宫

知识链接

1. 配伍 ①配颊车、合谷，治面肿。②配肝俞、太冲，治面肌痉挛。

2. 文献摘要 ①主口㖞，面赤目黄，眼瞤动不止（《针灸大成》）。②单独针刺颧髎对三叉神经痛、鼻炎有较好的效果。

19. 听宫* Tīnggōng（SI19）手少阳经、足少阳经、手太阳经交会穴

【定位】　在面部,耳屏正中与下颌骨髁突之间的凹陷中(图8-11)。

注:微张口,耳屏正中前缘凹陷中,在耳门(TE21)与听会(GB2)之间。

【解剖】　皮肤→皮下组织→外耳道软骨。分布有耳颞神经,颞浅动、静脉耳前支的分支或属支等结构。

【主治】　①耳鸣,耳聋,聤耳。②癫,狂,痫。

【操作】　张口,直刺0.5~1.5寸;可灸。

🌐 **知识链接**

1. 配伍　①配耳门、中渚、复溜,治耳鸣耳聋。②配合谷,治齿痛。

2. 文献摘要　①主失音,癫疾,心腹满,聤耳,耳聋如物填塞无闻,耳中嘈嘈㗅㗅蝉鸣(《针灸大成》)。②针刺听宫穴,还可改善实验动物耳蜗的功能。

🌐 **知识链接**

腧穴命名与作用

1. 少泽　"少"指小,"泽"指润泽,本穴为手太阳经井穴,气血始出,故名少泽。作用增液通乳,开窍苏厥。

2. 前谷　"前"指前方;"谷"指凹陷,本穴位于第5掌指关节前方尺侧凹陷处,故名前谷。作用清热泻火,聪耳明目。

3. 后溪　"后"指后方;"溪"为指沟溪,本穴位于第5掌指关节前方后方尺侧凹陷处,故名后溪。作用通络止痛,截疟安神。

4. 腕骨　本穴在腕部骨间,故名腕骨。作用增液止渴,利胆退黄。

5. 阳谷　本穴在腕横纹外侧端骨隙中,其处不如阳溪、阳池之宽深,形如小谷,故名阳谷。作用清热宁心,聪耳明目。

6. 养老　"养"指育,"老"指老人,本穴主治舒筋明目,益寿延年,故名养老。作用聪耳明目,增液养筋。

7. 支正　"支"指支别,"正"指正经,手太阳之络由此别离正经,入络心经,故名支正。作用通络止痛,清热安神。

8. 小海　"小"指小肠经,本穴为合,气血至此,犹如水流入海,故名小海。作用通络止痛,清热安神。

9. 肩贞　"肩"即肩部,"贞"为正,本穴位腋后纹头端直而上1寸,故名肩贞。作用通络止痛,化痰消肿。

10. 臑俞　"臑"指肱骨上端,穴当其处,故名臑俞。作用舒筋活络,化痰消肿。

11. 天宗　"天"指上,"宗"指本,本穴位于肩胛冈下窝中点,故名天宗。作用舒筋活血,肃降肺气。

12. 秉风　"秉"指执掌,"风"指风邪,本穴舒筋通络散风,主治肩痛不举,故名秉风。作用舒筋散风,通络止痛。

13. 曲垣　"曲"指弯曲,"垣"指墙,本穴当肩胛冈隆起处与肩胛骨相交处上缘,如墙垣内上弯曲部位,故名曲垣。作用舒筋活络,行气止痛。

14. 肩外俞　本穴位于肩中俞外下,故名肩外俞。作用舒筋活络,行气止痛。

15. 肩中俞　本穴靠近脊中线,位于肩井与大椎连线的中点,故名肩中俞。作用宣肺解表,通络止痛。

16. 天窗　"天"指上,此处指头部,"窗"指头上的孔窍,该穴主治耳聋、喉中痛、暴哑等孔窍病,故名天窗。作用开窍聪耳,息风宁神。

17. 天容　"容"指面容,本穴在下颌角后方,适当修貌时耳环垂坠之处,故名天容。作用利咽消肿,降逆止呕。

18. 颧髎　"髎"指骨边孔隙,本穴在颧骨下凹陷中,故名颧髎。作用清热消肿,牵正止痉。

19. 听宫　"宫"指要处,本穴主治耳鸣耳聋,是恢复听力的要穴,故名听宫。作用开窍聪耳,消肿止痛。

（张艳艳　方　伟）

ER-8-6

扫一扫,测一测

? 复习思考题

1. 简述天宗、天窗、天容的取穴方法。
2. 试述手太阳小肠经主治病证。
3. 试述《灵枢·经脉》中手太阳小肠经的经脉循行。

第九章　足太阳经络与腧穴

PPT 课件

学习目标

知识目标：

1. 掌握足太阳膀胱经经脉的循行。

2. 掌握足太阳膀胱经重点腧穴的特定穴类别、定位、主治及操作。

3. 熟悉足太阳膀胱经经脉病候、络脉病候。

4. 了解足太阳膀胱经经别、经筋内容。

能力目标：具备在人体上画经点穴的能力。

素质目标：具备独立思考、自主探究能力，树立精益求精、爱岗敬业的工匠精神，培养医者仁心。

知识导览

本章包括足太阳经络和足太阳腧穴两部分。足太阳经络包括足太阳经脉、足太阳络脉、足太阳经别和足太阳经筋。足太阳腧穴，首穴是睛明，末穴是至阴，左右各67穴。

第一节　足太阳经络

足太阳经脉主要分布在头面，腰背第一、二侧线及下肢外侧后缘和足小趾。其络脉、经别分别与之内外连接，经筋分布于外部。

一、足太阳经脉

（一）经脉循行

膀胱足太阳之脉，起于目内眦，上额，交巅[1]。

其支者，从巅至耳上循[2]。

其直者，从巅入络脑[3]，还出别下项，循肩膊内[4]，挟脊抵腰中，入循膂[5]，络肾，属膀胱。

其支者，从腰中，下挟脊[6]，贯臀[7]，入腘中。

足太阳经脉、络脉循行动画

其支者，从膊内左右别下贯胛[8]，挟脊内，过髀枢[9]，循髀外[10]从后廉下合腘中。以下贯踹[11]内，出外踝之后，循京骨[12]至小指外侧。（《灵枢·经脉》）（图9-1，图9-2）

【注释】

[1] 巅：指头顶最高处。

[2] 耳上循：指耳上循行。

[3] 脑：颈之上为头部，头内为脑，颈后部称为项。

[4] 肩膊内：意指肩胛部。内，指内侧。

[5] 膂：夹脊两旁的肌肉。此说"挟脊，抵腰中，入循膂，络肾"，指当肾俞部进入深部联络肾脏。

足太阳经脉、络脉循行视频

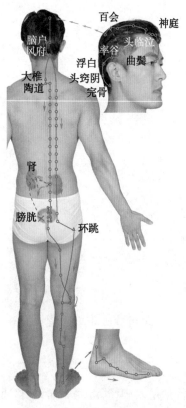

图 9-1　足太阳经脉循行示意图

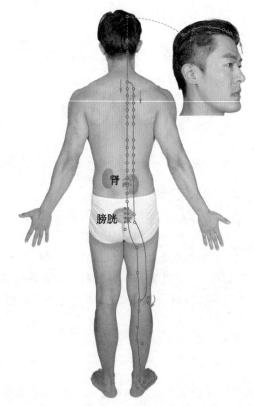

图 9-2　足太阳经脉图

[6] 挟脊：此支从肾俞处分出挟脊下行，经过八髎、会阳至会阴部，故称此为会阴之脉。

[7] 贯臀：指通过臀下当承扶穴部，直下经殷门，至委中。

[8] 贯胛：此支从肩胛骨内缘，夹脊肉（竖棘肌）外侧直下，当正中线旁开 3 寸。

[9] 髀枢：意指髋关节，当股骨大转子处。

[10] 髀外：大腿外侧。

[11] 腨：腓肠肌部。

[12] 京骨：第五跖骨粗隆部，其下为京骨穴。

【语译】

足太阳膀胱经，（1）从内眼角开始（睛明），上行额部（攒竹、眉冲、曲差；会神庭、头临泣），交会于头顶（五处、承光、通天；会百会）。

头顶部支脉，（2）从头顶分出到耳上循行（会曲鬓、率谷、浮白、头窍阴、完骨）。

直行主干，（3）从头顶入内络于脑（络却、玉枕；会脑户、风府），回出项部（天柱）分开下行：（4）一支沿肩胛内侧，夹脊旁（会大椎、陶道；经大杼、风门、肺俞、厥阴俞、心俞、督俞、膈俞），到达腰中（肝俞、胆俞、脾俞、胃俞、三焦俞、肾俞），进入脊旁筋肉，（5）络于肾，属于膀胱（气海俞、大肠俞、关元俞、小肠俞、膀胱俞、中膂俞、白环俞）。（6）一支从腰中分出，夹脊旁，通过臀部（上髎、次髎、中髎、下髎、会阳、承扶），进入腘窝中（殷门、委中）。（7）背部另一支脉，从肩胛内侧分别下行，通过肩胛（附分、魄户、膏肓、神堂、譩譆、膈关、魂门、阳纲、意舍、胃仓、肓门、志室、胞肓、秩边），（8）经过髋关节部（会环跳），沿大腿外侧后边下行（浮郄、委阳），会合于腘窝中（委中），（9）由此向下通过腓肠肌部（合阳、承筋、承山），出外踝后方（飞扬、跗阳、昆仑），（10）沿第五跖骨粗隆（仆参、申脉、金门、京骨），到小趾外侧（束骨、足通谷、至阴），下接足少阴肾经。

（二）经脉病候

是动则病，冲头痛，目似脱，项如拔，脊痛，腰似折，髀不可以曲，腘如结，腨如裂，是为踝厥[1]。

是主筋所生病[2]者，痔，疟，狂、癫疾[3]，头囟[4]项痛，目黄，泪出，鼽衄，项、背、腰、尻[5]、腘、腨、脚皆痛，小指不用。（《灵枢·经脉》）

【注释】

[1] 踝厥：指本经经脉循行小腿部气血厥逆的见症。

[2] 主筋所生病：太阳为巨阳，行身之后，经筋即以足太阳之筋为首，所以主筋所发生的病证。

[3] 癫疾：癫病等病证。

[4] 囟（xìn）：即囟门部。

[5] 尻（kāo）：骶尾骨部的通称。

【语译】

本经异常就表现为下列病症，头重痛，眼睛要脱出，后项像被牵引，脊背痛，腰好像要折断，股关节不能弯曲，腘窝好像凝结，腓肠肌像要裂开；还可发生外踝部的气血阻逆，如厥冷、麻木、酸痛等症。

本经穴主治"筋"方面所发生的病症，痔，疟疾，躁狂、癫证，头囟后项痛，眼睛昏黄，流泪，鼻塞、多涕或出血，后项、腰背部、骶尾部、腘窝、腓肠肌、脚都可发生病痛，小趾功能障碍。

二、足太阳络脉

足太阳之别，名曰飞阳[1]。去踝七寸，别走少阴。（图9-3）

实则鼽窒[2]，头背痛；虚则鼽衄[3]。取之所别也。（《灵枢·经脉》）

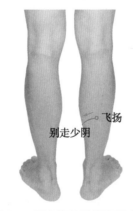

图9-3　足太阳络脉循行示意图

【注释】

[1] 飞阳：穴名作"飞扬"。

[2] 鼽窒：指鼻塞不通气。

[3] 鼽衄：鼽，指鼻流清涕；衄，指流鼻血。

【语释】

足太阳络脉，名飞阳。在外踝上七寸处分出，走向足少阴经脉。

实证，见鼻塞，头痛，背痛；虚证，见鼻流清涕，鼻出血。可取足太阳络穴治疗。

三、足太阳经别

足太阳之正，别入于腘中，其一道[1]下尻五寸，别入于肛，属于膀胱，散之肾，循膂，当心入散；直者，从膂上入于项，复属于太阳。（《灵枢·经脉》）（图9-4）

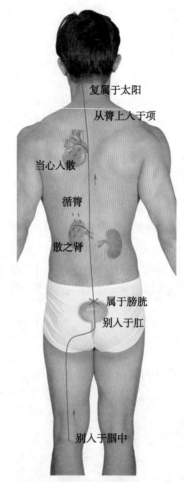

图 9-4 足太阳经别循行示意图

【注释】

[1] 一道：即一条或一支。

【语译】

足太阳经别：从足太阳经脉分出，进入腘窝中，一支在骶骨下五寸处分出，进入肛门，属于膀胱，散布联络肾脏，沿脊柱两旁的肌肉，到心脏部进入散布开；直行的一支，循脊部两旁的肌肉上行，进入项部，仍归属于足太阳经。

四、足太阳经筋

足太阳之筋，起于足小指，上结于踝；邪（斜）上结于膝；其下循足外踝，结于踵；上循跟，结于腘；其别者，结于腨外。上腘中内廉，与腘中并，上结于臀。上挟脊上项；其支者，别入结于舌本。其直者，结于枕骨；上头下颜，结于鼻。其支者，为目上纲[1]，下结于頄。其支者，从腋后外廉，结于肩髃。其支者，入腋下，上出缺盆，上结于完骨。其支者，出缺盆，邪（斜）上出于頄。（图 9-5）

其病，小指（趾）支，跟肿痛，腘挛，脊反折[2]，项筋急，肩不举，腋支，缺盆中纽痛，不可左右摇。（《灵枢·经筋》）

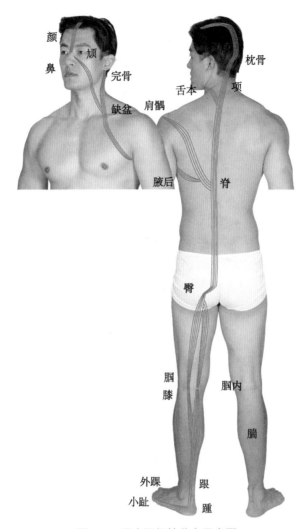

图 9-5　足太阳经筋分布示意图

【注释】

[1] 目上纲：上眼睑称目上纲，下眼睑称目下纲。

[2] 脊反折：角弓反张。

【语译】

足太阳经筋，起始于足小趾，上结于外踝；斜上结于膝部；下方沿足外侧结于足跟，向上沿跟腱结于腘部；其分支结于小腿肚（腨外），上向腘内侧，与腘部一支并行上结臀部；向上夹脊旁，上后项；分支入结于舌根。直行者结于枕骨，上向头项，由头的前方下行到颜面，结于鼻部。分支形成"目上纲"，下边结于鼻旁。背部的分支，从腋后外侧结于肩髃部位；一支进入腋下，向上出缺盆，上方结于完骨（耳后乳突）；再有分支从缺盆出来，斜上结于鼻旁部。

其病症，可见足小趾僵滞不适和足跟部掣引酸痛，腘窝部挛急，脊背反张，项筋拘急，肩不能抬举，腋部僵滞不适，缺盆中牵掣样疼痛，不能左右活动。

第二节　足太阳腧穴

足太阳腧穴视频

本经一侧 67 穴，10 穴分布于头项部，39 穴分布于背腰部，18 穴分布在下肢后外侧部（图 9-6）。

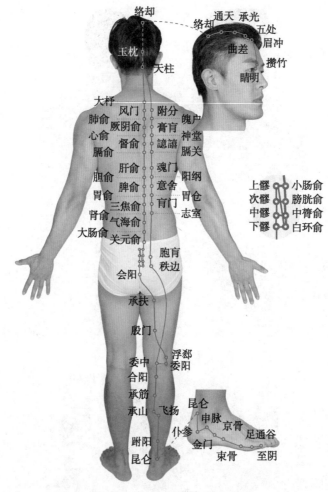

图 9-6　足太阳膀胱经腧穴总图

1. 睛明* Jīngmíng（BL1）手太阳经、足太阳经、足阳明经、阴跷脉、阳跷脉交会穴

【定位】　在面部，目内眦内上方眶内侧壁凹陷中（图 9-7）。

注：闭目，在目内眦内上方 0.1 寸的凹陷中。

【解剖】　皮肤→皮下组织→眼轮匝肌→上泪小管上方→内直肌与筛骨眶板之间。浅层布有三叉神经眼支的滑车上神经，内眦动静脉的分支或属支。深层有眼动、静脉的分支或属支，眼神经的分支和动眼神经的分支。

【主治】　目赤肿痛，流泪，目翳，视物不清，夜盲。

【操作】　嘱患者闭目，医者押手轻轻固定眼球，刺手持针、针沿眼眶边缘缓慢刺入 0.3～0.5寸；不宜提插捻转，以防刺破血管引起血肿；禁灸。

　　李某,男性,51岁,干部,于2008年3月14日初诊。患者2天前因沐浴时弯腰不慎扭伤,发生腰痛,即终止沐浴,痛剧卧床,不得动弹。经推拿、拔罐治疗2次疼痛加剧。遂邀诊,用碘伏消毒睛明穴后,取一次性华佗牌灭菌毫针0.3mm×40mm,以快速指切进针法透过睛明皮肤后,以刺手指力结合腕关节重力缓慢小捻推弩进针,过球切面点后,约35mm,留针3～5分钟后,以手法行小捻推弩得气法(不再进针)约1分钟,此时患者腰痛大可缓解,20分钟后起针,患者可转身起床。即时判定疗效为显效,针3次后正常上班。

　　按:《灵枢•经脉》云:"膀胱足太阳之脉,起于目内眦,上额,交巅……其直者……挟脊抵腰中,入循膂,络肾,属膀胱……脊痛,腰似折,髀不可以曲。是主筋所病者……项、背、腰、尻、腘、踹、脚皆痛。"该论述符合急性腰扭伤剧痛的临床表现,故在患者因剧痛而体位不得转动的情况下,因势急取便于下针操作的其经脉远端的睛明穴,深刺留针催气、得气,以通其经脉,行其血气,则经脉经筋疏通,腰痛可得缓解,甚则消除,收到良好效果。(江雪峰,相小峰,洪艺文.针刺睛明穴治疗急性腰扭伤痛14例[J].福建中医药,2009,40(3):32.)

2. 攒竹* Cuánzhú（BL2）

【定位】 在面部,眉头凹陷中,额切迹处(图9-7)。

注:沿睛明(BL1)直上至眉头边缘可触及一凹陷,即额切迹处。

【解剖】 皮肤→皮下组织→眼轮匝肌。浅层布有额神经的滑车上神经,眶上动静脉的分支或属支。深层有面神经的颞支和颧支。

【主治】 ①头痛,眉头痛。②眼睑瞤动,眼睑下垂,口眼㖞斜。③视物不清,流泪,目赤肿痛。

【操作】 平刺0.5～0.8寸。

　　1. 配伍 ①配阳白透鱼腰、太阳、丝竹空治眼睑下垂。②配承泣、养老、太溪治近视。③配球后、膈俞、血海治色弱。④用泻法向鱼腰刺入,配阳白、头维、太阳治疗眶上痛。

　　2. 文献摘要 ①脑昏目赤,泻攒竹以偏宜(《通玄指要赋》)。②攒竹、承光、肾俞、丝竹空、和髎,主风头痛;攒竹、小海、后顶、强间,主痫发瘈(疭),狂走不得卧,心中烦;攒竹、玉枕,主目系急上插(《千金方》)。③呃逆时两手拇指重按双侧攒竹穴,由轻到持续重压5～10分钟。

　　患者,女,46岁,2009年12月13日初诊。主诉:反复发作性呃逆7天。现病史:患者7年前因家庭纠纷后出现呃逆频频,声高有力,不能自制,每日发作三五次,重时日不间断,甚至夜间难眠。经口服654-2、针灸治疗后好转。以后经常因情志原因发作。查体见:患者精神抑郁,面赤易怒,舌质干红苔黄,脉弦数。中医辨证为肝气郁滞化火,治疗以清肝解郁止呃。选穴后常规皮肤消毒,膻中穴选9寸长针与皮肤成20°快速刺入皮下,向下透刺中脘穴,运针至患者有气感向下放射。内关(双)、足三里(双)、期门(双)、太冲(双),针刺得气后用泻法,留针30分钟。拔针后按压攒竹穴。治疗1次后呃逆次数减少,5次后停止发作。巩固治疗2周,嘱患者调情志,家人当给予配合。随访半年无复发。

按：呃逆，中医称"哕证"，《黄帝内经》中有记载，如《灵枢·口问》曰："谷入于胃，胃气上注于肺。今有故寒气与新谷气，俱还入于胃，新故相乱，真邪相攻，气并相逆，复出于胃，故为哕。"常见病因有胃寒积滞：呃逆常因感寒或饮冷而发作，呃声沉缓有力，连续不已，胃脘不舒，得热则减，舌苔白，脉迟缓。治宜温中祛寒止呃。如《丹溪心法·咳逆》曰："咳逆为病，古谓之哕，近谓之呃，乃胃寒所生，寒气自逆而呃上。"情志失调，肝气郁结：呃逆常因情志不遂而诱发，呃声连连，胸胁胀满，苔薄白，脉弦。治宜疏肝解郁，顺气止呃。如《古今医统大全·咳逆》所说："凡有忍气郁结积怒之人，并不得行其志者，多有咳逆之证。"胃火上逆：证见呃声洪亮，冲逆而出，口臭烦渴，喜冷饮，舌苔黄燥，脉滑数。治宜清胃泻火止呃。胃阴亏虚：证见呃声短促而不连续，舌干咽燥，纳少便干，舌红少苔，脉细数。治宜滋阴养胃止呃。脾胃阳虚：证见呃声低沉无力，气不接续，面白肢冷，舌淡脉细弱。治宜温中止呃，如《证治汇补·呃逆》提出："伤寒及滞下后，老人、虚人、妇人产后，多有呃症者，皆病深之候也。"中医辨证认为呃逆由于胃膈之气失宣，胃气上逆所致，主要病机为胃气上逆动膈。脾胃为气机升降之枢，故治疗以调节脾胃气机、通行三焦为原则。攒竹穴，膀胱经穴，足太阳从头走脚，贯通人体上下，五脏六腑之背俞穴皆位于膀胱经，因此指压攒竹穴具有醒脑开窍、理气通络、通调五脏六腑气机的作用，不论哪种原因导致的呃逆均可适用。（季卫明，庄新娟，于娟. 针灸配合指压攒竹穴治疗顽固性呃逆144例 [J]. 中国民间疗法，2013，21（5）：23.）

3. 眉冲 Méichōng（BL3）

【定位】　在头部，额切迹直上入发际0.5寸（图9-7）。

注：神庭（GV24）与曲差（BL4）中间。

【解剖】　皮肤→皮下组织→枕额肌额腹。浅层布有滑车上神经和滑车上动、静脉。深层有腱膜下疏松组织和颅骨外膜。

【主治】　①头痛，鼻塞。②癫痫。

【操作】　向后平刺0.3～0.5寸。

4. 曲差 QǔChā（BL4）

【定位】　在头部，前发际正中直上0.5寸，旁开1.5寸（图9-7）。

注：神庭（GV24）与头维（ST8）连线的内1/3与外2/3的交点处。

【解剖】　皮肤→皮下组织→枕额肌额腹。浅层布有滑车上神经和滑车上动、静脉。深层有腱膜下疏松组织和颅骨外膜。

【主治】　①头痛，鼻塞。②视物不清。

【操作】　平刺0.5～0.8寸。

5. 五处 Wǔchù（BL5）

【定位】　在头部，前发际正中直上1寸，旁开1.5寸（图9-8）。

注：曲差（BL4）直上0.5寸处，横平上星（GV23）。

【解剖】　皮肤→皮下组织→枕额肌额腹。浅层布有滑车上神经和滑车上动、静脉。深层有腱膜下疏松组织和颅骨外膜。

【主治】　①头痛，头重，眩晕。②癫痫，抽搐。

【操作】　平刺0.3～0.5寸。

6. 承光 Chéngguāng（BL6）

【定位】　在头部，前发际正中直上2.5寸，旁开1.5寸（图9-8）。

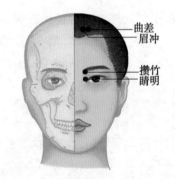

图9-7　睛明→曲差

注：五处（BL5）直上 1.5 寸，曲差（BL4）直上 2 寸处。

【解剖】 皮肤→皮下组织→枕额肌额腹。浅层布有眶上神经和眶上动、静脉。深层有腱膜下疏松组织和颅骨外膜。

【主治】 ①头痛，眩晕。②目翳。

【操作】 平刺 0.3～0.5 寸。

7. 通天 Tōngtiān（BL7）

【定位】 在头部，前发际正中直上 4 寸，旁开 1.5 寸（图 9-8）。

注：承光（BL6）与络却（BL8）中点。

【解剖】 皮肤→皮下组织→帽状腱膜。浅层布有眶上神经，眶上动、静脉和枕大神经，枕动、静脉与耳颞神经，颞浅动、静脉的神经吻合和血管间的吻合网。深层有腱膜下疏松组织和颅骨外膜。

【主治】 ①头痛，鼻塞，鼻衄。②眩晕。

【操作】 平刺 0.3～0.5 寸。

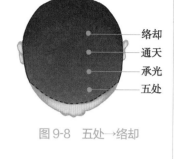

图 9-8　五处→络却

8. 络却 Luòquè（BL8）

【定位】 在头部，前发际正中直上 5.5 寸，旁开 1.5 寸（图 9-8）。

注：百会（GV20）后 0.5 寸，旁开 1.5 寸。

【解剖】 皮肤→皮下组织→帽状腱膜。浅层布有枕大神经和枕动、静脉。深层有腱膜下疏松组织和颅骨外膜。

【主治】 ①头痛，眩晕，耳鸣。②癫，狂。

【操作】 平刺 0.3～0.5 寸。

9. 玉枕 Yùzhěn（BL9）

【定位】 在头部，横平枕外隆凸上缘，后发际正中旁开 1.3 寸（图 9-9）。

注：斜方肌外侧缘直上与枕外隆凸上缘水平线的交点，横平脑户（GV17）。

【解剖】 皮肤→皮下组织→枕额肌枕腹。浅层布有枕大神经和枕动、静脉。深层有腱膜下疏松组织和颅骨外膜。

【主治】 头痛，颈项强痛，目痛，鼻塞。

【操作】 平刺 0.3～0.5 寸。

10. 天柱* Tiānzhù（BL10）

【定位】 在颈后部，横平第 2 颈椎棘突上际，斜方肌外缘凹陷中（图 9-9）。

【解剖】 皮肤→皮下组织→斜方肌→头夹肌的内侧头→半棘肌。浅层有第三颈神经后支和皮下静脉。深层有枕大神经。

【主治】 ①头痛，颈项强痛，眩晕，目痛，肩背痛。②癫，狂，痫。③发热。

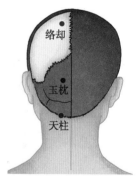

图 9-9　玉枕→天柱

【操作】 直刺或斜刺 0.5～0.8 寸；不可向内上方深刺。

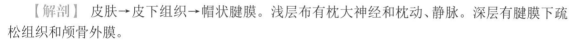

知识链接

1. 配伍　①配外关、合谷、后溪治疗外感发热、头项痛。②配大杼、肩外俞治疗颈椎病、颈肩臂痛。

2. 文献摘要　①天柱，主不知香臭（《备急千金要方》）。②项强不可回顾（《针灸大成》）。③眩，头痛重，目如脱，项似拔，狂见鬼，目上反，项直不可以顾，暴挛，足不任身，痛欲折，天柱主治；癫疾互引，天柱主之；咽肿难言，天柱主之（《针灸甲乙经》）。

阿某，男，19岁，1982年6月1日就诊。腰痛半年余，疼痛时轻时重，不能久坐久站，每于弯腰劳累后疼痛加重，休息后减轻。曾用拔火罐、贴伤湿止痛膏等治疗未见好转。检查：第5腰椎两旁腰肌触之酸痛，微紧张。诊断：腰肌劳损。让患者取坐位，微垂头。术者用拇指、食指压住双侧穴位，点按片刻，以减轻进针时的疼痛。消毒后迅速进针0.5~0.8寸，针尖斜向椎间孔。因此穴进针后局部针感明显，故不施行针刺手法。腰痛明显的患者，针后3~5分钟内即感腰部舒适，疼痛减轻，此时可嘱患者自己活动腰部。留针20~30分钟。用上法针1次后自觉腰部松快，疼痛明显减轻。针4次后疼痛完全消失。

按：腰肌劳损，有急慢性之分，多系负荷过度所致，动力性和静力性两种原因均可引起，以青壮年多见。中医学认为，腰为肾之府，肾与膀胱相表里，足太阳之脉循行经过腰背，其经筋挟腰上脊，故取膀胱经天柱穴治之，能起到疏通经气，舒筋活络的效果。（何思智，王学良. 针刺天柱穴治疗腰肌劳损300例 [J]. 广西中医药，1989，9（2）：30.）

11. 大杼 Dàzhù（BL11）八会穴（骨会），手、足太阳经交会穴

【定位】 在背部，第1胸椎棘突下，后正中线旁开1.5寸（图9-10）。

【解剖】 皮肤→皮下组织→斜方肌→菱形肌→上后锯肌→颈夹肌→竖脊肌。浅层布有第一、二胸神经后支的内侧皮支和伴行的肋间后动、静脉背侧支的内侧皮支。深层有第一、二胸神经后支的肌支和相应的肋间后动、静脉背侧支的分支等结构。

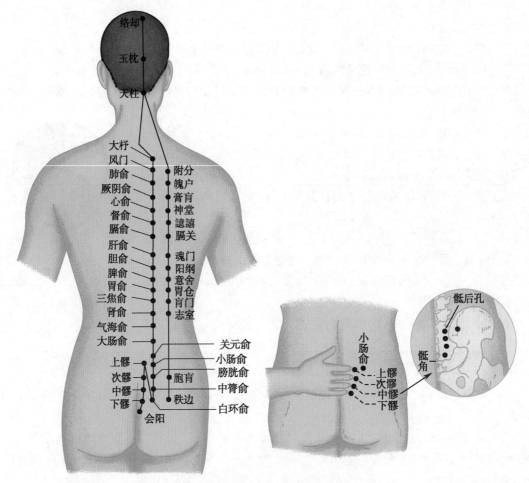

图9-10　大杼→会阳，附分→秩边

【主治】　咳嗽,气喘,发热,颈项强痛,肩背痛。

【操作】　斜刺 0.5~0.8 寸。

12. 风门 Fēngmén(BL12)足太阳经、督脉交会穴

【定位】　在背部,第 2 胸椎棘突下,后正中线旁开 1.5 寸(图 9-10)。

【解剖】　皮肤→皮下组织→斜方肌→菱形肌→上后锯肌→颈夹肌→竖脊肌。浅层布有第二、三胸神经后支的内侧皮支和伴行的肋间后动、静脉背侧支的内侧皮支。深层有第二、三胸神经后支的肌支和相应的肋间后动、静脉背侧支的分支等。

【主治】　①咳嗽、发热、头痛、鼻塞、鼻流清涕。②颈项强痛,胸背痛。

【操作】　斜刺 0.5~0.8 寸。

◉ 知识链接

1. 配伍　①配大椎、肺俞治支气管哮喘。②配合谷治疗外感咳嗽。③配大杼、天宗、肩外俞治疗颈椎病、项背强痛。④配三阴交、血海治疗荨麻疹。⑤配五处、迎香治疗喷嚏不止。

2. 文献摘要　①治伤寒颈项强(《铜人腧穴针灸图经》)。②风眩头痛,鼻不利时嚏,清涕自出,风门主之(《针灸甲乙经》)。③此穴能泻一身热气,常灸之,永无痈疽疮疖等患(《类经图翼》)。

---

13. 肺俞* Fèishù(BL13)背俞穴

【定位】　在背部,第 3 胸椎棘突下,后正中线旁开 1.5 寸(图 9-10)。

【解剖】　皮肤→皮下组织→斜方肌→菱形肌→上后锯肌→竖脊肌。浅层布有第三、四胸神经后支的内侧皮支和伴行的肋间后动、静脉背侧支的内侧皮支。深层有第三、四胸神经后支的肌支和相应的肋间后动、静脉背侧支的分支或属支。

【主治】　咳嗽,气喘,咳血,潮热,盗汗。

【操作】　斜刺 0.5~0.8 寸。

◉ 知识链接

1. 配伍　①配复溜治盗汗。②配尺泽、太渊治疗咳血。③配尺泽、风门治疗支气管哮喘。④配列缺、风门治疗风寒咳嗽。⑤配大椎、外关治疗风热咳嗽。⑥配丰隆、中脘治疗咳嗽多痰。

2. 文献摘要　①传尸骨蒸劳,肺痿咳嗽(《铜人腧穴针灸图经》)。②肺胀者,虚满而喘咳,肺俞主之,亦取太渊(《针灸甲乙经》)。③或针嗽,肺俞风门兼(须)用灸(《行针指要赋》)。

---

14. 厥阴俞 Juéyīnshù(BL14)背俞穴

【定位】　在背部,第 4 胸椎棘突下,后正中线旁开 1.5 寸(图 9-10)。

【解剖】　皮肤→皮下组织→斜方肌→菱形肌→竖脊肌。浅层布有第四、五胸神经后支的内侧皮支和伴行的肋间后动、静脉背侧支。深层有第四、五胸神经后支的肌支和相应的肋间后动、静脉背侧支的分支或属支。

【主治】　心痛,呕吐,胸闷,咳嗽。

【操作】　斜刺 0.5~0.8 寸。

15. 心俞* Xīnshù(BL15)背俞穴

【定位】　在背部,第 5 胸椎棘突下,后正中线旁开 1.5 寸(图 9-10)。

【解剖】　皮肤→皮下组织→斜方肌→菱形肌下缘→竖脊肌。浅层布有第五、六胸神经后支的内侧皮支及伴行的动、静脉。深层有第五、六胸神经后支的肌支和相应的肋间后动、静脉背侧支的分支或属支。

【主治】　①心痛。②咳嗽，咳血，盗汗。③惊悸，失眠，健忘，梦遗。④癫痫。

【操作】　斜刺0.5～0.8寸。

知识链接

1. 配伍　①配神门、三阴交治失眠。②配内关、膈俞治疗风湿性心脏病、心房纤颤。③配百会、复溜、气冲治疗妇人脏躁。④配神道、劳宫治疗癔症。⑤配丰隆、鸠尾治疗癫疾。

2. 文献摘要　①寒热心痛，循循然，与背相引而痛（《针灸甲乙经》）。②温灸心俞、厥阴俞等治疗冠心病，对临床症状、心电图、血脂等均有不同程度的改善。③妇人心痛心俞穴（《席弘赋》）。④遗精白浊心俞治（《胜玉歌》）。

---

16. 督俞　Dūshù（BL16）

【定位】　在背部，第6胸椎棘突下，后正中线旁开1.5寸（图9-10）。

【解剖】　皮肤→皮下组织→斜方肌→竖脊肌。浅层布有第六、七胸神经后支的内侧皮支和伴行的动、静脉。深层有第六、七胸神经后支的肌支和相应的肋间后动、静脉背侧支的分支或属支。

【主治】　①心痛。②腹痛，腹胀，肠鸣。

【操作】　斜刺0.5～0.8寸。

17. 膈俞*　Géshù（BL17）八会穴（血会）

【定位】　在背部，第7胸椎棘突下，后正中线旁开1.5寸（图9-10）。

【解剖】　皮肤→皮下组织→斜方肌→背阔肌→竖脊肌，浅层布有第七、八胸神经后支的内侧皮支和伴行的动、静脉。深层有第七、八胸神经后支的肌支和相应的肋间后动、静脉背侧支的分支或属支。

【主治】　①呕吐，呃逆，气喘。②吐血。

【操作】　斜刺0.5～0.8寸。

知识链接

1. 配伍　①配曲池、三阴交治皮肤瘙痒。②配足三里、丰隆治疗呃逆。③配肝俞、脾俞治疗贫血、血小板减少。

2. 文献摘要　①此血会也，诸血病者皆宜灸之，如吐血衄血不已，虚损昏晕，血热妄行，心肺二经呕血，脏毒便血不止（《类经图翼》）。②胸胁疼痛，兼灸痰疟痃癖，更治一切失血证（《医宗金鉴》）。③对阴虚阳盛型糖尿病患者针刺膈俞、脾俞，用泻法，有一定疗效。血糖逐渐下降，血液黏滞度降低，血流加速，微循环改善；对血清胰岛素有良好调节作用。

---

18. 肝俞*　Gānshù（BL18）背俞穴

【定位】　在背部，第9胸椎棘突下，后正中线旁开1.5寸（图9-10）。

【解剖】　皮肤→皮下组织→斜方肌→背阔肌→下后锯肌→竖脊肌。浅层布有第九、十胸神经后支的皮支和伴行的动、静脉。深层有第九、十胸神经后支的肌支和相应的肋间后动、静脉的分支或属支。

【主治】　①胁痛，黄疸。②目赤，视物不清，夜盲，流泪。③癫，狂，痫。④吐血。

【操作】　斜刺 0.5～0.8 寸。

知识链接

1. 配伍　①配光明、百会治目疾。②配期门，为俞募配穴法，有清利肝胆湿热的作用，主治肝炎，胆囊炎，胁痛。③配百会、太冲、风池治疗头痛、眩晕。④配太溪、肾俞治疗失眠健忘。⑤配大椎、风府、水沟治疗癫狂。

2. 文献摘要　①目生白翳（《铜人腧穴针灸图经》）。②肝俞点刺拔罐治疗顽固性麦粒肿。③肝家血少目昏花，宜补肝俞力便加（《玉龙歌》）。④肝血盛兮肝俞泻（《胜玉歌》）。

案例分析

田某，女，24岁，农民，1990 年 5 月 6 日就诊。双眼上眼睑部多发型麦粒肿 7 年，大如蚕豆，时时起，经多方求治，硬结时起时伏。结节头部有黄色脓痂，顽固不化。采用肝俞穴点刺拔罐法治疗一疗程，硬结消退，又治疗一疗程以巩固疗效，随访 2 年未见复发。

按：肝俞穴主治目赤、目眩、雀目、黄疸、胁痛、癫狂痫等症。本组 32 例顽固性麦粒肿均系反复发作患者，多因肝火上炎、气血瘀阻、火热结聚而起红肿硬结。根据中医学"肝开窍于目"的理论取肝俞穴点刺拔罐泻其瘀血，使肝窍通则目疾可除矣。（刘俊红，张泽国. 肝俞穴点刺拔罐治疗顽固性麦粒肿 32 例 [J]. 中国针灸，1998（11）：680.）

19. 胆俞　Dǎnshù（BL19）背俞穴

【定位】　在背部，第 10 胸椎棘突下，后正中线旁开 1.5 寸（图 9-10）。

【解剖】　皮肤→皮下组织→斜方肌→背阔肌→下后锯肌→竖脊肌。浅层布有第十、十一胸神经后支的皮支和伴行的动、静脉。深层有第十、十一胸神经后支的肌支和相应的肋间后动、静脉的分支或属支。

【主治】　呕吐，口苦，胁痛，黄疸。

【操作】　斜刺 0.5～0.8 寸。

知识链接

1. 配伍　①配肝俞、太冲、足三里治疗黄疸。②配日月、天枢、中脘治疗胆石症。③配上脘、阳陵泉治疗胆道蛔虫病。

2. 文献摘要　①胸满呕无所出，口苦舌干，饮食不下，胆俞主之（《针灸甲乙经》）。②主头痛，振寒汗不出，腋下肿胀，口苦舌干，咽痛干，呕吐，骨蒸劳热，食不下，目黄（《针灸大成》）。

20. 脾俞* Píshù（BL20）背俞穴

【定位】　在背部，第 11 胸椎棘突下，后正中线旁开 1.5 寸（图 9-10）。

【解剖】　皮肤→皮下组织→背阔肌→下后锯肌→竖脊肌。浅层布有第十一、十二胸神经后支的皮支和伴行的动、静脉。深层有第十一、十二胸神经后支的肌支和相应的肋间、肋下动、静脉的分支或属支。

【主治】　①腹胀，呕吐，泄泻，水肿，黄疸。②多食善饥、身体消瘦。

【操作】　直刺 0.5～1.0 寸。

知识链接

1. 配伍　①配章门，俞募配穴法，有健脾和胃的作用，主治胃痛，腹胀。②配膈俞、足三里治疗糖尿病。③配太白、肾俞治疗泄泻、完谷不化。④配阳陵泉、中极治疗尿少、水肿。⑤配阴陵泉、阳陵泉治疗黄疸。

2. 文献摘要　①小儿慢脾风证（《医宗金鉴》）。②针刺脾俞、膈俞、足三里、三阴交等，治疗原发性血小板减少性紫癜有一定疗效。③胀满水肿，灸脾俞随年壮（《千金方》）。④主腹胀、引胸背痛，多食身瘦，痃癖积聚，胁下满，泄痢，痎疟寒热，水肿，气胀引脊痛，黄疸，善欠，不嗜食（《针灸大成》）。

21. 胃俞* Wèishù（BL21）背俞穴
【定位】　在背部，第12胸椎棘突下，后正中线旁开1.5寸（图9-10）。

【解剖】　皮肤→皮下组织→胸腰筋膜浅层和背阔肌腱膜→竖脊肌。浅层布有第十二胸神经和第一腰神经后支的皮支和伴行的动、静脉。深层有第十二胸神经和第一腰神经后支的肌支和相应的动、静脉的分支或属支。

【主治】　①胃脘痛，腹胀，呕吐，肠鸣。②多食善饥、身体消瘦。

【操作】　直刺0.5～1.0寸。

知识链接

1. 配伍　①配脾俞、足三里治疗慢性胃炎、胃下垂。②配上脘、气海治疗消化性溃疡。③配上巨虚、三阴交，有健脾利湿的作用，主治泄泻，痢疾。④配中脘治疗胃痛、呕吐。⑤配足三里、内关治疗胃痉挛。⑥配天枢、内关、四缝治疗食滞恶心，脘闷嗳气。

2. 文献摘要　①主霍乱，胃寒，腹胀而鸣，翻胃呕吐，不嗜食，多食羸瘦，目不明，腹痛，胸胁支满（《针灸大成》）。②胃中寒胀，食多身体羸瘦，腹中满而鸣，风厥，胸胁支满，呕吐，脊急痛，筋挛，食不下，胃俞主之（《针灸甲乙经》）。③主治黄疸，食毕头眩，疟疾，善饥不能食（《医宗金鉴》）。

22. 三焦俞 Sānjiāoshù（BL22）背俞穴
【定位】　在腰部，第1腰椎棘突下，后正中线旁开1.5寸（图9-10）。

注：先定第12胸椎棘突，下数第1个棘突即第1腰椎棘突。

【解剖】　皮肤→皮下组织→背阔肌腱膜和胸腰筋膜浅层→竖脊肌。浅层布有第一、第二腰神经后支的皮支及伴行的动、静脉。深层有第一、第二腰神经后支的肌支及相应腰动、静脉背侧支分支或属支。

【主治】　①腹胀，呕吐，肠鸣，泄泻。②小便不利，水肿。③腰背痛。

【操作】　直刺0.5～1.0寸。

23. 肾俞* Shènshù（BL23）背俞穴
【定位】　在腰部，第2腰椎棘突下，后正中线旁开1.5寸（图9-10）。

注：先定第12胸椎棘突，下数第2个棘突即第2腰椎棘突。

【解剖】　皮肤→皮下组织→背阔肌腱膜和胸腰筋膜浅层→竖脊肌。浅层布有第二、第三腰神经后支的皮支及伴行动、静脉。深层有第二、第三腰神经后支的肌支和相应腰动、静脉背侧支分支或属支。

【主治】　①耳鸣，耳聋。②腰痛，足寒，遗尿，尿频，遗精，阳痿，早泄。③月经不调，带下，不孕。④多食善饥、身体消瘦。

【操作】　直刺 0.5～1.0 寸。

知识链接

1. 配伍　①配肺俞、太渊治咳喘。②配关元、太溪治阳痿、遗精。③配关元、三阴交，有壮元阳，助运化，利水湿的作用，主治肾炎，小便不利，水肿。④配脾俞治疗泄泻。⑤配足三里用灸法治疗胎动不安、滑胎。

2. 文献摘要　①主虚劳羸瘦，耳聋肾虚，水脏久冷，心腹满胀急，两胁满引少腹急痛（《针灸大成》）。②用生附片、川芎等敷贴肾俞、关元，治疗尿毒症，肾功能等项指标有一定好转。③主治下元诸虚，精冷无子，及耳聋，吐血，腰痛，女劳疝，妇人赤白带下（《医宗金鉴》）。④肾弱腰痛不可当，施为行止甚非常，若知肾俞二穴处，艾火频加体自康（《玉龙歌》）。⑤肾败腰疼小便频，督脉两旁肾俞徐（除）（《胜玉歌》）。

案例分析

陈某，男，51 岁，教师，2010 年 1 月 10 日初诊。主诉：失眠 1 年。病史：1 年前因备课熬夜、用脑过度出现失眠。开始时服安眠药有效，后效果不佳，即使服药后亦只能睡 2～3 小时，曾用多种中西医疗法治疗无效，平时有头晕头痛、心悸、耳鸣、腰部下肢酸困、健忘、神疲乏力等症状。查：颧红唇干，手足心热，舌质红苔少，脉细数。诊断：不寐（心肾不交型）。取穴：心俞、肾俞、神门、三阴交、百会、印堂、内关、足三里、太溪。方法：患者取俯卧位，穴位皮肤常规消毒后，用直径 0.3mm，长 40mm 的针快速刺入心俞、肾俞穴，缓慢提插捻转，出现如鱼吞钓饵般沉浮之针感。留针半小时，15 分钟行针 1 次。起针后再让患者仰卧位，用同样的针具针神门、三阴交、百会、印堂、内关、足三里、太溪，提插捻转得气为度，15 分钟行针 1 次，10 次为 1 疗程。治疗 1 疗程后，患者不需服安眠药已能睡眠五小时，两疗程后已能入睡 7 小时，其他伴随症状亦基本消失，继续治疗 1 疗程以巩固疗效，随访半年无复发。

按：失眠，即不寐，在古代医籍中又称"不得眠""目不瞑""不得卧"。凡以不易入睡，或睡而易醒，均可诊断为失眠，西医则把它包括在神经官能症、更年期综合征等病症中。心藏神，《素问·灵兰秘典论》说："心者，君主之官也，神明出焉。"人的正常睡眠由心神所主，心主火，肾主水，心火下降，肾水上升，水火既济，心肾交通，心神才安，睡眠才能正常。由于各种原因（如先天不足，房劳过度，思考过多等）导致肾阴亏损，肾水不能上济于心阴，或心阳衰弱，心火不能下温肾水，均能导致不寐。心俞、肾俞为背俞穴，背俞穴是脏腑经气输注于背腰部的腧穴，与脏腑的位置接近，关系最密切，治疗各种脏腑病症效果迅捷。心俞可宁心安神，肾俞可补益肾阴、滋水涵木，心俞、肾俞合用则心肾交通，心肾交通则心所藏之神安宁，人才能卧而入睡。心神安宁是本，卫入于阴是标。心神不安，则卫不得入于阴，就出现失眠。《灵枢·根结》称："用针之要，在于知调阴与阳，调阴与阳，精气乃光，合形与气，使神内藏。"而交通心肾法正是基于针灸具有调和阴阳的治疗作用，使机体归于"阴平阳秘"，恢复正常的睡眠。（马铎. 心俞肾俞穴为主治疗失眠 50 例 [J]. 内蒙古中医药，2011（16）：38.）

24. 气海俞　Qìhǎishù（BL24）

【定位】　在腰部，第 3 腰椎棘突下，后正中线旁开 1.5 寸（图 9-10）。

【解剖】　皮肤→皮下组织→背阔肌腱膜和胸腰筋膜浅层→竖脊肌。浅层布有第三、第四腰神经后支的皮支及伴行动、静脉。深层有第三、第四腰神经后支的肌支和相应腰动、静脉分支或属支。

【主治】　腰痛，痛经，痔疮。

【操作】　直刺0.5～1.0寸。

25. 大肠俞* Dàchángshù（BL25）背俞穴

【定位】　在腰部，第4腰椎棘突下，后正中线旁开1.5寸（图9-10）。

【解剖】　皮肤→皮下组织→背阔肌腱膜和胸腰筋膜浅层→竖脊肌。浅层有第四、第五腰神经后支的皮支及伴行动、静脉。深层有第四、第五腰神经后支的肌支和有关动、静脉的分支或属支。

【主治】　①腹胀，肠鸣，泄泻，便秘。②腰痛。

【操作】　直刺0.5～1.2寸。

🌐 知识链接

1. 配伍　①配天枢，为俞募配穴法，有培土健中，消积滞的作用，主治胃肠积滞，肠鸣腹泻。②配上巨虚、次髎治直肠脱垂。③配肾俞、气海俞、委中治疗腰脊强痛。④配足三里、天枢治疗气虚便秘。⑤配合谷、支沟治疗热结便秘。⑥配百会、足三里治疗气虚下陷、久泄脱肛。

2. 文献摘要　①治腰痛，肠鸣，腹胀（《铜人腧穴针灸图经》）。②治风，腹中雷鸣，肠澼泄利，食不消化，小腹绞痛，腰脊强痛，或大小便难，不能饮食，灸百壮，三日一报（《千金方》）。③主脊强不得俯仰，腰痛，腹中气胀，绕脐切痛，多食身瘦，肠鸣，大小便难，洞泄食不化，小腹绞痛（《针灸大成》）。

📋 案例分析

钟某，女，53岁，工人。2000年9月25日初诊。患者2年前在外院行T10硬外膜下髓外脊膜瘤摘除术，术后双下肢不完全性截瘫，曾在本院神经外科、康复科住院治疗。患者手术前曾患习惯性便秘，住院期间行针灸、中西药治疗均不显效，出院后仍便秘。诊见：便秘5～7天1次，便软，白天汗多，寐差，胃纳一般，双下肢易抽搐。舌淡红、有齿痕、苔薄，脉细弱。诊断为习惯性便秘（脾虚型）。遂在大肠俞（双）运用捻转提插补法行针，留针20分钟，每隔5分钟运针1次，当天下午患者大便自行排出。为巩固疗效，隔天按上述治疗方法行针10次。随访2年未复发。

按：针灸理论认为，五脏病多取背俞穴，六腑病多取募穴。俞穴是脏腑经气输注于背部的腧穴，又名背俞穴；募穴是脏腑经气汇集于胸腹部的腧穴。俞为阳，分布在背部膀胱经，为阴病行阳的重要位置；募为阴，分布在胸腹，是阳病行阴的重要处所。本例患者在行T10硬外膜下髓外脊膜瘤摘除术之前已有习惯性便秘，且排出的大便质软，自汗，胃纳一般，舌淡红、有齿痕、苔薄，脉细弱，表现为脾虚症状，此为脾虚便秘。脾属五脏，故取背俞穴，其所施的手术在足太阳膀胱经附近，针刺大肠俞有疏通该经经气作用，增强神经传导功能，有利于大便排出。（黄顺发. 针刺大肠俞治疗脾虚便秘案1则 [J]. 新中医，2003，35（1）：65.）

26. 关元俞 Guānyuánshù（BL26）

【定位】　在腰部，第5腰椎棘突下，后正中线旁开1.5寸（图9-10）。

【解剖】　皮肤→皮下组织→胸腰筋膜浅层→竖脊肌。浅层布有第五腰神经和第一骶神经后支的皮支及伴行的动、静脉。深层有第五腰神经后支的肌支。

【主治】　①腹胀，泄泻。②腰骶痛，小便频数或不利，遗尿。

【操作】　直刺0.5～1.2寸。

27. 小肠俞 Xiǎochángshù（BL27）背俞穴

【定位】　在骶部，横平第1骶后孔，骶正中嵴旁开1.5寸（图9-10）。

注：横平上髎（BL31）。

【解剖】　皮肤→皮下组织→臀大肌内侧缘→竖脊肌腱。浅层布有臀中皮神经。深层布有臀下神经的属支和相应脊神经后支的肌支。

【主治】　①遗精，遗尿，尿血，小便痛，疝气。②泄泻。③带下。④腰骶痛。

【操作】　直刺0.8～1.2寸。

28. 膀胱俞 Pángguāngshù（BL28）背俞穴

【定位】　在骶部，横平第2骶后孔，骶正中嵴旁开1.5寸（图9-10）。

注：横平次髎（BL32）。

【解剖】　皮肤→皮下组织→臀大肌→竖脊肌腱。浅层布有臀中皮神经。深层有臀下神经的属支和相应脊神经后支的肌支。

【主治】　①小便不利，遗尿。②泄泻，便秘。③腰骶痛。

【操作】　直刺0.8～1.2寸。

知识链接

1. 配伍　①配中极，为俞募配穴法，有清热利湿的作用，主治水道不利，癃闭，小便赤涩。②配肾俞治遗尿。③配筋缩、殷门治疗腰脊强痛。④配血海、蠡沟治疗阴部瘙痒、淋浊。⑤配三阴交、中极治疗血淋、尿道痛涩。

2. 文献摘要　①主小便赤黄，遗溺（《针灸大成》）。②针刺膀胱俞、中极、阴陵泉、太溪、三阴交等，治疗泌尿系感染及前列腺炎。③热痓互引，汗不出反折，尻臀内痛，似瘅疟状，膀胱俞主之。腰脊痛强引脊，少腹俯仰难，不得仰息，脚萎重，尻不举，溺赤，腰以下至足清不仁，不可以坐起，膀胱俞主之（《针灸甲乙经》）。

---

29. 中膂俞 Zhōnglǚshù（BL29）

【定位】　在骶部，横平第3骶后孔，骶正中嵴旁开1.5寸（图9-10）。

注：横平中髎（BL33）。

【解剖】　皮肤→皮下组织→臀大肌→骶结节韧带。浅层布有臀中皮神经。深层有臀上、下、动、静脉的分支或属支及臀下神经的属支。

【主治】　①腰骶痛。②腹胀，痢疾。

【操作】　直刺0.8～1.2寸。

30. 白环俞 Báihuánshù（BL30）

【定位】　在骶部，横平第4骶后孔，骶正中嵴旁开1.5寸（图9-10）。

注：骶管裂孔旁开1.5寸，横平下髎（BL34）。

【解剖】　皮肤→皮下组织→臀大肌→骶结节韧带→梨状肌。浅层布有臀中和臀下皮神经。深层有臀上、下动、静脉的分支或属支，骶神经丛和骶静脉丛。

【主治】　①腰骶痛。②遗尿，遗精。③月经不调，带下。

【操作】　直刺0.8～1.2寸。

31. 上髎 Shàngliáo（BL31）

【定位】　在骶部，正对第1骶后孔中（图9-10）。

注：次髎向上触摸到的凹陷即第1骶后孔。

【解剖】　皮肤→皮下组织→胸腰筋膜浅层→竖脊肌→第一骶后孔。浅层布有臀中皮神经。深层有第一骶神经和骶侧动、静脉的后支。

【主治】　①前阴、腰骶部引痛。②月经不调，带下，子宫下垂。

【操作】　直刺0.8～1.0寸。

32. 次髎* Cìliáo（BL32）

【定位】　在骶部，正对第2骶后孔中（图9-10）。

注：俯卧，于第2骶后孔中取之。髂后上棘与第2骶椎棘突连线的中点凹陷中，即第2骶后孔。

【解剖】　皮肤→皮下组织→竖脊肌→第二骶后孔。浅层布有臀中皮神经。深层有第二骶神经和骶外侧动、静脉的后支。

【主治】　①前阴、腰骶部引痛，下肢痿痹。②小便不利，遗精。③月经不调，痛经，带下。

【操作】　直刺0.8～1.0寸。

🌐 知识链接

1. 配伍　①配三阴交、血海治痛经。②配秩边、环跳治腰腿痛。③配关元治疗带下腹泻。④配合谷、足三里治疗气虚遗尿。⑤配关元、子宫治疗不孕。

2. 文献摘要　①治疝气下坠，腰脊痛不得转摇，急引阴器，痛不可忍，腰下至足不仁，背膝寒，小便赤淋，心下坚胀（《铜人腧穴针灸图经》）。②针刺双侧次髎穴治疗痛经，寒凝者加灸。③腰痛怏怏不可以俯仰，腰以下至足不仁，入脊腰背寒，次髎主之；女子赤白沥，心下积胀，次髎主之（《针灸甲乙经》）。④主小便赤淋，腰痛不得转摇，急引阴器痛不可忍，腰以下至足不仁，背膝寒，小便赤，心下坚胀，疝气下坠，足清气痛，肠鸣注泻，偏风，妇人赤白带下（《针灸大成》）。

---

33. 中髎 Zhōngliáo（BL33）

【定位】　在骶部，正对第3骶后孔中（图9-10）。

注：次髎（BL32）向下触摸到的第1个凹陷即第3骶后孔。

【解剖】　皮肤→皮下组织→臀大肌→竖脊肌。浅层布有臀中皮神经。深层有第三骶神经和骶外侧动、静脉的后支。

【主治】　①腰骶痛。②便秘，泄泻，小便不利。③月经不调，带下。

【操作】　直刺0.8～1.0寸。

34. 下髎 Xiàliáo（BL34）

【定位】　在骶部，正对第4骶后孔中（图9-10）。

注：次髎（BL32）向下触摸到的第2个凹陷即第4骶后孔，横平骶管裂孔。

【解剖】　皮肤→皮下组织→臀大肌→竖脊肌。浅层布有臀中皮神经。深层有臀第三骶神经和骶外侧动、静脉的分支。

【主治】　①前阴、小腹、腰骶部引痛。②带下。③便血。

【操作】　直刺0.8～1.0寸。

35. 会阳 Huìyáng（BL35）

【定位】　在臀部，尾骨端旁开0.5寸（图9-10）。

注：俯卧，或跪伏位，按取尾骨下端旁软陷处取穴。

【解剖】　皮肤→皮下组织→臀大肌→提肛肌腱。浅层布有臀中皮神经。深层有臀下动、静脉的分支或属支和臀下神经。

【主治】 ①痔疮，大便脓血。②阳痿，带下。

【操作】 直刺0.8～1.0寸。

36．承扶 Chéngfú（BL36）

【定位】 在臀部，臀沟的中点（图9-11）。

【解剖】 皮肤→皮下组织→臀大肌→股二头肌长头及半腱肌。浅层布有股后皮神经及臀下皮神经的分支。深层有股后皮神经本干，坐骨神经及并行动、静脉。

【主治】 ①痔疮，便秘，脱肛。②腰、骶、臀、股部痛。③小便不利。

【操作】 直刺1.5～2.5寸。

37．殷门 Yīnmén（BL37）

【定位】 在股后侧，臀沟下6寸，股二头肌与半腱肌之间（图9-11）。

注1：俯卧，膝关节抗阻力屈曲显示出半腱肌和股二头肌；同时大腿作内旋和外旋时，指下感觉更明显。

注2：于承扶（BL36）与委中（BL40）连线的中点上1寸处取穴。

【解剖】 皮肤→皮下组织→股二头肌长头及半腱肌。浅层布有股后皮神经。深层有坐骨神经及并行动、静脉，股深动脉穿支等。

【主治】 腰痛，下肢痿痹。

【操作】 直刺1.5～2.0寸。

38．浮郄 Fúxì（BL38）

【定位】 在膝后侧，腘横纹上1寸，股二头肌腱的内侧缘（图9-11）。

注：稍屈膝，委阳（BL39）上1寸，股二头肌腱内侧缘取穴。

【解剖】 皮肤→皮下组织→股二头肌腱内侧→腓肠肌外侧头。浅层布有股后皮神经。深层有腓总神经，腓肠外侧皮神经和膝上外动、静脉。

【主治】 ①股腘部疼痛，麻木。②便秘。

【操作】 直刺1.0～1.5寸。

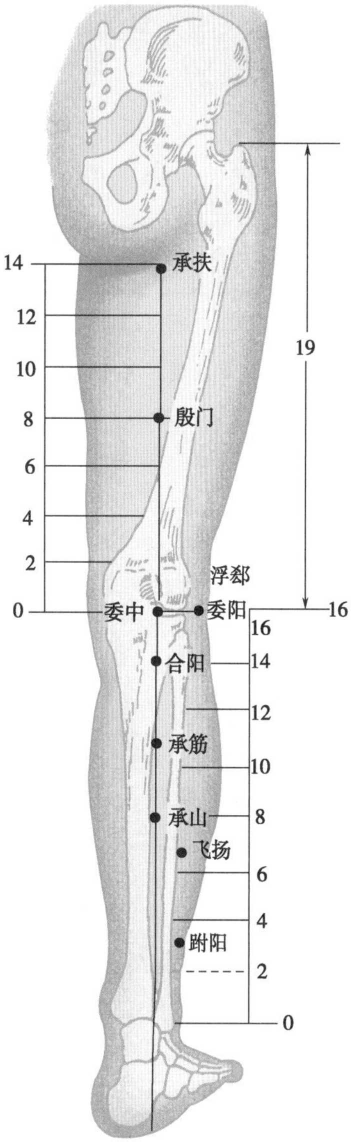

39．委阳 Wěiyáng（BL39）三焦下合穴

【定位】 在膝后外侧，腘横纹上，股二头肌腱的内侧缘（图9-11）。

注：稍屈膝，即可显露明显的股二头肌腱。

【解剖】 皮肤→皮下组织→股二头肌→腓肠肌外侧头→腘肌起始腱和腘肌。浅层有股后皮神经。深层有腓总神经和腓肠外侧皮神经。

【主治】 ①腹满，小便不利。②腰背痛，下肢挛痛。

【操作】 直刺0.5～1.0寸。

图9-11　承扶→委中

知识链接

1．配伍 ①配三焦俞、肾俞，治小便不利。②配殷门治疗腰痛不可俯仰。③配中髎、中极治疗遗尿。④配天池治疗腋下肿。

2. 文献摘要 ①三焦病者，腹气满，小腹尤坚不得小便，窘急，溢则水留，即为胀，候在足太阳之外大络，大络在太阳少阳之间，亦见于脉，取委阳（《灵枢》）。②胸满膨膨然，实则癃闭，腋下肿；虚则遗溺，脚急兢兢然，筋急痛，不得大小便，腰痛引腹，不得俯仰，委阳主之（《针灸甲乙经》）。③腋下肿痛，胸满膨膨然，筋急身热……痿厥不仁，小便淋沥（《针灸大成》）。

案例分析

　　患者，男，32岁，因腰部酸痛伴有左下肢牵掣痛两星期前来就诊。体检示左腰4、5椎体棘突旁有压痛，并向左大腿及小腿后外侧放射。按压委阳穴时，深部有明显疼痛，且膝关节本能性屈曲、拒按。直腿抬高试验左侧15°，右侧85°。MRI检查进一步证实为腰4、5椎间盘突出症。经针刺委阳穴加腰部斜扳法治疗7次后，委阳穴处疼痛减轻，腰腿痛症状明显改善，再巩固治疗3次后，症状基本消失。

　　按：委阳穴亦属足太阳膀胱经，膀胱经循行"从腰中下贯臀，入腘中"，又"别下贯胛，挟脊内，过髀外后廉，下合腘中"。委阳穴位于腘中外廉两筋间，其主治"筋急，痿厥不仁"，故循经取穴，单用委阳穴可治本病。现代医学认为，本病是指腰椎间盘突出压迫脊神经根产生一侧或两侧坐骨神经痛症状。坐骨神经由腰部腰4、5，骶1神经汇聚而成，沿臀部下行大腿后侧至窝上方分为胫神经和腓总神经。而委阳穴下深部有腓总神经经过。针刺委阳穴，其就近刺激了腓总神经，加强了传入粗神经纤维（α、β、γ类）活动，减弱了传入细神经纤维（C类）活动，这两种镇痛与疼痛刺激信息沿坐骨神经在经过脊髓背角时，于脊髓水平发生相互作用，最终达到镇痛效应。（孙德斌. 针灸委阳穴结合手法治疗腰突症的临床观察 [J]. 上海针灸杂志，1998，17（6）：12.）

40. 委中* Wěizhōng（BL40）合穴，膀胱下合穴

【定位】　在膝后侧，腘横纹中点（图9-11）。
【解剖】　皮肤→皮下组织→腓肠肌内、外侧头。浅层布有股后皮神经和小隐静脉。深层有胫神经，腘动、静脉和腓肠动脉等。
【主治】　①腰背痛，下肢痿痹。②小腹痛，小便不利，遗尿。
【操作】　直刺0.5～1.0寸；或用三棱针点刺腘静脉出血。

知识链接

　　1. 配伍　①配水沟治急性腰扭伤。②配曲泽、百会治中暑。③配阳陵泉，悬钟，有补髓强筋，活血通络的作用，主治下肢痿痹。④配肾俞、腰阳关治疗寒湿腰痛。⑤配中脘、内关治疗呕吐。
　　2. 文献摘要　①膀胱病者，小腹偏肿而痛，以手按之，即欲小便而不得，肩上热，若脉陷，及足小指外廉及胫踝后皆热，若脉陷，取委中央（《灵枢·邪气脏腑病形》）。②急性腰扭伤用三棱针点刺委中穴中怒张的静脉放血，并配合按摩腰部压痛点。③腰背委中求（《四总穴歌》）。④委中驱疗脚风缠（《胜玉歌》）。⑤腰软如何去得根，神妙委中立见效（《肘后歌》）。⑥五般腰痛委中安（《灵光赋》）。

课堂互动答案

课堂互动

如何理解"腰背委中求"？

41.附分 Fùfēn（BL41）手、足太阳经交会穴

【定位】 在背部,第2胸椎棘突下,后正中线旁开3寸(图9-10)。

注:本穴与内侧的风门(BL12)均位于第2胸椎棘突下水平。

【解剖】 皮肤→皮下组织→斜方肌→菱形肌→上后锯肌→竖脊肌。浅层布有第二、三胸神经后支的皮支和伴行的动、静脉。深层有肩胛背神经,肩胛背动、静脉,第二、三胸神经后支的肌支和相应的肋间后动、静脉背侧支的分支或属支。

【主治】 肩背拘急,颈项强痛,肘臂麻木。

【操作】 斜刺0.5~0.8寸。

42.魄户 Pòhù（BL42）

【定位】 在背部,第3胸椎棘突下,后正中线旁开3寸(图9-10)。

注:本穴与内侧的肺俞(BL13)、身柱(GV12)均位于第3胸椎棘突下水平。

【解剖】 皮肤→皮下组织→斜方肌→菱形肌→上后锯肌→竖脊肌。浅层布有第三、四胸神经后支的皮支和伴行的动、静脉。深层有肩胛背神经,肩胛背动、静脉,第三、四胸神经后支的肌支和相应的肋间后动、静脉背侧支的分支或属支。

【主治】 ①肺痨,咳嗽,气喘。②颈项强痛,肩背痛。

【操作】 斜刺0.5~0.8寸。

43.膏肓* Gāohuāng（BL43）

【定位】 在背部,第4胸椎棘突下,后正中线旁开3寸(图9-10)。

注:本穴与内侧的厥阴俞(BL14)均位于第4胸椎棘突下水平。

【解剖】 皮肤→皮下组织→斜方肌→菱形肌→竖脊肌。浅层布有第四、五胸神经后支的皮支和伴行的动、静脉。深层有肩胛背神经,肩胛背动、静脉,第四、五胸神经后支的肌支和相应的肋间后动、静脉背侧支的分支或属支。

【主治】 ①咳嗽,气喘,盗汗。②遗精。③保健灸的常用穴。

【操作】 斜刺0.5~0.8寸。

知识链接

1.配伍 ①配足三里、膈俞,有健脾生血补虚的作用,主治骨蒸劳热,盗汗。②配太溪、照海治疗盗汗。③配肺俞、尺泽治疗咳喘。④配魄户、合谷治疗肺痨、咳嗽。⑤配百劳、足三里治疗劳伤。

2.文献摘要 ①膏肓俞,无所不治,主羸瘦虚损,梦中失精,上气咳逆,狂惑忘误(《备急千金要方》)。②主治诸虚百损,五劳七伤,身形羸瘦,梦遗失精,上气咳逆,痰火发狂,健忘怔忡,胎前产后,劳瘵传尸等证(《医宗金鉴》)。③膏肓二穴治病强(《玉龙歌》)。④膏肓岂止治百病(《灵光赋》)。

44.神堂 Shéntáng（BL44）

【定位】 在背部,第5胸椎棘突下,后正中线旁开3寸(图9-10)。

注:本穴与内侧的心俞(BL15)、神道(GV11)均位于第5胸椎棘突下水平。

【解剖】 皮肤→皮下组织→斜方肌→菱形肌→竖脊肌。浅层布有第五、六胸神经后支的皮支和伴行的动、静脉。深层有肩胛背神经,肩胛背动、静脉,第五、六胸神经后支的肌支和相应的肋间后动、静脉背侧支的分支或属支。

【主治】 ①咳嗽,气喘,胸闷。②腰背痛。

【操作】 斜刺0.5~0.8寸。

45. 譩譆　Yìxǐ（BL45）

【定位】　在背部，第6胸椎棘突下，后正中线旁开3寸（图9-10）。

注：本穴与内侧的督俞（BL16）、灵台（GV10）均位于第6胸椎棘突下水平。

【解剖】　皮肤→皮下组织→斜方肌→菱形肌→竖脊肌。浅层布有第六、七胸神经后支的皮支和伴行的动、静脉。深层有肩胛背神经，肩胛背动、静脉，第六胸神经后支的肌支和相应的肋间后动、静脉背侧支的分支或属支。

【主治】　①肩背拘急引胁。②咳嗽，气喘。③疟疾，热病。

【操作】　斜刺0.5~0.8寸。

46. 膈关　Géguān（BL46）

【定位】　在背部，第7胸椎棘突下，后正中线旁开3寸（图9-10）。

注：本穴与内侧的膈俞（BL17）、至阳（GV9）均位于第7胸椎棘突下水平。

【解剖】　皮肤→皮下组织→斜方肌→菱形肌→竖脊肌。浅层布有第七、八胸神经后支的皮支和伴行的动、静脉。深层有肩胛背神经，肩胛背动、静脉，第七、八胸神经后支的肌支和相应的肋间后动、静脉背侧支的分支或属支。

【主治】　①胸闷，呕吐，呃逆，嗳气。②腰背痛。

【操作】　斜刺0.5~0.8寸。

47. 魂门　Húnmén（BL47）

【定位】　在背部，第9胸椎棘突下，后正中线旁开3寸（图9-10）。

注：本穴与内侧的肝俞（BL18）、筋缩（GV8）均位于第9胸椎棘突下水平。

【解剖】　皮肤→皮下组织→背阔肌→下后锯肌→竖脊肌。浅层布有第九、十胸神经后支的外侧皮支和伴行的动、静脉。深层有第九、十胸神经后支的肌支和相应的肋间后动、静脉背侧支的分支或属支。

【主治】　①胁痛，背痛。②呕吐，泄泻。

【操作】　斜刺0.5~0.8寸。

48. 阳纲　Yánggāng（BL48）

【定位】　在背部，第10胸椎棘突下，后正中线旁开3寸（图9-10）。

注：本穴与内侧的胆俞（BL19）、中枢（GV7）均位于第10胸椎棘突下水平。

【解剖】　皮肤→皮下组织→背阔肌→下后锯肌→竖脊肌。浅层布有第十、十一胸神经后支的外侧皮支和伴行的动、静脉。深层有第十、十一胸神经后支的肌支和相应的肋间后动、静脉背侧支的分支或属支。

【主治】　饮食不下，肠鸣，泄泻，小便黄赤。

【操作】　斜刺0.5~0.8寸。

49. 意舍　Yìshè（BL49）

【定位】　在背部，第11胸椎棘突下，后正中线旁开3寸（图9-10）。

注：本穴与内侧的脾俞（BL20）、脊中（GV6）均位于第11胸椎棘突下水平。

【解剖】　皮肤→皮下组织→背阔肌→下后锯肌→竖脊肌。浅层布有第十一、十二胸神经后支的外侧皮支和伴行的动、静脉。深层有第十一、十二胸神经后支的肌支和相应的肋间后动、静脉背侧支的分支或属支。

【主治】　①腹胀，泄泻。②发热，消渴。③目黄。

【操作】　斜刺0.5~0.8寸。

50. 胃仓　Wèicāng（BL50）

【定位】　在背部，第12胸椎棘突下，后正中线旁开3寸（图9-10）。

注：本穴与内侧的胃俞（BL21），均位于第12胸椎棘突下水平。

【解剖】　皮肤→皮下组织→背阔肌→下后锯肌→竖脊肌→腰方肌。浅层有第十二胸神经和第一腰神经后支的外侧皮支和伴行的动、静脉。深层有第十二胸神经和第一腰神经后支的肌支和相应的动、静脉背侧支的分支或属支。

【主治】　①胃脘痛，腹胀，水肿，小儿食积。②腰背痛。

【操作】　斜刺 0.5～0.8 寸。

51. 肓门 Huāngmén（BL51）

【定位】　在腰部，第1腰椎棘突下，后正中线旁开3寸（图9-10）。

注：本穴与内侧的三焦俞（BL22）、悬枢（GV5）均位于第1腰椎棘突下水平。

【解剖】　皮肤→皮下组织→背阔肌腱膜→竖脊肌→腰方肌。浅层布有第一、第二腰神经后支的外侧皮支和伴行的动、静脉。深层有第一、第二腰神经后支的肌支和第一腰背动、静脉背侧支的分支或属支。

【主治】　腹痛，产后诸症。

【操作】　斜刺 0.5～0.8 寸。

52. 志室 Zhìshì（BL52）

【定位】　在腰部，当第2腰椎棘突下，后正中线旁开3寸（图9-10）。

注：本穴与内侧的肾俞（BL23）、命门（GV4）均位于第2腰椎棘突下水平。

【解剖】　皮肤→皮下组织→背阔肌腱膜→竖脊肌→腰方肌。浅层布有第一、第二腰神经后支的外侧皮支和伴行的动、静脉。深层有第一、第二腰神经后支的肌支和相应的腰背动、静脉背侧支的分支或属支。

【主治】　①腰背痛。②遗精，阳痿，小便不利。

【操作】　直刺 0.5～1.0 寸。

53. 胞肓 Bāohuāng（BL53）

【定位】　在臀部，横平第2骶后孔，骶正中嵴旁开3寸（图9-10）。

注：本穴与内侧的膀胱俞（BL28）、次髎（BL32）均位于第2骶后孔水平。

【解剖】　皮肤→皮下组织→臀大肌→臀中肌。浅层布有臀上皮神经和臀中皮神经。深层有臀上动、静脉，臀上神经。

【主治】　①腰背痛。②肠鸣，腹胀，便秘，癃闭。

【操作】　直刺 0.8～1.0 寸。

54. 秩边* Zhìbiān（BL54）

【定位】　在臀部，横平第4骶后孔，骶正中嵴旁开3寸（图9-10）。

注：本穴位于骶管裂孔旁开3寸，横平白环俞（BL30）。

【解剖】　皮肤→皮下组织→臀大肌→臀中肌→臀小肌。浅层布有臀中皮神经和臀下皮神经。深层有臀上、下动脉，臀上、下静脉，臀上、下神经。

【主治】　①腰腿痛，下肢痿痹。②小便不利，前阴痛。③便秘，痔疾。

【操作】　直刺 1.5～3.0 寸。

知识链接

1. 配伍　①配阳陵泉、委中治疗下肢痿痹。②配支沟、承山，有疏调三焦肠腑的作用，主治大小便不利。③配曲泉治阴痛。④配承山、长强治疗痔疾。

2. 文献摘要　①腰痛骶寒，俯仰急难，阴痛下重，不得小便（《针灸甲乙经》）。②针刺秩边治疗膀胱尿道炎、坐骨神经痛效果较好。③主五痔发肿，小便赤，腰痛（《针灸大成》）。

55. 合阳 Héyáng（BL55）

【定位】 在小腿后侧，腘横纹下 2 寸，腓肠肌内、外侧头之间（图 9-12）。

注：在委中（BL40）与承山（BL57）的连线上，委中（BL40）直下 2 寸。

【解剖】 皮肤→皮下组织→腓肠肌→腘肌。浅层布有小隐静脉，股后皮神经和腓肠内侧皮神经。深层有胫动、静脉和胫神经。

【主治】 ①腰背痛，下肢痿痹。②疝气。③崩漏。

【操作】 直刺 1.0～1.5 寸。

56. 承筋 Chéngjīn（BL56）

【定位】 在小腿后侧，腘横纹下 5 寸，腓肠肌两肌腹之间（图 9-12）。

注：合阳（BL55）与承山（BL57）连线的中点。

【解剖】 皮肤→皮下组织→腓肠肌→比目鱼肌。浅层布有小隐静脉，腓肠内侧皮神经。深层有胫后动、静脉，腓动、静脉和胫神经。

【主治】 ①腰背痛，小腿挛痛。②痔疮。

【操作】 直刺 0.5～1 寸。

57. 承山* Chéngshān（BL57）

【定位】 在小腿后侧，腓肠肌两肌腹与肌腱交角处（图 9-12）。

注：伸直小腿或足跟上提时，腓肠肌肌腹下出现尖角凹陷中（即腓肠肌内、外侧头分开的地方，呈"人"字形沟）。

【解剖】 皮肤→皮下组织→腓肠肌→比目鱼肌。浅层布有小隐静脉和腓肠内侧皮神经。深层有胫神经和胫后动、静脉。

【主治】 ①腰背痛，小腿挛痛。②痔疮，便秘。

【操作】 直刺 1.0～1.5 寸。

知识链接

1. 配伍　①配环跳、阳陵泉，有舒筋活血通络的作用，主治腓肠肌痉挛，下肢痿痹。②配委中治腰痛。③配长强治痔疾、肠风下血。④配大肠俞、秩边治疗便秘。⑤配肾俞、委中治疗腰背脊痛。

2. 文献摘要　①霍乱转筋，大便难（《铜人腧穴针灸图经》）。②单取承山针刺治疗胃痉挛、腓肠肌痉挛及习惯性便秘等。③軌䯊，腰脊脚腨酸重，战栗，不能久立，脚跟急痛，足挛引少腹痛，喉咽痛，大便难，腨肿，承山主之……寒热篡反出，承山主之（《针灸甲乙经》）。④九般痔漏最伤人，必刺承山效若神（《玉龙歌》）。⑤承山筋转并久痔（《灵光赋》）。

案例分析

赖某，男，60 岁，农民，1996 年 12 月 20 日初诊。主诉为 10 日未解大便。患者 10 日前因脑梗死右侧肢体偏瘫入院，予以对症治疗后病情稳定，但一直未排大便，虽有便意但难下，自觉腹胀、纳差，舌质淡，苔薄白，脉细。即取双侧承山穴，直刺 1 寸，提插捻转，得气后留针 30 分钟，间歇行针 3 次。同时辅以双侧足三里、三阴交针刺，得气为要，留针 30 分钟。取针后 2 小时，患者觉便意，随后排出大量粪便，感腹胀明显减轻，食欲恢复。

按:《灵枢·经别》记载"足太阳之正，别入于腘中，其一道下尻五寸，别入于肛"。承山穴为足太阳经穴，经气循行，直接作用于直肠肛门，促进其对食物残渣的推动力。三阴交、足三里分属脾、胃经穴，脾胃为后天之本，气血生化之源，能升清降浊，故针刺二穴可补气补血并助大肠传化糟粕。诸穴合用起综合调理的作用，故治疗便秘疗效甚佳。（林镈武．浅谈针刺承山穴为主治疗便秘体会 [J]．中医外治杂志，1997（6）：31．）

58．飞扬　Fēiyáng（BL58）络穴

【定位】　在小腿后外侧，腓肠肌外下缘与跟腱移行处，约当昆仑直上7寸（图9-12）。

注：承山（BL57）外侧斜下方1寸处，下直昆仑（BL60）。

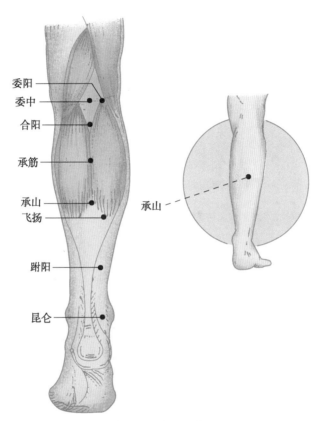

委阳
委中
合阳
承筋
承山
飞扬
跗阳
昆仑

承山

图9-12　合阳→跗阳

【解剖】　皮肤→皮下组织→小腿三头肌→长屈肌。浅层布有腓肠外侧皮神经。深层有胫神经和胫后动、静脉。

【主治】　①头痛，眩晕，鼻衄。②腰痛，腿软无力。③痔疮。

【操作】　直刺1.0～1.5寸。

知识链接

1．配伍　①配委中治腿痛。②配足三里、阳陵泉治疗下肢麻木、浮肿。③配百会、后溪治疗癫狂。④配太溪治疗头痛、目眩、鼻衄。⑤配秩边、承山治疗腿痛。

2．文献摘要　①飞扬、太乙、滑肉门，主癫疾狂吐舌（《备急千金要方》）。②实则鼽窒头背痛，虚则鼽衄，取之所别也（《灵枢·经脉》）。③下部寒，热病汗不出，体重，逆气头眩，飞扬主之；疟，实则腰背痛，虚则鼽衄，飞扬主之；腰痛，颈项痛，历节汗出，而步履寒，复不仁，腨中痛，飞扬主之；癫狂疾，体痛，飞扬主之；痓互折，飞扬主之（《针灸甲乙经》）。

59. 跗阳 Fūyáng（BL59）阳跷脉郄穴

【定位】　在小腿后外侧，昆仑直上 3 寸，腓骨与跟腱之间（图 9-12）。

【解剖】　皮肤→皮下组织→腓骨短肌→跗长屈肌。浅层布有腓肠神经和小隐静脉。深层有胫神经的分支和胫后动、静脉的肌支。

【主治】　①腰骶痛，下肢痿痹，足踝肿痛。②头痛。

【操作】　直刺 0.8～1.2 寸。

60. 昆仑* Kūnlún（BL60）经穴

【定位】　在踝后外侧，外踝尖与跟腱之间的凹陷中（图 9-13）。

【解剖】　皮肤→皮下组织→跟腱前方的疏松结缔组织中。浅层布有腓肠神经和小隐静脉。深层有腓动、静脉的分支和属支。

【主治】　①头痛，目痛，鼻衄。②颈项强痛，腰痛，足踝肿痛。③癫痫。④难产。

【操作】　直刺 0.5～1.0 寸。

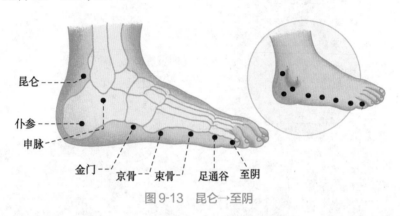

图 9-13　昆仑→至阴

知识链接

1. 配伍　①配风市、阳陵泉，有舒筋活血通络的作用，主治下肢痿痹。②配风池、治头痛、目眩。③配肾俞、委中治疗腰痛。④配后溪治疗项痛左右不能回顾。⑤配百会、风池治疗癫痫头痛。⑥配天柱治疗头痛连项下。

2. 文献摘要　①妇人刺之落胎（《针灸大成》）。②腿足肿红草鞋风，须把昆仑二穴攻（《玉龙歌》）。③大抵脚腕痛，昆仑解愈（《通玄指要赋》）。④住喘却痛昆仑愈（《灵光赋》）。⑤踝跟骨痛灸昆仑（《胜玉歌》）。

案例分析

朱某，男，45 岁，干部。1990 年 4 月 11 日初诊。就诊前 1 天，不慎扭伤腰部，当即疼痛剧烈，蹲下后再难站立。检查见腰肌紧张，板硬，深吸气、咳嗽疼痛加重，后伸时第 4 腰椎以下部位疼痛尤为明显。前屈 150° 左右剧痛明显减轻，X 线片显示，腰骶椎无异常。诊断为腰骶小关节滑膜嵌顿。让患者取前屈侧卧位，以疼痛减轻为度。针刺昆仑穴，快速进针，快速捻转 10～20 分钟，患者自感腰部疼痛减轻。此时，用持针器或止血钳夹住针与皮肤相接的部分针身，将针压弯，用胶布固定。然后令患者抱住双膝，医者轻轻地拍打腰部。这时部分患者的剧痛已消除或疼痛大减。最后让患者下床做前屈、后伸、侧屈和左右旋转等动作活动腰部结束治疗。固定的针可以根据病情需要留针 1～2 小时或更长时间，但一般不超过 1 天。行上述疗法 1 次，剧痛消除。后按摩 2 次，病愈。

按：中医学认为，足太阳膀胱经从后项络脑，夹脊到腰，络肾属膀胱。昆仑穴乃膀胱经常用穴位。腰部扭伤，滑膜嵌顿，属于"闪腰"范畴，其病理机制是损伤膀胱经脉，气滞血瘀，经络不通，不通则痛。针刺昆仑穴能激发膀胱经气，冲散瘀血，疏通经络，消除疼痛。（田常文. 针刺昆仑穴治疗腰骶小关节滑膜嵌顿27例[J]. 中医外治杂志，1994，13（1）：21.）

61. 仆参 Púcān（BL61）

【定位】 在足外侧，昆仑直下，跟骨外侧，赤白肉际处（图9-13）。

【解剖】 皮肤→皮下组织→跟骨。布有小隐静脉的属支、腓肠神经跟外侧支腓动、静脉的跟支。

【主治】 ①腰痛，下肢痿痹，腿痛转筋，足跟痛。②癫痫。

【操作】 直刺0.3～0.5寸。

62. 申脉* Shēnmài（BL62）八脉交会穴（通阳蹻脉）

【定位】 在足外侧，外踝尖直下，外踝下缘与跟骨之间凹陷中（图9-13）。

注：外踝下方凹陷中，与照海（KI6）内外相对。

【解剖】 皮肤→皮下组织→腓骨长肌腱→腓骨短肌腱→距跟外侧韧带。布有小隐静脉、腓肠神经的分支和外踝前动、静脉。

【主治】 ①头痛，眩晕。②癫，狂，痫。③腰腿脚痛。

【操作】 直刺0.3～0.5寸。

知识链接

1. 配伍 ①配后溪治头肩疼痛。②配肾俞、肝俞、百会治眩晕。③配阳陵泉、足三里治疗下肢痿痹。④配风池、翳风、太冲治疗内耳性眩晕。⑤配太溪治疗失眠不寐。

2. 文献摘要 ①洁古曰：痫病昼发，灸阳蹻（《针灸聚英》）。②针刺申脉穴为主，配合辨证取穴，治疗失眠证。③邪客于足阳蹻之脉，令人目痛从内眦始，刺外踝之下半寸所，各二痏。左刺右，右刺左（《素问·缪刺论》）。④一身四肢拘急（《玉龙经》）。⑤主风眩，腰脚痛，脐酸不能久立，如在身中，劳极，冷气逆气，腰髋冷痹，腰膝屈伸难，妇人血气痛（《针灸大成》）。

案例分析

董某，男，40岁，司机，2001年6月5日初诊。主诉：失眠1年。病史：1年前因妻子、儿子相继患病，本人操劳过度，逐渐出现入睡困难，后虽妻儿病愈，但睡眠情况未得到改善，并逐步加重，曾口服舒乐安定、百忧解等药物帮助睡眠，停药后失眠依旧。因惧怕药物的副作用，遂要求针灸治疗。就诊时每夜仅能睡眠1～2小时，白天头晕目眩，神疲乏力，心悸健忘，舌淡苔薄，脉细弱。各项实验室检查未见异常。中医辨证为心脾两虚。针刺主穴照海、申脉，配以心俞、脾俞、足三里、三阴交，手法采用呼吸补泻法，治疗5次后失眠症状大为改善，能入睡3～4小时，白天精神转佳，治疗1疗程后，诸症消失，睡眠总时间达到6小时以上，且睡眠质量好，续治1个疗程以巩固疗效。随访1年，睡眠一直较好。

按：不寐一症，病因繁多，但总与肝脾肾及阴血不足有关，其病理改变总属阳盛阴衰，阴阳失衡。其结果必然导致津液亏耗，真阴不足，阴不足则不能制阳，阳浮于外，则不能暖阴，形成阴阳离隔的局面。《灵枢·寒热病》中说："阳气盛则瞋目，阴气盛则瞑目。"《伤寒六书》还说："阳盛阴虚，则昼夜不得眠，盖夜以阴为主，阴气盛目闭而卧安，若阴为阳所胜，则终夜烦忧而不得眠也。"而《灵枢·大惑论》则曰："卫气不得入于阴，常留于阳，留于阳则阳气满，阳气满则阳跷盛；不得入于阴，则阴气虚，故目不瞑矣"。卫气的运行主要是通过阴阳跷脉而散布全身，卫气行于阳则阳跷盛，主目张而不欲睡；卫气行于阴则阴跷盛，主目闭而欲睡。这说明跷脉的功能关系到人的活动与睡眠。阴跷阳跷功能失调，阴不入阳，阳不入阴产生失眠。因此调节跷脉的阴阳盛衰可治疗失眠。照海为八脉交会穴，通于阴跷脉；申脉亦为八脉交会穴，通于阳跷脉。二穴阴阳相应，补泻相宜，从阴引阳，从阳引阴，均衡人体内过强过弱的信息，能调整恢复阴跷阳跷平衡，阴平阳秘，神有所安，而阴阳平衡失眠自愈。（王世广. 针刺照海申脉为主治疗不寐症临床观察 [J]. 中国针灸，2005，25（11）：772.）

63. 金门 Jīnmén（BL63）郄穴

【定位】 在足背，外踝前缘直下，第5跖骨粗隆后方，骰骨下缘凹陷中（图9-13）。

【解剖】 皮肤→皮下组织→腓骨长肌腱及小趾展肌。布有足背外侧皮神经，足外侧缘静脉（小隐静脉）。

【主治】 ①头痛，腰痛，下肢痿痹，足踝痛。②小儿惊风。

【操作】 直刺0.3～0.5寸。

64. 京骨 Jīnggǔ（BL64）原穴

【定位】 在足外侧，第5跖骨粗隆前下方，赤白肉际处（图9-13）。

注：在足外侧缘，约当足跟与跖趾关节连线的中点处可触到明显隆起的骨，即第5跖骨粗隆。

【解剖】 皮肤→皮下组织→小趾展肌。布有足背外侧皮神经，足外侧缘静脉。

【主治】 ①头痛，颈项强痛，腰腿痛。②癫痫。③鼻衄。

【操作】 直刺0.3～0.5寸。

65. 束骨 Shùgǔ（BL65）输穴

【定位】 在足外侧，第5跖趾关节的近端，赤白肉际处（图9-13）。

【解剖】 皮肤→皮下组织→小趾展肌→小趾对跖肌腱→小趾短屈肌。浅层布有足背外侧皮神经，足背静脉弓的属支。深层有趾足底固有神经和趾底固有动、静脉。

【主治】 ①头痛，恶风，眩晕。②颈项强痛，腰腿痛。③癫狂。

【操作】 直刺0.3～0.5寸。

知识链接

1. 配伍 ①配殷门、昆仑，有舒筋活络止痛的作用，主治腰背痛，坐骨神经痛。②配天柱治疗项强恶风。③配百会、肝俞，有清头目，调营血，平肝风的作用，主治头痛，目眩。

2. 文献摘要 ①目眩项不可回顾（《铜人腧穴针灸图经》）。②暴病头痛，身热病，肌肉动，耳聋，恶风，目眦烂赤，项不可以顾，髀枢痛，泄，肠澼，束骨主之；瘛惊互引，脚如结，腨如裂，束骨主之；疟从脑起，束骨主之；寒热，腰痛如折，束骨主之；身痛，狂善行，癫疾，束骨主之（《针灸甲乙经》）。

66. 足通谷 Zútōnggǔ（BL66）荥穴

【定位】 在足趾，第5跖趾关节的远端，赤白肉际处（图9-13）。

【解剖】 皮肤→皮下组织→小趾近节趾骨底的跖侧面。布有足背外侧皮神经，足背静脉弓的属支，趾足底固有动、静脉。

【主治】　①头痛，颈项强痛，鼻衄。②癫狂。

【操作】　直刺 0.2～0.3 寸。

67. 至阴* Zhìyīn（BL67）井穴

【定位】　在足趾，小趾末节外侧，趾甲根角侧后方 0.1 寸（指寸）（图 9-13）。

注：足小趾外侧甲根角侧后方（即沿角平分线方向）0.1 寸。相当于沿爪甲外侧画一直线与爪甲基底缘水平线交点处取穴。

【解剖】　皮肤→皮下组织→甲根。布有足背外侧皮神经的趾背神经和趾背动、静脉网。

【主治】　①头痛，目痛，鼻塞，鼻衄。②难产。③足膝肿痛。

【操作】　浅刺 0.1～0.5 寸或点刺出血。

知识链接

1. 配伍　①配足三里治疗难产、滞产。②配三阴交、昆仑治疗胎位不正。③配睛明治头痛。④配太阳、风池治疗头晕头痛、目痛。⑤配迎香、肺俞治疗鼻塞、鼻衄。

2. 文献摘要　①头面之疾针至阴（《肘后歌》）。②艾灸、激光照射至阴穴，均可矫正胎位，成功率高。③脚膝肿时寻至阴（《席弘赋》）。④主目生翳，鼻塞，头重，风寒从小趾起，脉痹上下带胸胁痛无常处，转筋，寒疟，汗不出，烦心，足下热，小便不利，失精，目痛，大眦痛（《针灸大成》）。

案例分析

韩某，女，23 岁。第 1 胎，妊娠 35 周。经 B 超确诊为胎儿臀位，初诊经膝胸卧位法予纠正，第 37 周来诊仍为臀位，转我科针灸治疗。先令患者平卧，调匀呼吸，精神放松。先在至阴穴施以温和灸，患者 10 分钟后感觉胎儿活动缓慢，改用雀啄灸和温和灸交替使用，5 分钟后胎儿活动加快，30 分钟灸治完毕。第 2 天复诊，患者诉灸后 10 小时内胎儿活动频繁。于是再行温和灸 20 分钟。第 3 天诊时，患者诉昨日灸后胎儿频繁活动，约 6 小时后渐渐转慢，继而恢复原来的正常活动状态。遂请 B 超室复查，确诊胎位为左侧头位。以后随访并每周检查胎位，均为头位，直至正常分娩。该患者两次治疗均选择在早晨 6～8 时这一胎儿活动高峰时间，且环境较为安静。

按：至阴穴属足太阳膀胱经井穴。膀胱经与肾等脏腑密切相关，为脏腑背俞穴会聚之所。艾条灸至阴穴能温通经脉，振奋阳气，调整肾的功能，调整子宫的活动状态，促使胎儿活动增强。（孙共青，管建红. 艾条灸至阴穴治疗胎位不正 200 例疗效观察 [J]. 云南中医学院学报，1995，18（4）：40.）

知识链接

腧穴命名与作用

1. 睛明　穴在目内眦，主治目疾羞明，有明目之功，故名。作用清热消肿，明目退翳。

2. 攒竹　攒，指聚；人之眉毛聚结直立似竹，穴当眉头陷中，故名。作用清热明目，镇痉止痛。

3. 眉冲　冲，指冲动，额肌运动可冲击到眉，穴在其上，故名。作用散风清热，宁神镇痉。

4. 曲差　曲，指弯；差，指此穴从眉冲之旁错出，挟神庭旁 1.5 寸，故名。作用明目安神，降气定喘。

5. 五处　处，为停止，因穴距曲差5分，故名。作用散风清热，明目止痉。

6. 承光　该穴主治青盲，目视不明，能重新承受光明，故名。作用清热明目，降逆止呕。

7. 通天　经脉由此"入络脑"，经气内系于脑，外通于天，故名。作用散风清热，宣肺利鼻。

8. 络却　络，指联络，却指去而复返，其脉由脑"还出"于此穴，故名。作用平肝息风，宁心安神。

9. 玉枕　因穴在枕骨两旁而得名。作用散寒解表，明目降逆。

10. 天柱　古称颈椎骨为"天柱骨"，穴在其旁，故名。作用祛风散寒，息风宁神。

11. 大杼　杼骨即第一椎骨，骨会大杼，主治骨病，故名。作用清热解表，宣肺止咳。

12. 风门　该穴有祛风作用，主治表证，故名。作用祛风散邪，宣肺固表。

13. 肺俞　穴近肺脏，为肺脏经气转输之处，主治肺疾，故名。作用解表宣肺，止咳平喘。

14. 厥阴俞　为手厥阴心包络之气转输之处，故名。作用宁心安神，宽胸理气。

15. 心俞　穴位近心，为心经之气转输之处，故名。作用宽胸理气，宁心安神。

16. 督俞　为督脉之气转输之处，故名。作用宽胸理气，消胀止痛。

17. 膈俞　因穴位近膈而得名。作用宽胸降逆，和血止血。

18. 肝俞　穴位近肝，为肝经之气转输之处，故名。作用疏肝利胆，安神明目。

19. 胆俞　穴位近胆，为胆气转输之处，故名。作用清热祛湿，利胆止痛。

20. 脾俞　穴位近脾，为脾气转输之处，故名。作用健脾利湿，和胃益气。

21. 胃俞　穴位近胃，为胃经经气转输之处，故名。作用健脾和胃，理中降逆。

22. 三焦俞　为手少阳三焦经气转输之处，故名。作用调理三焦，健脾利水。

23. 肾俞　穴位近肾，为肾经经气转输之处，故名。作用益肾助阳，纳气利水。

24. 气海俞　该穴前应气海，为元气转输之处，故名。作用补益肾气，调经止痛。

25. 大肠俞　穴近大肠，为大肠经经气转输之处，故名。作用通降肠腑，理气止痛。

26. 关元俞　该穴与关元穴前后对应，为人体阳气交关之处，故名。作用培补元气，通调二便。

27. 小肠俞　穴近小肠，为小肠经经气转输之处，故名。作用清热利湿，通调二便。

28. 膀胱俞　穴近膀胱，为膀胱经经气转输之处，故名。作用清热利湿，通淋止痛。

29. 中膂俞　膂，指脊旁的肌肉，穴当其中，故名。作用通降肠腑，益肾健腰。

30. 白环俞　该穴能调理肛疾，因穴主魄门应白色，故名。作用益肾固精，调经止带。

31. 上髎　髎为骨之郄，穴在骶骨下第一空，位居最高，故名。作用调经种子，益气固脱。

32. 次髎　穴当骶骨下第二空，故名。作用清利湿热，理气调经。

33. 中髎　穴当骶骨下第三空，故名。作用通降二便，调经止带。

34. 下髎　穴当骶骨下第四空，故名。作用清热利湿，通调二便。

35. 会阳　足太阳经属阳，又与阳脉之海督脉交会，故名。作用益肾固带，通调二便。

36. 承扶　承，指受；扶指挽。该穴位于大腿根部，承受人体重力，故名。作用舒筋活络，消痔通便。

37. 殷门　殷为深厚之意，此处肌肉丰厚，故名。作用疏通经络，理气止痛。

38. 浮郄　腘弯处称郄，浮，指在其上方，故名。作用舒筋活络，清热镇静。

39. 委阳　委，指委中，该穴位于委中外侧，故名。作用调理气机，通利水湿。

40. 委中　委，指弯曲，穴在腘窝正中，委而屈之取穴，故名。作用清热解毒，调理肠胃。

41. 附分　附，指旁；分，指别行。该经自天柱分出，从此下行，故名。作用祛风散寒，舒筋活络。

42. 魄户　肺藏魄，穴在肺俞旁，故名。作用舒筋活络，肃降肺气。

43. 膏肓　重证难治，称病入膏肓。此穴能疗虚损重证，故名。作用益阴清心，止咳定喘。

44. 神堂　心藏神，居室为堂，穴在心俞旁，故名。作用宽胸理气，宁神定喘。

45. 譩譆　取该穴时，常令患者发出譩譆之声，故名。作用理气止痛，清热宣肺。

46. 膈关　在膈俞之旁，故名。作用宽胸理气，降逆和胃。

47. 魂门　肝藏魂，穴在肝俞旁，故名。作用疏肝健脾，降逆和胃。

48. 阳纲　阳，指六腑；纲，指统领。该穴位于胆俞之旁，为六腑背俞之首，故名。作用疏肝利胆，健脾化湿。

49. 意舍　脾藏意，穴在脾俞旁，故名。作用健脾化湿，和胃利胆。

50. 胃仓　胃为仓廪之官，穴在胃俞旁，故名。作用健脾和胃，消积化滞。

51. 肓门　卫气出于三焦，着于肓膜，该穴位于三焦俞旁，是三焦之气转输门户，故名。作用理气解郁，清热消肿。

52. 志室　肾藏志，穴在肾俞旁，故名。作用益肾固精，清热利湿。

53. 胞肓　胞，指膀胱；肓，指维系膀胱之膜。穴当膀胱俞旁，故名。作用清热利湿，通降二便。

54. 秩边　秩，指序、排列；边，指旁、远之意。本经背部诸穴依次排列，而该穴正当最下边，故名。作用清热利湿，消肿止痛。

55. 合阳　足太阳经于大腿后和外侧分两支，合于委中，穴位于其下，故名。作用理气止痛，调经止崩。

56. 承筋　穴在腓肠肌中，承受以上部位的主要筋肉，故名。作用调理中焦，清泄肠热。

57. 承山　承，指承接，穴在腓肠肌肌腹下端凹陷处，此处形若山谷，故名。作用理气止痛，消痔舒筋。

58. 飞扬　该穴治疗癫狂恍惚，魂魄飞扬，故名。作用散风清热，宁神消痔。

59. 跗阳　外侧为阳，穴在小腿外侧，近"跗"部，故名。作用疏通经络，理气止痛。

60. 昆仑　昆仑，指山名；外踝高突如山，穴在其后，故名。作用疏通经络，息风止痛。

61. 仆参　仆，指从；参，指拜。古行屈膝礼时身体弯曲，穴当手臂下垂之处，故名。作用调和中焦，止痉舒筋。

62. 申脉　申，同伸；该穴主治筋脉拘急，使血脉畅通，筋脉得伸，故名。作用镇痉止痫，宁心安神。

63. 金门　金，指贵重；该穴为膀胱经之郄，气血深聚之处，贵重如金，故名。作用疏通经络，止痉安神。

64. 京骨　第五跖骨为"京骨"，穴位于其前下方，故名。作用息风止痛，舒筋明目。

65. 束骨　古称足小趾本节后为束骨，穴在其处，故名。作用清热消肿，宁心安神。

66. 足通谷　通，指经过；谷，指凹陷。穴在足趾本节前陷中，是经气所溜之荥水处，故名。作用宁心安神，清热截疟。

67. 至阴　至，有尽、到之意。经脉由此从足太阳下至少阴，表示阳尽阴起，故名。作用通经活络，舒筋转胎。

（马　越　高嘉彬）

扫一扫，测一测

? 复习思考题

1. 按顺序写出足太阳膀胱经的经穴名称。
2. 秩边穴的针刺方向与治疗有什么关系？
3. 试述肾俞的定位与主治。
4. 试述《灵枢·经脉》中足太阳膀胱经循行。
5. 试述《灵枢·经脉》足太阳膀胱经的经脉病候。
6. 试述足太阳膀胱经络脉的循行及病候。

第十章 足少阴经络与腧穴

PPT 课件

本章包括足少阴经络和足少阴腧穴两部分。足少阴经络包括足少阴经脉、足少阴络脉、足少阴经别和足少阴经筋。足少阴腧穴，首穴是涌泉，末穴是俞府，左右各27穴。

知识导览

第一节 足少阴经络

足少阴经脉主要分布于第五趾、足底及下肢内侧后缘和胸腹第一侧线。其络脉、经别分别与之内外相连接，经筋分布于外部。

一、足少阴经脉

（一）经脉循行

肾足少阴之脉，起于小指之下，邪走[1]足心，出于然骨[2]之下，循内踝之后，别入跟中[3]，以上腨内，出腘内廉，上股内后廉，贯脊[4]属肾，络膀胱。

其直者，从肾上贯肝膈，入肺中，循喉咙，挟舌本。

其支者，从肺出，络心，注胸中。（《灵枢·经脉》）（图10-1，图10-2）

足少阴经脉、
络脉循行动画

【注释】

[1] 邪走：邪通斜。从小趾下斜行走向足心涌泉穴。

[2] 然骨：指内踝前突起的舟骨粗隆。

[3] 别入跟中：意指分出一支进入脚跟中。

[4] 贯脊：指由长强穴沿脊上行，先属肾，再下络膀胱，其穴位即当肓俞向下至横骨。

足少阴经脉、
络脉循行视频

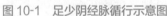
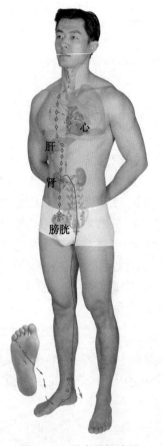

图 10-1　足少阴经脉循行示意图　　　　　图 10-2　足少阴经脉图

【语译】

足少阴肾经,(1)起始于足小趾之下,(2)斜向足心(涌泉),出于舟骨粗隆下(然谷、照海、水泉),沿内踝之后(太溪),分支进入足跟中(大钟),(3)上行于小腿内(复溜,交信;会三阴交),出腘窝内侧(筑宾,阴谷),上大腿内后侧,(4)通过脊柱(会长强),属于肾,络于膀胱(肓俞、中注、四满、气穴、大赫、横骨;会关元、中极)。

上行主干,(5)从肾向上(商曲、石关、阴都、通谷、幽门),通过肝、横膈,进入肺中(步廊、神封、灵墟、神藏、彧中、俞府),(6)沿着喉咙,夹舌根旁(通廉泉)。

肺部支脉,(7)从肺出来,络于心,流注于胸中,与手厥阴心包经相交接。

（二）经脉病候

是动则病,饥不欲食,面如漆柴[1],咳唾则有血,喝喝[2]而喘,坐而欲起,目䀮䀮[3]如无所见,心如悬若饥状,气不足则善恐,心惕惕如人将捕之,是为骨厥[4]。

是主肾所生病者,口热、舌干、咽肿,上气,嗌干及痛,烦心,心痛,黄疸,肠澼[5],脊股内后廉痛,痿、厥[6],嗜卧,足下热而痛。(《灵枢·经脉》)

【注释】

[1] 漆柴:形容病者面色发黑,如漆如炭。

[2] 喝喝:为气喘声。

[3] 䀮䀮:音"荒",指视物不清。

[4] 骨厥:肾主骨,指本经脉所过部出现的证候。

[5] 肠澼:澼,音僻,肠间水也。此指泄泻病症。

[6] 痿厥：痿，指下肢软弱；厥，指逆冷。

本经异常表现为下列病症，饥饿而不想进食，面色黯黑像漆炭，咳嗽痰唾带血，喝喝气急，坐下想起来时，感到两眼昏花，视物模糊不清，心像悬空而不安，又似饥饿；肾气虚则容易感到恐惧，心中怦怦跳动，好像有人要捉捕他；还可出现"骨"方面的深部气血阻逆，如厥冷、酸痛等。

本经穴主治有关"肾"方面所发生的病证，口热，舌干燥，咽肿，气上逆，咽部发干而痛，心内烦扰且痛，黄疸，腹泻，脊柱、大腿内侧后缘痛，痿软、厥冷，喜欢躺着，足心发热而痛。

二、足少阴络脉

足少阴之别，名曰大钟。当踝后绕跟，别走太阳；其别者，并经上走于心包下，外贯腰脊。（图10-3）

其病，气逆则烦闷；实，则闭癃；虚，则腰痛。取之所别也。（《灵枢·经脉》）

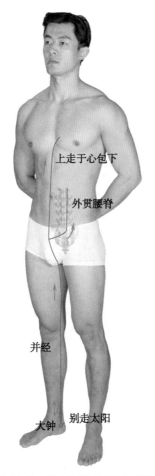

图 10-3　足少阴络脉循行示意图

【语译】

足少阴络脉，名大钟。在内踝后绕行足跟，走向足太阳经；其支脉与本经相并上行，走到心包下，外行通过腰脊部。

其病证，脉气厥逆，可见心胸烦闷。实证，见小便不通利；虚证，见腰痛。可取足少阴络穴治疗。

三、足少阴经别

足少阴之正，至腘中，别走太阳而合，上至肾，当十四椎出属带脉；直者系舌本，复出于项，合于太阳。(《灵枢·经别》)(图10-4)

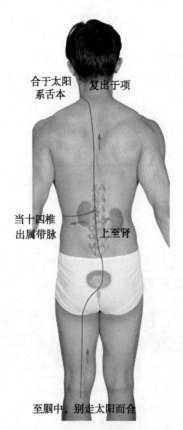

图10-4　足少阴经别循行示意图

【语译】

足少阴经别，在腘窝部分出后，与足太阳经别相合并行，上至肾脏，在十四椎（第二腰椎）处分出来，归属于带脉；其直行的继续上行，联系舌根，再出来到项部，仍归于足太阳经。

四、足少阴经筋

足少阴之筋，起于小指之下，入足心，并太阴[1]之筋，邪（斜）走内踝之下，结于踵；与足太阳之筋合，而上结于内辅骨之下；并太阴之经筋而上，循阴股，结于阴器。循脊内挟膂，上至项，结于枕骨，与足太阳之筋合。(图10-5)

其病，足下转筋，及所过而结者皆痛及转筋。病在此者，主痫瘛及痉[2]，在外者不能俯，在内者不能仰。故阳病者腰反折，不能俯；阴病者，不能仰。(《灵枢·经筋》)

【注释】

[1] 太阴：此指足太阴。

[2] 痫瘛及痉：痫，癫痫；瘛，音"制"，瘛疭，抽搐之义；痉，痉挛强直。

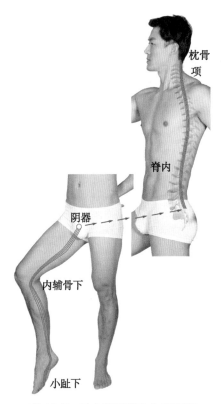

图 10-5　足少阴经筋分布示意图

【语译】

足少阴经筋，起于足小趾下边，入足心部，同足太阴经筋斜走内踝下方，结于足跟，与足太阳经筋会合；向上结于胫骨内髁下，同足太阴经筋一起向上行，沿大腿内侧，结于阴部，循脊柱里面挟膂（脊旁肌肉），上后项结于枕骨，与足太阳经筋会合。

其病症，可见足下转筋，所经过和所结聚的部位，都有疼痛和转筋的证候，病在足少阴经筋，主要有痫证、抽搐和项背反张等证，病在背侧的不能前俯，在胸腹侧的不能后仰。背为阳，腹为阴，阳筋病，项背部筋急，而腰向后反折，身体不能前俯，阴筋病，腹部筋急，而身不能后仰。

第二节　足少阴腧穴

本经一侧 27 穴，10 穴分布于下肢内侧面后缘，17 穴分布于胸腹第一侧线（图 10-6）。

1. 涌泉* Yǒngquán（KI1）井穴

【定位】　在足底，屈足卷趾时足心最凹陷中。

注：卧位或伸腿坐位，卷足，约当足底第 2、3 趾蹼缘与足跟连线的前 1/3 与后 2/3 交点凹陷中（图 10-7）。

【解剖】　皮肤→皮下组织→足底腱膜（跖腱膜）→第二趾足底总神经→第二蚓状肌。浅层布有足底内侧神经的分支。深层有第二趾足底总神经和第二趾足底总动、静脉。

【主治】　①发热，足心热，心烦，惊风。②咽喉肿痛，咳嗽，气喘。③腰背痛。④大便难，小便不利。

【操作】　直刺 0.5～1.0 寸。

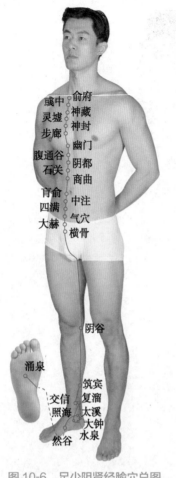

图 10-6   足少阴肾经腧穴总图

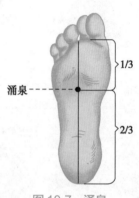

图 10-7   涌泉

知识链接

1. 配伍   ①配水沟治休克。②针刺单侧涌泉穴治疗癔症性昏厥和抽搐；针刺涌泉配合语言诱导治疗癔症性失语或瘫痪有效。③吴茱萸粉适量调敷涌泉穴，治疗小儿口疮及小儿流涎。

2. 文献摘要   ①顶心头痛眼不开，涌泉下针定安泰。伤寒痞气结胸中，两目昏黄汗不通，涌泉妙穴三分许，速使周身汗自通（《肘后歌》）。②厥寒、厥热涌泉清（《百症赋》）。

2. 然谷 Rángǔ（KI2）荥穴

【定位】   在足内侧，足舟骨粗隆下方，赤白肉际处（图 10-8）。

【解剖】   皮肤→皮下组织→蹬展肌→趾长屈肌腱。浅层布有隐神经的小腿内侧皮支。足底内侧神经皮支和足背静脉网的属支。深层有足底内侧神经和足底内侧动、静脉。

【主治】   ①咽喉肿痛，咳血。②消渴，黄疸，泄泻。③遗精，阳痿，月经不调，阴痒，子宫脱垂。④小儿脐风。⑤足跗肿痛。

【操作】   直刺 0.5～1.0 寸。

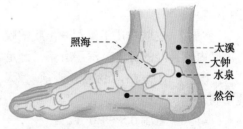

图 10-8   然谷→照海

1. 配伍　配太溪治足跟痛。
2. 文献摘要　①妇人绝子,灸然谷各五十壮(《备急千金要方》)。②固知腕骨祛黄,然骨泻肾(《通玄指要赋》)。③痓病非颅息而不愈,脐风须然谷而易醒(《百症赋》)。

3. 太溪* Tàixī(KI3)肾之原穴,输穴
【定位】　在踝后内侧,内踝尖与跟腱之间的凹陷中(图10-8)。
【解剖】　皮肤→皮下组织→胫骨后肌腱、趾长屈肌腱与跟腱、跗肌腱之间→踇长屈肌。浅层布有隐神经的小腿内侧皮支,大隐静脉的属支。深层有胫神经和胫后动、静脉。
【主治】　①遗精,阳痿,月经不调。②咳嗽,气喘,咳血,胸痛。③咽喉肿痛,齿痛。④消渴,便秘。⑤腰背痛,下肢厥冷。
【操作】　直刺0.5～1.0寸。

课堂互动

为什么太溪穴能治疗耳聋、耳鸣?

ER-10-6

课堂互动答案

知识链接

1. 配伍　①配曲池、太冲治疗高血压。②配肾俞、关元治疗前列腺炎。③配飞扬、三阴交、京门治疗尿路结石。④配列缺治疗肾炎。
2. 文献摘要　①牙痛牙槽,取太溪灸之(《医学纲目》)。②牙齿痛吕细堪治,头项强承浆可保(《通玄指要赋》)。③太溪、昆仑、申脉,最疗足肿之逃(《玉龙赋》)。④现代研究:电针"太溪"对肾缺血家兔血栓素 A_2 和前列环素的影响。

案例分析

刘某,男,74岁,2002年11月23日初诊。自诉大便秘结干燥,数日一次,排便困难达六七年之久。每次临厕前需服用番泻叶,伴有咽干口渴,夜间尤甚,渴而喜饮,舌红少津苔白干,脉细无力,多处诊治排除糖尿病等器质性病变。诊断:习惯性便秘。证型:血虚阴亏型。治法:取左侧腹结穴消毒后,用镊子夹持图钉型皮内针按压入穴位,外用创可贴固定,嘱患者每日用手按压针刺处10余次,每次10分钟。此外,嘱患者松解腰带,将一侧足跟部露出。取1.5寸毫针针刺太溪穴,施用补法,留针30分钟,留针期间行针一次。经用上法治疗2次后,大便接近正常,巩固治疗3次。此后,嘱患者自行按摩太溪穴善后。
按:西医学认为,便秘,尤其是慢性便秘,可由肠道器质性疾病引起,但大多数老年性便秘属于单纯性(即功能性)便秘,即由于反射失常所引起的习惯性便秘。该患者年事已高,津液、阴血亏虚,肠道无血以滋、无津以润。再者番泻叶耗伤气血,使气血亏虚加剧。于乙状结肠处的左侧腹结穴埋针,刺激肠道加速蠕动以治其标,针补太溪以益阴生津、润肠通便以治其本。(蔡晓刚. 太溪穴临床应用举隅 [J]. 上海中医药杂志,2003,37(9):37.)

4. 大钟 Dàzhōng(KI4)络穴
【定位】　在足内侧,内踝后下方,跟骨上缘,跟腱附着部内侧前缘凹陷中(图10-8)。

【解剖】 皮肤→皮下组织→跖肌腱和跟腱的前方→跟骨。浅层布有隐神经的小腿内侧皮支,大隐静脉的属支。深层有胫后动脉的内踝支和跟支构成的动脉网。

【主治】 ①腰背痛。②癃闭,便秘。③咳血,气喘。④痴呆,嗜卧,心烦。⑤足跟痛。

【操作】 直刺0.3～0.5寸。

知识链接

1. 配伍 ①配神门、太溪治失眠。②针刺大钟、神庭、百会、风池、神门为主穴,配合丰隆、太冲、太溪、足三里、大陵、三阴交等穴。治疗多发性脑梗死痴呆,其疗效优于单用西药治疗。

2. 文献摘要 ①用大钟治心内之呆痴(《标幽赋》)。②其病气逆而烦闷,实则闭癃,虚则腰痛,取之所别也(《灵枢·经脉》)。

---

5. 水泉 Shuǐquán(KI5)郄穴

【定位】 在足内侧,太溪(KI3)直下1寸,跟骨结节内侧凹陷中(图10-8)。

【解剖】 皮肤→皮下组织→跟骨内侧面。浅层布有隐神经的小腿内侧皮支和大隐静脉的属支。深层有胫后动、静脉,足底内、外侧神经和跟内侧支(均是胫神经的分支)。

【主治】 ①月经不调,痛经,子宫脱垂。②小便不利。③视物不清。

【操作】 直刺0.3～0.5寸。

6. 照海* Zhàohǎi(KI6)八脉交会穴(通阴跷脉)

【定位】 在足内侧,内踝尖下1寸,内踝下缘边际凹陷中(图10-8)。

注：由内踝尖向下推,至其下缘凹陷中。与申脉(BL62)内外相对。

【解剖】 皮肤→皮下组织→胫骨后肌腱。浅层布有隐神经的小腿内侧皮支、大隐静脉的属支。深层有胫内侧动、静脉的分支或属支。

【主治】 ①目赤肿痛,咽干,咽痛。②月经不调,赤白带下,子宫脱垂。③疝气,癃闭。④癫痫。

【操作】 直刺0.5～0.8寸。

知识链接

1. 配伍 ①配廉泉、通里穴治中风失语。②针灸照海、申脉、神门、心俞、脾俞穴,治疗嗜睡证。

2. 文献摘要 ①洁古曰:痫病夜发,灸……照海穴也(《针灸聚英》)。②取照海治喉中之闭塞(《标幽赋》)。③大便秘结不能通,照海分明在足中,更把支沟来泻动,方知妙穴有神功(《玉龙歌》)。

课堂互动

为什么照海穴能治疗咽喉肿痛?

案例分析

王某,女,34岁,中学教师,于1998年7月3日初诊。患者有慢性咽炎史2年,近3个月来,自觉咽喉内有压迫感,发音嘶哑,讲话困难,音量低,经中西药物及超声雾化等治疗不效。

10 天前经外院检查,发现两侧声带有若干大小不等的小结节,诊断为慢性咽炎、声带结节。因害怕手术摘除而求中医针灸保守治疗,刻下症状同前。中医诊断为"喑痱",由长期发声过度,肾津耗损。治疗经过:用 28 号 1 寸长毫针直刺双侧照海穴,针入后行捻转提插手法,以得气并尽可能使针感沿下肢向上传递为度。留针 30 分钟,留针期间每间隔 10 分钟行针 1 次,每日 1 次。出针后,患者当即感觉咽喉中压迫感明显减轻,自觉喉中凉爽、顺畅感。治疗 15 天后,发音清晰,无明显不适。为巩固疗效,取王不留行籽用胶布粘贴在一侧照海穴上,嘱患者自己不定期按压,直至出现酸胀疼痛,以患者能忍受为度;两侧照海穴交替使用,每侧 24 小时,1 个月后,患者一切恢复正常,无任何不适感。

按语:声音嘶哑,中医学谓之"喑痱"。外感和内伤皆可引发本病。可暴发,亦有因他病迁延致日久不愈而致。《灵枢•九针论》曰:"邪入于阴,转则为喑。"《素问•脉解》篇曰:"内夺而厥,则为喑痱,此肾虚也。"临床观察发现,此证多为阴津不足,或虚火偏盛所致。咽喉为足少阴肾经所过之所,且肾为音声之根。照海乃是八脉交会穴之一(通于阴跷脉),具有滋肾阴,清虚火之功,是治疗慢性咽炎、声音嘶哑的要穴。此方法具有取穴少,操作简单等优点。出针后采用王不留行籽穴位按压,反复地良性刺激,作用时间长且持续,可通过穴位不断调达经气,使肾津逐渐上达以濡润咽喉,而达到治疗声音嘶哑的目的。(倪坚正. 照海穴临床应用四则 [J]. 上海中医药杂志,2005,39(3):46.)

7. 复溜* Fùliū(KI7)经穴

【定位】　在小腿后内侧,内踝尖上 2 寸,跟腱的前缘(图 10-9)。

注:前平交信(KI8)。

【解剖】　皮肤→皮下组织→趾肌腱和跟腱前方→跛长屈肌。浅层布有隐神经的小腿内侧皮支、大隐静脉的属支。深层有胫神经和胫后动、静脉。

【主治】　①腹痛,泄泻。②水肿,多汗或少汗,小便不利。③腰脊痛,下肢痿痹。④脉微细时止。

【操作】　直刺 0.5～1.0 寸。

知识链接

1. 配伍　配合谷既可用于发汗,又可用于止汗。泻合谷,补复溜,治多汗,补合谷,泻复溜,治无汗或少汗。

2. 文献摘要　①无汗伤寒泻复溜,汗多宜将合谷收,若然六脉皆微细,金针一补脉还浮(《玉龙歌》)。②水肿,水分与复溜(《杂病穴法歌》)。

8. 交信 Jiāoxìn(KI8)阴跷脉郄穴

【定位】　在小腿内侧,内踝尖上 2 寸,胫骨内侧缘后际凹陷中(图 10-9)。

注:复溜(KI7)前 0.5 寸。

【解剖】　皮肤→皮下组织→趾长屈肌→胫骨后肌后方→跛长屈肌。浅层布有隐神经的小腿内侧皮支,大隐静脉的属支。深层有胫神经和胫后动、静脉。

【主治】　①癃闭,疝气,前阴急痛引股膝内侧。②月经不调。③泄泻,便秘。

【操作】　直刺 0.5～1 寸。

9. 筑宾 Zhùbīn(KI9)阴维脉郄穴

【定位】　在小腿后内侧,太溪(KI3)直上 5 寸,比目鱼肌与跟腱之间(图 10-9)。

注1：屈膝，小腿抗阻力绷紧，胫骨内侧缘后呈现一条明显的纵行肌肉，即比目鱼肌。

注2：太溪（KI3）与阴谷（KI10）的连线上，横平蠡沟（LR5）。

【解剖】 皮肤→皮下组织→小腿三头肌。浅层布有隐神经的小腿内侧皮支和浅静脉。深层有胫神经和胫后动、静脉。

【主治】 ①癫痫、吐舌。②呕吐。③疝气。④小腿内侧痛。

【操作】 直刺1.0～1.5寸。

10. 阴谷 Yīngǔ（KI10）合穴

【定位】 在膝后内侧，腘横纹上，半腱肌肌腱外侧缘（图10-10）。

【解剖】 皮肤→皮下组织→半膜肌腱与半腱肌腱之间→腓肠肌内侧头。浅层布有股后皮神经和皮下静脉。深层有膝上内侧动、静脉的分支或属支。

【主治】 ①阳痿，小便不利。②月经不调，崩漏。③前阴、少腹、膝股内侧引痛。

【操作】 直刺1.0～1.5寸。

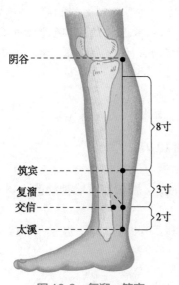
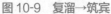

图10-9　复溜→筑宾

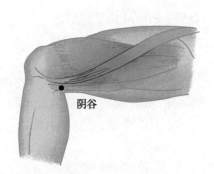

图10-10　阴谷

11. 横骨 Hénggǔ（KI11）足少阴经、冲脉交会穴

【定位】 在下腹部，脐中下5寸，前正中线旁开0.5寸（图10-11）。

【解剖】 皮肤→皮下组织→腹直肌鞘前壁→锥状肌→腹直肌。浅层布有髂腹下神经前皮支，腹壁浅静脉的属支。深层有腹壁下动、静脉的分支或属支和第十一、十二胸神经前支的分支。

【主治】 ①疝气，少腹胀痛，小便不利。②遗精，阳痿。

【操作】 直刺1.0～1.5寸。

12. 大赫 Dàhè（KI12）足少阴经、冲脉交会穴

【定位】 在下腹部，脐中下4寸，前正中线旁开0.5寸（图10-11）。

【解剖】 皮肤→皮下组织→腹直肌鞘前壁→锥状肌上外侧缘→腹直肌。浅层布有腹壁浅动、静脉的分支或属支，第十一、十二胸神经和第一腰神经前支的前皮支及伴行的动、静脉。深层有腹壁下动、静脉的分支或属支，第十一、十二胸神经前支的肌支和相应的肋间动、静脉。

【主治】 ①遗精，阴囊挛缩。②子宫脱垂，带下。

【操作】 直刺1.0～1.5寸。

13. 气穴 Qìxué（KI13）足少阴经、冲脉交会穴

【定位】 在下腹部，脐中下3寸，前正中线旁开0.5寸（图10-11）。

【解剖】　皮肤→皮下组织→腹直肌鞘前壁→腹直肌。浅层布有腹壁浅动、静脉的分支或属支,第十一、十二胸神经前支和第一腰神经前支的前皮支及伴行的动、静脉。深层有腹壁下动、静脉的分支或属支,第十一、十二胸神经前支的肌支和相应的肋间动、静脉。

【主治】　①月经不调,带下。②腹痛引腰脊。③不孕。

【操作】　直刺 1.0～1.5 寸。

14. 四满 Sìmǎn（KI14）足少阴经、冲脉交会穴

【定位】　在下腹部,脐中下 2 寸,前正中线旁开 0.5 寸(图 10-11)。

【解剖】　皮肤→皮下组织→腹直肌鞘前壁→腹直肌。浅层布有腹壁浅动、静脉的分支或属支,第十、十一、十二胸神经前支的前皮支和伴行的动、静脉。深层有腹壁下动、静脉的分支或属支,第十、十一、十二胸神经前支的肌支和相应的肋间动、静脉。

【主治】　①月经不调,带下。②腹中包块。③遗精,遗尿。④水肿,泄泻,腹痛。

【操作】　直刺 1.0～1.5 寸。

15. 中注 Zhōngzhù（KI15）足少阴经、冲脉交会穴

【定位】　在下腹部,脐中下 1 寸,前正中线旁开 0.5 寸(图 10-11)。

【解剖】　皮肤→皮下组织→腹直肌鞘前壁→腹直肌。浅层布有脐周皮下静脉网和第十、十一、十二胸神经前支的前皮支及伴行的动、静脉。深层有腹壁下动、静脉的分支或属支,第十、十一、十二胸神经前支的肌支和相应的肋间动、静脉。

【主治】　便秘,腹痛。

【操作】　直刺 1.0～1.5 寸。

16. 肓俞 Huāngshù（KI16）足少阴经、冲脉交会穴

【定位】　在上腹部,脐中旁开 0.5 寸(图 10-11)。

【解剖】　皮肤→皮下组织→腹直肌鞘前壁→腹直肌。浅层布有脐周皮下静脉网,第九、十、十一胸神经前支的前皮支及伴行的动、静脉。深层有腹壁上、下动、静脉吻合成的动、静脉网,第九、十、十一胸神经前支的肌支和相应的肋间动、静脉。

【主治】　便秘,腹痛。

【操作】　直刺 1.0～1.5 寸。

17. 商曲 Shāngqū（KI17）足少阴经、冲脉交会穴

【定位】　在上腹部,脐中上 2 寸,前正中线旁开 0.5 寸(图 10-11)。

【解剖】　皮肤→皮下组织→腹直肌鞘前壁→腹直肌。浅层布有腹壁浅静脉,第八、九、十胸神经前支的前皮支及伴行的动、静脉。深层有腹壁上动、静脉的分支或属支,第八、九、十胸神经前支的肌支和相应的肋间动、静脉。

【主治】　腹中包块,腹痛,泄泻,便秘。

【操作】　直刺 1.0～1.5 寸。

18. 石关 Shíguān（KI18）足少阴经、冲脉交会穴

【定位】　在上腹部,脐中上 3 寸,前正中线旁开 0.5 寸(图 10-11)。

【解剖】　皮肤→皮下组织→腹直肌鞘前壁→腹直肌。浅层布有腹壁浅静脉,第七、八、九胸神经前支及伴行的动、静脉。深层有腹壁上动、静脉的分支或属支,第七、八、九胸神经前支的肌支和相应的肋间动、静脉。

【主治】　①便秘,腹痛。②多唾。

【操作】　直刺 1.0～1.5 寸。

19. 阴都 Yīndū（KI19）足少阴经、冲脉交会穴

【定位】　在上腹部,脐中上 4 寸,前正中线旁开 0.5 寸(图 10-11)。

【解剖】　皮肤→皮下组织→腹直肌鞘前壁→腹直肌。浅层布有腹壁浅静脉,第七、八、九胸

神经前支的前皮支及伴行的动、静脉。深层有腹壁上动、静脉的分支或属支,第七、八、九胸神经前支的肌支和相应的肋间动、静脉。

【主治】　肠鸣,腹痛,腹胀。

【操作】　直刺 1.0～1.5 寸。

20. 腹通谷 Fùtōnggǔ(KI20)足少阴经、冲脉交会穴

【定位】　在上腹部,脐中上 5 寸,前正中线旁开 0.5 寸(图 10-11)。

【解剖】　皮肤→皮下组织→腹直肌鞘前壁→腹直肌。浅层布有腹壁浅静脉和第六、七、八胸神经前支的前皮支及伴行的动、静脉。深层有腹壁上动、静脉的分支或属支,第六、七、八胸神经前支的肌支和相应的肋间动、静脉。

【主治】　腹中包块,腹痛,腹胀,呕吐。

【操作】　直刺 0.5～1.0 寸。

21. 幽门 Yōumén(KI21)足少阴经、冲脉交会穴

【定位】　在上腹部,脐中上 6 寸,前正中线旁开 0.5 寸(图 10-11)。

【解剖】　皮肤→皮下组织→腹直肌鞘前壁→腹直肌。浅层布有第六、七、八胸神经前支的前皮支及伴行的动、静脉。深层有腹壁上动、静脉的分支或属支,第六、七、八胸神经前支的肌支和相应的肋间动、静脉。

【主治】　呃逆,呕吐,腹痛,腹胀,泄泻。

【操作】　直刺 0.5～1.0 寸。

22. 步廊 Bùláng(KI22)

【定位】　在前胸部,第 5 肋间隙,前正中线旁开 2 寸(图 10-12)。

【解剖】　皮肤→皮下组织→胸大肌。浅层布有第五肋间神经的前皮支,胸廓内动、静脉的穿支。深层有胸内、外侧神经的分支。

【主治】　胸胁胀满,咳嗽,气喘。

【操作】　斜刺或平刺 0.5～0.8 寸。

23. 神封 Shénfēng(KI23)

【定位】　在前胸部,第 4 肋间隙,前正中线旁开 2 寸(图 10-12)。

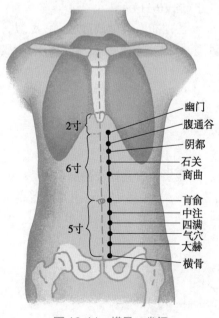

图 10-11　横骨→幽门

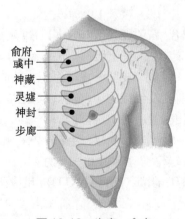

图 10-12　步廊→俞府

【解剖】　皮肤→皮下组织→胸大肌。浅层布有第四肋间神经的前皮支,胸廓内动、静脉的穿支。深层有胸内、外侧神经的分支。

【主治】　①胸胁胀满,咳嗽,气喘。②乳痈。

【操作】　斜刺或平刺0.5～0.8寸。

24.灵墟 Língxū（KI24）

【定位】　在前胸部,第3肋间隙,前正中线旁开2寸(图10-12)。

【解剖】　皮肤→皮下组织→胸大肌。浅层布有第三肋间神经的前皮支,胸廓内动、静脉的穿支。深层有胸内、外侧神经的分支。

【主治】　①胸胁胀满,咳嗽,气喘。②呕吐,不思饮食。

【操作】　直刺0.5～1.0寸。

25.神藏 Shéncáng（KI25）

【定位】　在前胸部,第2肋间隙,前正中线旁开2寸(图10-12)。

【解剖】　皮肤→皮下组织→胸大肌。浅层布有第二肋间神经的前皮支、胸廓内动、静脉的穿支。深层有胸内、外侧神经的分支。

【主治】　①胸胁胀满,咳嗽,气喘。②呕吐,不思饮食。

【操作】　斜刺或平刺0.5～0.8寸。

26.彧中 Yùzhōng（KI26）

【定位】　在前胸部,第1肋间隙,前正中线旁开2寸(图10-12)。

【解剖】　皮肤→皮下组织→胸大肌。浅层布有第一肋间神经的前皮支,锁骨上内侧神经胸廓内动、静脉的穿支。深层有胸内、外侧神经的分支。

【主治】　胸胁胀满,咳嗽,气喘,痰多。

【操作】　斜刺或平刺0.5～0.8寸。

27.俞府 Shùfǔ（KI27）

【定位】　在前胸部,锁骨下缘,前正中线旁开2寸(图10-12)。

【解剖】　皮肤→皮下组织→胸大肌。浅层布有锁骨上内侧神经,深层有胸内、外侧神经的分支。

【主治】　咳嗽,气喘,胸痛,呕吐。

【操作】　斜刺或平刺0.5～0.8寸。

知识链接

1. 配伍　①配天突、肺俞、鱼际治咳嗽。②配合谷、足三里治呕吐。

2. 文献摘要　①咳逆上气,喘不得息,呕吐胸满,不得饮食,俞府主之(《针灸甲乙经》)。②吼喘之症嗽痰多,若用金针疾自和,俞府乳根一样刺,气喘风痰渐渐磨(《玉龙歌》)。

知识链接

腧穴命名与作用

1. 涌泉　地下出水为涌,穴位于足心,肾经井穴,脉气所出,故名。作用苏厥开窍、滋肾清热。

2. 然谷　然谷即舟骨粗隆,穴在其前下方凹陷中,故名。作用益气固肾、清热利湿。

3. 太溪　太者大也，肾水出于涌泉，通过此穴，聚流而成大溪，故名。作用滋阴补肾、壮阳强腰。

4. 大钟　钟，音同踵，足跟称踵，肾主骨，该骨较大，穴位其处，故名。作用益肾平喘、通调二便。

5. 水泉　肾为水脏，该穴为郄，泉水多从郄出，故名。作用益肾清热、通经活络。

6. 照海　照，光明所及；海，百川所归。此穴主治目疾之广似海，故名。作用补肾利尿、清热利咽。

7. 复溜　复，同伏，深伏；溜，指水流。穴在太溪上方，经气至此已深伏流动，故名。作用益阳调汗、利水消肿。

8. 交信　该穴主治月经不调，昔称月经为信，故名。作用益肾调经、通调二阴。

9. 筑宾　筑，指坚实；宾，泛指小腿。肾经之气从此进入腓肠肌，有使腿膝坚实的作用，故名。作用定惊安神、调补肝肾。

10. 阴谷　深处为谷，肾为阴脏，穴居下肢后侧腘内凹陷处，故名。作用益肾调经、理气止痛。

11. 横骨　平者为横，耻骨旧称横骨，穴在其上，故名。作用益肾助阳、调理下焦。

12. 大赫　赫，显赫之意，也指阴气盛，该穴主治生殖疾患为显著，故名。作用补肾固精、调经止带。

13. 气穴　肾主纳气，气纳丹田，穴当关元旁，故名。作用调理冲任、益肾暖胞。

14. 四满　此乃肾经入腹第四穴，有消除胀满的作用，故名。作用理气导疝、调经种子。

15. 中注　肾脉与冲脉并行，经气于阴交穴处注入胞中，该穴位于阴交旁，故名。作用调和月经、利湿健脾。

16. 肓俞　肓指肓膜，俞指输注，肾经之气由此输注肓膜，故名。作用理气止痛、润肠通便。

17. 商曲　大肠属金，其音商，该穴内应大肠横曲，故名。作用健脾和胃、消积止痛。

18. 石关　不通为石，为关。该穴主治大便不通，妇人不孕，故名。作用攻坚消满、调理气血。

19. 阴都　会之处为都，该穴为少阴与冲脉之会所，故名。作用宽胸降逆、调理胃肠。

20. 腹通谷　该穴主治腹胀、呕吐，有开胃进食之效，故名。作用健脾和胃、宽胸宁心。

21. 幽门　胃之下口谓幽门，穴当其处，故名。作用健脾和胃、降逆止呕。

22. 步廊　正中为庭，两边为廊，穴在中庭旁，故名。作用宽胸理气、降逆止呕。

23. 神封　封指疆界，古有"上为封"之说，穴居心脏，心藏神，故名。作用理气通乳、降逆止呕。

24. 灵墟　穴处犹如丘墟陵起之状，内近心脏，心主神灵，故名。作用理气通乳、降逆止呕。

25. 神藏　穴位近心，心藏神，故名。作用宽胸理气、降逆止呕。

26. 彧中　彧指文采，中指中间。肺为相傅之官，当有文采，穴近肺脏，在华盖旁，肺居其中，故名。作用宽胸理气、降逆平喘。

27. 俞府　俞指输注，府与腑通。肾脉之气由此输入内腑，故名。作用止咳平喘、和胃降逆。

（罗惠文　方　伟）

? 复习思考题

1. 试述《灵枢·经脉》中足少阴肾经的经脉循行。

2. 试述《灵枢·经脉》中足少阴肾经络脉的循行。

3. 按顺序写出足少阴肾经的五输穴。

4. 与"舌本"有联系的经脉有哪些？写出与其有关的经脉原文。

5. 足少阴肾经病候主要表现有哪些？

ER-10-7

扫一扫，测一测

第十一章　手厥阴经络与腧穴

学习目标

知识目标：

1. 掌握手厥阴心包经经脉的循行。
2. 掌握手厥阴心包经重点腧穴的特定穴类别、定位、主治及操作。
3. 熟悉手厥阴心包经经脉病候、络脉病候。
4. 了解手厥阴心包经经别、经筋内容。

能力目标： 具备在人体上划经取穴的能力。

素质目标： 具备独立思考、自主探究能力，树立精益求精、爱岗敬业的工匠精神，培养医者仁心。

本章包括手厥阴经络和手厥阴腧穴两部分。手厥阴经络包括手厥阴经脉、手厥阴络脉、手厥阴经别和手厥阴经筋。手厥阴腧穴，首穴是天池，末穴是中冲，左右各9穴。

第一节　手厥阴经络

手厥阴经脉主要分布于胸胁、上肢内侧中间、掌中、中指。其络脉、经别分别与之内外相连，经筋大体分布于经脉的外部。

一、手厥阴经脉

（一）经脉循行

心主手厥阴心包络之脉，起于胸中，出属心包络，下膈，历络三焦[1]。

其支者，循胸出胁[2]，下腋三寸[3]，上抵腋下，循臑内，行太阴、少阴之间，入肘中，下臂，行两筋[4]之间，入掌中，循中指，出其端。

其支者，别掌中，循小指次指[5]出其端。（《灵枢·经脉》）（图11-1，图11-2）

【注释】

[1] 历络三焦：历，经历之意。指自胸至腹依次联络上、中、下三焦。

[2] 胁：在侧胸腹部，腋下至第十二肋骨部的统称。

[3] 下腋三寸：距腋下三寸，与乳头相平处，为天池穴。

[4] 两筋：指桡侧腕屈肌腱和掌长肌腱。

[5] 小指次指：无名指，即第四指。

【语译】

手厥阴心包经，（1）从胸中开始，浅出属于心包，通过膈肌，经历胸部、上腹和下腹，络于上、中、下三焦。

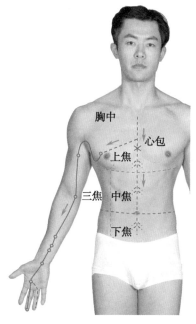

图 11-1　手厥阴经脉循行示意图

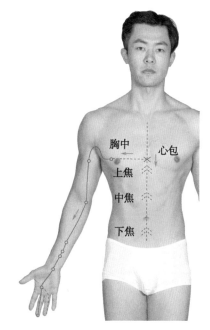

图 11-2　手厥阴经脉图

胸中支脉，(2)沿胸内出胁部，(3)当腋下三寸处（天池）向上到腋下，(4)沿上臂内侧（天泉），于手太阴、手少阴之间，(5)进入肘中（曲泽），下向前臂，走两筋（桡侧腕屈肌腱与掌长肌腱）之间（郄门、间使、内关、大陵），(6)进入掌中（劳宫），沿中指桡侧出于末端（中冲）。

掌中支脉，(7)从掌中分出，沿无名指出于末端，接手少阳三焦经。

（二）经脉病候

是动则病，手心热，臂、肘挛急，腋肿；甚则胸胁支满 [1]，心中憺憺大动 [2]，面赤，目黄，喜笑不休。

是主脉所生病者 [3]，烦心，心痛，掌中热。（《灵枢·经脉》）

【注释】

[1] 支满：支撑胀满的感觉。

[2] 憺憺（dàn）大动：心中不安。憺憺，犹言荡荡，动而不宁貌。形容心悸。

[3] 主脉所生病：诸脉皆属于心，心包络是心的外卫，代心受邪，故主脉所生病。

【语译】

本经发生异常变动就表现为下列病症，掌心中热，前臂和肘掣强拘急，腋窝肿胀，甚至胸中满闷，心悸，面赤，眼睛昏黄，喜笑不止。

本经腧穴主治有关"脉"方面所发生的病症，心胸烦闷，心痛，掌心发热。

二、手厥阴络脉

手心主之别，名曰内关。去腕二寸，出于两筋之间，循经以上，系于心包，络心系。（图 11-3）实则心痛；虚则为烦心 [1]。取之两筋间也。（《灵枢·经脉》）

【注释】

[1] 烦心：原作"头强"，据《针灸甲乙经》《备急千金要方》改。

【语译】

手厥阴络脉，名内关，在腕关节后二寸处，出于两筋之间，分支走向手少阳经脉，并沿经向上连系于心包，散络于心系。

心系的实证,见心痛;虚证,见心中烦乱。可取手厥阴络穴治疗。

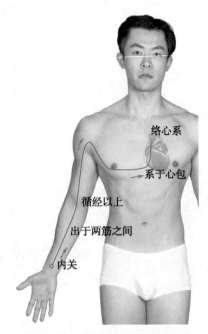

图 11-3   手厥阴络脉循行示意图

三、手厥阴经别

手心主之正,别下渊腋三寸,入胸中,别属三焦,出[1]循喉咙,出耳后,合少阳完骨之下[2]。(《灵枢•经别》)(图 11-4)

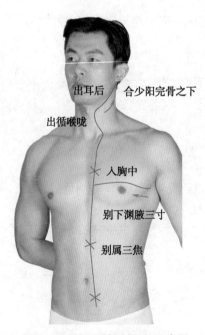

图 11-4   手厥阴经别循行示意图

【注释】

[1] 出:《黄帝内经太素》作"上"字。

[2] 完骨之下：约当天牖穴部。

【语译】

手厥阴经别，在渊腋下三寸处分出，进入胸腹腔内，分别归属上、中、下三焦，上达喉咙，浅出于耳后方的完骨部，与手少阳经会合。

四、手厥阴经筋

手心主之筋，起于中指，与太阴之筋并行，结于肘内廉，上臂阴，结腋下，下散前后挟胁。其支者，入腋，散胸中，结于贲[1]。（图 11-5）

其病，当所过者支转筋，及胸痛息贲[2]。（《灵枢•经筋》）

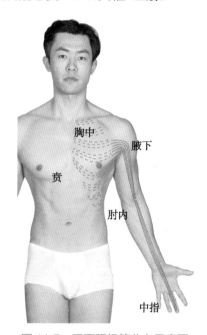

图 11-5　手厥阴经筋分布示意图

【注释】

[1] 贲：指胸膈。

[2] 息贲：气息急迫之症。

【语译】

手厥阴经之筋，起始于中指，与手太阴经筋并行，结于肘内侧，上行上臂的内侧。结于腋下，分散前后挟两胁。分支进入腋内，散布于胸中，结于膈部。

其病症，可见本经筋所循行、结聚的部位支撑不适，挛引、转筋，以及胸痛或成为气息急迫之症。

第二节　手厥阴腧穴

本经一侧 9 穴，1 穴分布于胸前，8 穴分布于上肢内侧正中及手（图 11-6）。

1. 天池 Tiānchí（PC1）

【定位】　在前胸部，第 4 肋间隙，前正中线旁开 5 寸（图 11-7）。

【解剖】　皮肤→皮下组织→胸大肌→胸小肌。浅层分布着第四肋间神经外侧皮支，胸腹壁

ER-11-5

手厥阴腧穴视频

静脉的属支（女性除有上述结构外，皮下组织内还有乳腺等组织）。深层有胸内、外侧神经，胸外侧动、静脉的分支或属支。

【主治】　①咳嗽，气喘，痰多，胸闷，胸痛。②腋下肿，瘰疬。

【操作】　斜刺或平刺 0.5～0.8 寸；本穴正当胸腔，内容心、肺，不宜深刺。

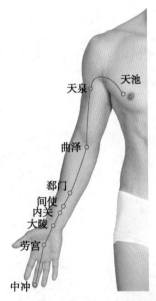

图 11-6　手厥阴心包经腧穴总图

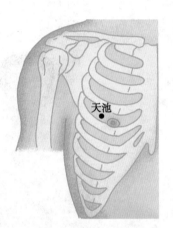

图 11-7　天池

知识链接

1. 配伍　①配膻中、乳根，治乳痛。②配内关、心俞、厥阴俞，治心痛。

2. 文献摘要　①寒热胸满头痛，四肢不举，腋下肿，上气胸中有声，喉中鸣，天池主之（《针灸甲乙经》）。②对心肌缺血家兔肾上腺皮质和髓质的组化观察及定量分析：观察针刺天池穴对 30 只急性心肌缺血雄性家兔肾上腺皮质和髓质的影响。结果显示，可减少 CA 分泌，阻止 CA 耗竭，并可增加 5- 核苷酸酶、琥珀酸脱氧酶、RNA 的反应量，有增强皮质细胞功能的作用。

2. 天泉　Tiānquán（PC2）

【定位】　在臂前侧，腋前纹头下 2 寸，肱二头肌的长、短头之间（图 11-8）。

【解剖】　皮肤→皮下组织→肱二头肌→肱肌→喙肱肌腱。浅层分布着臂内侧皮神经的分支。深层有肌皮神经和肱动、静脉的肌支。

【主治】　①上臂痛。②胸胁胀痛。③心痛，咳嗽。

【操作】　直刺 0.5～0.8 寸。

3. 曲泽* Qūzé（PC3）合穴

【定位】　在肘前侧，肘横纹上，肱二头肌腱的尺侧缘凹陷中（图 11-8）。

注：仰掌，屈肘 45°，尺泽（LU5）尺侧肌腱旁。

【解剖】　皮肤→皮下组织→正中神经→肱肌。浅层有肘正中静脉，前臂内侧皮神经等结构。深层有肱动、静脉，尺侧返动、静脉的掌侧支与尺侧下副动、静脉前支构成的动、静脉网，正中神经的本干。

【主治】 ①心痛,心悸,善惊。②胃脘痛,吐血,呕吐。③发热,口干。④肘臂痛。

【操作】 直刺 1.0～1.5 寸;或者用三棱针点刺出血。

知识链接

1. 配伍 ①配内关、大陵,治心悸心痛。②本穴配委中称为"四弯穴",用三棱针点刺出血多用于急性高热、急性吐泻、急性腹痛、中暑、厥证、四肢拘挛等危急重症的治疗。③配内关、中脘,治呕吐、胃痛。

2. 文献摘要 ①治心痛,善惊身热,烦渴口干,逆气呕血,风疹,臂肘手腕善动摇(《铜人腧穴针灸图经》)。②对急性缺血性心肌损伤有抑制作用:针刺家兔的曲泽、膈俞,对急性缺血性心肌损伤,有抑制损伤发展的作用,有抑制家兔心电图 ST 段升高效应,并在起针后,ST 段电位值有自然下降的趋势。③降低血压:针刺高血压患者的曲泽、太阳、百会、人迎、足三里、内关等穴,可引起明显的血管舒张反应,降低血压。④针刺曲泽穴对健康青年大脑中动脉血流速度及搏动指数和阻抗指数的影响:观察针刺左侧曲泽穴对 20 名健康青年大脑中动脉(MCA)血流及搏动指数(PI)、阻抗指数(RI)的影响。结论:针刺左侧曲泽穴在出针时和出针后两个时间点能增加右侧 MCA 的 Vs,Vd 与 Vm 的血流速度。提示针刺左曲泽穴具有留针效应和出针后的后遗效应,为左病右取或右病左取提供依据。

4. 郄门* Xìmén（PC4）郄穴

【定位】 在前臂前侧,腕掌侧远端横纹上 5 寸,掌长肌腱与桡侧腕屈肌腱之间(图 11-9)。

注 1:握拳,手外展,微屈腕时,显现两肌腱。本穴在曲泽(PC3)与大陵(PC7)连线中点下 1 寸,两肌腱之间。

注 2:若两手的一侧或双侧摸不到掌长肌腱,则以桡侧腕屈肌腱尺侧定位。

【解剖】 皮肤→皮下组织→桡侧腕屈肌腱与掌长肌腱之间→指浅屈肌→指深屈肌→前臂骨间膜。浅层分布有前臂外侧皮神经,前臂内侧皮神经分支和前臂正中静脉。深层有正中神经。正中神经伴行动、静脉,骨间前动脉,神经等结构。

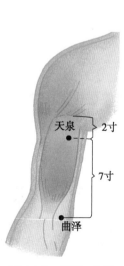

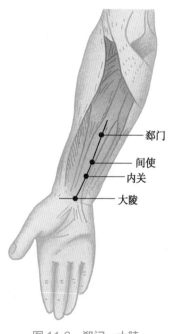

图 11-8 天泉、曲泽

图 11-9 郄门→大陵

【主治】　①心痛，心悸，心烦，胸痛。②咳血，吐血，衄血。

【操作】　直刺 0.5～1.0 寸。

5. 间使 Jiānshǐ（PC5）经穴

【定位】　在前臂前侧，腕掌侧远端横纹上 3 寸，掌长肌腱与桡侧腕屈肌腱之间（图 11-9）。

注 1：握拳，手外展，微屈腕时，显现两肌腱。本穴在大陵（PC7）直上 3 寸，两肌腱之间。

注 2：若两手的一侧或双侧摸不到掌长肌腱，则以桡侧腕屈肌腱尺侧定位。

【解剖】　皮肤→皮下组织→桡侧腕屈肌腱与掌长肌腱之间→指浅屈肌→指深屈肌→旋前方肌→前臂骨间膜。浅层分布有前臂内、外侧皮神经分支和前臂正中静脉。深层分布有正中神经。正中神经伴行动、静脉，骨间前动脉、神经等结构。

【主治】　①心痛，心悸，心烦。②胃脘痛，呕吐。③癫，狂，痫。④失音。⑤热病，疟疾。

【操作】　直刺 0.5～1 寸。

知识链接

1. 配伍　①配心俞、大陵，治心悸。②配水沟、太冲治癫症。

2. 文献摘要　①热病烦心，善呕，胸中澹澹，善动而热，间使主之（《针灸甲乙经》）。②对心脏功能影响：对增强冠心病患者心肌收缩力，减慢心率，改善心电图，使左心室舒张期终末压降低。电针间使和内关，可增加冠脉流量和心肌血氧供应量，降低冠脉阻力、心肌氧提取率，减少最大冠状动脉血氧含量差，降低心肌氧耗量，从而改善、调整心肌对氧的供求失衡，有利于濒危区缺血心肌损伤程度的减轻，使心肌坏死区减少。

---

6. 内关* Nèiguān（PC6）络穴，八脉交会穴（通阴维脉）

【定位】　在前臂前侧，腕掌侧远端横纹上 2 寸，掌长肌腱与桡侧腕屈肌腱之间（图 11-9）。

注 1：握拳，手外展，微屈腕时，显现两肌腱。本穴在大陵（PC7）直上 2 寸，两肌腱之间，与外关（TE5）相对。

注 2：若两手的一侧或双侧摸不到掌长肌腱，则以桡侧腕屈肌腱尺侧定位。

【解剖】　皮肤→皮下组织→桡侧腕屈肌腱与掌长肌腱之间→指浅屈肌→指深屈肌→旋前方肌。浅层分布着前臂内侧皮神经，前臂外侧皮神经的分支和前臂正中静脉。深层在指浅屈肌、拇长屈肌和指深屈肌三者之间有正中神经伴行动、静脉。在前臂骨间膜的前方有骨间前动、静脉和骨间前神经。

【主治】　①心痛，心悸，胸闷。②胃脘痛，呕吐，呃逆。③癫，狂，痫。④上肢痹痛。

【操作】　直刺 0.5～1 寸。

课堂互动

为什么内关穴能治疗心、胸、胃疾病？

知识链接

1. 配伍　①本穴是治疗心、胸、胃病的主穴之一。配公孙，为八脉交会穴之配穴。②配神门、心俞，治心痛、心悸。③配中脘、足三里治胃痛、呕吐、呃逆、痰饮。④配水沟为治疗中风醒脑开窍法之主穴。

2. 文献摘要 ①面赤皮热,热病汗不出,中风热,目赤黄,肘挛,腋肿,急则心暴痛,虚则烦心,心惕惕不能动,失智,内关主之(《针灸甲乙经》)。②对冠心病患者左心室功能的影响:应用多普勒超声心动图测定 30 例正常人以及 20 例冠心病患者针刺内关穴前后左心室功能参数。结果显示针刺内关能改善冠心病患者的左心室舒张和收缩功能,对舒张功能的影响较收缩功能明显。③调整心功能:窦性心动过速者常于针刺内关后 3~5 分钟,心率可由 150~200 次 / 分减至 70~80 次 / 分。④电针治疗休克:电针家兔内关穴,对失血性休克模型有明显的升压作用,并可改善心泵的功能。⑤有综述收集心律失常临床报道 1 003 例,针灸治疗首选内关穴。⑥癔症:单针内关穴,治疗癔症效果良好。⑦呕吐:对神经性呕吐、手术麻醉引起的恶心呕吐,针刺内关疗效较好,对晕车出现的恶心呕吐,用手指重按内关亦有效。⑧针刺调整胃肠功能:实验表明针刺内关,对胃酸分泌、肠的运动有调整作用。

案例分析(一)

钱某,女,45 岁,公司职员,2016 年 3 月 4 日就诊于上海中医药大学附属龙华医院。初诊主诉:入睡困难 3 年余,加重 3 个月。现病史:患者三年前因工作原因经常入睡困难,时轻时重;近三个月来,由于工作压力大,失眠加重,入睡困难,寐而易醒,常伴多梦,每晚睡眠 2~3 小时,严重时彻夜难眠,痛苦不堪。曾于外院诊疗,间断服用思诺思、舒乐安定等西药,治疗效果不甚理想。刻下症见:入睡困难,多梦,寐而易醒,同时伴有急躁易怒、心烦焦虑、嗳气频繁、口苦、头昏等症,胃纳尚可,二便调,舌红苔薄黄,脉弦。

诊断:不寐(肝郁化火型)。

治则:清肝泻火,理气和胃,养心安神。

针刺选穴:①仰卧位:百会、印堂、中脘、建里、天枢、气海、合谷、太冲、内关、阳陵泉;②俯卧位:心俞和肝俞;以上诸穴均留针 20 分钟,分正反两面治疗,再配合神灯照射。3 月 8 日复诊:患者入睡困难症状改善,但仍寐而易醒,伴多梦等,遵前方继续治疗 5 次后,患者睡眠质量明显提高,入睡困难症状减轻,醒后易入睡,偶有夜梦,每晚睡眠 6 小时左右,无明显心烦、口苦、嗳气等症状。又予 5 次治疗,选穴略有加减,患者夜寐安,失眠基本告愈。

按:内关为手厥阴心包经之络穴,络于三焦经,又是八脉交会穴,通阴维脉,主心、胸、胃疾患,有镇惊安神、清心除烦、理气和胃之功。

失眠为临床常见病,归属阴阳失调,阳不入阴之症。多因脏腑不调,情志不畅而生。本例患者入睡困难,伴多梦、急躁易怒、心烦口苦、嗳气等症,舌红苔薄黄,脉弦细,故辨为肝失疏泄、气机不畅、肝郁化火、神失所养之证;治以疏肝理气、平肝降逆、清心安神。取百会、印堂以调气行血、调督安神;取中脘、建里、天枢、气海以调理中焦、调畅气机,胃和卧安;取合谷、太冲以气血同调,阴阳平衡;取内关、阳陵泉则调心安神、宽胸理气;取心俞、肝俞则调理心肝气血。诸穴配合,共奏养心安神之功。(尹平,杨晓英,徐世芬,等. 苏肇家教授针灸治疗失眠经验辑要[J]. 四川中医,2017,35(1):6-8.)

案例分析(二)

徐某,女,66 岁。

主诉:失眠 40 余年,加重 5 年。

症状:失眠伴右侧偏头痛。背拘紧,右侧偏重。初起因工作夜班致睡眠不佳。近 5 年因情绪因素致寐差加重。仅可入睡 2 小时余,晚 11 时(子时)醒后难再入睡。服安眠药效果不佳。伴右侧头枕、颞部眼痛。余可。善悲易哭。口干喜饮、近日咽痛。舌黯、苔薄嫩。脉弦，略数。高脂血症病史1年余。

选穴：膏肓（灸15分钟）、内关、大陵、行间、太冲、复溜、颔厌（右）。

按：患者失眠40余年，加重5年，伴右侧偏头痛。失眠源于长期夜班，生活规律失常。其症候与经络异常可对接，以此分析病机，并指导治疗。

各个经络和脏腑的失常都可导致失眠，需要根据患者向医生讲述的症状来判断。此患者失眠日久说明是虚象。另外，患者睡两小时后子时（晚上11时至凌晨1时）醒，再难入睡，亦有情绪急躁、脉弦，与肝、心包有关。察经络也发现手厥阴心包经异常。患者偏头痛之症，循推时发现颔厌处异常，病在少阳经。

把症候与经络诊察的异常"对接"后，可以诊断病在厥阴经和少阴经，属肝肾阴虚，阴虚阳升，阳不入阴，导致失眠，"真阴精血之不足，阴阳不交，而神有不安其室耳。"（《景岳全书·不寐》）（王居易. 王居易针灸医案讲习录[M]. 北京：中国中医药出版社，2014.）

7. 大陵* Dàlíng（PC7）输穴，原穴

【定位】　在腕前侧，腕掌侧远端横纹中，掌长肌腱与桡侧腕屈肌腱之间（图11-9）。

注1：握拳，手外展，微屈腕时，显现两肌腱。本穴在腕掌远侧横纹的中点，两肌腱之间，横平豌豆骨上缘处的神门（HT7）。

注2：若两手的一侧或双侧摸不到掌长肌腱，则以桡侧腕屈肌腱尺侧定位。

【解剖】　皮肤→皮下组织→掌长肌腱与桡侧腕屈肌腱之间→拇长屈肌腱与指浅屈肌腱→指深屈肌腱之间→桡腕关节前方。浅层分布有前臂内、外侧皮神经，正中神经掌支，腕掌侧静脉网。深层在掌长肌与桡侧腕屈肌之间的深面可能刺中正中神经。

【主治】　①胸胁痛，心痛，心悸。②胃脘痛，呕吐，吐血。③癫，狂，痫。④上肢痹痛。⑤疮肿。

【操作】　直刺0.3~0.5寸。

知识链接

1. 配伍　①配心俞、膈俞，治心血瘀阻之心悸、心痛。②配神门、列缺，治腕下垂。

2. 文献摘要　①热病烦心汗不出，肘挛腋肿，善笑不休，心中痛，目赤黄，小便如血，欲呕，胸中热，苦不乐，太息，喉痹嗌干，喘逆，身热如火，头痛如破，短气胸痛，大陵主之（《针灸甲乙经》）。②调整心功能：针刺大陵、神门等，对心脏患者心功能的影响，多数情况下心冲击图的收缩波增强，经X线示波摄影，针刺前表现为左心室与主动脉峰减低变形，收缩性弯曲变斜和舒张期隆起减弱等。针刺后，左心峰增大，收缩性偏斜减弱，舒张期隆起也加大，说明针后心肌收缩加强，心脏功能改善。③针刺大陵可引起额颞叶皮质激活，特别是额叶皮质的强激活。

---

8. 劳宫* Láogōng（PC8）荥穴

【定位】　在手掌，横平第3掌指关节近端，第2、3掌骨之间偏于第3掌骨（图11-10）。

注1：握拳屈指时，中指尖点到处，第3掌骨桡侧。

注2：另一种定位：在手掌，横平第3掌指关节近端，第3、4掌骨之间偏于第3掌骨。

【解剖】　皮肤→皮下组织→掌腱膜→分别在桡侧两根指浅、深屈肌腱之间→第二蚓状肌桡侧→第一骨间掌侧肌和第二骨间背侧肌。浅层分布有正中神经的掌支和手掌侧静脉网。深层有指掌侧总动脉，正中神经的指掌侧固有神经。

【主治】　①口疮,口臭。②鹅掌风。③癫,狂,痫。④心痛,心烦。⑤呕吐,吐血。⑥热病,口渴。

【操作】　直刺0.3～0.5寸。

知识链接

1. 配伍　①配太冲、内庭,治口臭、口舌生疮。②配水沟、涌泉,治中风昏迷、中暑。

2. 文献摘要　①风热善怒,中心喜悲,思慕嘘唏,善笑不休,劳宫主之。衄不止,呕吐血,气逆,噫不止,嗌中痛,食不下,善渴,舌中烂,掌中热,欲呕,劳宫主之。口中肿腥臭,劳宫主之(《针灸甲乙经》)。②针刺劳宫穴可以调节中医烦躁焦虑状态患者的脑功能。

---

9. 中冲* Zhōngchōng(PC9)井穴

【定位】　在手指,中指末端最高点(图11-10)。

注:另一种定位:在手指,中指末节桡侧指甲根角侧上方0.1寸。

【解剖】　皮肤→皮下组织。分布有正中神经的指掌侧固有神经末梢,指掌侧动、静脉的动、静脉网。皮下组织内富含纤维束,纤维束外连皮肤,内连远节指骨骨膜。

【主治】　①中风,舌强不语。②神昏。③心痛,心烦。④中暑,热病。⑤小儿惊风。

【操作】　浅刺0.1寸;或用三棱针点刺出血。

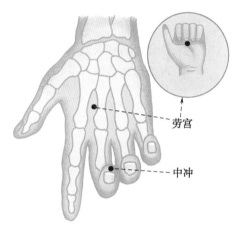

图11-10　劳宫、中冲

知识链接

1. 配伍　配内关、水沟治小儿惊风、中暑、中风昏迷等。

2. 文献摘要　治热病烦闷,汗不出,掌中热,身如火痛,烦满舌强(《铜人腧穴针灸图经》)。

知识链接

腧穴命名与作用

1. 天池　天,指高部;池,指水池。此穴在乳旁,从其泌乳作用,故名。作用宽胸理气、清肺止咳。

2. 天泉　本穴承天池之气,自上而下;其间又有肌肉凹陷如泉,故名。作用宽胸理气、通经活络。

3. 曲泽　曲,指弯曲;泽,指沼泽;比池浅而广。穴当肘弯处,形似浅池,微屈其肘始得其穴,故名。作用清心镇痛、和胃降逆。

4. 郄门　本穴为郄穴,位于两筋相夹分肉相对之处如门状,故名。作用宁心安神、凉血止血。

5. 间使　间,指间隙;使,指信使。此穴在两筋之间,有传递经气的作用,故名。作用清热截疟、宁心降逆。

6. 内关　内,指胸膈之内及前臂之内侧,本穴治胸膈痞塞不通之内格诸症,犹内藏之关隘。作用宁心宽中、降逆止呕。

7. 大陵　陵，指高处，此指腕骨（月骨）隆起处形如丘陵，本穴在其后方，故名。作用宁心安神、宽胸和胃。

8. 劳宫　劳，指劳动；宫，为中央、要所之意。手任劳作，而穴在掌心，故名。作用清心泻火、开窍醒神。

9. 中冲　本经之气直达手中指尖端冲要之地，故名。作用苏厥开窍、泄热镇惊。

（王莹珏　赵云龙）

? 复习思考题

1. 试述手厥阴心包经循行原文。

2. 劳宫穴为什么能治口臭？

3. 内关为何能治疗胃、心、胸病症？

第十二章 手少阳经络与腧穴

PPT 课件

本章包括手少阳经络和手少阳腧穴两部分。手少阳经络包括手少阳经脉、手少阳络脉、手少阳经别和手少阳经筋。手少阳腧穴，首穴是关冲，末穴是丝竹空，左右各 23 穴。

知识导览

第一节　手少阳经络

手少阳经脉主要分布于无名指、上肢外侧中间、肩颈和头面。其络脉、经别分别与之内外相连，经筋分布于经脉的外部。

一、手少阳经脉

（一）经脉循行

三焦手少阳之脉，起于小指次指之端，上出两指之间，循手表腕[1]，出臂外两骨之间，上贯肘，循臑外[2]，上肩，而交出足少阳之后[3]，入缺盆，布膻中，散络心包，下膈，遍属三焦[4]。

其支者，从膻中，上出缺盆，上项，系耳后，直上出耳上角，以屈下颊至𬴂[5]。

其支者，从耳后入耳中，出走耳前，过客主人[6]，前交颊，至目锐眦。（《灵枢·经脉》）（图 12-1，图 12-2）

手少阳经脉、
络脉循行动画

【注释】

[1] 手表腕：指手背腕关节部。

[2] 臑外：上臂的伸侧。

[3] 交出足少阳之后：指本经天髎在足少阳肩井之后。

[4] 遍属三焦：指遍及上、中、下三焦。原误作"循"，据有关文献改。

[5] 𬴂（zhuō）：指目下颧部。

[6] 客主人：即上关穴。

手少阳经脉、
络脉循行视频

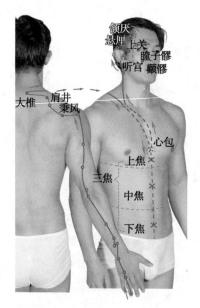

图 12-1　手少阳经脉循行示意图

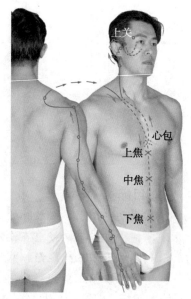

图 12-2　手少阳经脉图

【语译】

手少阳三焦经,(1)起于无名指末端(关冲),上行小指与无名指之间(液门),(2)沿着手背至腕部(中渚、阳池),出于前臂伸侧两骨(尺骨、桡骨)之间(外关、支沟、会宗、三阳络、四渎),(3)向上通过肘尖(天井),沿上臂外侧(清冷渊、消泺),向上通过肩部(臑会、肩髎),(4)交出足少阳经的后面(天髎,会秉风、肩井、大椎),(5)进入缺盆(锁骨上窝),分布于膻中,散络心包,(6)通过膈肌,依次属于上、中、下三焦。

胸中支脉,(7)从膻中上行,出锁骨上窝,(8)循项上行,联系耳后(天牖、翳风、瘈脉、颅息),(9)直上出耳上方(角孙,会颔厌、悬厘、上关),弯下向面颊,再上行至眼下(颧髎)。

耳后支脉,(10)从耳后进入耳中,出走耳前(耳和髎、耳门,会听会),经过上关前,交面颊,到外眼角(丝竹空,会瞳子髎)接足少阳胆经。

（二）经脉病候

是动则病,耳聋,浑浑焞焞[1],嗌肿,喉痹。

是主气所生病[2]者,汗出,目锐眦痛,颊痛,耳后、肩、臑、肘、臂外皆痛,小指次指不用。（《灵枢·经脉》）

【注释】

[1] 浑浑焞焞(tūn):耳内出现烘烘的响声,形容听觉模糊不清。

[2] 是主气所生病:三焦主通调水道,水病多由于气化失常,故主气所生病。张介宾注"三焦为水渎之府,水病必由于气也"(《类经》)。

【语译】

本经发生异常改变可表现为下列病症,耳聋,耳鸣,咽峡肿,喉咙痛。

本经腧穴主治有关"气"方面所发生的病症,自汗出,眼外眦痛,面颊肿,耳后,肩部、上臂、肘弯、前臂外侧均可发生病痛,小指、无名指运用欠灵活。

二、手少阳络脉

手少阳之别,名曰外关,去腕二寸,外绕臂,注胸中,合心主。（图 12-3）

实,则肘挛[1];虚,则不收。取之所别也。（《灵枢·经脉》）

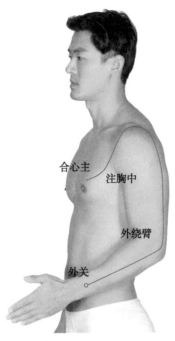

图 12-3　手少阳络脉循行示意图

【注释】

[1] 肘挛：肘部掣引拘挛。

【语译】

手少阳络脉，名曰外关，在腕关节后两寸处分出，绕行于臂膊的外侧，进入胸中，会合于心包。

其病：实证，见肘关节拘挛；虚证，见肘关节松弛不能收屈。可取手少阳络穴治疗。

三、手少阳经别

手少阳之正，指天[1]，别于巅，入缺盆，下走三焦，散于胸中也。（《灵枢·经别》）（图 12-4）

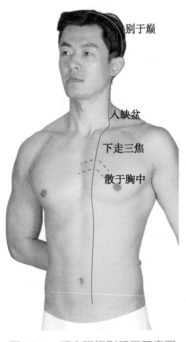

图 12-4　手少阳经别循行示意图

【注释】

[1] 指天：手少阳经别起于巅顶，其部位在上，故称指天。

【语译】

手少阳经别，在头部从手少阳经分出，向下进入缺盆，经过上、中、下三焦，散布于胸中。

四、手少阳经筋

手少阳之筋，起于小指次指之端，结于腕；上循臂，结于肘；上绕臑外廉，上肩，走颈，合手太阳。其支者，当曲颊入系舌本；其支者上曲牙[1]，循耳前，属目外眦，上乘颔[2]，结于角。（《灵枢•经筋》）（图 12-5）

其病，所过者支、转筋，舌卷。

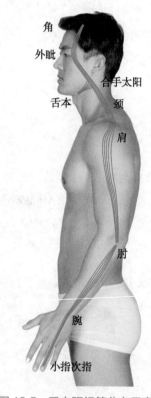

图 12-5　手少阳经筋分布示意图

【注释】

[1] 曲牙：指颊车上部，下颌关节处。

[2] 上乘颔：上乘，指登上。颔，指颞侧部。

【语译】

手少阳经筋，起始于第四指端，结于腕背；走向前臂外侧，结于肘尖部；向上绕行于上臂外侧，上循肩部，走向颈部，会合手太阳经筋。其分支当下颌角部进入，连系舌根；一支上至下颌关节处，沿耳前，到目外眦，上达颞部，结于额角。

其病症，可见本经筋循行部位支撑不适，转筋掣引，以及舌卷缩。

手少阳腧穴视频

第二节　手少阳腧穴

本经一侧 23 穴，13 穴在上肢外侧，10 穴分布于侧头、颈、肩部（图 12-6）。

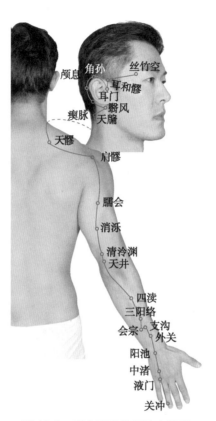

图 12-6　手少阳三焦经腧穴总图

1. 关冲　Guānchōng（TE1）井穴

【定位】　在手指，第 4 指末节尺侧，指甲根角侧上方 0.1 寸（图 12-7）。

注：第 4 指末节尺侧指甲根角侧上方（即沿角平分线方向）0.1 寸。相当于沿爪甲尺侧画一直线与爪甲基底缘水平线交点处取穴。

【解剖】　皮肤→皮下组织→指甲根。皮下组织内有尺神经指掌侧固有神经的指背支的分支，指掌侧固有动、静脉，指背支的动、静脉网。

【主治】　①头痛，耳鸣，耳聋，咽喉肿痛。②目翳。③热病，口渴，唇干。

【操作】　浅刺 0.1 寸；或用三棱针点刺出血。

知识链接

1. 配伍　①配少商、商阳，治咽喉肿痛。②配内关、水沟治中暑、昏厥。

2. 文献摘要　主喉痹喉闭，舌卷口干，头痛，霍乱，胸中气噎，不嗜食，臂肘痛不可举，目生翳膜，视物不明（《针灸大成》）。

2. 液门 Yèmén（TE2）荥穴

【定位】 在手背，第4、5指间，指蹼缘上方赤白肉际凹陷中（图12-7）。

【解剖】 皮肤→皮下组织→在第四与第五指近节指骨基底部之间→第四骨间背侧肌和第四蚓状肌。浅层分布有尺神经的指背神经，手背静脉网。深层有指背动、静脉等结构。

【主治】 ①头痛，耳鸣，耳聋，目赤，咽喉肿痛。②热病，疟疾。③手臂肿痛。

【操作】 直刺0.3～0.5寸。

3. 中渚* Zhōngzhǔ（TE3）输穴

【定位】 在手背，第4、5掌骨间，第4掌指关节近端凹陷中（图12-7）。

【解剖】 皮肤→皮下组织→第四骨间背侧肌。浅层布有尺神经的指背神经，手背静脉网的尺侧部。深层有第四掌背动脉等结构。

【主治】 ①头痛，目痛，耳鸣，耳聋，咽喉肿痛。②肩背、肘臂痛，手指不能屈伸。③热病。

【操作】 直刺0.3～0.5寸。

知识链接

1. 配伍　配支沟、外关、期门，治肋间神经痛。

2. 文献摘要　①狂，互引头痛，耳鸣，目痛，中渚主之；嗌外肿，肘臂痛，手上类类也，五指瘈不可屈伸，头眩，颔、额颅痛，中渚主之（《针灸甲乙经》）。②主热病汗不出，头痛，耳鸣，目痛寒热，嗌外肿（《外台秘要》）。③镇痛作用：有报道以中渚、列缺为主穴，对眼科手术的镇痛效果较眼附近穴为优。④中渚穴对落枕镇痛效果亦较好。

---

4. 阳池 Yángchí（TE4）原穴

【定位】 在腕后侧，腕背侧远端横纹上，指伸肌腱的尺侧缘凹陷中（图12-7）。

注1：指伸肌腱，在抗阻力伸指伸腕时可明显触及。

注2：俯掌，沿第4、5掌骨间向上至腕背侧远端横纹处的凹陷中，横平阳溪（LI5）、阳谷（SI5）。

【解剖】 皮肤→皮下组织→腕背侧韧带→指伸肌腱（桡侧）与小指伸肌腱→桡腕关节。浅层分布着尺神经手背支，腕背静脉网，前臂后皮神经的末支。深层有尺动脉腕背支的分支。

【主治】 ①手腕痛，肩臂痛。②疟疾。③口干。

【操作】 直刺0.3～0.5寸。

知识链接

1. 配伍　①配外关、曲池、尺泽，治前臂肌痉挛或麻痹。②配脾俞、太溪，治糖尿病。

2. 文献摘要　肩痛不能自举，汗不出，颈痛，阳池主之（《针灸甲乙经》）。

---

5. 外关* Wàiguān（TE5）络穴，八脉交会穴之一（通阳维脉）

【定位】 在前臂后侧，腕背侧远端横纹上2寸，尺骨与桡骨间隙中点（图12-8）。

注：阳池（TE4）上2寸，两骨之间凹陷中。与内关（PC6）相对。

【解剖】 皮肤→皮下组织→小指伸肌和指伸肌→拇长伸肌和示指伸肌。浅层布有前臂后皮神经，头静脉和贵要静脉的属支。深层有骨间后动、静脉和骨间后神经。

【主治】 ①耳鸣，耳聋。②胸胁痛。③上肢痹痛。

【操作】 直刺0.5～1.0寸。

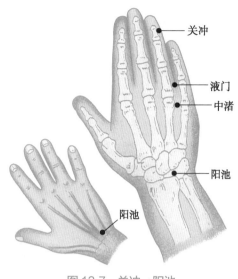

图 12-7 关冲→阳池

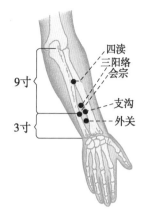

图 12-8 外关→四渎

1. 配伍 ①配大椎、曲池治外感热病。②配足临泣,为八脉交会穴,治颈项强痛、肩背痛。

2. 文献摘要 ①治肘臂不得屈伸,手五指尽痛不能握物,耳聋无所闻(《铜人腧穴针灸图经》)。②伤寒自汗表烘烘,独会外关为重(《八法八穴歌》)。③对甲皱微循环的影响:用激光治疗仪照射中风患者患侧外关穴可使其血流速度较照射前明显加快,管袢长度、直径也增长、变粗,输入与输出端口径比值趋于正常,管袢较清晰,管袢的排列、袢顶瘀血及血色也有不同程度的改善。④镇痛作用:据报道,选家兔用钾离子透入法测痛阈,电针一侧外关及合谷,以弱刺激、强刺激两种,针刺 20 分钟后痛阈提高率分别为 150% 和 140%,而弱刺激易被纳洛酮所对抗,但强刺激不被纳洛酮对抗,而且血浆皮质醇、去甲肾上腺素、环磷酸腺苷都显著升高,与弱刺激组有显著差异。

6. 支沟* Zhīgōu(TE6)经穴

【定位】 在前臂后侧,腕背侧远端横纹上 3 寸,尺骨与桡骨间隙中点(图 12-8)。

注:外关(TE5)上 1 寸,两骨之间,横平会宗(TE7)。

【解剖】 皮肤→皮下组织→小指伸肌→拇长伸肌→前臂骨间膜。浅层分布有前臂后皮神经,头静脉和贵要静脉的属支。深层有骨间后动、静脉和骨间后神经。

【主治】 ①耳鸣,耳聋,失音。②瘰疬。③胁肋痛。④呕吐,便秘。⑤热病。

【操作】 直刺 0.5~1.0 寸。

1. 配伍 ①配天枢、足三里,治大便秘结。②配阳陵泉,治胁肋痛。

2. 文献摘要 ①热病汗不出,互引颈嗌外肿,肩臂酸重,胁腋急痛,四肢不举,痂疥,项不可顾,支沟主之……暴喑不能言,支沟主之(《针灸甲乙经》)。②习惯性便秘:用毫针直刺或斜刺(略向上),深度 1.0~1.5 寸,适当应用提插捻转手法,使针感向下达指端,向上达肘以上为佳,留针 15~20 分钟,其间行针 2~4 次。③跌扑闪挫引起的胁痛:针刺患侧穴位,两胁痛者取双穴,用泻法,强刺激,得气后,让患者站起做深呼吸。

课堂互动

为什么支沟能治疗便秘？

---

7. 会宗 Huìzōng（TE7）郄穴

【定位】 在前臂后侧，腕背侧远端横纹上3寸，尺骨的桡侧缘（图12-8）。

注：支沟（TE6）尺侧。

【解剖】 皮肤→皮下组织→尺侧腕伸肌→示指伸肌→前臂骨间膜。浅层有前臂后皮神经，贵要静脉的属支等结构。深层有前臂骨间后动、静脉的分支或属支，前臂骨间后神经的分支。

【主治】 ①耳聋。②癫痫。

【操作】 直刺0.5～1.0寸。

8. 三阳络 Sānyángluò（TE8）

【定位】 在前臂后侧，腕背侧远端横纹上4寸，尺骨与桡骨间隙中点（图12-8）。

注：阳池（TE4）与尺骨鹰嘴尖（即肘尖）连线的上2/3与下1/3的交点处，两骨之间。

【解剖】 皮肤→皮下组织→指伸肌→拇长展肌→拇短伸肌→前臂骨间膜。浅层分布有前臂后皮神经，头静脉和贵要静脉的属支。深层有前臂骨间后动、静脉的分支或属支，前臂骨间后神经的分支。

【主治】 ①耳聋，失音，齿痛。②上肢痹痛。

【操作】 直刺0.5～1.0寸。

9. 四渎 Sìdú（TE9）

【定位】 在前臂后侧，尺骨鹰嘴尖下5寸，尺骨与桡骨间隙中点（图12-8）。

【解剖】 皮肤→皮下组织→小指伸肌与尺侧腕伸肌、拇长展肌和拇长伸肌。浅层分布着前臂后皮神经，头静脉和贵要静脉的属支。深层有骨间后动、静脉和骨间后神经。

【主治】 ①耳聋，齿痛。②上肢痹痛。

【操作】 直刺0.5～1寸。

10. 天井 Tiānjǐng（TE10）合穴

【定位】 在肘后侧，尺骨鹰嘴尖上1寸凹陷中（图12-9）。

注：屈肘90°时，鹰嘴窝中。

【解剖】 皮肤→皮下组织→肱三头肌。浅层有臂后皮神经等结构。深层有肘关节动、静脉网，桡神经肌支。

【主治】 ①癫痫。②瘰疬，瘿瘤。③胸胁痛，肩臂痛。

【操作】 直刺0.5～1.0寸。

知识链接

1. 配伍 ①配曲池、少海，治肘痛。②配率谷，治偏头痛。

2. 文献摘要 ①肘痛引肩不可屈伸，振寒热，颈项肩背痛，臂瘘痹不仁，天井主之。癫疾，吐舌沫出，羊鸣戾颈，天井主之（《针灸甲乙经》）。②主治瘰疬，瘾疹（《医宗金鉴》）。

---

11. 清泠渊 Qīnglíngyuān（TE11）

【定位】 在臂后侧，尺骨鹰嘴尖与肩峰角连线上，尺骨鹰嘴尖上2寸（图12-9）。

注：伸肘，尺骨鹰嘴尖上2寸。

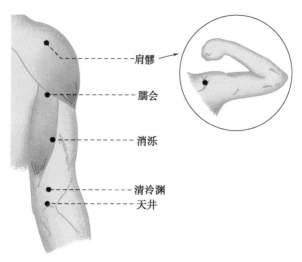

图 12-9 天井→肩髎

【解剖】 皮肤→皮下组织→肱三头肌。浅层分布有臂后皮神经。深层有中副动、静脉,桡神经肌支等。

【主治】 ①头痛。②上肢痹痛。

【操作】 直刺 0.5～1.0 寸。

12. 消泺 Xiāoluò(TE12)

【定位】 在臂后侧,尺骨鹰嘴尖与肩峰角连线上,鹰嘴尖上 5 寸(图 12-9)。

【解剖】 皮肤→皮下组织→肱三头肌长头→肱三头肌内侧头。浅层分布着臂后皮神经。深层有中副动、静脉和桡神经的肌支。

【主治】 ①头痛,颈项强痛。②肩背痛。

【操作】 直刺 0.8～1.0 寸。

13. 臑会 Nàohuì(TE13)

【定位】 在臂后侧,尺骨鹰嘴尖与肩峰角连线上,与三角肌后缘相交处(图 12-9)。

【解剖】 皮肤→皮下组织→肱三头肌长头及外侧头、桡神经、肱三头肌内侧头。浅层有臂后皮神经。深层有桡神经,肱深动、静脉。

【主治】 ①瘿气,瘰疬。②上肢痹痛。

【操作】 直刺 0.5～1.0 寸。

14. 肩髎* Jiānliáo(TE14)

【定位】 在肩带部,肩峰角与肱骨大结节两骨间凹陷中(图 12-9)。

注:屈臂外展时,肩峰外侧缘前后端呈现两个凹陷,前一较深凹陷为肩髃(LI15),后一凹陷即本穴。垂肩时,肩髃(LI15)后约 1 寸。

【解剖】 皮肤→皮下组织→肱三头肌→小圆肌→大圆肌→背阔肌腱。浅层分布着锁骨上外侧神经。深层有腋神经和旋肱后动、静脉。

【主治】 肩痛、活动受限。

【操作】 直刺 0.5～1.0 寸。

知识链接

1. 配伍 ①配天宗、曲垣治疗肩背疼痛。②配肩井、天池、养老治上肢不遂、肩周炎。

2. 文献摘要 肩重不举,臂痛,肩髎主之(《针灸甲乙经》)。

15. 天髎 Tiānliáo（TE15）手少阳经、阳维脉交会穴

【定位】 在肩带部，肩胛骨上角骨际凹陷中（图12-10）。

注：在肩带部，肩井（GB21）与曲垣（SI13）连线的中点。

【解剖】 皮肤→皮下组织→斜方肌、冈上肌。浅层分布着锁骨上神经和第一胸神经后支外侧皮支。深层有肩胛背动、静脉的分支或属支，肩胛上动、静脉的分支和属支以及肩胛上神经等结构。

【主治】 肩臂痛，颈项强痛。

【操作】 直刺0.5～0.8寸。

16. 天牖 Tiānyǒu（TE16）

【定位】 在颈前区，横平下颌角，胸锁乳突肌的后缘凹陷中（图12-11）。

【解剖】 皮肤→皮下组织→头颈夹肌，头颈半棘肌，在胸锁乳突肌和斜方肌之间。浅层分布有颈外静脉属支、耳大神经和枕小神经。深层有枕动、静脉的分支或属支，颈深动、静脉升支。

【主治】 ①头痛，眩晕，颈项强痛。②视物不清，耳聋，咽喉肿痛。③瘰疬。

【操作】 直刺0.8～1.0寸。

17. 翳风* Yìfēng（TE17）手、足少阳经交会穴

【定位】 在颈部，耳垂后方，乳突下端前方凹陷中（图12-12）。

【解剖】 皮肤→皮下组织→腮腺。浅层分布有耳大神经和颈外静脉的属支。深层有颈外动脉的分支、耳后动脉、面神经等。

【主治】 ①耳鸣，耳聋。②口眼㖞斜，口噤。③颊肿，瘰疬。④咽喉肿痛，音哑。

【操作】 直刺0.8～1.0寸。

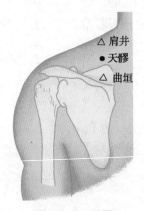

图12-10 天髎

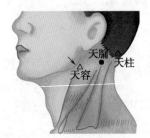

图12-11 天牖

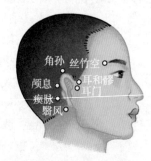

图12-12 翳风→丝竹空

知识链接

1. 配伍 ①配听宫、听会、外关，治耳鸣，耳聋。②配地仓、颊车、合谷，治面瘫。

2. 文献摘要 ①主耳鸣耳聋，口眼㖞斜，脱颌颊肿，口噤不开，不能言（《针灸大成》）。②针刺翳风穴调整大脑皮质功能：在实验性狗神经官能症基础上，针刺翳风，所有阴性条件反射迅速提高，并稳定地恢复正常，刺激强度与反应之间的关系逐渐恢复，对分化刺激的鉴别逐渐达到完全，说明针刺翳风能恢复大脑皮质神经过程的平衡。③呃逆：针刺、穴位注射、重手法点按翳风治疗呃逆均有效。点本穴治疗呃逆时，以单手拇指按压翳风穴，力度要重而强，以患者感觉胀痛难忍为度。④面神经炎：针刺时，针尖向鼻尖方向进针，使患者有酸麻胀感扩散到面部为度，临床观察面瘫患者多在翳风穴有压痛，翳风穴压痛随病情好转逐渐减轻。⑤腮腺炎：取患侧翳风穴，用徐疾手法进针1～1.5寸提插捻转，针尖略斜向前下方，中强刺激2～3分钟，不留针。

18. 瘈脉 Chìmài(TE18)

【定位】 在头部,乳突中央,角孙(TE20)与翳风(TE17)沿耳轮弧形连线的上 2/3 与下 1/3 的交点处(图 12-12)。

【解剖】 皮肤→皮下组织→耳后肌。分布有耳大神经和面神经耳后支及耳后动、静脉。

【主治】 小儿惊风。

【操作】 平刺 0.3~0.5 寸,或点刺出血。

19. 颅息 Lúxī(TE19)

【定位】 在头部,角孙(TE20)与翳风(TE17)沿耳轮弧形连线的上 1/3 与下 2/3 的交点处(图 12-12)。

【解剖】 皮肤→皮下组织→耳后肌。分布着耳大神经,枕小神经,面神经耳后支,耳后动、静脉的耳支。

【主治】 ①小儿惊风。②耳鸣。

【操作】 平刺 0.2~0.5 寸。

20. 角孙 Jiǎosūn(TE20)手少阳经、足少阳经、手阳明经交会穴

【定位】 在头部,耳尖正对发际处(图 12-12)。

【解剖】 皮肤→皮下组织→耳上肌、颞筋膜浅层及颞肌。分布着耳颞神经的分支,颞浅动、静脉耳前支。

【主治】 齿痛,颊肿,目翳。

【操作】 平刺 0.3~0.5 寸,小儿腮腺炎宜用灯火灸。

21. 耳门 Ěrmén(TE21)

【定位】 在面部,耳屏上切迹与下颌骨髁突之间的凹陷中(图 12-12)。

注:微张口,耳屏上切迹前的凹陷中,听宫(SI19)直上。

【解剖】 皮肤→皮下组织→腮腺。分布着耳颞神经,颞浅动、静脉耳前支,面神经颞支等。

【主治】 ①耳鸣,耳聋,齿痛。②颊肿,颈肿。

【操作】 直刺 0.5~1.0 寸。

知识链接

1. 配伍 配听宫、听会、翳风,治耳鸣,耳聋,聤耳。

2. 文献摘要 ①耳聋鸣,头颔痛,耳门主之(《针灸甲乙经》)。②有综述总结病例 3 689 例,统计发现,治疗耳聋选用耳门、翳风、听宫、听会耳周四穴的概率为 95% 以上。

案例分析

李某,男,73 岁,干部,1956 年 5 月 12 日初诊。

自诉:于 30 年前旅居上海,适值"一·二八"淞沪战争爆发,日寇飞机疯狂轰炸,不幸两耳均被炮声震聋,此后两耳失聪,时如蝉噪。曾经上海广慈医院诊治,诸药罔效。

查:窥视两耳鼓膜略呈轻度凹陷,光锥存在,骨传导、气传导均属正常。诊断为暴震性耳聋、耳鸣(神经性耳聋)。

治疗:

(1)按经三部取穴,采用听会、阳池、翳风、听宫、耳门、合谷,金门、足临泣、足三里诸穴针之,以疏导经气,使听力恢复。

（2）施行自家吹气疗法，以调整耳内气压，使鼓膜趋于正常。上述腧穴分为两个处方：第一方为听会、耳门、阳池、足临泣、足三里；第二方为听宫、翳风、合谷、金门。以上两方交替使用，隔日针刺一次；听会、翳风、听宫、足三里均刺 1.5 寸深，耳门、合谷、阳池、金门、足临泣均刺 1 寸深。进针时，均以平补平泻手法，留针 20 分钟，并于留针期间，每隔 5 分钟施行赤凤摇头术（即震术）一次，以加强感应，疏导经气。同时嘱患者每晨进行一次自家吹气疗法。

效果：按照上述操作方法施行一次后，患者白天耳鸣减轻，夜间如故，施行两次后，白天鸣声减轻，断续而作，夜里鸣声亦觉减退，但依然持续。施治三次后，耳腔忽然沙沙作响，鸣声霍然消失，听力随即好转，一般说话均能听清，仍行前述针治共治八次乃告痊愈。

按：按经三部取穴治疗暴震性耳聋、耳鸣的机制是：①以经脉循性和病候为依据，《灵枢•经脉》："手少阳之脉……从耳后入耳中，出走耳前""手太阳之脉……却入耳中""足少阳之脉……从耳后入耳中，出走耳前""足太阳之脉……从巅至耳上角""足阳明之脉……上耳前"，这说明十二经中有五条经脉联络于耳，其中特别是手、足少阳经与手太阳经脉均入耳中，故耳聋、耳鸣疾患，与此三经有着密切的关系。因三焦经主气，若气化发生病变，即可导致听力失聪，又因小肠经主液，如液发生病变，也可以发生耳鸣。说明耳鸣、耳聋多为手、足少阳经与手太阳经之病变。②以临床治疗效果为依据，乃取用手少阳三焦经之翳风、耳门、阳池；足少阳胆经之听会、足临泣和手太阳小肠经之听宫为主穴。（刘冠军. 现代针灸医案选 [M]. 北京：人民卫生出版社，1985.）

22. 耳和髎 Ěrhéliáo（TE22）手少阳经、足少阳经、手太阳经交会穴

【定位】　在头部，鬓发后缘，耳郭根的前方，颞浅动脉的后缘（图 12-12）。

【解剖】　皮肤→皮下组织→耳前肌→颞筋膜浅层及颞肌。浅层分布有耳颞神经，面神经颞支，颞浅动、静脉的分支或属支。深层有颞深前、后神经，均是三叉神经下颌神经的分支。

【主治】　头痛，耳鸣，口噤。

【操作】　避开动脉，斜刺 0.3～0.5 寸。

23. 丝竹空* Sīzhúkōng（TE23）

【定位】　在头部，眉梢凹陷中（图 12-12）。

注：瞳子髎（GB1）直上。

【解剖】　皮肤→皮下组织→眼轮匝肌。分布有眶上神经，颧面神经，面神经颞支和颧支，颞浅动、静脉的额支。

【主治】　①头痛，眩晕，目赤肿痛，眼睑瞤动。②癫痫，目上视。

【操作】　平刺 0.5～1 寸；不宜直接灸。

知识链接

1. 配伍　配太阳、外关，治偏头痛。

2. 文献摘要　①眩，头痛，刺丝竹空主之（《针灸甲乙经》）。②丝竹空、通谷，主风痫癫疾，涎沫狂烦满（《千金方》）。

案例分析

周某，男，55 岁，1961 年 10 月 5 日。

自诉：6 日前突然右侧头痛，有跳动感，牵及耳根及颈部，遇风加重。

查：两脉弦缓，证属外风侵袭，入客少阳经脉。

治以祛风止痛法，均针患侧：丝竹空透率谷、风池、合谷、列缺、翳风、听会，用泻法，留针20分钟。

二诊：10月17日，针后头痛显著好转，仅于傍晚稍痛，肩颈尚觉不适，予前方加右绝骨，手法同前。再针痊愈。

按：治疗偏头痛以通经活络、疏风止痛为主法。常选用丝竹空透率谷、合谷、列缺、足临泣，配用风池、曲池、绝骨等穴。从方义来说，丝竹空为足少阳脉气所发之处，也是手少阳脉的止穴，能够治疗偏头痛，加上沿皮透至率谷，更能加强疏通手、足少阳经脉的作用，率谷不仅是少阳经脉的经穴，主治偏头痛，且又是足少阳、足太阳二经的交会穴，具有疏散少阳风热，使太阳经脉达表的作用。因此认为，丝竹空透率谷这一针为宣散少阳经脉风热的主穴，是治疗一切偏头痛的有效穴。元代王国瑞《针灸神应玉龙经》中就记载了透刺此穴治疗偏头痛的卓越效果。（刘冠军. 现代针灸医案选 [M]. 北京：人民卫生出版社，1985.）

知识链接

腧穴命名与作用

1. 关冲　关，指关口；冲，指要冲。穴为本经之首穴，系气血注入本经之关隘，故名。作用泻热开窍，清利喉舌。

2. 液门　液，又作"腋"，指缝间凹陷处，开合如门，故名。作用清利头目，泄热通络。

3. 中渚　渚，水边地。本穴从液门而上，有似水边高地，故名。作用清利头目，通络止痛。

4. 阳池　腕背属阳，凹陷处称池，故名。作用清热通络，通调三焦。

5. 外关　与内关相对而命名。作用清热解表，疏经止痛。

6. 支沟　支肘屈臂，手掌向内，则尺桡两骨间呈现出沟陷，故名。作用清热通便，疏利胁肋。

7. 会宗　会，指会合；宗，指宗主。以本穴会合于三阳络而得名。作用清利三焦，安神定志。

8. 三阳络　三阳，指手三阳；络，指联络。手三阳经在此相联络，故名。作用清利头目，通经活络。

9. 四渎　渎，指水之大川，古称江、淮、河、济为四渎。本穴如四肢经气运行之川渎，故名。作用清利咽喉，聪耳开窍。

10. 天井　本穴当鹰嘴窝中，凹陷如井，故名。作用清头安神，通络散结。

11. 清冷渊　清冷，清澈凉爽之意；渊，深水也。因穴处凹陷，功治热病，故名。作用清利湿热，通经活络。

12. 消泺　消，散也；泺，水泊。此处当肱三头肌凹陷处，故名。作用清利头目，疏经止痛。

13. 臑会　穴在肩后臑部，与手阳明之络交会于此，故名。作用化痰散结，疏经止痛。

14. 肩髎　髎，指骨旁之空隙。本穴当肩平举，肩端肩关节出现前后两个凹陷，后一个凹陷处即是，故名。作用疏经活络，通利关节。

15. 天髎　天，指高处。穴在肩胛上角凹陷处，故名。作用祛风除湿，通经活络。

16. 天牖　牖，墙上通风采光的洞口，本穴位于头项，能开通耳目壅塞之气，故名。作用清利头目，通经活络。

17. 翳风　翳，蔽也。穴在耳后凹陷处，又主头面风证，故名。作用疏散风热，聪耳通窍。

18．瘈脉　瘈，指瘈疭；脉，指耳后的青脉。本穴可治筋脉瘈疭，位在耳后青脉处，故名。作用聪耳明目，镇惊解痉。

19．颅息　颅，头颅骨；息，原作"顖"，即"囟"字。以本穴主治小儿惊痫等证，故名。作用通窍聪耳，泄热镇惊。

20．角孙　穴在耳之上角，细络（孙络）旁通，故名。作用清热散风，明目聪耳。

21．耳门　穴在耳孔之前，如耳之门，故名。作用聪耳消聤，通利牙关。

22．耳和髎　"和"指声音和调。穴主听觉，故名。作用聪耳通窍，祛风解痉。

23．丝竹空　丝竹，比喻眉毛；空，指孔窍。本穴在眉梢外侧端，故名。作用清利头目，安神定志。

（张晶晶　赵云龙）

？ 复习思考题

扫一扫，测一测

1．简述手少阳三焦经的体表循行。
2．简述支沟穴治疗便秘的机制。
3．按顺序写出手少阳三焦经的经穴名称。
4．试述《灵枢·经脉》中手少阳三焦经络脉的循行。
5．试述《灵枢·经脉》手少阳三焦经的经脉病候。

第十三章　足少阳经络与腧穴

PPT 课件

学习目标

知识目标：

1. 掌握足少阳胆经经脉的循行。

2. 掌握足少阳胆经重点腧穴的特定穴类别、定位、主治及操作。

3. 熟悉足少阳胆经经脉病候、络脉病候。

4. 了解足少阳胆经经别、经筋的内容。

能力目标：具备在人体上划经取穴的能力。

素质目标：具备独立思考、自主探究能力，树立精益求精、爱岗敬业的工匠精神，培养医者仁心。

本章包括足少阳经络和足少阳腧穴两部分。足少阳经络包括足少阳经脉、足少阳络脉、足少阳经别和足少阳经筋。足少阳腧穴，首穴是瞳子髎，末穴是足窍阴，左右各44穴。

知识导览

第一节　足少阳经络

足少阳经脉主要分布于头侧面、侧胸腹、下肢外侧中间、第四趾。其络脉、经别分别与之内外相连，经筋大体分布于经脉的外部。

一、足少阳经脉

（一）经脉循行

胆足少阳之脉，起于目锐眦，上抵头角[1]，下耳后，循颈，行手少阳之前，至肩上，却交出手少阳之后，入缺盆。

其支者，从耳后入耳中，出走耳前，至目锐眦后。

其支者，别锐眦，下大迎，合于手少阳，抵于䪼，下加颊车[2]，下颈，合缺盆。以下胸中，贯膈，络肝、属胆，循胁里，出气街，绕毛际[3]，横入髀厌[4]中。

其直者，从缺盆下腋，循胸，过季胁[5]，下合髀厌中。以下循髀阳[6]，出膝外廉，下外辅骨[7]之前，直下抵绝骨[8]之端，下出外踝之前，循足跗上，入小指次指[9]之间。

其支者，别跗上，入大指之间，循大指歧骨[10]内，出其端；还贯爪甲，出三毛[11]。（《灵枢·经脉》）（图13-1，图13-2）

足少阳经脉、络脉循行动画

【注释】

[1] 头角：指额结节部，一般称额角。

[2] 颊车：指经脉向下覆盖于颊车穴部。

[3] 毛际：指耻骨的阴毛处。

足少阳经脉、络脉循行视频

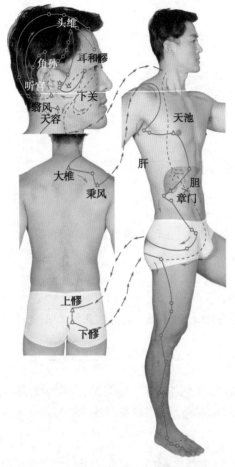

图 13-1 足少阳经脉循行示意图

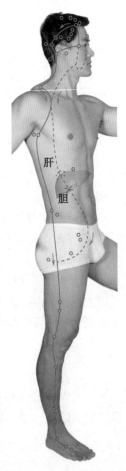

图 13-2 足少阳经脉图

[4] 髀厌:义同髀枢,指股骨大转子部,环跳穴在其旁。

[5] 季胁:腋下为胁,胁下十一肋骨处为季胁。

[6] 髀阳:大腿外侧。

[7] 外辅骨:指腓骨。(《铜人腧穴针灸图经》)注:"辅骨,谓辅佐骨之骨,在胻之外。"腓骨在胫骨之外,故称外辅骨。

[8] 绝骨:指腓骨下端的低凹处。

[9] 小指次指:即第四足趾。

[10] 大指歧骨:指一、二跖骨而言。

[11] 三毛:指足大趾爪甲后处丛毛。滑伯仁注:"大指爪甲后为三毛。"

【语译】

足少阳胆经,(1)从外眼角开始(瞳子髎),上行到额角(颔厌、悬颅、悬厘、曲鬓,会头维、耳和髎、角孙),下耳后(率谷、天冲、浮白、头窍阴、完骨、本神、阳白、头临泣、目窗、正营、承灵、脑空、风池),沿颈旁,行手少阳三焦经之前(经天容),(2)至肩上退后,交出手少阳三焦经之后(会大椎,经肩井,会秉风),(3)进入缺盆(锁骨上窝)。

耳部支脉,(4)从耳后进入耳中(会翳风),走耳前(听会、上关,会听宫、下关),至外眼角后。

目部支脉,(5)从外眼角分出,下向大迎,会合手少阳三焦经至眼下,(6)下边经过颊车(下颌角),下行颈部,(7)会合于缺盆(锁骨上窝)。由此下向胸中,通过膈肌,络于肝,属于胆,沿胁里,出于气街(腹股沟动脉处)绕阴部毛际,(8)横向进入髋关节部。

躯体部主干，(9)从缺盆（锁骨上窝），下向腋下（渊腋、辄筋，会天池），(10)沿胸侧，过季肋（日月、京门，会章门），向下会合于髋关节部（带脉、五枢、维道、居髎、环跳）。(11)由此向下，沿大腿外侧（风市、中渎），出膝外侧（膝阳关），下向腓骨头前（阳陵泉），直下到腓骨下段（阳交、外丘、光明、阳辅、悬钟），下出外踝之前（丘墟），(12)沿足背进入第四趾外侧（足临泣、地五会、侠溪、足窍阴）。

足背部支脉，(13)从足背分出，进入大趾趾缝间，沿第一、二跖骨间，出大趾端，回转来通过爪甲，出于趾背毫毛部，接足厥阴肝经。

（二）经脉病候

是动则病，口苦，善太息[1]，心胁痛，不能转侧，甚则面微有尘[2]，体无膏泽[3]，足外反热，是为阳厥[4]。

是主骨所生病[5]者，头痛，颔痛，目锐眦痛，缺盆中肿痛，腋下肿，马刀侠瘿[6]，汗出振寒，疟，胸胁、肋、髀、膝外至胫、绝骨、外踝前，及诸节皆痛，小指次指不用。（《灵枢·经脉》）

【注释】

[1] 口苦，善太息：张介宾注："胆病则液泄，故口苦。胆郁则不舒，故善太息。"

[2] 面微有尘：形容面色灰黯如同蒙有尘土。

[3] 膏泽：油脂的滑润光泽。

[4] 阳厥：此指足少阳经气阻逆为病。

[5] 主骨所生病：张介宾注："胆味苦，苦走骨，故胆主骨所生病。又骨为干，其质刚，胆为中正之官，其气亦刚，胆病则失其刚，故病及于骨，凡惊伤胆者，骨必软，即其明证。"

[6] 马刀侠瘿：此指瘰疬生在颈项或腋下部位。颈前为"瘿"，则"马刀"可生于腋下，而"侠瘿"应在颈侧。

【语译】

本经发生异常变动就会出现为下列病症，口里发苦，频频叹气，胸胁痛不能转侧，甚则面孔像蒙着微薄的灰尘，肌肤没有脂润光泽，下肢外侧发热，还可出现下肢经脉所过处气血阻逆的病变，如厥冷、麻木、酸痛等。

本经腧穴主治"骨"方面所发生的病症，头痛，颞痛，外眦痛，缺盆（锁骨上窝）中肿痛，腋下肿，如"马刀侠瘿"等症。汗出寒战，疟疾，胸部、胁肋、大腿及膝部外侧以至小腿腓骨下段（绝骨）、外踝的前面，以及各骨节都痛，足的第四趾功能活动受限。

二、足少阳络脉

足少阳之别，名曰光明，去踝五寸，别走厥阴，下络足跗。（图13-3）

实则厥；虚则痿躄[1]，坐不能起。取之所别也。（《灵枢·经脉》）

【注释】

[1] 痿躄：下肢痿软无力，不能行走。

【语译】

足少阳络脉，名光明，在外踝上五寸处分出，走向足厥阴经脉，向下联络足背。

实证，见足部厥冷；虚证，见下肢痿软无力，不能行走。可取足少阳络穴治疗。

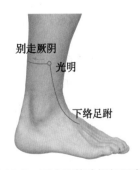

图13-3　足少阳络脉循行示意图

三、足少阳经别

足少阳之正，绕髀，入毛际，合于厥阴；别者入季胁之间，循胸里，属胆，散之上肝，贯心[1]，以上挟咽，出颐颔中，散于面，系目系，合少阳于外眦也。（《灵枢·经别》）（图13-4）

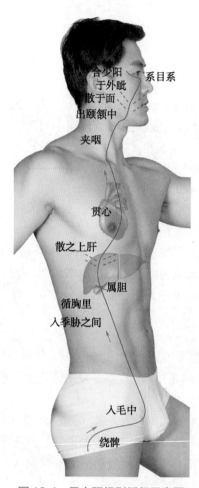

图13-4　足少阳经别循行示意图

【注释】

[1] 散之上肝，贯心：《灵枢评文》改为"散之肝，上贯心"，应与足阳明条"散之脾"和足太阳条"散之肾"句法相合。如是，则足三阳经别分别散于脾、肾、肝而皆通于心。

【语译】

足少阳经别，从足少阳胆经分出，绕过大腿前侧，进入外阴部，与足厥阴经别会合；分支进入季胁之间。沿着胸腔里，归属于胆，散布于肝脏，贯心中，挟着食道与咽喉，浅出于下颌中间，散布于面部，联眼后的目系，当外眦部与足少阳本经会合。

四、足少阳经筋

足少阳之筋，起于小指次指，上结外踝；上循胫外廉，结于膝外廉。

其支者，别起外辅骨，上走髀，前者结于伏兔之上，后者结于尻。

其直者,上乘䏚[1]、季胁,上走腋前廉,系于膺乳,结于缺盆。直者上出腋,贯缺盆,出太阳之前,循耳后,上额角,交巅上,下走颔,上结于烦。支者结于目外眦,为外维[2]。(图13-5)

其病,小指次指支转筋,引膝外转筋,膝不可屈伸,腘筋急,前引髀,后引尻,即上乘䏚季胁痛,上引缺盆、膺乳、颈维筋急,从左之右,右目不开[3],上过右角,并跷脉而行,左络于右,故伤左角,右足不用,命曰维筋相交[4]。(《灵枢·经筋》)

【注释】

[1] 䏚(miǎo):侧腹部季胁下的空软处。

[2] 外维:指维系目外眦之筋,此筋收缩即可左右盼视。杨上善注:"外维,太阳为目上网;阳明为目下网;少阳为目外网"(《黄帝内经太素》)。

[3] 从左之右,右目不开:杨上善注:"此筋本起于足,至项上而交至左右目,故左箱有病,引右箱,目不得开,右箱有病,引左箱,目不得开也"(《黄帝内经太素》)。

[4] 维筋相交:指左右两侧的足少阳经筋上头顶后,各维系于对侧的头额部。杨上善注:"跷脉至于目眦,故此筋交巅左右,下于目眦,与之并行也。筋既交于左右,故伤左额角,右足不用;伤右额角,左足不用,以此维筋相交故也"。(《黄帝内经太素》)

【语译】

足少阳经筋,起于第四趾,上结于外踝,再向上沿胫外侧结于膝外侧。其分支另起于腓骨部,上走大腿外侧,前支结于伏兔(股四头肌部),后边结于骶部。直行的经筋经侧腹季胁,上走腋前方,挟胸旁和乳部,上结于缺盆。直行的上出腋部,通过缺盆,走向太阳经的前方,沿耳后上绕到额角,交会于头顶,向下走向下颔,上方结于鼻旁。分支结于外眦成"外维"。

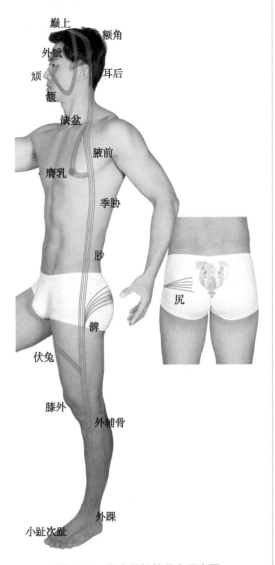

图13-5　足少阳经筋分布示意图

其病症,可见足第四趾抽筋,并牵连膝外侧转筋,膝部不能随意屈伸,腘部的经筋拘急,前面牵引到髀部,后面牵引尻部,向上牵及胁下空软处及胁部作痛,向上牵引缺盆、胸旁乳部,颈部所维系的筋发生拘急。如果从左侧向右侧维络的筋拘急时,则右眼不能张开。因此筋上过右额角与跷脉并行,阴阳跷脉在此互相交叉,左右之筋也是相交叉,左侧的维络右侧,所以左侧的额角受伤会引起右足不能活动,这种现象,叫做"维筋相交"。

第二节　足少阳腧穴

本经一侧44穴,16穴分布于外侧面,8穴在髋、侧胸腹部,20穴在头面、项、肩部(图13-6)。

ER-13-5

足少阳腧穴视频

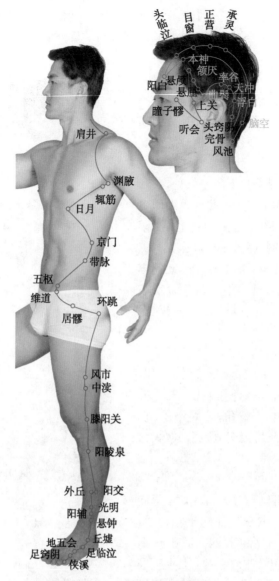

图 13-6   足少阳胆经腧穴总图

1. 瞳子髎 Tóngzǐliáo（GB1）手太阳经、手少阳经、足少阳经交会穴

【定位】 在头部，目外眦外侧 0.5 寸凹陷中（图 13-7）。

【解剖】 皮肤→皮下组织→眼轮匝肌→颞筋膜→颞肌。浅层布有颧神经的颧面支和颧颞支。深层有颞深前、后神经和颞深前、后动脉的分支。

【主治】 ①头痛。②目赤肿痛，内障，目翳，青盲，流泪。

【操作】 直刺或平刺 0.3～0.5 寸；或用三棱针点刺出血。

⊕   **知识链接**

1. 配伍   ①配睛明、丝竹空、攒竹、四白、光明治目痛。②配头维、印堂、太阳治头痛。③配太阳、鱼腰、四白、夹承浆、合谷治三叉神经痛。

2. 文献摘要   ①治青盲目无所见，远视䀮䀮，目中肤翳，白膜，头痛，目外眦赤痛（《铜人腧穴针灸图经》）。②瞳子髎放血治疗麦粒肿：用三棱针或 26 号 1 寸毫针点刺出血。治疗期间，每日热敷患处数次，1 次 10～15 分钟。

2. 听会　Tīnghuì（GB2）

【定位】　在面部,耳屏间切迹与下颌骨髁突之间的凹陷中(图13-7)。

注:微张口,耳屏间切迹前方的凹陷中。听宫(SI19)直下。

【解剖】　皮肤→皮下组织→腮腺囊→腮腺。浅层布有耳颞神经和耳大神经。深层有颞浅动、静脉和面神经丛等。

【主治】　①耳鸣,耳聋。②齿痛。③口眼㖞斜。④下颌关节脱位。

【操作】　直刺0.5~1.0寸。

🌐　　　　　　　　　　　　　　　　　知识链接

　　1. 配伍　①配听宫、耳门、翳风、外关治耳聋,耳鸣。②配完骨、下关、颊车、地仓、颧髎治面瘫。

　　2. 文献摘要　耳聋气闭,全凭听会翳风(《百症赋》)。

---

3. 上关　Shàngguān（GB3）手少阳经、足少阳经、足阳明经交会穴

【定位】　在头部,颧弓上缘中央凹陷中(图13-7)。

注:下关(ST7)直上,颧弓上缘凹陷中,微张口。

【解剖】　皮肤→皮下组织→颞浅筋膜→颞深筋膜→颞筋膜下疏松结缔组织→颞肌。浅层布有耳颞神经,面神经颞支和颞浅动、静脉。深层有颞深前、后神经的分支。

【主治】　①耳鸣,耳聋,聤耳。②口眼㖞斜。③张口困难,张口时有弹响。

【操作】　直刺0.5~1.0寸。

4. 颔厌　Hànyàn（GB4）

【定位】　在头部,从头维(ST8)至曲鬓(GB7)的弧形连线(其弧度与鬓发弧度相应)的上1/4与下3/4的交点处(图13-8)。

【解剖】　皮肤→皮下组织→耳上神经→颞筋膜→颞肌。浅层布有耳颞神经,颞浅动、静脉顶支。深层有颞深前、后神经的分支。

【主治】　①偏头痛,目外眦痛。②眩晕,耳鸣。

【操作】　平刺0.5~0.8寸。

5. 悬颅　Xuánlú（GB5）

【定位】　在头部,从头维(ST8)至曲鬓(GB7)的弧形连线(其弧度与鬓发弧度相应)的中点处(图13-8)。

【解剖】　同颔厌穴。

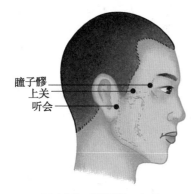

图13-7　瞳子髎→上关

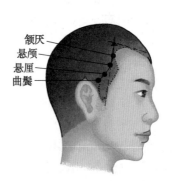

图13-8　颔厌→曲鬓

【主治】 ①偏头痛,目外眦痛。②齿痛。

【操作】 平刺 0.5~0.8 寸。

6. 悬厘 Xuánlí(GB6)手少阳经、足少阳经、足阳明经交会穴

【定位】 在头部,从头维(ST8)至曲鬓(GB7)的弧形连线(其弧度与鬓发弧度相应)的上 3/4 与下 1/4 的交点处(图 13-8)。

【解剖】 同颔厌穴。

【主治】 偏头痛,目外眦痛。

【操作】 平刺 0.5~0.8 寸。

7. 曲鬓 Qūbìn(GB7)足少阳、足太阳经交会穴

【定位】 在头部,鬓角发际后缘与耳尖水平线交点处(图 13-8)。

【解剖】 同颔厌穴。

【主治】 头痛,齿痛,颊肿,口噤。

【操作】 平刺 0.5~0.8 寸。

8. 率谷 Shuàigǔ(GB8)足少阳、足太阳经交会穴

【定位】 在头部,耳尖直上入发际 1.5 寸(图 13-9)。

注:角孙直(TE20)上,入发际 1.5 寸。咀嚼时,以手按之有肌肉鼓动。

【解剖】 皮肤→皮下组织→耳上肌→颞筋膜→颞肌。布有耳颞神经和枕大神经会合支及颞浅动、静脉顶支。

【主治】 ①偏头痛,眩晕,呕吐。②小儿惊风。

【操作】 平刺 0.5~0.8 寸。

9. 天冲 Tiānchōng(GB9)足少阳经、足太阳经交会穴

【定位】 在头部,耳根后缘直上,入发际 2 寸(图 13-9)。

注:率谷(GB8)之后 0.5 寸。

【解剖】 皮肤→皮下组织→耳上肌→颞筋膜→颞肌。布有耳颞神经和枕大神经会合支颞浅动、静脉顶支和耳后动、静脉。

【主治】 ①头痛,癫狂。②齿痛。

【操作】 平刺 0.5~0.8 寸。

10. 浮白 Fúbái(GB10)足少阳经、足太阳经交会穴

【定位】 在头部,耳后乳突的后上方,从天冲(GB9)至完骨(GB12)的弧形连线(其弧度与耳郭弧度相应)的上 1/3 与下 2/3 交点处(图 13-9)。

注:侧头部,耳尖后方,入发际 1 寸。

【解剖】 皮肤→皮下组织→帽状腱膜。布有枕小神经和枕大神经的吻合支以及耳后动、静脉。

【主治】 齿痛,头痛,目痛。

【操作】 平刺 0.5~0.8 寸。

11. 头窍阴 Tóuqiàoyīn(GB11)足少阳经、足太阳经交会穴

【定位】 在头部,当耳后乳突的后上方,天冲(GB9)与完骨(GB12)的上 2/3 与下 1/3 交点处(图 13-9)。

【解剖】 皮肤→皮下组织→帽状腱膜。布有枕小神经和耳后动、静脉的分支。

【主治】 头痛,颈项强痛。

【操作】 平刺 0.5~0.8 寸。

12. 完骨 Wángǔ(GB12)足少阳经、足太阳经交会穴

【定位】 在颈部,耳后乳突的后下方凹陷中(图 13-9)。

【解剖】 皮肤→皮下组织→胸锁乳突肌→头夹肌→头最长肌。浅层布有枕小神经,耳后动、静脉的分支或属支。深层有颈深动、静脉。如果深刺可能刺中椎动脉。

【主治】 ①头痛，颈项强痛。②咽喉肿痛，颊肿，齿痛。③癫狂。④中风，口眼㖞斜。

【操作】 平刺0.5～0.8寸。

13. 本神 Běnshén（GB13）足少阳经、阳维脉交会穴

【定位】 在头部，前发际上0.5寸，头正中线旁开3寸（图13-10）。

注：神庭（GV24）与头维（ST8）弧形连线（其弧度与前发际弧度相应）的内2/3与外1/3的交点处。

【解剖】 皮肤→皮下组织→枕额肌额腹。布有眶上动、静脉和眶上神经以及颞浅动静脉额支。

【主治】 ①头痛，颈项强痛，眩晕。②癫痫，小儿惊风。

【操作】 平刺0.3～0.5寸。

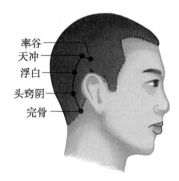

图13-9 率谷→完骨

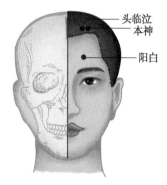

图13-10 本神→头临泣

14. 阳白* Yángbái（GB14）足少阳经、阳维脉交会穴

【定位】 在头部，眉上1寸，瞳孔直上（图13-10）。

【解剖】 皮肤→皮下组织→枕额肌额腹。布有眶上神经外侧支和眶上动、静脉外侧支。

【主治】 头痛，目痛，目痒，目翳。

【操作】 横刺0.3～0.5寸。

🌐 **知识链接**

1. 配伍 ①配睛明、太阳、攒竹治目赤肿痛。②配太阳、率谷、风池、外关治偏头痛。③配神庭、头维、合谷治前额头痛。

2. 文献摘要 ①足少阳、阳维之会；头目瞳子痛，不可以视，挟项强急，不可以顾，阳白主之（《针灸甲乙经》）。②多向透刺法治疗眼睑下垂：毫针刺入阳白穴后分别向攒竹、鱼腰、丝竹空透刺，针尖达所刺穴位，并使局部产生酸胀感。③针刺治疗外伤性上睑下垂：取患侧阳白、鱼腰、攒竹、丝竹空、太阳及双侧合谷，毫针由阳白直达鱼腰穴，丝竹空透太阳穴，攒竹透丝竹空穴。④合谷刺治疗眼重症肌无力：毫针沿皮向下斜刺阳白穴后，依次透刺鱼腰、攒竹、丝竹空1.0～1.5寸，留针10分钟，针刺申脉、足三里，艾灸脾俞、肾俞、三阴交。

---

15. 头临泣 Tóulínqì（GB15）足少阳经、足太阳经与阳维脉交会穴

【定位】 在头部，前发际上0.5寸，瞳孔直上（图13-10）。

注：两目平视，瞳孔直上，正当神庭（GV24）与头维（ST8）弧形连线（其弧度与前发际弧度相应）的中点处。

【解剖】 皮肤→皮下组织→帽状腱膜→腱膜下疏松结缔组织。布有眶上神经和眶上动、静脉。

【主治】①头痛，眩晕。②目痛，流泪，目翳。③鼻塞，鼻渊。④小儿惊风、目上视。
【操作】平刺0.3~0.5寸。

🌐　　　　　　　　　　　　　　　　知识链接

1. 配伍　配百会、水沟、内关、后溪、太冲治小儿惊痫。
2. 文献摘要　目眩，目泪，枕骨合颅痛，恶寒鼻塞，惊痫反视，大风，目外眦痛（《针灸大成》）。

---

16. 目窗 Mùchuāng（GB16）足少阳经、阳维脉交会穴

【定位】在头部，前发际上1.5寸，瞳孔直上（图13-11）。

注：头临泣（GB15）直上1寸处。

【解剖】皮肤→皮下组织→帽状腱膜→腱膜下疏松结缔组织。布有眶上神经和颞浅动、静脉的额支。

【主治】①近视，目痛。②头痛，眩晕。

【操作】平刺0.3~0.5寸。

17. 正营 Zhèngyíng（GB17）足少阳经、阳维脉交会穴

【定位】在头部，前发际上2.5寸，瞳孔直上（图13-11）。

注：头临泣（GB15）直上2寸处。

【解剖】皮肤→皮下组织→帽状腱膜→腱膜下疏松结缔组织。布有眶上神经和枕大神经的吻合支，颞浅动、静脉的顶支，枕大神经和枕动、静脉的分支。

【主治】①齿痛。②偏头痛，眩晕。

【操作】平刺0.3~0.5寸。

18. 承灵 Chénglíng（GB18）足少阳经、阳维脉交会穴

【定位】在头部，前发际上4寸，瞳孔直上（图13-11）。

注：正营（GB17）后1.5寸，横平通天（BL7）。

【解剖】皮肤→皮下组织→帽状腱膜→腱膜下疏松结缔组织。布有枕大神经和枕动、静脉的分支。

【主治】头痛、恶寒、鼻塞、鼻衄。

【操作】平刺0.3~0.5寸。

19. 脑空 Nǎokōng（GB19）足少阳经、阳维脉交会穴

【定位】在头部，横平枕外隆凸的上缘，风池（GB20）直上（图13-12）。

注：横平脑户（GV17）、玉枕（BL9）。

【解剖】皮肤→皮下组织→枕额肌枕腹。布有枕大神经，动、静脉，面神经耳后支。

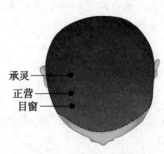
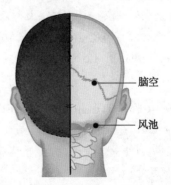

图13-11　目窗→承灵　　　　　　　　　　图13-12　脑空、风池

【主治】 ①发热，头痛，颈项强痛。②眩晕，目痛。③鼻衄，鼻部疮疡。④耳聋。⑤癫痫。

【操作】 平刺0.3～0.5寸。

20. 风池* Fēngchí（GB20）足少阳经、阳维脉交会穴

【定位】 在项部，枕骨之下，胸锁乳突肌上端与斜方肌上端之间的凹陷中（图13-12）。

注：项部枕骨下两侧，横平风府（GV16），胸锁乳突肌与斜方肌两肌之间凹陷中。

【解剖】 皮肤→皮下组织→斜方肌和胸锁乳突肌之间→头夹肌→头半棘肌→头后大直肌与头上斜肌之间。浅层布有枕小神经和枕动、静脉的分支或属支。深层有枕下神经。

【主治】 ①中风，癫，狂，痫。②眩晕，耳鸣，耳聋。③目赤肿痛，视物不清。④鼻衄。⑤发热、头痛、鼻塞，颈项强痛。

【操作】 向鼻尖方向斜刺0.8～1.2寸，或平刺透风府；深部为延髓，必须严格掌握针刺角度与深度。

知识链接

1. 配伍 ①配大椎、后溪、委中治颈项强痛。②配太冲、复溜治肝阳上亢之头痛。③配丰隆、阴陵泉治痰浊上扰之头痛。

2. 文献摘要 ①主洒淅寒热，伤寒温病汗不出，目眩苦，偏正头痛，痎疟，颈项如拔，痛不得回顾（《针灸大成》）。②中风不语，牙关紧闭，汤水不能入口（《类经图翼》）。③穴位注射治疗血管性头痛：将5%当归注射液在风池穴缓慢推入。毫针针刺阿是穴，得气后留针30分钟。④灸治新生儿先天性肌性斜颈：取患侧风池穴，回旋式温和灸15～20分钟，而后逐渐向下移至病灶处，再旋灸10分钟左右，使之有温热感，局部皮肤潮红为度。⑤西医学认为颈性眩晕是由于颈椎钩椎关节、椎体后缘增生或椎间盘突出压迫椎动脉，使椎动脉神经丛受激惹，引起椎基底动脉系痉挛，血流不畅或日久动脉硬化，脑部供血不足，导致内听动脉、前庭神经、迷路缺血所致。风池穴因其有着特殊的生理意义和解剖学结构，在治疗颈性眩晕时有着不可替代的作用。从解剖学上，风池穴浅层有枕神经与枕动、静脉分支或属支，深层有椎动脉，两动脉分支在肌层和硬脑膜处相吻合。风池穴可以通过对椎动、静脉神经丛的调节解除椎基底动脉痉挛，从而改善椎基底动脉供血。中医学认为本病是因经脉不畅，脉络瘀阻，精血不能上荣清窍，脑失所养所致。《素问•至真要大论》云："诸风掉眩，皆属于肝"；《灵枢•海论》曰："髓海不足，则脑转耳鸣，胫酸眩冒。"风池穴属足少阳胆经，在颞颥后发际陷者中，为风气容易入中之处，是祛风要穴，具有疏散外风，搜解内风之功效，临床多用于治疗外感风邪所致的热病、伤风感冒；其搜解内风之作用，常用于肝胆火盛或肝阳上亢所致的头痛、中风等。又为手、足少阳经与阳维脉之交会穴。其局部可以调畅脑部脉络之血运与气机，又能调整全身阴阳气血之平衡，使清阳之气上升入清窍。还可用于头面五官科诸疾。通过调整针刺方向还可通经理气，消肿止痛，化痰散结，用于治疗喉痹咽痛、瘿气。

案例分析

假性延髓麻痹

侯某，男，55岁，入院日期：1986年6月2日。住院号：20276。

主诉：语言不清，吞咽困难，右侧肢体瘫痪5天。

病史：素疾眩晕，头胀，1986年1月因急躁患"中风"，脑CT报告"右侧内囊前支低密度灶"，在我科住院治疗而愈。此次发病为5天前腰部扭伤，心情郁闷不舒，突发头胀、牙关紧，张口不能，语言不清，吞咽困难，右侧肢体活动不利，今日收入住院。

查体：精神倦怠，尚可合作，头颅大小正常，软腭右侧偏低，腭垂左偏，咽部色泽黯红，咽反射双侧消失，颈无抵抗，吞咽发呛，右半身痛温觉减弱，肌张力右侧增强，双侧掌颌反射(+)，双侧查多克征(+)。

诊断：西医：脑梗死、假性延髓麻痹。中医：中风、喑痱。

辨证：摄生不慎，屡发中风，阴虚阳亢，肝风内旋。上扰清窍，窍闭神匿，发为中风，喉痹。

治则：醒脑开窍，利机关，通经络。

选穴：

(1) 内关、水沟、三阴交、风池。

(2) 极泉、尺泽、委中。

操作：内关捻转提插泻法，水沟雀啄，以眼球充满泪水为度，三阴交提插补法，风池、翳风向结喉方向，深度2.5～3寸，捻转补法施术1分钟，余穴同前。

治疗经过：采用上法治疗1周，患者可从口中进半流质3两，张口较前增大，2周后，可讲简单字句，从口中进稀饭面汤日800ml，经1个月治疗，进食饮水基本不呛，可讲简单字句，声音低哑，后巩固治疗2周，显效出院。

按语：假性延髓麻痹主要由双侧皮质延髓束损害所致，以吞咽困难，构音障碍和精神症状为特征，病因以脑血管瘤为主，但也不可偏执。

中医学对此病无专论，但从症状表现上可归属于喑痱。古代医籍中也有不少类似本病的记载。如《素问·脉解》云："所谓入中为喑者，阳气已衰，故为喑也。内夺而厥，则为喑痱，此肾虚也。"《景岳全书》也有过"故凡五脏为病，皆能为喑"的论述。

目前医学界对此病尚无特殊疗法，只采用输液，鼻饲等支持疗法。我院在治疗大量中风患者的同时，在石学敏教授领导下，总结出针刺治疗本病的特殊方法。即在醒脑开窍主穴内关、水沟的基础上，配以风池、翳风，二穴顾名思义，均有清热潜阳，息风通窍之功，且均位于咽喉附近，故取之局部更具通络开闭之能。根据我们的实验数据表明，针刺该穴有明显改善椎动脉供血的效果，因此可促进后组脑神经的上运动神经元功能的恢复，从局部取得理想的疗效。根据总结的173例假性延髓麻痹患者的针刺疗效统计，痊愈率在87%以上，总有效率达99.1%。（石学敏. 石学敏针灸学 [M]. 天津：天津科学技术出版社，1995.）

21. 肩井* Jiānjǐng（GB21）手少阳经、足少阳经、足阳明经与阳维脉交会穴

【定位】 在颈后部，第7颈椎棘突与肩峰最外侧点连线的中点（图13-13）。

【解剖】 皮肤→皮下组织→斜方肌→肩胛提肌。浅层布有锁骨上神经及颈浅动静脉的分支或属支。深层有颈横动、静脉的分支或属支和肩胛背神经的分支。

【主治】 ①肩背痛，颈项强痛。②中风、上肢不遂。③瘰疬。④产后缺乳，乳痈，难产。

【操作】 直刺0.3～0.5寸，深部正当肺尖，慎不可深刺，捣刺；孕妇禁用。

知识链接

1. 配伍 ①配乳根、少泽、足三里治乳汁不下，乳痈。②配风池、中渚治颈项强痛。③配养老治肩背痛。

2. 文献摘要 ①主中风，气塞涎上不语，气逆，妇人难产（《针灸大成》）。②针刺肩井有提高机体免疫功能的作用。对乳腺增生患者针刺肩井、天宗、肾俞等穴，不仅可使增生的乳腺缩小或消失，而且可增强机体免疫功能，使淋巴细胞转化率及E-玫瑰花结形成率增高。③电

针肩井穴为主治疗颈肩综合征。颈肩背痛是由于局部经络不通,气血瘀滞所致。肩井穴乃足少阳胆经穴,其经脉过肩,到颈,肩井穴的解剖可见斜方肌,深层为肩胛提肌与冈上肌,有颈横动、静脉分支,布有腋神经分支,深层上方为桡神经。故针刺肩井可有疏通颈肩部经脉、行气活血之功,可兴奋肌肉、神经,通过适当的刺激达到调整机体功能的目的。配合适当的局部取穴,可以全面调整病邪所在经脉,使经气通畅,气血流通则颈肩酸痛症状自消。此方法不仅经济易行,更重要的是见效快,作用持久,治愈率高,无明显的副作用,避免了服消炎止痛类药可能导致的胃部不适,具有很好的临床应用价值。

22. 渊腋　Yuānyè（GB22）

【定位】　在侧胸部,第4肋间隙中,在腋中线上(图13-14)。

【解剖】　皮肤→皮下组织→前锯肌→肋间外肌。浅层布有第三、四、五肋间神经外侧皮支,胸长神经和胸外侧动、静脉。深层有第四肋间神经和第四肋间后动、静脉。

【主治】　胸胁胀痛,上肢痹痛,腋下肿。

【操作】　平刺0.5～0.8寸;不可深刺,以免伤及内脏。

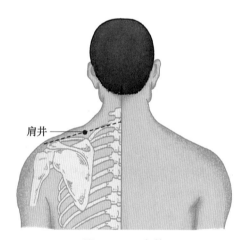

图13-13　肩井

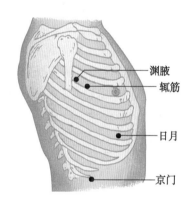

图13-14　渊腋→京门

23. 辄筋　Zhéjīn（GB23）

【定位】　在侧胸部,第4肋间隙中,腋中线前1寸(图13-14)。

【解剖】　皮肤→皮下组织→前锯肌→肋间外肌。浅层布有第三、四、五肋间神经外侧皮支和胸外侧动、静脉的分支或属支。深层有第四肋间神经和第四肋间后动、静脉。

【主治】　胸胁胀满、气喘、不能平卧。

【操作】　平刺0.5～0.8寸;不可深刺,以免伤及内脏。

24. 日月　Rìyuè（GB24）胆之募穴,足少阳、足太阴经交会穴

【定位】　在前胸部,第7肋间隙中,前正中线旁开4寸(图13-14)。

注1:乳头直下,期门(LR14)下1肋。

注2:女性在锁骨中线与第7肋间隙交点处。

【解剖】　皮肤→皮下组织→腹外斜肌→肋间外肌。浅层布有第六、七、八肋间神经外侧皮支和伴行的动、静脉。深层有第七肋间神经和第七肋间后动、静脉。

【主治】　①胁痛,多唾,吞酸,呃逆。②黄疸。

【操作】　斜刺或平刺0.5～0.8寸;不可深刺,以免伤及内脏。

25. 京门 Jīngmén（GB25）肾之募穴

【定位】　在侧腹部,第 12 肋骨游离端的下际(图 13-14)。

注:侧卧举臂,从腋后线的肋弓软骨缘下方向后触及第 12 肋骨游离端,在下方取穴。

【解剖】　皮肤→皮下组织→腹外斜肌→腹内斜肌→腹横肌。浅层布有第十一、十二胸神经前支的外侧皮支及伴行的动、静脉。深层有第十一、十二胸神经前支的肌支和相应的肋间、肋下动、静脉。

【主治】　①腰胁痛。②腹胀,肠鸣,泄泻。③水肿,小便不利。

【操作】　直刺 0.3～0.5 寸;不可深刺,以免伤及内脏。

26. 带脉 Dàimài（GB26）足少阳经、带脉交会穴

【定位】　在侧腹部,第 11 肋骨游离端垂线与脐水平线的交点上(图 13-15)。

注 1:侧卧举臂,屈上足伸下足,先确认 12 肋游离端,再沿着肋弓缘向前触摸到的浮肋即第 11 肋骨游离端,直下与脐相平处取之。

注 2:章门(LR13)直下,横平脐(中)。

【解剖】　皮肤→皮下组织→腹外斜肌→腹内斜肌→腹横肌。浅层布有第九、十、十一胸神经前支的外侧皮支及伴行的动、静脉。深层有第九、十、十一胸神经前支的肌支和相应的动、静脉。

【主治】　①赤白带下,月经不调。②少腹疼痛,疝气,腰胁痛。

【操作】　直刺 0.8～1.5 寸。

27. 五枢 Wǔshū（GB27）足少阳经、带脉交会穴

【定位】　在下腹部,横平脐下 3 寸,髂前上棘内侧(图 13-16)。

注:带脉(GB26)下 3 寸处,横平关元(CV4)。

【解剖】　皮肤→皮下组织→腹外斜肌→腹内斜肌→腹横肌。浅层布有第十一、十二胸神经前支和第一腰神经前支的外侧皮支及伴行的动、静脉。深层有第十一、十二胸神经,第一腰神经前支的肌支及相应的动、静脉。

【主治】　①疝气,少腹痛,腰胯痛。②赤白带下,月经不调。

【操作】　直刺 1.0～1.5 寸。

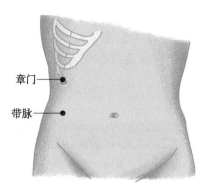

图 13-15 带脉

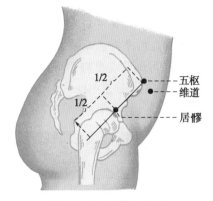

图 13-16 五枢→居髎

28. 维道 Wéidào（GB28）足少阳经、带脉交会穴

【定位】 在下腹部，髂前上棘内下 0.5 寸（图 13-16）。

注：五枢（GB27）内下 0.5 寸。

【解剖】 皮肤→皮下组织→腹外斜肌→腹内斜肌→腹横肌→髂腰肌。浅层布有旋髂浅动、静脉，第十一、十二胸神经和第一腰神经前支的外侧皮支及伴行的动、静脉。深层有旋髂深动、静脉，股外侧皮神经，第十一、十二胸神经前支和第一腰神经前支的肌支及相应的动、静脉。

【主治】 ①腰腿痛。②呕吐，不思饮食。③水肿。

【操作】 直刺 1.0～1.5 寸。

29. 居髎 Jūliáo（GB29）足少阳经、带脉交会穴

【定位】 在臀部，髂前上棘与股骨大转子最凸点连线的中点处（图 13-16）。

【解剖】 皮肤→皮下组织→阔筋膜→臀中肌→臀小肌。浅层布有臀上皮神经和髂腹下神经外侧皮支。深层有臀上动、静脉的分支或属支和臀上神经。

【主治】 ①疝气，腰痛引小腹。②腰腿痛。

【操作】 直刺 1.0～1.5 寸。

30. 环跳 * Huántiào（GB30）足少阳经、足太阳经交会穴

【定位】 在臀部，股骨大转子最凸点与骶管裂孔连线的外 1/3 与内 2/3 交点处（图 13-17）。

注：侧卧，伸下腿，上腿屈髋屈膝取穴。

【解剖】 皮肤→皮下组织→臀大肌→坐骨神经→股方肌。浅层布有臀上皮神经。深层有坐骨神经，臀下神经，股后皮神经和臀下动、静脉等。

【主治】 腰胯痛，下肢痿痹、麻木，半身不遂。

【操作】 直刺 2.0～3.0 寸。

◉ **知识链接**

1. 配伍 ①配阳陵泉、风市、丘墟，治循足少阳经痛，坐骨神经痛。②配风池、曲池治疗遍身风疹。

2. 文献摘要 ①冷风湿痹，风疹，偏风半身不遂，腰胯痛不得转侧（《铜人腧穴针灸图经》）。②针刺治疗坐骨神经痛：3 寸毫针刺入环跳穴，捻转提插使之得气，感应沿胆经放射至足趾，行泻法。③针刺治疗产后尿潴留：28 号毫针快速刺入环跳穴，提插得气后针尖偏向肛门侧，提插强刺激，使针感传至会阴部，再行针 2 分钟加强针感，即出针。④穴位注射治疗梨状肌综合征：患者侧卧屈膝，痛侧在上，用 7 号腰穿针垂直刺入环跳穴，将药物缓慢注入。药物组成：2% 利多卡因 5ml，0.5% 布比卡因 5ml，0.9% 盐水 10～15ml，泼尼松龙 25～50mg。

⑤电针的镇痛作用及对血浆皮质酮水平的影响：通过不同时辰电针大鼠环跳穴的实验观察，发现电针在四个时辰均有镇痛作用，镇痛效应最显著的时辰是11：00，最差的是5：00，而电针显著升高血浆皮质醇（CS）水平的作用发生于23：00，在17：00反而略有下降，说明血浆CS与针刺镇痛没有直接关系。

案例分析

　　杨某，男，38岁。腰及右腿疼痛4个月，今加重1周，1981年11月3日就诊。患者因居住于寒湿之地而患腰腿痛，昼轻夜重，行走不便。查体：精神不振，面色少华，两目有神，右侧腰腿疼痛，动则加剧，腰脊强、尻、腘、腨部均痛，疼痛部位游走不定，舌苔薄白，脉浮紧，右下肢直腿抬高50°，分髋试验（+），布氏征（+），拉塞格征（+），右膝、跟腱反射正常，病理反射未引出，右臀、腘、踝点均有压痛。诊断为坐骨神经痛。选穴：大肠俞、环跳、委中、阳陵泉、昆仑、秩边。10天后，右侧腰腿痛基本缓解，直腿抬高85°，但有时足外侧麻木感，15天后足外侧麻木感消失，行走自如，临床治愈。

　　患者居住于寒湿之地，寒性凝滞而稽迟，经云："痛者寒气多也，有寒则痛也。"故不通则痛；湿为阴邪，其性重浊，著而不移，阻碍气机，故绵绵不愈。经云："风寒湿三气杂至，合而为痹也……"，证见"腰似折，髀不可以曲，腘如结，腨如裂……""腰、尻、腘、腨、脚皆痛"等证。根据经络循行及坐骨神经解剖位置，坐骨神经痛有沿足太阳经、足少阳经放射疼痛两种情况，故循经取穴和足少阳经穴以疏导两经之气，达到"通则不痛"的治疗目的。取大肠俞、委中、昆仑、秩边可疏调足太阳经之气，环跳为两经交会穴，一穴通两经；阳陵泉乃筋之会穴，可舒筋通络止痛，故可通用。（石学敏.石学敏针灸学[M].天津：天津科学技术出版社，1995.）

31. 风市* Fēngshì（GB31）

【定位】　在股外侧，腘横纹上9寸，髂胫束后缘（图13-18）。

注1：直立垂手，掌心贴于大腿时，中指尖所指凹陷中，髂胫束后缘。

注2：稍屈膝，大腿稍内收提起，可显露髂胫束。

【解剖】　皮肤→皮下组织→髂胫束→股外侧肌→股中间肌。浅层布有股外侧皮神经。深层有旋骨外侧动脉降支的肌支和股神经的肌支。

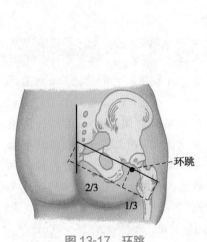

图13-17　环跳

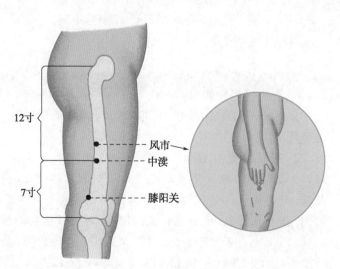

图13-18　风市→膝阳关

【主治】　①半身不遂，下肢痿痹，腰腿痛。②瘙痒。

【操作】　直刺1.0～2.0寸。

1. 配伍　配风池、曲池、合谷、三阴交治风疹块。

2. 文献摘要　主治腿中风湿，疼痛无力，浑身瘙痒，麻痹等症（《医宗金鉴》）。

32. 中渎 Zhōngdú（GB32）

【定位】　在股外侧，腘横纹上7寸，髂胫束后缘（图13-18）。

【解剖】　皮肤→皮下组织→髂胫束→股外侧肌→股中间肌。浅层布有股外侧皮神经。深层有旋骨外侧动、静脉降支的肌支和股神经的肌支。

【主治】　下肢痿痹，半身不遂。

【操作】　直刺1.0～2.0寸。

33. 膝阳关 Xīyángguān（GB33）

【定位】　在膝外侧，股骨外上髁后上缘，股二头肌腱与髂胫束之间的凹陷中（图13-18）。

【解剖】　皮肤→皮下组织→髂胫束后缘→腓肠肌外侧头前方。浅层布有股外侧皮神经。深层有膝上外侧动、静脉。

【主治】　膝腘肿痛、挛急，小腿麻木。

【操作】　直刺1.0～1.5寸。

34. 阳陵泉 * Yánglíngquán（GB34）合穴，胆下合穴，八会穴（筋会）

【定位】　在小腿外侧，腓骨头前下方凹陷中（图13-19）。

【解剖】　皮肤→皮下组织→腓骨长肌→趾长伸肌。浅层布有腓肠外侧皮神经。深层有胫前返动、静脉，膝下外侧动、静脉的分支或属支和腓总神经分支。

【主治】　①胁痛，口苦，呕吐，吞酸。②膝肿痛，下肢痿痹、麻木。

【操作】　直刺1.0～1.5寸。

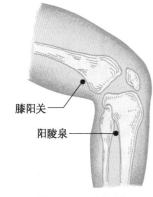

膝阳关

阳陵泉

图 13-19　阳陵泉

1. 配伍　①配支沟治胁肋痛。②配期门、日月治胆结石。

2. 文献摘要　①胁下支满，呕吐逆，阳陵泉主之（《针灸甲乙经》）。②针刺阳陵泉可使胆囊收缩排石，胆总管的规律性收缩，排出胆道造影剂，进入十二指肠。而且还能够促进胆汁分泌，对奥迪括约肌有明显的解痉作用和良好的镇痛作用，对慢性胆囊炎、胆石症有治疗效应。③针刺阳陵泉对脑血管血流量有一定影响，对急性缺血性中风患者，用针刺治疗取得良好疗效的同时，通过实验研究发现针刺右侧曲池和阳陵泉，可影响到脑的血流动力学，使脑血流量增加，脑血管阻力降低却不显著，而针刺对正常狗的血流动力学影响基本不大。④电针足三里、阳陵泉，可抑制在下丘脑乳头上区、乳头及乳头前区对电刺激臀神经及自然痛刺激所呈现放电增加的兴奋反应。⑤对高胆固醇血症的大白鼠，针刺阳陵泉、胆俞、肝俞，每日1次，治疗12次后，结果与对照组相比，血中胆固醇含量明显降低，因此，阳陵泉等穴有降低增高的血胆固醇水平的作用。

35. 阳交 Yángjiāo（GB35）阳维脉郄穴

【定位】 在小腿外侧，外踝尖上7寸，腓骨后缘（图13-20）。

注：外踝尖与腘横纹外侧段连线中点下1寸，外丘（GB36）后。

【解剖】 皮肤→皮下组织→腓骨长肌→趾长伸肌。浅层布有腓肠外侧皮神经。深层有腓动、静脉，胫后动、静脉和胫神经。

【主治】 ①胸满。②咽喉肿痛。③下肢痿痹，转筋。

【操作】 直刺0.5～0.8寸。

36. 外丘 Wàiqiū（GB36）郄穴

【定位】 在小腿外侧，外踝尖上7寸，腓骨前缘（图13-20）。

注：外踝尖与腘横纹外侧端连线中点下1寸，阳交（GB35）前。

【解剖】 皮肤→皮下组织→腓骨长、短肌→前肌间肌→趾长伸肌→踇长伸肌。浅层布有腓肠外侧皮神经。深层有腓浅神经，腓深神经和胫前动、静脉。

【主治】 ①胸胁胀满，下肢痿痹。②癫，狂，痫。
【操作】 直刺0.5～0.8寸。

37. 光明 Guāngmíng（GB37）络穴

【定位】 在小腿外侧，外踝尖上5寸，腓骨前缘（图13-20）。

【解剖】 皮肤→皮下组织→腓骨短肌→前肌间隔→趾长伸肌→踇长伸肌→小腿骨间膜→胫骨后肌。浅层布有腓浅神经和腓肠外侧皮神经。深层有腓深神经和胫前动、静脉。

【主治】 ①目痛，夜盲，近视，目翳。②下肢痿痹。
【操作】 直刺0.5～0.8寸。

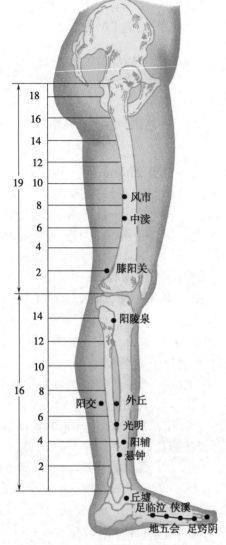

图13-20 阳交→悬钟

知识链接

1. 配伍　配睛明、风池治目痛。

2. 文献摘要　①虚则痿躄，坐不能起，实则厥，胫热膝痛，身体不仁，手足偏小，善啮颊（《针灸甲乙经》）。②针刺光明和太冲穴，对治疗青少年近视眼有效，针感到达眼部有38.2%。如合谷配太冲，隔日交替使用，采用手法运针激发感传，可提高视力和改变屈光度。③针刺光明、太溪、行间，对原发性青光眼有降低眼压的作用。眼压控制率达64.9%，疗效较满意。

38. 阳辅 Yángfǔ（GB38）经穴

【定位】 在小腿外侧，外踝尖上4寸，腓骨前缘（图13-20）。

【解剖】 皮肤→皮下组织→趾长伸肌→踇长伸肌→小腿骨间膜→胫骨后肌。浅层布有腓浅神经和腓肠外侧皮神经。深层有腓动、静脉。

【主治】　①咽喉肿痛,胸胁胀痛。②腋下肿痛,瘰疬。③腰痛,下肢痿痹、麻木、拘挛。

【操作】　直刺0.5~0.8寸。

39.悬钟 * Xuánzhōng(GB39)八会穴(髓会)

【定位】　在小腿外侧,外踝尖上3寸,腓骨前缘(图13-20)。

【解剖】　皮肤→皮下组织→趾长伸肌→小腿骨间膜。浅层布有腓肠外侧皮神经。深层有腓深神经的分支。如穿透小腿骨间膜可刺中腓动、静脉。

【主治】　①腹满,不思饮食。②半身不遂,下肢痿痹,足胫挛痛。

【操作】　直刺0.5~0.8寸。

知识链接

1.配伍　①配风池、后溪、阳陵泉治颈项痛。②配环跳、风市、阳陵泉治坐骨神经痛。

2.文献摘要　腹胀满,膝胻痛,筋挛足不收履,坐不能起(《铜人腧穴针灸图经》)。

40.丘墟 * Qiūxū(GB40)原穴

【定位】　在踝前外侧,外踝的前下方,趾长伸肌腱的外侧凹陷中(图13-21)。

注:第2~5趾抗阻力伸展,可显现趾长伸肌腱。

【解剖】　皮肤→皮下组织→趾短伸肌→距跟外侧韧带→跗骨窦。布有足背浅静脉,足背外侧皮神经,足背中间皮神经,外踝前动、静脉。

【主治】　①胸胁痛,善太息,颈肿,腋下肿。②疟疾。③视物不清,目翳。④小腿酸痛,外踝肿痛,足下垂。

【操作】　直刺0.5~0.8寸。

知识链接

1.配伍　配阳陵泉、日月、期门、肝俞、胆俞、支沟,主治胆囊炎,胆结石。

2.文献摘要　①目视不明,振寒,目翳,瞳子不见,腰两胁痛,脚酸转筋,腋下肿(《针灸甲乙经》)。②丘墟透照海治疗踝关节痛及胸部挫伤。③针刺丘墟穴可使胆囊收缩及胆总管规律性收缩明显加强,对慢性胆囊炎有较好治疗效果。针刺丘墟对慢性胆瘘狗的胆汁的分泌明显增加。

41.足临泣 * Zúlínqì(GB41)输穴、八脉交会穴(通带脉)

【定位】　在足背,第4、5跖骨底接合部的前方,第5趾长伸肌腱外侧凹陷中(图13-21)。

【解剖】　皮肤→皮下组织→第四骨间背侧肌和第三骨间足底肌(第四与第五跖骨之间)。布有足背静脉网,足背中间皮神经,第四跖背动静脉和足底外侧神经的分支等。

【主治】　①偏头痛,眩晕。②胁痛,瘰疬。③膝痛,足痛。④疟疾。⑤月经不调,乳痛。

【操作】　直刺0.3~0.5寸。

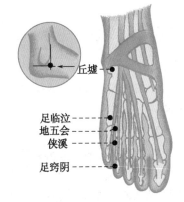

图13-21　丘墟→足窍阴

1. 配伍　配乳根、肩井治乳痈。

2. 文献摘要　①厥四逆,喘,气满,风,身汗出而清,髀髓肿痛,不可得行,足外皮痛,疟,日西发(《针灸甲乙经》)。②乳肿痛,足临泣(《神应经》)。

42. 地五会 Dìwǔhuì (GB42)

【定位】　在足背,第4、5跖骨间,第4跖趾关节近端凹陷中(图13-21)。

【解剖】　皮肤→皮下组织→趾长伸肌腱→趾短伸肌腱外侧→第四骨间背侧肌→第三骨间足底肌。浅层布有足背中间皮神经,足背静脉网和跖背动、静脉。深层有趾足底总神经和趾底总动、静脉。

【主治】　①目赤肿痛。②腋下肿。③足背红肿。④乳痈。⑤咳血,皮肤不泽。

【操作】　直刺0.3～0.5寸。

43. 侠溪 Xiáxī (GB43) 荥穴

【定位】　在足背,第4、5趾间,趾蹼缘后方赤白肉际处(图13-21)。

【解剖】　皮肤→皮下组织→第四趾的趾长、短伸肌腱与第五趾的趾长、短伸肌腱之间→第四与第五趾的近节趾骨底之间。布有足背中间皮神经的趾背神经和趾背动、静脉。

【主治】　①热病,头痛,眩晕,颊肿。②耳鸣,耳聋,目赤肿痛。③胁痛,膝股痛,足痛。④乳痈。

【操作】　直刺0.3～0.5寸。

44. 足窍阴 Zúqiàoyīn (GB44) 井穴

【定位】　在足趾,第4趾末节外侧,趾甲根角侧后方0.1寸(图13-21)。

注:足第4趾外侧甲根角侧后方(即沿角平分线方向)0.1寸。相当于沿爪甲外侧画一直线与爪甲基底缘水平线交点处取穴。

【解剖】　皮肤→皮下组织→甲根。布有足背中间皮神经的趾背神经,趾背动、静脉和趾底动静脉构成的动静脉网。

【主治】　①头痛,目赤肿痛,胸胁痛。②耳鸣,耳聋。③足痛。

【操作】　浅刺0.1～0.2寸;或点刺出血。

1. 配伍　①配太阳、风池、外关治偏头痛。②配心俞、神门、内关治失眠。

2. 文献摘要　①肘不可举,卒聋,魇梦,目痛,小眦痛(《针灸大成》)。②针刺足窍阴,可使主观色觉改变,眼底视网膜颞侧反光增强。

腧穴命名与作用

1. 瞳子髎　髎,指骨之郄,穴当瞳子外方,眶骨外凹陷中,故名。作用疏风清热、明目止痛。

2. 听会　会,指聚也。本穴在耳前陷中,针此可使耳听觉得以会聚,主治耳聋气闭,故名。作用益聪利耳、通经活络。

3. 上关　关,指机关。牙关是开窍之机关,本穴在耳前颧弓的上方(即上颌关节前上方),与下关相对应,故名。作用开关启闭、清热安神。

4. 颔厌　颔，含也，另有点头之意；厌，抑制，另有合之意。本穴在曲周颞颥上廉，嚼物时颔下与颞颥俱动，并且主治头项强痛及不能转动点头，故名。作用清热止痛、散风止抽。

5. 悬颅　悬，挂也；颅，头之意。本穴位于头颅两侧，上不及前发际，下不及耳根（耳后），如悬挂在其处。同时能主治头晕，以及风痉、瘰疬诸疾，故名。作用清热止痛、散风消肿。

6. 悬厘　厘，指毫厘；悬，指挂也。本穴在曲周颞颥下廉，与悬颅仅差毫厘，故名。作用清热止痛、散风消肿。

7. 曲鬓　曲，指弯曲；鬓，指鬓发。本穴在耳前上方，近向后弯曲的鬓发处，故名。作用止痛消肿、祛风开禁。

8. 率谷　率，循也。山间之凹陷处为谷，本穴在耳上入发际1.5寸处，此处为顶骨、颞骨、蝶骨大翼三骨交接之凹陷若谷处，故名。作用平肝利胆、清热息风。

9. 天冲　天，指头；冲，指直通、冲要之意。本穴在耳郭后上方，入发际直上2寸处，主治头风头痛，状若冲天，故名。作用祛风定惊、清热消肿。

10. 浮白　浮，指浅表或高部之意；白，指明显或指白色应肺。本穴在耳后乳突后上方，其处高而显见。同时本穴主治肺疾寒热，有宣肺解表之功，故名。作用祛风解表、行瘀理气。

11. 头窍阴　窍，指孔窍（即五官七窍）。本穴在耳窍之侧面，且五脏诸窍皆属阴，主治头窍疾病，故名。作用清热散风、通关开窍。

12. 完骨　完骨，即指耳后之高骨（现称乳突），本穴在完骨后下缘，故名。作用祛风清热、止痛明目。

13. 本神　本，指根本、宗之意；本穴在神庭旁3寸，居头部，头部为元神所在，主治神志病，故名。作用清热止痛、祛风解痉。

14. 阳白　阳，指额部；白，光明之意。本穴在眉上1寸直瞳子，主治目疾，针之使目光明，故名。作用祛风泻火、利胆明目。

15. 头临泣　临，指居高视下之意；泣，指泪水也。本穴当目上眦直上，入发际5分陷中，当人患目疾流泪水时，穴临其上，善治目疾，故名。作用泻热祛风、清脑明目。

16. 目窗　窗，指头之孔窍，本穴在眼目直上，头临泣后1寸，犹如眼目之窗牖，且主治目疾，故名。作用祛风消肿、清头明目。

17. 正营　正，有正中、巧遇之意；营，有布、集之意。本穴在足少阳头部五穴之正中；又为阳维脉所布集处，恰巧与足少阳经相遇而营结一处，故名。作用平肝息风、舒筋活络。

18. 承灵　承，指受也；灵，指灵骨（顶骨），又含神志之意。本穴在正营后1.5寸，穴当顶骨之旁，好似上承天灵，且头为元神之府，本穴能主治头部疾患，故名。作用清热散风、宣肺利鼻。

19. 脑空　指孔穴、有凹陷之意。本穴当脑户之旁，内营脑，挟玉枕骨下外陷中，主治脑疾，故名。作用清热散风、宁心镇惊。

20. 风池　风，指风邪；池，指凹陷之意。本穴在颞颥后发际陷者中，穴处凹陷如池，为搜风之要穴，主治风邪为患，故名。作用祛风解表、清头明目。

21. 肩井　井，凹陷深处之意。本穴在肩上凹陷深处，故名。作用降气行血、消肿止痛。

22. 渊腋　渊，含深之意。本穴在腋下3寸宛宛中，为腋之深处，故名。作用宽胸止痛、理气活血。

23. 辄筋　辄，指车耳，其形弯曲，与肋骨相似；筋，指筋肉也，本穴在第四肋间隙筋肉中，故名。作用平喘降逆、理气止痛。

24. 日月　本穴为胆之募穴。胆者，中正之官，决断出焉，决断必须求其明，而明字从日、从月，故名。作用开郁止痛、降逆利胆。

25．京门　京，指发源地，又含京都之意；门，指出入之处。本穴为肾之募穴，主治水道不利，为益肾利水之要穴，水液出入之门户。故名。作用温补肾阳、通利下焦。

26．带脉　带，指束带。本穴属足少阳胆经在季胁下1寸8分，为带脉经气所过处，主治妇女经带疾患，故名。作用调经止带、温补下焦。

27．五枢　五，中数也，又通午，有纵横交错之意；枢，指通上转下之意。本穴在带脉下3寸，适当人身长度之折中处，又为经脉纵横交错髋部转枢之处，故名。作用调经固带、理气止痛。

28．维道　维，指维系、连接之意；道，指通路。本穴为足少阳、带脉之会，为维系诸经之通道，故名。作用调经止带、补水止痛。

29．居髎　居，指居处，变指蹲坐；髎，指骨边孔隙。本穴在髂骨上凹陷处，取穴时需蹲坐，以其居而成髎，故名。作用通经活络、舒筋利节。

30．环跳　环，指环曲；跳，指跳跃。本穴在髀枢中，针其穴，可使其跳跃如常，加之取穴时需侧卧，伸下足，屈上足，其屈膝髋呈环曲状，故名。作用祛风除湿、通经活络。

31．风市　市，指集结、集聚、市集之意。本穴主治因风之集聚而致中风腿膝无力，半身不遂等诸般风证，故名。作用祛风利湿、通经壮骨。

32．中渎　渎，指狭窄的水道。本穴位于大腿外侧中线分肉间之凹陷处，上有风市，下有阳关，当脉气通过时，如水行于沟渎之中，故名。作用祛风化湿、疏通经络。

33．膝阳关　外侧为阳，关，指关节。本穴在膝关节外侧陷中，故名。作用化湿散寒、疏通经络。

34．阳陵泉　阳，指外侧；陵，指高处；泉，指凹陷处。本穴位于膝下外侧，当腓骨小头前凹陷处，故名。作用清肝利胆、舒筋利节。

35．阳交　阳，指外侧；交，指会也。本穴为足少阳与阳维脉之会，故名。作用祛风定痉、舒筋活络。

36．外丘　丘，隆起也。本穴当小腿外侧，其处肌肉隆起如丘，故名。作用安神镇痉、舒筋活络。

37．光明　本穴为足少阳胆经之络，别走足厥阴肝经，由于肝开窍于目。本穴主治目疾，使之重见光明，故名。作用清肝明目、通经消胀。

38．阳辅　阳，指外也；辅，指腓骨。本穴在辅骨（腓骨）外侧前缘，故名。作用清肝胆热、通经止痛。

39．悬钟　悬，挂之意；钟，聚也。本穴为足少阳脉气聚注之处，且穴当足外踝上3寸，未及于足，犹如悬挂之状，故名。一说因小儿于此处悬带响铃似钟，故名。作用添精益髓、通经止痛。

40．丘墟　丘，指高处；墟，指大丘也。本穴正当足外踝前下方凹陷处，此处高起犹如大的土丘，故名。作用调肝利胆、舒筋利节。

41．足临泣　泣，指泪水；临，含上对下之意。本穴为足少阳之输穴，应肝，肝开窍于目，其液为泪，故其气上通于目，主治目疾，同时穴临于足，与头临泣相对应，故名。作用平肝息风、回乳止带。

42．地五会　地，指足言；五，中数也；会，指会通。本穴处于胆经足部五穴之中，为胆经脉气上下会通之处，且主治足部疾患，使其足部着地，站立平稳，故名。作用散风清热、疏肝消肿。

43．侠溪　侠，通夹；溪，小水为溪，变含沟陷之意。本穴在足四、五趾趾缝间沟陷处，故名。作用清热息风、舒筋活络。

44.足窍阴　窍,指孔空;阴,指足厥阴。本穴在第四足趾端,为少阳经之井穴,好似会足厥阴肝经之关窍,故名。作用疏肝理肺、聪耳明目。

（蒋　洁　赵云龙）

拓展阅读

扫一扫,测一测

? **复习思考题**

1.详述足少阳胆经经脉循行原文。

2.写出胆经头部的穴位名称。

3.写出足少阳胆经五输穴的名称及定位。

PPT课件

第十四章　足厥阴经络与腧穴

ER-14-1

学习目标

知识目标：

1. 掌握足厥阴肝经经脉的循行。

2. 掌握足厥阴肝经重点腧穴的特定穴类别、定位、主治及操作。

3. 熟悉足厥阴肝经经脉病候、络脉病候。

4. 了解足厥阴肝经经别、经筋的内容。

能力目标：具备在人体上划经取穴的技能。

素质目标：具备独立思考、自主探究能力，树立精益求精、爱岗敬业的工匠精神，培养医者仁心。

ER-14-2

知识导览

本章包括足厥阴经络和足厥阴腧穴两部分。足厥阴经络包括足厥阴经脉、足厥阴络脉、足厥阴经别和足厥阴经筋。足厥阴腧穴，首穴是大敦，末穴是期门，左右各14穴。

第一节　足厥阴经络

一、足厥阴经脉

足厥阴经脉主要分布于足大趾，在内踝上八寸交出足太阴脾经之后，至小腹，布胁肋，入颃颡，连目系，至巅顶，环唇内。其络脉、经别分别与之内外相连，经筋分布于外部。

（一）经脉循行

肝足厥阴之脉，起于大指丛毛[1]之际，上循足跗上廉，去内踝一寸，上踝八寸，交出太阴之后，上腘内廉，循股阴[2]，入毛中，环阴器[3]，抵小腹，挟胃，属肝，络胆，上贯膈，布胁肋，循喉咙之后，上入颃颡[4]，连目系，上出额，与督脉会于巅。

其支者，从目系下颊里，环唇内。

其支者，复从肝别，贯膈，上注肺。（《灵枢·经脉》）（图14-1，图14-2）

【注释】

[1] 丛毛：义同"三毛"，指足大趾背部毫毛。

[2] 股阴：股指大腿，内侧为阴。指本经行于大腿内侧。

[3] 环阴器：环，原作"过"。意指环绕阴部。

[4] 颃颡：同吭嗓，指鼻咽部。

ER-14-3

足厥阴经脉、
络脉循行动画

ER-14-4

足厥阴经脉、
络脉循行视频

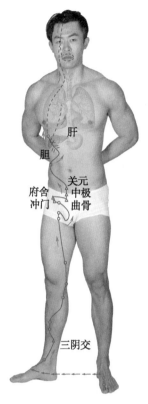

图 14-1　足厥阴经脉循行示意图

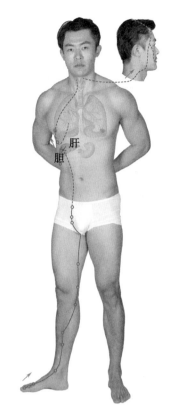

图 14-2　足厥阴经脉图

【语译】

足厥阴肝经,(1)起于足大趾爪甲后毫毛之处(大敦),向上沿着足背内侧(行间、太冲),行至内踝前一寸(中封),沿小腿内侧前缘上行(会三阴交,经蠡沟、中都),在内踝上八寸处交出足太阴脾经之后,(2)上行腘内侧(膝关、曲泉),沿着大腿内侧(阴包、足五里、阴廉),(3)进入阴毛中,环绕阴部,(4)上至小腹(急脉,会冲门、府舍、曲骨、中极、关元),夹胃旁,属于肝,络于胆(章门、期门);(5)向上通过膈肌,分布胁肋部,(6)沿气管之后,向上进入鼻咽部,连接目系(眼与脑的联系),(7)上行出于额部,与督脉交会于头顶。

目部支脉,(8)从"目系"下颊里,环绕唇内。

肝部支脉,(9)从肝分出,通过膈肌,向上流注于肺,接手太阴肺经。

(二)经脉病候

是动则病,腰痛不可以俯仰,丈夫癀疝[1],妇人少腹肿[2],甚则嗌干,面尘脱色[3]。

是主肝所生病者,胸满,呕逆,飧泄[4],狐疝[5],遗溺,闭癃[6]。(《灵枢·经脉》)

【注释】

[1] 癀疝:七疝之一,发病时部分小肠下坠于阴囊或腹股沟中。

[2] 少腹肿:张景岳说:"足厥阴气逆则为睾肿卒疝,妇人少腹肿,即疝病也。"

[3] 面尘脱色:面垢如尘,神色晦黯。

[4] 飧(sūn)泄:大便稀薄,完谷不化的泄泻。

[5] 狐疝:七疝之一,其症为发作时阴囊疝气时上时下,像狐之出入无常。张子和说:"狐疝,其状如瓦,卧则入少腹,行立则出少腹入囊中……此疝出入上下往来正与狐相类也。"

[6] 闭癃:即癃闭指小便闭塞不通或淋沥不畅。

【语译】

本经有了异常变化就表现为下列病症：腰痛得不能前俯后仰，男人可出现小肠疝气，女人可出现小腹部肿胀，严重的见咽喉干，面部像有灰尘一样晦黯而无光泽。

本经腧穴能主治有关肝方面所发生的病症：如胸胀满，呕吐气逆，飧泄，狐疝，遗尿或癃闭。

二、足厥阴络脉

足厥阴之别，名曰蠡沟。去内踝五寸，别走少阳；其别者，循胫上睾，结于茎[1]。（图14-3）其病，气逆则睾肿卒疝。实则挺长，虚则暴痒。取之所别也。（《灵枢·经脉》）

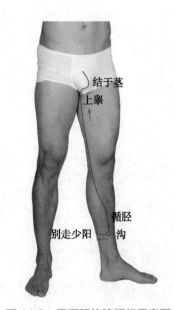

图14-3　足厥阴络脉循行示意图

【注释】

[1] 茎：指阴茎。

【语译】

足厥阴络脉，名蠡沟，在距内踝上五寸处分出，走向足少阳经脉，其分支经过胫骨部，上行到睾丸，结在阴茎处。

其病症，气厥逆则睾丸肿胀，突发疝气。实证，见阳强不倒；虚证，见阴部暴痒。取足厥阴络穴治疗。

三、足厥阴经别

足厥阴之正，别跗上[1]，上至毛际，合于少阳，与别俱行[2]。（《灵枢·经别》）（图14-4）

【注释】

[1] 跗上：足背部。

[2] 与别俱行：别，此指足少阳经别。与别俱行，是指足厥阴的经别与足少阳的经别相偕而行。

【语译】

足厥阴经别，从足背上足厥阴经分出，向上到达外阴部，和足少阳经别会合。

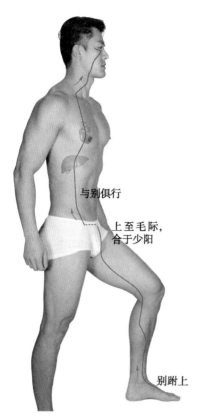

图 14-4 足厥阴经别循行示意图

四、足厥阴经筋

足厥阴之筋,起于大指之上,上结于内踝之前,上循胫,上结内辅骨之下,上循阴股,结于阴器,络诸筋[1]。(图 14-5)

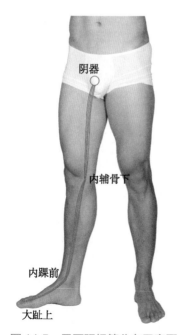

图 14-5 足厥阴经筋分布示意图

其病：足大指支，内踝之前痛，内辅痛，阴股痛，转筋，阴器不用，伤于内则不起，伤于寒则阴缩入，伤于热则纵挺不收。（《灵枢·经筋》）

【注释】

[1] 络诸筋：张介宾注"厥阴属肝，肝主筋，故络诸筋而一之，以成健运之用"（《类经》）。

【语译】

足厥阴经筋，起始于足大趾的上边，上行结于内踝前方；向上沿胫骨内侧，结于胫骨内踝之下，再向上沿大腿内侧，结于阴器而与各经筋相联络。

足厥阴经筋发生病变，足大趾牵引内踝前疼痛，膝内侧部痛，大腿内侧痛、转筋，阴器功能丧失。若房劳过度，耗伤阴精则阳痿不举，伤于寒邪则阴器缩入，伤于热邪则阴器挺长不收。

足厥阴腧穴视频

第二节　足厥阴腧穴

本经一侧14穴，12穴分布于足部、下肢内侧，2穴在腹、胸部（图14-6）。

1. 大敦* Dàdūn（LR1）井穴

【定位】　在足趾，大趾末节外侧，趾甲根角侧后方0.1寸（图14-7）。

注：足大趾外侧指甲根角侧后方（即沿角平分线方向）0.1寸。相当于沿爪甲外侧画一直线与爪甲基底缘水平线交点处取穴。

【解剖】　皮肤→皮下组织→甲根。布有腓深神经的背外侧神经和趾背动、静脉等结构。

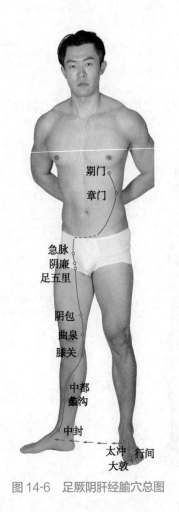

图14-6　足厥阴肝经腧穴总图

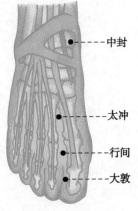

图14-7　大敦→中封

【主治】　①疝气,睾丸肿痛、前阴痛、少腹疼痛,遗尿,癃闭。②月经不调,子宫下垂。③小儿惊风,癫痫。④神昏。

【操作】　浅刺0.1～0.2寸;或点刺出血。

1. 配伍　①配三阴交、足三里,治月经不调、少腹痛。②配百会、气海,治疗子宫脱垂。

2. 文献摘要　①大敦主目不欲视,太息(《针灸甲乙经》)。②针刺大敦穴可加强神门穴的降压效应。③由人工造成动物大脑皮质运动区优势的情况下,针刺大敦可使大脑皮质抑制效应比较巩固。④调整大肠运动功能针刺大敦穴,对大肠运动有明显的调整作用,可使不蠕动或蠕动很弱的降结肠下部及直肠的蠕动加强,是治疗肠梗阻的有效穴。

2. 行间* Xíngjiān (LR2) 荥穴

【定位】　在足背,第1、2趾之间,趾蹼缘后方赤白肉际处(图14-7)。

【解剖】　皮肤→皮下组织→踇趾近节趾骨基底部与第二跖骨头之间。布有腓深神经的趾背神经和趾背动、静脉。

【主治】　①疝气,少腹疼痛,前阴痛,遗尿,癃闭。②月经不调,带下。③目赤肿痛,口干,口渴,咽喉肿滴。④胁痛,善怒,太息。⑤癫痫。⑥脚膝肿痛。

【操作】　直刺0.5～0.8寸。

1. 配伍　①配百会、神门、内关,治失眠。②配肺俞、尺泽,治疗肝火犯肺,气逆呛咳。

2. 文献摘要　①癫疾,短气,呕血,胸背痛,行间主之(《针灸甲乙经》)。②针刺行间穴可降低青光眼患者的眼压。③针刺行间治疗原发性高血压可以明显改善患者血管内皮功能,减少血浆内皮素含量,有一定的降低胆固醇作用,降压效果明显。

3. 太冲* Tàichōng (LR3) 输穴,原穴

【定位】　在足背,第1、2跖骨间,跖骨底接合部前方凹陷中,或触及动脉搏动(图14-7)。

注:从第1、2跖骨间向后推移至底部的凹陷中取穴。

【解剖】　皮肤→皮下组织→踇长伸肌腱与趾长伸肌腱之间→踇短伸肌腱的外侧→第一骨间背侧肌。浅层布有足背静脉网,足背内侧皮神经等。深层有腓深神经和第一跖背动、静脉。

【主治】　①疝气,前阴痛、少腹肿,癃闭,遗尿。②月经不调,难产。③黄疸,胁痛,腹胀,呕逆。④小儿惊风。⑤目赤肿痛,咽干,咽痛。⑥下肢痿痹,足跗肿痛。

【操作】　直刺0.5～0.8寸。

1. 配伍　①配合谷,称为"四关穴",治四肢抽搐。②泻太冲、补太溪、复溜治肝阳上亢之眩晕。

2. 文献摘要　①行步艰难疾转加,太冲二穴效堪夸(《玉龙歌》)。②对球结膜微循环有一定影响:采用电针太冲穴法观察到受试者在针后微动脉、微静脉血液流速明显加快。针后

20 分钟时达到高峰。这表明太冲穴能治疗目疾,其机制之一是改善了眼部微循环,增加了眼部血运。③太冲穴有较好的降压作用。④与脑功能的相关研究,足厥阴肝经"与督脉会于巅",其原穴代表了本经脉的生理功能,理论上太冲穴与脑有着密切联系。针刺太冲 fMRI 脑功能成像的研究,显示针刺太冲穴可诱导颞叶、针刺合谷和太冲穴可诱导额叶和颞叶脑组织血流量和血流容积的增加。

课堂互动答案

课堂互动

既是原穴又是输穴的腧穴有几个?分别归何经?

案例分析

张某,男,73 岁,退休工人。2014 年 10 月 13 日就诊。自诉近 2 日来头额胀痛,眩晕耳鸣,急躁易怒,腰膝酸软,颈项强直,夜间尤甚,难以入睡,伴头昏目胀,视物旋转,心悸烦躁,口干口苦。查体:形体偏瘦,精神苦闷,面色潮红,舌质尖红少苔,脉弦细数。诊断:高血压(肝阳上亢型)。治以平肝潜阳,滋养肝肾。针取太冲、太溪、合谷。太冲穴直刺 0.5～0.8 寸,得气后透向涌泉,太溪穴向上斜刺 0.8～1 寸,局部酸胀或酸麻。合谷穴向指端斜刺 0.8～1 寸。留针 30 分钟,留针期间捻转行针 1 次,出针时缓慢捻转退出,摇大针孔,每日治疗 1 次,3 次后症状减轻,2 个疗程后,诸症悉除,随访半年血压恢复正常。

按:《素问·阴阳应象大论》云"年四十而阴气自半也,起居衰矣"。人过中年肾阴亏虚,不能涵木,肝阳上亢而发此病。太冲穴为足厥阴肝经输穴、原穴,能疏理肝气,清肝泻火,镇肝息风,平肝潜阳,清头目,降血压。太溪穴为足少阴肾经之原穴,能滋肾柔肝。合谷穴为手阳明大肠经原穴,而手阳明大肠经与足阳明胃经相通。同为多气多血之经,关乎十二经气血盛衰,故泻此穴能达到泻阳明进而泻全身偏盛之气的目的。三穴相配,滋阴潜阳,开通气血,上疏下导,整体与局部并重,使气血复归平衡,故血压恢复正常。(才源.浅析太冲穴临床治验 [J].光明中医,2017,32(7):1046.)

4. 中封 Zhōngfēng(LR4)经穴
【定位】 在踝前内侧,足内踝前,胫骨前肌肌腱的内侧缘凹陷中(图 14-7)。
注:商丘(SP5)与解溪(ST41)中间。
【解剖】 皮肤→皮下组织→胫骨前肌腱内侧→距骨和胫骨内踝之间。布有足背内侧皮神经的分支,内踝前动脉,足背浅静脉。
【主治】 ①疝气,腰痛、少腹痛,小便不利。②遗精。
【操作】 直刺 0.5～0.8 寸。

5. 蠡沟* Lígōu(LR5)络穴
【定位】 在小腿前内侧,内踝尖上 5 寸,胫骨内侧面的中央(图 14-8)。
注:髌尖与内踝尖连线的上 2/3 与下 1/3 交点,胫骨内侧面的中央,横平筑宾(KI9)。
【解剖】 皮肤→皮下组织→胫骨骨面。浅层布有隐神经的小腿内侧皮支和大隐静脉。
【主治】 ①疝气,睾丸肿痛,小便不利,遗尿。②月经不调,赤白带下,阴痒。
【操作】 平刺 0.5～0.8 寸。

1. 配伍 ①配中都、地机、中极、三阴交治月经不调、带下症、睾丸炎。②配大敦、气冲治睾肿、卒疝、赤白带下。

2. 文献摘要 ①气逆则睾肿卒疝，实则挺长，虚则暴痒（《灵枢》）。②治卒疝少腹肿，时少腹暴痛，小便不利如癃闭，数噫恐悸，少气不足，腹中痛悒悒不乐，咽中闷如有息肉状。背拘急不可长俯仰（《铜人腧穴针灸图经》）。

6. 中都 Zhōngdū（LR6）郄穴

【定位】 在小腿前内侧，内踝尖上7寸，胫骨内侧面的中央（图14-8）。

注：髌尖与内踝尖连线中点下0.5寸，胫骨内侧面的中央。

【解剖】 皮肤→皮下组织→胫骨骨面。布有隐神经的小腿内侧皮支，大隐静脉。

【主治】 ①疝气，少腹痛。②泄泻。③崩漏，恶露不绝。

【操作】 平刺0.5～0.8寸。

7. 膝关 Xīguān（LR7）

【定位】 在小腿内侧，胫骨内侧髁的下方，阴陵泉（SP9）后1寸（图14-8）。

【解剖】 皮肤→皮下组织→腓肠肌。浅层布有隐神经的小腿内侧皮支，大隐静脉的属支。深层有腘动、静脉，胫神经等结构。

【主治】 ①咽喉、少腹、膝内侧引痛。②膝部肿痛。

【操作】 直刺1.0～1.5寸。

8. 曲泉 Qūquán（LR8）合穴

【定位】 在膝内侧，腘横纹内侧端，半腱肌肌腱内缘凹陷中（图14-9）。

注：屈膝，在腘横纹内侧端最明显的肌腱内侧凹陷中取穴。

【解剖】 皮肤→皮下组织→缝匠肌后缘→股薄肌肌腱后缘→半膜肌腱→腓肠肌内侧头。浅层布有隐神经，大隐静脉。深层有膝上内侧动、静脉的分支或属支。

【主治】 ①疝气，前阴痛、少腹痛，小便不利。②遗精，阳痿。③妇人腹中包块，月经不调，带下，子宫脱垂，阴痒。④惊狂。⑤膝肿痛，下肢痿痹。

【操作】 直刺0.8～1.0寸。

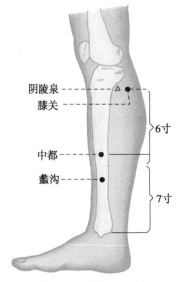

图14-8 蠡沟→膝关

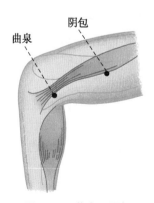

图14-9 曲泉→阴包

9. 阴包 Yīnbāo(LR9)

【定位】 在股内侧,髌底上4寸,股薄肌与缝匠肌之间(图14-9)。

注:下肢稍屈,稍外展,略提起(或坐位,大腿稍外展,用力收缩肌肉),显露出明显的缝匠肌,在其后缘取穴。

【解剖】 皮肤→皮下组织→缝匠肌与股薄肌之间→大收肌。浅层布有闭孔神经的皮支,大隐静脉的属支。深层有股神经的肌支,隐神经,股动、静脉等结构。

【主治】 ①腰骶、少腹引痛。②月经不调。③小便不利,遗尿。

【操作】 直刺0.8~1.0寸。

10. 足五里 Zúwǔlǐ(LR10)

【定位】 在股内侧,气冲(ST30)直下3寸,动脉搏动处(图14-10)。

【解剖】 皮肤→皮下组织→长收肌→短收肌→大收肌。浅层布有股神经的前皮支,大隐静脉。深层有闭孔神经的前支和后支,股深动、静脉的肌支,旋股内侧动、静脉的肌支。

【主治】 ①少腹痛,睾丸肿痛,小便不利。②子宫脱垂。

【操作】 直刺0.5~0.8寸。

11. 阴廉 Yīnlián(LR11)

【定位】 在股内侧,气冲(ST30)直下2寸(图14-10)。

注:稍屈髋,屈膝,外展,大腿抗阻力内收时显露出长收肌,在其外缘取穴。

【解剖】 皮肤→皮下组织→长收肌→短收肌→小收肌。浅层布有股神经的前皮支,大隐静脉和腹股沟浅淋巴结。深层有闭孔神经的前、后支,旋股内侧动、静脉的肌支。

【主治】 ①月经不调,不孕。②少腹痛。

【操作】 直刺0.8~1.0寸。

12. 急脉 Jímài(LR12)

【定位】 在腹股沟,横平耻骨联合上缘,前正中线旁开2.5寸(图14-10)。

【解剖】 皮肤→皮下组织→耻骨肌→闭孔外肌。浅层布有股神经前皮支,大隐静脉和腹股沟浅淋巴结。深层有阴部外动、静脉,旋股内侧动、静脉的分支或属支,闭孔神经前支等。

【主治】 疝气,前阴痛、少腹痛。

【操作】 避开动脉,直刺0.5~1.0寸。

13. 章门 Zhāngmén(LR13)八会穴(脏会),脾募穴,足厥阴经、足少阳经交会穴

【定位】 在侧腹部,在第11肋游离端的下际(图14-11)。

注:侧卧举臂,屈上足伸下足,先确认第12肋游离端,再沿着肋弓缘向前触摸到的浮肋即第11肋骨游离端,在其下际取之。

【解剖】 皮肤→皮下组织→腹外斜肌→腹内斜肌→腹横肌。浅层布有第十及第十一胸神经前支的外侧皮支,胸腹壁浅静脉的属支。深层有第十及第十一胸神经和肋间后动、静脉的分支或属支。

【主治】 ①黄疸,胁痛,痞块。②腹痛,腹胀,肠鸣,呕吐。

【操作】 直刺0.8~1.0寸。

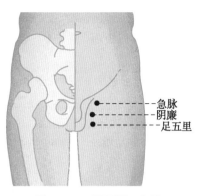

图 14-10　足五里→急脉

急脉
阴廉
足五里

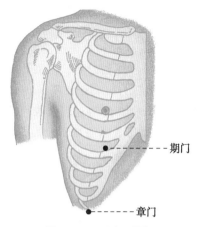

期门

章门

图 14-11　章门、期门

知识链接

1. 配伍　①配期门、内关、阳陵泉，治胸胁痛。②配梁门、足三里治腹胀，消化不良。

2. 文献摘要　主肠鸣盈盈然，食不化，胁痛不得卧，烦热口干，不嗜食。胸胁痛支满，喘息，心痛而呕，吐逆，饮食却出，腰痛不得转侧，腰脊冷痛，溺多白浊，伤饱身黄瘦，奔豚如鼓，脊强，四肢懈惰，善怒，少气厥逆，肩臂不举（《针灸大成》）。

14. 期门* Qīmén（LR14）肝募穴，足厥阴经、足太阳经与阴维脉交会穴

【定位】　在前胸部，第 6 肋间隙，前正中线旁开 4 寸（图 14-11）。

注：在乳头直下，不容（ST19）旁开 2 寸处取穴。女性在锁骨中线与第 6 肋间隙交点处。

【解剖】　皮肤→皮下组织→胸大肌下缘→腹外斜肌→肋间外肌→肋间内肌。浅层布有第六肋间神经的外侧皮支，胸腹壁静脉的属支。深层有第六肋间神经和第六肋间后动、静脉的分支或属支。

【主治】　①胁下积聚、气喘，呃逆，胸胁胀痛。②呕吐，腹胀，泄泻。③乳痈。

【操作】　斜刺 0.5～0.8 寸。

知识链接

1. 配伍　①配中脘、内关、足三里，治呃逆。②配肝俞、膈俞、间使治胸胁胀痛。

2. 文献摘要　①腹大坚，不得息，期门主之（《针灸甲乙经》）。②针刺期门穴可反射性引起胆囊收缩，降低胆道平滑肌的张力，松弛奥迪括约肌，促进胆汁排泄，减轻胆囊及胆道的充血、水肿，从而达到治疗胆囊炎的目的。③对松弛膀胱的影响，针刺期门穴，当捻针时，可引起膀胱收缩，内压升高，捻针停止时，膀胱变为松弛，内压下降。

知识链接

腧穴命名与作用

1. 大敦　穴在足大趾端，其处大而敦厚，故名。作用理气调血、泄热解痉。

2. 行间　行，循行。穴在第 1、2 趾间缝纹端，因喻脉气行于两指间，而入本穴，故名。作用清热镇惊、疏肝理气。

3. 太冲　太，大也。冲，指冲盛。穴为肝经之原，为冲脉之支别处。肝主藏血，冲为血海，肝与冲脉，气脉相应合而盛大，故名。作用平肝镇惊、泄热理血。

4. 中封　封，指封界。穴在内踝高点前方，以胫骨前肌腱内侧为界，前有筋，后有骨，穴当其中，故名。作用疏肝理气、清利下焦。

5. 蠡沟　蠡，瓢勺也。穴在内踝上5寸，因喻近处之腿肚形如蠡勺，胫骨之内犹似渠沟，故而得名。作用益肝调经、消肿止痛。

6. 中都　都，居之义。因穴居胫骨中部，故名中都。作用益肝藏血、行气止痛。

7. 膝关　穴当膝关节部。主治膝内廉痛引髌，不可屈伸，故而得名。作用温经化湿、通利关节。

8. 曲泉　曲，指屈曲，穴当膝内侧面屈曲之凹陷处。本穴又为足厥阴之合，属水，以泉喻之，故名。作用疏肝解郁、舒筋利节。

9. 阴包　阴，指穴在股内侧。包，指包容，穴容于足太阴和足少阴两阴之间，故名。作用通调前阴、理气活血。

10. 足五里　里，可作居解。穴在箕门上5寸，居足厥阴倒数第五个穴位，故名。作用清肝健脾、通调下焦。

11. 阴廉　廉，指侧边。穴在股内侧，阴器旁，故名。作用调经种子、舒筋活络。

12. 急脉　急，指急促，喻冲动之感。因穴居阴旁动脉处，其脉冲动甚急，故名。作用疏肝止痛、理气消疝。

13. 章门　章意为彰盛，足厥阴脉行此与五脏之气盛会，为脏气出入之门户，穴为主治脏病之要穴，故名。作用疏调肝脾、和胃利胆。

14. 期门　期，指周期。门，指出入要地。穴当气血归入之门户，故名。作用疏肝健脾、和胃降逆。

（赵云龙　方　伟）

? 复习思考题

1. 按顺序写出足厥阴肝经五输穴的名称及定位。
2. 试述《灵枢·经脉》中足厥阴肝经循行。
3. 试述《灵枢·经脉》足厥阴肝经的经脉病候。
4. 足厥阴肝经与其他经脉相交会有哪四处？
5. 足厥阴肝经腧穴的主治概要是什么？

ER-14-7

扫一扫，测一测

第十五章　奇经八脉

PPT 课件

第一节　督脉经络与腧穴

知识导览

督脉主干行于身后正中线。按十四经流注与足厥阴肝经衔接，交于任脉。

督，本义为观察、审察，"督，察也"（《说文》）。引申为总督、统率、正中，指此脉统率全身阳气，主要分布于头身后正中。

一、督脉经络

1. 督脉经脉

（1）经脉循行

1）主干：起于胞中，下出会阴，经长强，行于后背正中，上至项后风府，入属于脑，上行至巅顶，循前额，至鼻柱，经素髎、水沟，会手足阳明，至兑端，入龈交。

2）分支：从小腹直上（同任脉），穿过肚脐中央，向上通过心脏，入于喉咙，上至下颌部环绕唇口，向上联络两目之下的中央（承泣）（图 15-1）。

【参考文献】

足厥阴……上循喉咙，入颃颡之窍，究于畜门 [1]；其支别者，上额，循巅，下项中，循脊，入骶，是督脉也。（《灵枢·营气》）

督脉经脉循行
动画

颈中央之脉，督脉也，名曰风府。（《灵枢·本输》）

督脉者，起于少腹以下骨中央 [2]，女子入系廷孔 [3]——其孔，溺孔之端也。其络循阴器，合篡间 [4]，绕篡后 [4]，别绕臀，至少阴，与巨阳中络 [5] 者合。少阴上股内后廉，贯脊属肾。与太阳起于目内眦，上额交巅上，入络脑，还出别下项，循肩膊内，侠 [6] 脊抵腰中，入循膂络肾。其男子循茎下至篡，与女子等。其少腹直上者，贯脐中央，上贯心，入喉，上颐，环唇，上系两目之下 [7] 中央。（《素问·骨空论》）

督脉经脉循行
视频

督脉者，起于下极之俞 [8]，并于脊里，上至风府，入属于脑。（《难经·二十八难》）

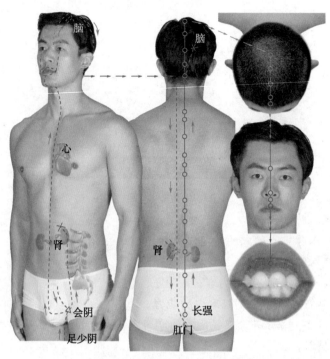

图 15-1　督脉经脉循行示意图

【注释】

[1] 畜门：指鼻后孔。张景岳注："喉屋上通鼻之窍门也"，又作"蓄门"(《类经》)。

[2] 骨中央：指骨盆之中央。内生殖器(胞中)之所在。

[3] 廷孔：指阴户。溺孔，指尿道口。

[4] 篡间、篡后：篡，指肛门；篡间，指肛门前的会阴部；篡后，指肛门后的长强部，与足少阴经会合。

[5] 巨阳中络：指足太阳经的"从腰中，下挟脊，贯臀"的一支。

[6] 侠：与"挟"通。此支与足太阳经相重合，起于目而络于肾。

[7] 两目之下：指承泣穴，为任脉与足阳明经会穴。此支与任脉重合而上于目。

[8] 下极之俞：指脊柱下端的长强穴。

【语译】

　　足厥阴肝经……上行沿着喉咙进入喉头鼻咽部，到达鼻后孔；另一支上至额部(神庭)，沿头顶正中(百会)，下向后顶中(风府)，沿着脊柱(大椎)进入骶部(长强)，这就是督脉。

　　颈中央的脉是督脉，其穴名风府。

　　督脉起源于小腹部骨盆的中央(胞中)，在女子，入内联系阴部的"廷孔"——当尿道口外端。由此分出络脉，分布于外阴部，会合于会阴，绕向肛门之后，其分支别行绕臀部到足少阴，与足太阳经的分支相合。足少阴经从股内后缘上行，贯通脊柱而连属肾脏。督脉又与足太阳经起于目内眦(睛明)，上行至额，交会于巅顶(百会)，入络于脑；又退出下项，循行肩胛内侧，挟脊柱(风门)，抵达腰中，入循脊里，络于肾脏(肾俞)。在男子，则沿阴茎下至肛门，与女子相仿。督脉另一支从小腹直上(同任脉)，穿过肚脐中央，向上通过心脏，入于喉咙，上至下颌部环绕唇口，向上联络两目之下的中央(承泣)。

　　督脉，起始于躯干最下部的长强穴，并行脊柱里面，上行到风府穴，进入脑部(上至巅顶，沿额下行到鼻柱)。

【交会穴】

会阴（会任脉、冲脉），会阳（会足太阳），风门（会足太阳）。此外，手太阳小肠经之腧穴后溪通于督脉。

（2）功能与病候

1）功能：督脉的功能主要可概括为"总督诸阳"。督脉上大椎穴是各阳经相交会的穴位；带脉出于第二腰椎；阳维脉交会于风府、哑门。所以督脉的脉气与各阳经都有联系，故督脉又称为"阳脉之海"，或称为"阳脉之都纲"。

另一方面，因督脉循行于背部正中线，两旁并行膀胱经，向上入络于脑。"脑为元神之府"（《本草纲目》），而膀胱经上分布脏腑的背俞穴，所以人的神志活动与脏腑功能均与督脉有关。

2）病候：髓海不足，则脑转耳鸣、胫酸、眩冒，目无所见，懈怠，安卧。（《灵枢·海论》）

督脉为病，脊强反折。（《素问·骨空论》）

督之为病，脊强而厥。（《难经·二十九难》）

腰背强痛，不得俯仰，大人癫病，小人风痫。（《脉经》）

据以上记载及督脉的功能，督脉的病候，主要表现为腰脊、头脑和神志病。

如腰脊强痛、俯仰不利、项强；头痛、头重、脑转、耳鸣、眩晕、眼花、懈怠、嗜睡；癫狂痫等。

2. 督脉络脉

（1）络脉循行：督脉之别，名曰长强。挟膂上项，散头上，下当肩胛左右，别走太阳，入贯膂。（《灵枢·经脉》）（图15-2）

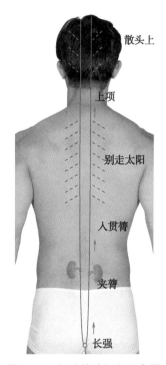

图 15-2　督脉络脉循行示意图

【语译】

督脉的络脉，名长强。从尾骨长强穴处别出，并行于脊旁筋肉上行至项部，散布于头上，从肩胛两旁别走向足太阳膀胱经，深入贯穿脊旁肌肉之内。

（2）络脉病候：其络脉病，实则脊强，虚则头重……取之所别也。（《灵枢·经脉》）

【语译】

络脉病变，实证，见脊背强直；虚证，见头部沉重……取络穴治疗。

二、督 脉 腧 穴

本经首穴为长强，末穴为龈交，本经单行，共29穴，2穴分布于尾骶部，11穴分布于腰背部，3穴位于项部，8穴位于头部，5穴位于面部。印堂由原来经外奇穴归入督脉。（图15-3）

1. 长强 Chángqiáng（GV1）络穴，督脉、足少阳经、足少阴经交会穴

【定位】　在会阴部，尾骨下方，尾骨端与肛门连线的中点处（图15-4）。

【解剖】　皮肤→皮下组织→肛尾韧带。浅层主要布有尾神经的后支。深层有阴部神经的分支，肛神经，阴部内动、静脉的分支或属支，肛动、静脉。

【主治】　①泄泻，便秘，便血，痔疮，脱肛。②癫狂，小儿惊风。③腰脊尾骶骨痛。

【操作】　斜刺，紧靠尾骨前面与骶骨平行刺入0.8～1.0寸；不宜直刺，以免伤及直肠。

ER-15-5

督脉腧穴视频

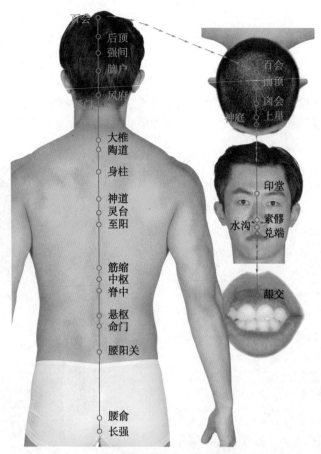

图 15-3　督脉腧穴总图

知识链接

1. 配伍　配承山，主治痔疾，便结。

2. 文献摘要　①九般痔瘘最伤人，必刺承山效若神，更有长强一穴是，呻吟大痛穴为真（《玉龙歌》）。②长强穴对肠蠕动有调整作用：对家兔的长强穴进行针刺，对原来结肠紧张度低下者大多可使之亢进；而当结肠紧张度增高者可使之减弱。③取长强、会阴穴，对隐性骶椎裂引起排尿困难者，有一定疗效。④动物实验提示，给狗以轻度的氟烷麻醉，针刺长强穴，捻针时可明显增加心排出量和心搏出量，降低心率和平均动脉压，减少外周阻力。⑤长强为督脉络穴，别走任脉，又为足少阴和督脉的交会穴，"任主胞胎""肾司二便"，故长强可治二便失禁、阳痿、闭经。督脉入络脑，其支脉和心相连，"脑为元神之府""心主神志"，故长强可用于治疗癫痫。

案例分析

刘某，男，10 个月。1977 年 7 月 21 日就诊。患儿腹泻 2 天，每天泻 5~6 次之多，呈蛋花样稀便，有时夹白色乳块，阵阵哭闹，食欲减退，体温正常。经用乳酶生等药治疗效不显。令其家长露出患儿长强穴处，用 30 号 0.5 寸毫针，于长强穴周围或长强与肛门之间轻轻散刺 5~6 秒钟，治疗 1 次，第 2 天腹泻次数明显减少为 2 次，再针 1 次以巩固疗效。

按：本法对单纯性消化不良效佳，而对中毒性痢疾则应配合西医学的抢救措施。长强是督脉的起始穴，具有通畅督脉阳气，消散肛门部郁热和约束肛门的作用，故对无论虚实所致婴儿腹泻均宜。（吕景山，何树槐，耿恩广. 单穴治病选萃 [M]. 北京：人民卫生出版社，1993.）

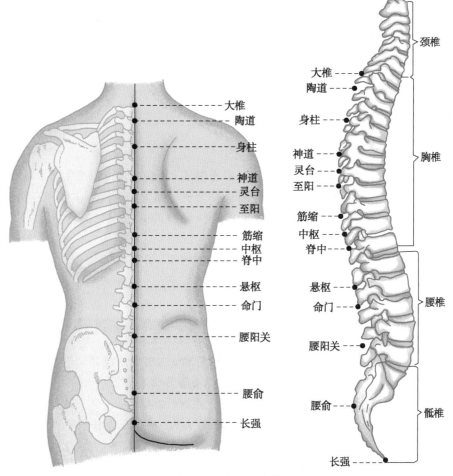

图 15-4　长强→大椎

2. 腰俞 Yāoshù（GV2）

【定位】　在骶部，正对骶管裂孔，后正中线上（图 15-4）。

注：臀裂正上方的小凹陷即骶管裂孔。

【解剖】　皮肤→皮下组织→骶尾背侧韧带→骶管。浅层主要布有第五骶神经的后支。深层有尾丛。

【主治】　①腰背痛。②月经不调。③下肢痿痹。

【操作】　向上斜刺 0.5～1.0 寸。

3. 腰阳关* Yāoyángguān（GV3）

【定位】　在腰部，第 4 腰椎棘突下凹陷中，后正中线上（图 15-4）。

取法：两髂嵴最高点连线的中点下方凹陷处。

【解剖】　皮肤→皮下组织→棘上韧带→棘间韧带→弓间韧带。浅层主要布有第四腰神经后支的内侧支和伴行的动、静脉。深层有棘突间的椎外（后）静脉丛，第四腰神经后支的分支和第四腰动、静脉的背侧支的分支或属支。

【主治】　①腰骶痛。②月经不调。③遗精，阳痿。

【操作】　直刺 0.5～1.0 寸。

4. 命门* Mìngmén（GV4）

【定位】　在腰部，第2腰椎棘突下凹陷中，后正中线上（图15-4）。

【解剖】　皮肤→皮下组织→棘上韧带→棘间韧带→弓间韧带。浅层主要布有第二腰神经后支的内侧支和伴行的动、静脉。深层有棘突间的椎外（后）静脉丛，第二腰神经后支的分支和第二腰动、静脉背侧支的分支或属支。

【主治】　①腰痛，少腹痛，脊强。②赤白带下。③遗精，阳痿，尿频。

【操作】　直刺0.5～1.0寸；多用灸法。

5. 悬枢 Xuánshū（GV5）

【定位】　在腰部，第1腰椎棘突下凹陷中，后正中线上（图15-4）。

注：先定第12胸椎棘突，往下1个棘突即第1腰椎。

【解剖】　皮肤→皮下组织→棘上韧带→棘间韧带。浅层主要布有第一腰神经后支的内侧支和伴行的动、静脉。深层有棘突间的椎外（后）静脉丛，第一腰神经后支的分支和第一腰动、静脉背侧支的分支或属支。

【主治】　①腰脊痛，腹痛。②泄泻。

【操作】　直刺0.5～1.0寸。

6. 脊中 Jǐzhōng（GV6）

【定位】　在背部，第11胸椎棘突下凹陷中，后正中线上（图15-4）。

注：先定第12胸椎棘突，往上1个棘突即第11胸椎。

【解剖】　皮肤→皮下组织→棘上韧带→棘间韧带。浅层主要布有第十一胸神经后支的内侧皮支和伴行的动、静脉。深层有棘突间的椎外（后）静脉丛，第十一胸神经后支的分支和第十一肋间后动、静脉背侧支的分支或属支。

【主治】　①腰脊强痛。②癫痫。③黄疸。④泄泻。

【操作】　向上斜刺 0.5～1.0 寸。

7．中枢 Zhōngshū（GV7）

【定位】　在背部，第 10 胸椎棘突下凹陷中，后正中线上（图 15-4）。

注：先定第 12 胸椎棘突，往上 2 个棘突即第 10 胸椎。

【解剖】　皮肤→皮下组织→棘上韧带→棘间韧带。浅层主要布有第十胸神经后支的内侧皮支和伴行的动、静脉。深层有棘突间的椎外（后）静脉丛，第十胸神经后支的分支和第十肋间后动、静脉背侧支的分支或属支。

【主治】　腰背痛。

【操作】　向上斜刺 0.5～1.0 寸。

8．筋缩 Jīnsuō（GV8）

【定位】　在背部，第 9 胸椎棘突下凹陷中，后正中线上（图 15-4）。

注：从至阳（GV9）向下 2 个棘突，其下方凹陷中。

【解剖】　皮肤→皮下组织→棘上韧带→棘间韧带。浅层主要布有第九胸神经后支的内侧皮支和伴行的动、静脉。深层有棘突间的椎外（后）静脉丛，第九胸神经后支的分支和第九肋间后动、静脉背侧支的分支或属支。

【主治】　①小儿惊风，抽搐。②癫痫，目上视。③脊强。

【操作】　向上斜刺 0.5～1.0 寸。

9．至阳 Zhìyáng（GV9）

【定位】　在背部，第 7 胸椎棘突下凹陷中，后正中线上（图 15-4）。

注：坐位时，宜抱肘展肩取该穴。

【解剖】　皮肤→皮下组织→棘上韧带→棘间韧带。浅层主要布有第七胸神经后支的内侧皮支和伴行的动、静脉。深层有棘突间的椎外（后）静脉丛，第七胸神经后支的分支和第七肋间后动、静脉背侧支的分支或属支。

【主治】　①黄疸。②四肢重痛。③腰背痛。

【操作】　向上斜刺 0.5～1.0 寸。

知识链接

1．配伍　①配阳陵泉、日月，有疏肝利胆，清热止痛的作用，主治胁肋痛，黄疸，呕吐。②配内关、神门治心悸、心痛。

2．文献摘要　①治黄疸湿热遍身发黄（《循经考穴编》）。②至阳亦治黄疸病，先补后泻效分明（《玉龙歌》）。

10．灵台 Língtái（GV10）

【定位】　在背部，第 6 胸椎棘突下凹陷中，后正中线上（图 15-4）。

注：从至阳（GV9）向上 1 个棘突，其上方凹陷中。

【解剖】　皮肤→皮下组织→棘上韧带→棘间韧带。浅层主要布有第六胸神经后支的内侧皮支和伴行的动、静脉。深层有棘突间的椎外（后）静脉丛，第六胸神经后支的分支和第六肋间后动、静脉背侧支的分支或属支。

【主治】　①咳嗽，气喘。②脊痛，颈项强痛。

【操作】　向上斜刺 0.5～1.0 寸。

11. 神道 Shéndào（GV11）

【定位】　在背部，第5胸椎棘突下凹陷中，后正中线上（图15-4）。

注：从至阳（GV9）向上2个棘突，其上方凹陷中。

【解剖】　皮肤→皮下组织→棘上韧带→棘间韧带。浅层主要布有第五胸神经后支的内侧皮支和伴行的动、静脉。深层有棘突间的椎外（后）静脉丛，第五胸神经后支的分支和第五肋间后动、静脉背侧支的分支或属支。

【主治】　①多愁善悲，惊悸，健忘。②脊强、脊痛。③小儿惊风。

【操作】　向上斜刺0.5～1.0寸。

12. 身柱 Shēnzhù（GV12）

【定位】　在背部，第3胸椎棘突下凹陷中，后正中线上（图15-4）。

【解剖】　皮肤→皮下组织→棘上韧带→棘间韧带。浅层主要布有第三胸神经后支的内侧皮支和伴行的动、静脉。深层有棘突间的椎外（后）静脉丛，第三胸神经后支的分支和第三肋间后动、静脉背侧支的分支或属支。

【主治】　①发热，癫狂。②小儿惊风。③腰背痛。④咳嗽，气喘。

【操作】　向上斜刺0.5～1.0寸。

13. 陶道 Táodào（GV13）督脉、足太阳经交会穴

【定位】　在背部，第1胸椎棘突下凹陷中，后正中线上（图15-4）。

注：从第7颈椎向下1个棘突，在棘突下凹陷中。

【解剖】　皮肤→皮下组织→棘上韧带→棘间韧带。浅层主要布有第一胸神经后支的内侧皮支和伴行的动、静脉。深层有棘突间的椎外（后）静脉丛，第一胸神经后支的分支和第一肋间后动、静脉背侧支的分支或属支。

【主治】　①疟疾。②骨蒸。③颈项强痛。

【操作】　向上斜刺0.5～1.0寸。

14. 大椎* Dàzhuī（GV14）督脉、手三阳经、足三阳经交会穴

【定位】　在颈后部，第7颈椎棘突下凹陷中，后正中线上（图15-4）。

【解剖】　皮肤→皮下组织→棘上韧带→棘间韧带。浅层主要布有第八颈神经后支的内侧皮支和棘突间皮下静脉丛。深层有棘突间的椎外（后）静脉丛，第八颈神经后支的分支。

【主治】　①热病，疟疾。②咳嗽，气喘。③骨蒸。④颈项强痛。

【操作】　向上斜刺0.5～1.0寸。

知识链接

1. 配伍　①配风池、列缺治风寒感冒。②配间使、后溪治疟疾。

2. 文献摘要　①三阳、督脉之会（《针灸甲乙经》）。②治颈瘿，灸百壮，及大椎两边相去各一寸半少垂下，各三十壮（《类经图翼》）。③治疗椎基底动脉供血不足：用七星针叩刺大椎穴，有高血压病史者配合灸关元，精神萎靡多眠者配合百会叩刺至微出血。④治疗脑部及上肢疾患：以不同的角度针刺大椎穴，控制针感，使气至病所，可治疗不同的疾病。如以60°角从椎间隙正中进针，针尖稍向下压进1.5寸，使针感沿督脉向腰部传导，治疗脊强，角弓反张，腰背酸痛，腰腿痛；以70°角进针，针尖向患侧上肢压进1寸许，使针感达患处，适当配穴，可治疗肩周病变、肢麻、网球肘，以及上治疗颈椎病，头痛、头晕等脑部疾患。⑤刺血拔罐治疗痤疮：以三棱针快速点刺，拔玻璃火罐1个。⑥艾灸对肿瘤的抑制作用：用麦粒灸小鼠"大椎穴"，发现对小鼠实体瘤和腹水癌具有明显的治疗作用，能延长该小鼠的存活时间，并使肿瘤细胞的增殖受到抑制，整体防卫免疫功能均有不同程度的提高。

课堂互动答案

课堂互动

为什么大椎穴能治疗热病？

案例分析

王某,女,29 岁。1984 年 8 月 15 日初诊。头痛流清涕 2 天,余无不适,平素易感冒。查舌淡无苔,脉滑。取大椎用梅花针点刺大椎穴后用闪火法拔罐,留罐 15～20 分钟。起罐后用新洁尔灭棉球或干棉球擦净血迹。然后加艾条温和灸 5～10 分钟。1 次而愈。

按:督脉总督一身之阳,大椎位于督脉由背入项之处,又为手足三阳与督脉之交会穴,有"诸阳之会"称谓,故大椎穴的功用集中表现在通阳解表、退热祛邪和振奋人身阳气两方面。前者之功可治疗外感发热恶寒、头痛等,后者可治阳虚畏寒等症。疟疾是由疟邪侵入人体,伏于半表半里所致,用大椎既可助少阳之枢,又可启太阳之开,和解少阳祛邪外出治疗疟疾。多发性疖肿、麦粒肿、痤疮等多由热郁血壅所致,用大椎可泄热活血治之。督脉上循头项,太阳经行于头项,大椎穴可通调诸阳经脉,又位于项部,故可治头项痛。督脉入于脑,其分支联络于心,大椎邻近脑,故可治失眠、头晕等症。(吕景山,何树槐,耿恩广. 单穴治病选萃 [M]. 北京:人民卫生出版社,1993.)

15. 哑门* Yǎmén(GV15)督脉、阳维脉交会穴

【定位】 在颈后部,第 2 颈椎棘突上际凹陷中,后正中线上(图 15-5)。

注 1:先定风府(GV16),再于风府(GV16)下 0.5 寸取本穴。

注 2:后发际正中直上 0.5 寸。

【解剖】 皮肤→皮下组织→左、右斜方肌之间→颈韧带(左、右头夹肌→左、右头半棘肌之间)。浅层有第三枕神经和皮下静脉。深层有第二、第三颈神经后支的分支,椎外(后)静脉丛和枕动、静脉的分支或属支。

【主治】 ①失音,舌缓或舌强不语。②头痛,颈项强痛。③鼻衄。

【操作】 正坐位,头微前倾,项肌放松,向下颌方向缓慢刺入 0.5～1.0 寸;不可向上深刺,以免刺入枕骨大孔,伤及延髓。

知识链接

1. 配伍 ①配百会、水沟、丰隆、后溪治癫狂、癫痫。②配水沟、廉泉治舌强不语、暴喑、咽喉炎。

2. 文献摘要 ①治项强,舌缓,喑不能言(《针灸甲乙经》)。②治中风尸厥,暴死不省人事(《类经图翼》)。③针刺哑门、肾俞穴,对脑炎患者的血液流变学有一定影响,经针刺后,全血黏度下降,全血还原黏度下降。④以哑门为主穴治疗假性延髓性麻痹疗效优于维生素类药物。

16. 风府 Fēngfǔ(GV16)督脉、阳维脉交会穴

【定位】 在颈后部,枕外隆凸直下,两侧斜方肌之间凹陷中(图 15-5)。

注:正坐,头稍仰,使项部斜方肌松弛,从项后发际正中上推至枕骨而止即是本穴。

取法:后发际正中直上 1 寸。

【解剖】 皮肤→皮下组织→左、右斜方肌腱之间→颈韧带(左、右头半棘肌之间)→左、右头

后大、小直肌之间。浅层布有枕大神经和第三枕神经的分支及枕动、静脉的分支或属支。深层有枕下神经的分支。

【主治】 ①中风不语。②癫狂。③头痛，颈项强痛。④咽喉肿痛，眩晕，鼻衄。

【操作】 正坐位，头微前倾，项肌放松，向下颌方向缓慢刺入 0.5~1.0 寸；不可向上深刺，以免刺入枕骨大孔，伤及延髓。

知识链接

1. 配伍 配风池、风门、列缺、合谷、复溜治风寒感冒。

2. 文献摘要 ①或针风，先向风府、百会中（《行针指要赋》）。②喑不能言：风府、承浆（《针灸资生经》）。③针刺风府对凝血机制有影响：针刺风府、哑门有促进血浆纤溶系统活性增强、使纤维蛋白原含量减少的作用，有利于脑出血部位血块的溶解、吸收。④实验证明对垂体性高血压，风府穴有降压作用。

---

17. 脑户 Nǎohù（GV17）督脉、足太阳经交会穴

【定位】 在头部，枕外隆凸的上缘凹陷中（图 15-5）。

注：后正中线与枕外隆凸的上缘交点处的凹陷中。横平玉枕（BL9）。

【解剖】 皮肤→皮下组织→左、右枕额肌枕腹之间→腱膜下疏松组织。布有枕大神经的分支和枕动、静脉的分支或属支。

【主治】 ①癫，狂，痫。②失音。③眩晕。④颈项强痛。

【操作】 平刺 0.5~0.8 寸。

18. 强间 Qiángjiān（GV18）

【定位】 在头部，后发际正中直上 4 寸（图 15-5）。

注：脑户（GV17）直上 1.5 寸凹陷中。

【解剖】 皮肤→皮下组织→帽状腱膜→腱膜下疏松组织。布有枕大神经及左、右枕动脉与左、右枕静脉的吻合网。

【主治】 ①癫，狂，痫。②头痛，颈项强痛。

【操作】 平刺 0.5~0.8 寸。

19. 后顶 Hòudǐng（GV19）

【定位】 在头部，后发际正中直上 5.5 寸（图 15-5）。

注：百会（GV20）向后 1.5 寸处。

【解剖】 皮肤→皮下组织→帽状腱膜→腱膜下疏松组织。布有枕大神经及枕动、静脉和颞浅动、静脉的吻合网。

【主治】 ①头痛，眩晕。②癫，狂，痫。③颈项强痛。

【操作】 平刺 0.5~0.8 寸。

20. 百会* Bǎihuì（GV20）督脉、足太阳经交会穴

【定位】 在头部，前发际正中直上 5 寸（图 15-6）。

注 1：在前、后发际正中连线的中点向前 1 寸凹陷中。

注 2：折耳，两耳尖向上连线的中点。

【解剖】 皮肤→皮下组织→帽状腱膜→腱膜下疏松组织。布有枕大神经，额神经的分支和左、右颞浅动脉与左、右颞浅静脉及枕动、静脉吻合网。

【主治】 ①头痛，目痛，眩晕，耳鸣，鼻塞。②中风，神昏。③癫，狂，痫，小儿惊风，痴呆。④脱肛，子宫脱垂。

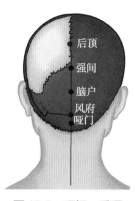

图 15-5　哑门→后顶

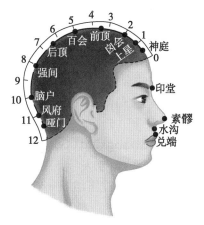

图 15-6　百会→兑端

【操作】　平刺 0.5～0.8 寸；升阳举陷多用灸法。

知识链接

1. 配伍　①配长强、大肠俞治小儿脱肛。②配内关、水沟治休克。

2. 文献摘要　①督脉、足太阳之会（《针灸甲乙经》）。②百会穴对血压有双向调节作用。③针刺百会可使大部分癫痫大发作的脑电图趋于规则化。④百会穴有退热作用，如给家兔注射牛奶后，针刺百会对开始发热者有抑制效应，对发热已达高峰者有迅速降温作用。⑤针刺百会有明显改善细胞结聚和血液黏度的作用。⑥针刺百会对新生儿窒息有较好疗效。用电针救治呼吸衰竭患者也有一定疗效。

案例分析

孙某，男，65 岁。1976 年 2 月 20 日初诊。眩晕 5 年，蹲下起来眼前发黑走路易跌倒。伴右半身沉笨。查面潮红，舌赤黯，尖边红，苔白腻，脉弦数（左脉兼沉细），血压 220/110mmHg。辨证属肝肾阴虚，肝阳上亢。取百会。操作：用 28 号 2 寸长毫针，垂直刺入，捻转得气，卧向前顶穴，捻动 30～300 下，留针 15～20 分钟，中间行针 1～2 次。当时眩晕消失。复诊，眩晕减轻。仍针百会，共 16 次，血压 180/100mmHg，眩晕已基本控制，头清眼明，诸症消失。

按：百会穴为督脉穴，居巅顶正中，为三阳五会之所，即足太阳经、手少阳经、足少阳经、督脉、足厥阴经俱会于此。故百会的治疗作用与这五经有关。厥阴、少阳内属肝胆，肝胆内寄相火，为风木之脏，主风主动（内风），太阳主开，为一身之外藩，多与外有关。据此，百会有祛风息风的作用，为治风要穴，可用于风病的治疗。如外风引起的头痛头晕等，内风引起的眩晕、癫狂痫证，均取百会治之。（吕景山，何树槐，耿恩广. 单穴治病选萃 [M]. 北京：人民卫生出版社，1993.）

21. 前顶 Qiándǐng（GV21）

【定位】　在头部，前发际正中直上 3.5 寸（图 15-6）。

注：百会（GV20）与囟会（GV22）连线的中点。

【解剖】　皮肤→皮下组织→帽状腱膜→腱膜下疏松组织。布有额神经左、右颞浅动、静脉和额动、静脉的吻合网。

【主治】　①头痛，眩晕。②小儿惊风。③鼻渊，面肿。

【操作】　平刺 0.5～0.8 寸。

22. 囟会 Xìnhuì（DU22）

【定位】　在头部，前发际正中直上2寸（图15-6）。

【解剖】　皮肤→皮下组织→帽状腱膜→腱膜下疏松组织。布有额神经及左、右颞浅动、静脉和额动、静脉的吻合网。

【主治】　①头痛，眩晕。②癫痫，小儿惊风。③鼻塞，鼻衄。

【操作】　平刺0.5～0.8寸；小儿囟门未闭者禁针。

23. 上星 Shàngxīng（GV23）

【定位】　在头部，前发际正中直上1寸（图15-6）。

【解剖】　皮肤→皮下组织→帽状腱膜→腱膜下疏松组织。布有额神经的分支和额动、静脉的分支或属支。

【主治】　①鼻渊，鼻衄。②头痛，眩晕，目痛。③癫狂。④热病，疟疾。

【操作】　平刺0.5～0.8寸。

> ### 知识链接
>
> 1. 配伍　①配合谷、足三里治鼻渊、眩晕。②配百会治失眠。
>
> 2. 文献摘要　①头风：上星、神庭（《玉龙赋》）。②鼻塞不闻香臭：上星、百会、囟会、承光（《针灸资生经》）。

24. 神庭* Shéntíng（GV24）督脉、足太阳经、足阳明经交会穴

【定位】　在头部，前发际正中直上0.5寸（图15-6）。

注：发际不明或变异者，从眉心直上3.5寸处取穴。

【解剖】　皮肤→皮下组织→枕额肌额腹→腱膜下疏松组织。布有额神经的滑车上神经和额动、静脉的分支或属支。

【主治】　①癫，狂，痫。②头痛，眩晕，呕吐。③鼻渊，鼻衄。

【操作】　平刺0.5～0.8寸。

25. 素髎 Sùliáo（GV25）

【定位】　在面部，鼻尖的正中央（图15-6）。

【解剖】　皮肤→皮下组织→鼻中隔软骨和鼻外侧软骨。布有筛前神经鼻外支及面动、静脉的鼻背支。

【主治】　鼻塞，鼻衄，鼻渊，鼻息肉，酒糟鼻。

【操作】　向上斜刺0.3～0.5寸；或点刺出血。

> ### 知识链接
>
> 1. 配伍　①配迎香、合谷治酒糟鼻。②配内关、足三里治休克。
>
> 2. 文献摘要　①治鼻中鼻肉不消，多涕，生疮，鼻窒，喘息不利，鼻窝癖，衄衄（《针灸大成》）。②针刺素髎对胃蠕动的影响：在纤维胃镜中发现，针刺素髎穴可见胃蠕动减慢，幽门开放，随着捻针，幽门开放时间延长，患者频繁恶心、呕吐及烦躁不安现象消失，从而能顺利完成胃镜检查。③针刺素髎对新生儿窒息有较好疗效。电针对呼吸衰竭也有较好疗效，对呼吸频率、节律、各种异常呼吸有改善。④对休克的治疗有良好作用，筛选升压较强的穴位，素髎是其中之一。⑤对血糖水平的调整作用：针刺休克患者的素髎穴后20分钟可使血糖升高42%。而对糖尿病患者则针刺有降低血糖水平的作用。

26. 水沟* Shuǐgōu（GV26）督脉、手阳明经、足阳明经之交会穴

【定位】 在面部,人中沟的上1/3与中1/3交点处(图15-6)。

【解剖】 皮肤→皮下组织→口轮匝肌。布有眶下神经的分支和上唇动、静脉。

【主治】 ①一切神昏急救。②口眼歪斜、流涎,口噤。③鼻塞,鼻衄。④癫,狂,痫。⑤水肿,消渴。⑥腰脊强痛。

【操作】 向上斜刺0.3～0.5寸,强刺激;或指甲掐按。一般不灸。

知识链接

1. 配伍　①配内关为治中风醒脑开窍法之主穴。②配委中(泻法)治急性腰扭伤。③配印堂治小儿惊风。

2. 文献摘要　①风水面肿,针此一穴,出水尽即顿愈(《铜人腧穴针灸图经》)。②此穴为鬼市,治百邪癫狂,此当在第一次下针,凡水沟恶,先掐鼻下是也。鬼击卒死者,须即灸之(《类经图翼》)。③针刺水沟穴对呼吸功能具有特异性的调整作用。④水沟对各种原因引起的休克具有明显的抗休克作用。⑤针刺水沟穴对颈总动脉血流量增加具有相对特异性。⑥电针实验性脑梗死犬的水沟、合谷穴,能使脑梗死过程中的脑血管阻力降低,同时增加脑血流量,改善脑血循环、增加血氧和葡萄糖的供给,脑动、静脉氧分压差减小,脑血氧利用率显著降低,从而对脑组织具有一定的保护作用。

---

27. 兑端 Duìduān（GV27）

【定位】 在面部,上唇结节的中点(图15-6)。

【解剖】 皮肤→皮下组织→口轮匝肌。布有眶下神经的分支和上唇动、静脉。

【主治】 ①癫痫、呕沫,口噤。②齿痛。③口臭。

【操作】 向上斜刺0.2～0.3寸;不灸。

28. 龈交 Yínjiāo（GV28）

【定位】 在上唇内,上唇系带与上牙龈的交点(图15-7)。

注:正坐仰头,提起上唇,于上唇系带与牙龈的移行处取穴。

【解剖】 上唇系带与牙龈之移行处→口轮匝肌深面与上颌骨牙槽弓之间。布有上颌神经的上唇支以及眶下神经与面神经分支交叉形成的眶下丛和上唇动、静脉。

【主治】 ①癫狂。②牙龈肿痛、出血,鼻塞,鼻息肉。③小儿面部疮癣。

【操作】 向上斜刺0.2～0.3寸;或点刺出血;不灸。

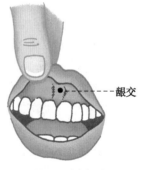

图 15-7　龈交

29. 印堂* Yìntáng（GV29）

【定位】 在头部,两眉毛内侧端中间的凹陷中(图15-6)。

注:左右攒竹(BL2)连线的中点。

说明:新国标印堂由原经外奇穴归入督脉,为了不影响原国际代码顺序,故新国标放置于本经最后一穴。

【解剖】 皮肤→皮下组织→降眉间肌。布有额神经的分支滑车上神经,眼动脉的分支额动脉及伴行的静脉。

【主治】 ①小儿惊风。②头痛,眩晕。③鼻渊,鼻衄。④失眠。

【操作】 平刺0.5～0.8寸;可灸。

思政元素

石学敏院士与醒脑开窍法

"中风"又称"卒中"，是以突然昏倒、意识不清、口舌歪斜、舌謇不语、活动不利等为主要临床表现的一种疾病，症状轻者无昏仆，仅见半身麻木、偏枯、言语不利及口眼歪斜。针灸在防治中风方面有较好的疗效，尤其是对中风恢复期、后遗症期患者有很多优势，早在《灵枢·刺节真邪》中就记载针刺治疗本病："大风在身宜用针"，认为针刺可以泻其有余，补其不足，从而促进人体的阴阳平衡。孙思邈在《备急千金要方》中给出了中风失喑的灸治策略的次序："先灸天窗五十壮，息火仍移灸百会，五十壮毕，还灸天窗"。现代医家在总结历代医家的针灸实践和理论经验基础上也进行了创新。如石学敏院士始终坚持继承发展和弘扬中国传统医学，师古而不泥古，勇于创新，敢为人先，坚持"中西结合，融西贯中"，创立的"醒脑开窍"针法，开辟了中风病治疗的新途径，为治疗脑血管病开创了新的思路。石学敏院士不仅医术精湛，还具有高尚的医德，为数以万计的患者解除了疾苦，深受患者的信赖。

针灸疗法是我们传统疗法中的重要组成部分，如何使其在未来更好地为广大患者解除病痛，需要我们精心钻研古籍，继承精华，不断提高医术水平，同时还要在临床实践中不断创新，这就要求我们针灸工作者要有坚定的信念、顽强的毅力和为针灸事业献身的精神。

知识链接

腧穴命名与作用

1. 长强　本穴为督脉络穴，督脉夹脊而行，脊柱形长且强硬；又督脉为诸阳之长，其气强盛，故名。作用宁神镇痉，通便消痔。

2. 腰俞　穴居腰尻之解，当骶管裂孔处，故名。作用壮腰补肾，调经通络。

3. 腰阳关　关，关隘；背属阳，穴属督脉，督为阳脉之海，本穴为阳气通行之关，故名。作用补益阳气，强壮腰肾。

4. 命门　命，生命；门，门户；意指生命之门。穴在两肾俞之间，肾间动气为元气之根本，生命之门户，故名。作用壮阳益肾，舒筋活络。

5. 悬枢　悬，悬挂；枢，枢纽。穴在两三焦俞之间，三焦为气机之枢纽，本穴系三焦枢纽之处，故名。作用温补脾肾，强壮腰脊。

6. 脊中　穴在第十一椎下间，当脊柱二十一节的中点，故名。作用健脾利湿，益肾强脊。

7. 中枢　穴在第十椎节下间，近于脊柱之中部，为躯体运动之枢纽，故名。作用健脾利湿，益肾强脊。

8. 筋缩　穴在第九胸椎棘突下，两肝俞穴之间。肝主筋，本穴可治筋脉挛缩诸病，故名。作用止痉息风，舒筋活络。

9. 至阳　至，极也。背为阳；"七"为阳数，穴居上七椎，为阳中之至阳。又第六、七胸椎棘突系脊柱胸曲部隆起的最突出点，故名。作用利胆退黄，宽胸理气。

10. 灵台　灵台，为古时君主宣德布政之地，此指心。穴近心脏，与心相关，故名。作用宣肺止咳，清热解毒。

11. 神道　神，神气。道，通道。穴位第五椎下间，两心俞之间，内应心。心藏神，穴为心气之通道，主治神志病变，故名。作用养心安神，息风通络。

12. 身柱　身，身体。柱，支柱。穴当两肩胛冈之间，为背部负重支撑处，故名。作用祛风退热，宁心镇痉。

13. 陶道　陶，指陶灶（窑）；道，通道。穴属督脉，位居背上第一胸椎下，阳气上行于此犹如陶灶火气所出之通道，故名。作用宣肺解表，镇惊安神。

14. 大椎　脊椎骨中以第七颈椎棘突隆起最高，所以称之为"大椎"，穴当其处故名。作用解表清热，截疟止痫。

15. 哑门　哑，不能言语；门，门户。督脉由此入系舌本，与发音器官相关，主治"哑不能言"，故名。作用开喑通窍，清心宁志。

16. 风府　风，指风邪；府，集聚处。穴当人体上部，为风邪易侵之处，本穴主治一切风疾，故名。作用疏散风邪，开窍通关。

17. 脑户　穴近枕骨大孔，为脑的门户。内应脑髓，本穴能主治与脑相关疾患，故名。作用醒神清脑，息风开窍。

18. 强间　强，坚硬；间，中间。枕骨甚坚，穴当其中，故名。作用散风通络，宁心安神。

19. 后顶　穴在头顶，当百会穴之后，故名。作用散风通络，宁心安神。

20. 百会　头为诸阳之会，穴在头顶，为手足三阳、督脉、足厥阴交会之处，百病皆治，故名。作用苏厥开窍，升阳固脱。

21. 前顶　穴在头顶部，当百会穴之前，与后顶相对应，故名。作用平肝潜阳，清热息风。

22. 囟会　囟，颅囟。会，会合。穴当前囟（额囟）所在处。作用平肝息风，醒神镇惊。

23. 上星　"星者人之七窍"（《灵枢·九针论》），穴居面部七窍之上方，故名。作用息风清热，宁神通鼻。

24. 神庭　庭，府前广场。脑为元神之府，额又称天庭，穴居其上，故名。作用息风止痉，通窍安神。

25. 素髎　"素"为白色；髎，指骨隙。肺开窍于鼻，属金而应白色。穴居面部正中鼻端，故名。作用宣通鼻窍，苏厥救逆。

26. 水沟　鼻下凹陷似水沟，穴在其中，故名。水沟似人形，穴居其中，故又称"人中"。作用开窍启闭，清热息风。

27. 兑端　"兑"通"锐"，穴当上唇尖端，故名。作用清泻胃热，定惊止痛。

28. 龈交　穴位于唇内上齿龈与唇系带连接处，又为任、督两脉之会，故名。作用清热止痛，活络通窍。

29. 印堂　古代指额部两眉头之间为"阙"，星相家称印堂，因穴位于此处，故名。

第二节　任脉经络与腧穴

任脉起于胞中，其主要行于前正中线。按十四经流注与督脉衔接，交于手太阴肺经。

任，通"妊"，指妊养。指此脉与妊养胎儿有关。任，又有"抱"之义，言此脉任受全身阴气，主要行于前身正中。

一、任脉经络

1. 任脉经脉

（1）经脉循行：起于胞中，下出会阴，上循毛际，循腹里，上关元，至咽喉，上颐循面入目。（图15-8）

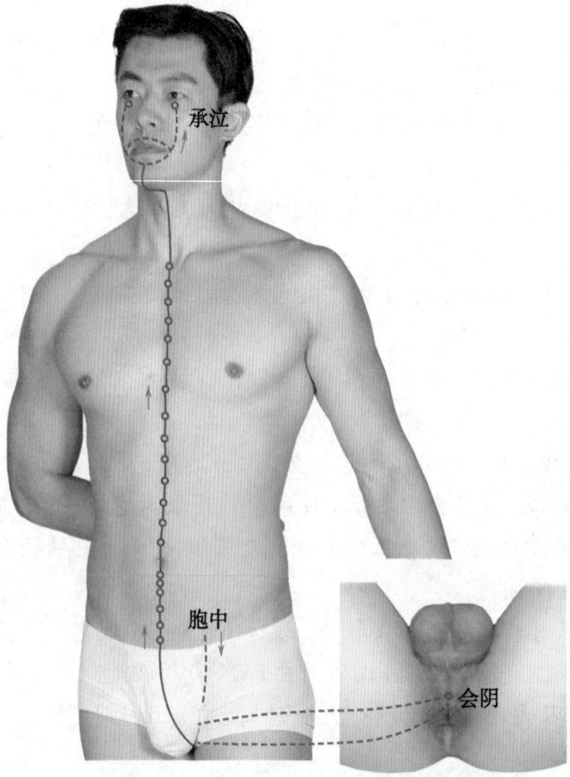

图 15-8 任脉经脉循行示意图

ER-15-7 任脉经脉循行动画

ER-15-8 任脉经脉循行视频

【参考文献】

冲脉、任脉皆起于胞中……(《灵枢·五音五味》)

任脉者，起于中极之下[1]，以上毛际，循腹里，上关元[2]，至咽喉，上颐[3]，循面，入目。(《素问·骨空论》)

络阴器，上过毛中，入脐中，上循腹里，入缺盆……(《灵枢·营气》)

缺盆之中，任脉也，名曰天突。(《灵枢·本输》)

任脉者，起于中极之下，以上毛际，循腹里，上关元，至咽喉。(《难经·二十八难》)

【注释】

[1] 中极之下：中极，穴名，在腹正中线脐下四寸。

[2] 关元：穴名，在腹正中线脐下三寸。

[3] 颐：指下颌部，承浆穴所在。《难经》无“上颐，循面，入目”六字

【语译】

冲脉和任脉都起始于胞宫中……

任脉起始于中极下的会阴部，向上到阴毛处，沿腹里，上出关元穴，向上到咽喉部，再向上到下颌、口旁，沿面部进入目下。

联络阴部，向上通过阴毛处，进入脐中，上沿腹里，进入缺盆中间……

缺盆的中间是任脉，穴名天突。

任脉，起始于中极穴之下，向上经过阴毛处，沿着腹里上出关元穴，到达咽喉部。

【交会穴】

承泣(足阳明)。此外，手太阴肺经络穴列缺通于任脉。

(2) 功能与病候

1) 功能：任脉的功能主要可概括为“阴脉之海”。任脉行于胸腹正中。诸阴经均直接或间接

交会任脉。如：足三阴与任脉交会于中极、关元；阴维与任脉交会于天突、廉泉；冲脉与任脉交会于阴交；手三阴经通过足三阴经与任脉发生联系。因此任脉"总任诸阴经"。

任脉的另一功能是"主胞胎"，即与生育功能密切相关。"女子二七（十四岁）天癸至，任脉通，太冲脉盛，月事以时下，故有子"（《素问·上古天真论》）；"天癸"即精气，肾中精气与任脉相联系，是维持人的生育、生殖、生长的根本。故称为"生养之本"。

2）病候

任脉为病，男子内结、七疝，女子带下、瘕聚。（《素问·骨空论》）

其女子不孕，癃、痔、遗溺、嗌干。（《素问·骨空论》）

实则腹皮痛，虚则痒搔（络脉病）。（《灵枢·经脉》）

任之为病，其内苦结，男子为七疝，女子为瘕聚。（《难经·二十九难》）

苦少腹绕脐，下引横骨，阴中切痛。（《脉经·平奇经八脉病》）

根据以上记载和任脉的功能，任脉的病候，主要是关于下腹部、男女生殖泌尿系病症。如疝气、阴部肿痛、痞块、积聚、小便不利、遗尿；带下、不孕、月经不调、早泄、遗精、阳痿等。

2. 任脉络脉

（1）络脉循行：任脉之别，名曰尾翳，下鸠尾，散于腹。（《灵枢·经脉》）（图15-9）

【语译】

任脉络脉，名尾翳（鸠尾），从鸠尾向下，散布于腹部。

（2）络脉病候：其络脉病，实则腹皮痛，虚则痒搔，取之所别也。（《灵枢·经脉》）

【语译】

络脉病变，实证，见腹皮痛；虚证，见瘙痒。取用其络穴治疗。

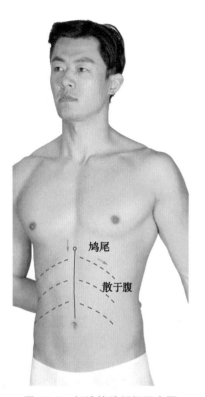

图 15-9 任脉络脉循行示意图

二、任脉腧穴

本经首穴为会阴，末穴为承浆，一名一穴，共24穴。1穴位于会阴、21穴分布于胸腹部、1穴位于咽部、1穴位于面部（图15-10）。

1. 会阴 Huìyīn（CV1）任脉、督脉、冲脉交会穴

【定位】 在会阴部，男性在阴囊根部与肛门连线的中点，女性在大阴唇后联合与肛门连线的中点（图15-11）。

注：胸膝位或侧卧位，在前后二阴中间。

【解剖】 皮肤→皮下组织→会阴中心腱。浅层布有股后皮神经会阴支，阴部神经的会阴神经的分支。深部有阴部神经的分支和阴部内动、静脉的分支或属支。

【主治】 ①小便不利，阴痛，阴痒，阴肿。②痔疮。③遗精。④月经不调。

【操作】 直刺0.5～1.0寸；孕妇慎用。

2. 曲骨 Qūgǔ（CV2）任脉、足厥阴经交会穴

【定位】 在下腹部，耻骨联合上缘，前正中线上（图15-12）。

ER-15-9

任脉腧穴视频

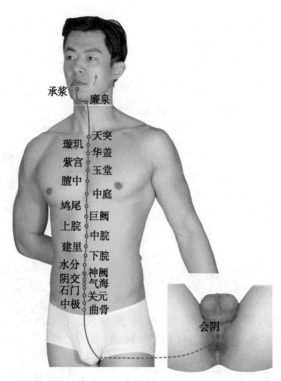

图 15-10 任脉腧穴总图

【解剖】 皮肤→皮下组织→腹白线→腹横筋膜→腹膜外脂肪→壁腹膜。浅层主要布有髂腹下神经前皮支和腹壁浅静脉的属支。深层主要有髂腹下神经的分支。

【主治】 ①小便不利,遗尿,疝气,遗精,阳痿。②月经不调,带下。

【操作】 直刺 0.5~1.0 寸,排空小便后进针;孕妇禁针。

3. 中极* Zhōngjí(CV3)膀胱之募穴,任脉、足三阴经交会穴

【定位】 在下腹部,脐中下 4 寸,前正中线上(图 15-12)。

【解剖】 皮肤→皮下组织→腹白线→腹横筋膜→腹膜外脂肪→壁腹膜。浅层主要布有髂腹下神经的前皮支和腹壁浅动、静脉的分支或属支。深层有髂腹下神经的分支。

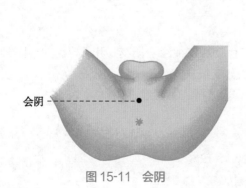

图 15-11 会阴

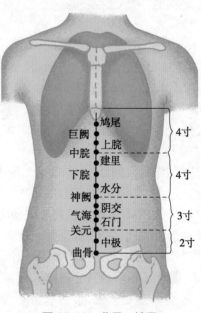

图 15-12 曲骨→鸠尾

【主治】　①月经不调，崩漏，子宫脱垂，阴痒，不孕，恶露不尽，带下。②遗尿，小便不利，疝气，遗精，阳痿。

【操作】　直刺 1～1.5 寸，排空小便后进针；孕妇禁针。

知识链接

1. 配伍　①配三阴交治遗尿。②配地机治痛经。

2. 文献摘要　①胎衣不下：中极、肩井；血崩漏下：中极、子宫（《针灸大成》）。②针刺中极、归来、血海等穴，可使继发性闭经患者，出现激素撤退性出血现象。③实验证明，针刺家兔的"中极"穴，可见卵巢中间质细胞增生与肥大，卵泡腔扩大，周围多层颗粒细胞增殖，其中有新鲜黄体生成现象，说明中极有促进垂体—性腺功能的作用。而对男子性功能障碍亦有一定疗效。④中极对神经系统疾病而伴有膀胱功能障碍的患者有调整作用，用泻法针刺中极、曲骨等，可使紧张性膀胱张力下降，而松弛性膀胱却引起张力增高。

4. 关元* Guānyuán（CV4）小肠之募穴，任脉、足三阴经交会穴

【定位】　在下腹部，脐中下 3 寸，前正中线上（图 15-12）。

【解剖】　皮肤→皮下组织→腹白线→腹横筋膜→腹膜外脂肪→壁腹膜。浅层主要有第十二胸神经前支的前皮支和腹壁浅动、静脉的分支或属支。深层主要有第十二胸神经前支的分支。

【主治】　①疝气，少腹疼痛。②癃闭，尿频，遗精，阳痿。③月经不调，痛经，带下，子宫脱垂，恶露不尽，不孕。④泄泻。⑤虚劳。⑥保健灸的常用穴。

【操作】　直刺 1.0～1.5 寸，排空小便后进针；孕妇慎用。

知识链接

1. 配伍　①配涌泉治小便数。②配气海、肾俞（重灸）、神阙（隔盐灸）急救中风脱证。

2. 文献摘要　①石淋：灸关元三十壮，又灸气门三十壮（《备急千金要方》）。②关元穴对泌尿系统的影响：艾灸家犬"关元"发现，能增加肾血流量，肾小球过滤率，以及 Na^+、Cl^-、K^+ 离子的排泄。③对垂体—性腺功能有促进作用，针刺中极、关元、大赫等穴可引起血浆黄体生成素、卵泡刺激素水平发生变化，可改善迟发排卵。对男子精子缺乏症也有一定疗效。④艾灸关元穴可使肿瘤患者免疫力增强。⑤保健要穴之一。

课堂互动

为什么关元穴能回阳固脱？

ER-15-10

课堂互动答案

案例分析

患者，男，56 岁，2019 年 3 月 16 日就诊。主诉：夜尿频多 1 年余。现症：患者夜尿频多，每晚 7～8 次，平均每小时起夜 1 次，每次小便量少，无明显尿急、尿痛、排尿困难，偶有尿不尽感，无血尿，伴腰膝酸软，偶有腰痛，纳食可，夜寐差，大便正常，舌淡不润，舌根苔白，尺脉沉迟，重按无力。平素体健，查体无其他不适。IPSS 为 12 分。西医诊断：良性前列腺增生症。中医诊断：精癃（肾阳虚证）。口服癃闭舒片药物治疗后，症状稍有好转，但患者停药后

症状反复发作。采用深刺关元穴治疗（0.40mm×75mm 一次性针灸针，进针约 60mm），大幅度提插捻转行针，取得明显的会阴部放射感，放射感最远达到阴茎头，同时下腹部深处有明显的酸胀感。然后采用 0.25mm×25mm 一次性针灸针直刺双侧经渠、照海以上下相应，进针 10～15mm，以局部酸胀为度。每隔 5min 行针次，捻转补法，留针 30min。2019 年 3 月 19 日复诊：患者诉夜尿频多症状明显改善，现每晚 3 次，睡眠质量明显改善。再予上述治疗 1 次，加针刺双侧尺泽、阴陵泉、足三里、太溪、以巩固疗效。2019 年 3 月 21 日三诊：患者夜尿每晚 2 次，继予同前治疗。IPSS 评分为 2 分。随访 1 个月，症状无反复。

　　按：该患者腰膝酸软，舌淡不润，舌根苔白，尺脉沉迟，属肾阳虚证。关元为人体元气关藏之处，三焦之气之所出，肾间动气之所发，为补肾壮阳第一要穴。关元属任脉经穴，是任脉、足三阴经、冲脉交会穴，任脉主一身之阴，循行于少腹部与盆腔，此处也是肾、膀胱、三焦经循行所过之处，故关元是治疗泌尿系疾病之要穴，正如《会元针灸学》所言："关元者，膀胱下口之关窍。"《针灸大成》曰："小便不禁关元好。"（周瑞鹏，欧阳八四. 深刺关元穴治疗良性前列腺增生症验案 [J]. 中国民间疗法. 2020, 28（3）: 74-75.）

5. 石门 Shímén（CV5）三焦之募穴

【定位】　在下腹部，脐中下 2 寸，前正中线上（图 15-12）。

【解剖】　皮肤→皮下组织→腹白线→腹横筋膜→腹膜外脂肪→壁腹膜。浅层主要有第十一胸神经前支的前皮支和腹壁浅静脉的属支。深层有第十一胸神经前支的分支。

【主治】　①小便不利，遗精，阳痿。②妇人腹中包块，月经不调，恶露不尽。③水肿，泄泻。④疝气，腹痛。

【操作】　直刺 1.0～1.5 寸；孕妇慎用。

6. 气海* Qìhǎi（CV6）肓之原穴

【定位】　在下腹部，脐中下 1.5 寸，前正中线上（图 15-12）。

【解剖】　皮肤→皮下组织→腹白线→腹横筋膜→腹膜外脂肪→壁腹膜。浅层主要有十一胸神经前支的前皮支和脐周静脉网。深层主要有第十一胸神经前支的分支。

【主治】　①虚脱，泄泻，虚劳羸瘦。②疝气，腹痛。③小便不利，遗尿，遗精，阳痿。④月经不调，带下，子宫脱垂，恶露不尽。⑤保健灸的常用穴。

【操作】　直刺 1.0～1.5 寸；孕妇慎用。

知识链接

　　1. 配伍　配足三里、合谷、百会治胃下垂、子宫下垂、脱肛。

　　2. 文献摘要　①元气将脱：灸气海、关元、石门各三百壮（《扁鹊心书》）。②崩中漏下：气海、石门（《针灸资生经》）。③月经不调：气海、中极、带脉（一壮）、肾俞、三阴交（《针灸大成》）。④针刺气海穴可提高机体免疫力。⑤针刺气海穴，对精子缺乏症有一定治疗作用。

案例分析

　　马某，女，51 岁。1988 年 7 月来诊。主诉双下肢肿胀反复发作 20 余年，伴有食后腹胀及左手食、中指关节肿胀疼痛。睡眠、二便正常，舌体胖，舌质淡。脉象细滑。类风湿因子（-）。辨证为脾气不足，健运失司。治疗以艾条温和灸每日 1 次，经 5 次治疗无腹胀及下肢肿胀出现。随访 3 个月均正常。

按：气海穴位于下焦，为生气之海，有调气机、益元气、补肾气、固精血等作用。灸可健脾益肾，故该穴温灸可治疗水肿等疾患。（吕景山，何树槐，耿恩广．单穴治病选萃 [M]．北京：人民卫生出版社，1993.）

7. 阴交 Yīnjiāo（CV7）任脉、冲脉交会穴

【定位】 在下腹部，脐中下 1 寸，前正中线上（图 15-12）。

【解剖】 皮肤→皮下组织→腹白线→腹横筋膜→腹膜外脂肪→壁腹膜。浅层主要有第十一胸神经前支的前皮支，脐周静脉网。深层有第十一胸神经前支的分支。

【主治】 ①疝气，腹痛。②月经不调，带下，不孕，产后诸症。③水肿，小便不利。

【操作】 直刺 1.0～1.5 寸；孕妇慎用。

8. 神阙* Shénquè（CV8）

【定位】 在上腹部，脐中央（图 15-12）。

【解剖】 皮肤→结缔组织→壁腹膜。浅层主要有第十胸神经前支的前皮支和腹壁脐周静脉网。深层有第十胸神经前支的分支。

【主治】 ①脐周痛，腹胀，肠鸣，泄泻。②水肿，小便不利。③中风脱证。

【操作】 禁刺；多用艾炷隔盐灸法或中药外敷。

知识链接

1. 配伍 ①配百会、关元治虚脱。②配关元，有温补肾阳的作用，主治久泄不止，肠鸣腹痛。

2. 文献摘要 ①腹虚胀如鼓：神阙、公孙（《针灸资生经》）。肠鸣而泻：神阙、水分、三间（《针灸大成》）。②艾灸神阙穴对治疗关节炎和缓解关节炎痛疗效明显。③艾灸神阙穴对微量元素有一定影响，有人用艾灸的方法对老年人头发锰、锌、钙等进行测定，结果表明，艾灸后可使老年人发锰的含量显著增高，锌、钙的含量也有显著增加，发现铜、铁虽有增加，但无统计学意义。④艾灸神阙穴可提高机体免疫功能。⑤保健要穴之一。

---

9. 水分 Shuǐfēn（CV9）

【定位】 在上腹部，脐中上 1 寸，前正中线上（图 15-12）。

【解剖】 皮肤→皮下组织→腹白线→腹横筋膜→腹壁外脂肪→壁腹膜。浅层主要布有第九胸神经前支的前皮支及腹壁浅静脉的属支。深层有第九胸神经前支的分支。

【主治】 ①腹痛，腹满坚硬，不思饮食。②水肿，小便不利。

【操作】 直刺 1.0～1.5 寸；水病多用灸法。

10. 下脘 Xiàwǎn（CV10）

【定位】 在上腹部，脐中上 2 寸，前正中线上（图 15-12）。

【解剖】 皮肤→皮下组织→腹白线→腹横筋膜→腹膜外脂肪→壁腹膜。浅层主要布有第九胸神经前支的前皮支和腹壁浅静脉的属支。深层有第九胸神经前支的分支。

【主治】 ①呕吐，食入即出。②腹满，腹硬，腹中包块，不思饮食，消瘦。

【操作】 直刺 1.0～1.5 寸。

1. 配伍　①配天枢、气海、关元、足三里（针灸并用）治急性菌痢。②配中脘，有和中健胃，活血化瘀的作用，主治腹坚硬胀，痞块。

2. 文献摘要　①羸瘦：下脘、胃俞、脾俞、下廉（《针灸资生经》）。②痢疾，里急后重：灸下脘、天枢、照海（《神灸经纶》）。③实验研究表明，针刺下脘穴对肠、胃功能有调整作用，使肠功能障碍患者恢复正常。可促进胃、十二指肠溃疡的愈合，胃液分泌虽保持高分泌状态，但胃的总酸度和自由酸度多趋于正常化。④针刺下脘等穴，可提高机体免疫功能。

11. 建里　Jiànlǐ（CV11）

【定位】　在上腹部，脐中上 3 寸，前正中线上（图 15-12）。

【解剖】　皮肤→皮下组织→腹白线→腹横筋膜→腹膜外脂肪→壁腹膜。浅层主要布有第八胸神经前支的前皮支和腹壁浅静脉的属支。深层主要有第八胸神经前支的分支。

【主治】　①胃脘痛，呕吐，不思饮食。②腹胀，腹痛，肠鸣。③身肿。

【操作】　直刺 1.0～1.5 寸。

12. 中脘* Zhōngwǎn（CV12）胃之募穴，腑会，任脉、手太阳经、足阳明经交会穴

【定位】　在上腹部，脐中上 4 寸，前正中线上（图 15-12）。

注：剑突尖与脐中连线的中点处。

【解剖】　皮肤→皮下组织→腹白线→腹横筋膜→腹膜外脂肪→壁腹膜。浅层主要布有第八胸神经前支的前皮支和腹壁浅静脉的属支。深层有第八胸神经前支的分支。

【主治】　①胃脘痛，腹胀，腹中包块，泄泻，便秘，不思饮食，呕吐。②黄疸。

【操作】　直刺 1.0～1.5 寸。

1. 配伍　①配丰隆化痰。②配足三里治胃痛。

2. 文献摘要　①腹坚：中脘、下脘（《灵光赋》）。②痰证：中脘、三里；呕吐：中脘、气海、膻中（《行针指要歌》）。③临床及动物实验证明，针刺中脘穴对胃肠功能有调整作用，对胃液分泌有一定作用。电针动物"中脘"等穴，弱刺激促进胃运动，强刺激则抑制胃运动。前者使胃电加强，后者使胃电抑制。

王某，男，68 岁，1991 年 6 月 6 日初诊。主诉：因患痔疮经常便血，量不多。由于患者患失血性贫血，经血常规化验血色素常在 6～8g，面色苍白，血压低，无法作痔疮手术，需经常住院输血。采用艾炷灸中脘、气海，每日灸 1 次，每穴灸 7 壮，经治疗 9 天，便血完全消失，随访半年未见复发，经血常规检查血色素值 13～14g/dL。

按：明代高武《针灸聚英》："便血中脘、足三里、气海等穴。"《卫生宝鉴》曰："邪在五脏，则阴脉不和，不和则血留之，结阴之病。阴气内结，不得外行，无所禀。渗入肠间，故便血，灸中脘、足三里、气海等穴。"中脘为腑会，又是胃募穴，胃为水谷之海，胃与脾相表里，脾统血，又是后天之本，气血生化之源，气海穴可以益气补中，采用艾炷灸可起到温通经络，回阳固脱，激发人体正气、增强机体抗病能力，两穴相配共奏益气固摄、统血之功，故便血自除。

（李复明. 中脘穴验案三则 [J]. 中国针灸，1998，3（23）：170.）

13. 上脘 Shàngwǎn（CV13）任脉、手太阳经、足阳明经交会穴

【定位】　在上腹部，脐中上5寸，前正中线上（图15-12）。

【解剖】　皮肤→皮下组织→腹白线→腹横筋膜→腹膜外脂肪→壁腹膜。浅层主要布有第七胸神经前支的前皮支和腹壁浅静脉的属支。深层主要有第七胸神经前支的分支。

【主治】　①胃脘痛，呕吐，呕血，呃逆，不思饮食，腹胀，腹中包块。②癫痫。

【操作】　直刺1.0～1.5寸。

14. 巨阙 Jùquè（CV14）心之募穴

【定位】　在上腹部，脐中上6寸，前正中线上（图15-12）。

【解剖】　皮肤→皮下组织→腹白线→腹横筋膜→腹膜外脂肪→壁腹膜。浅层主要布有第七胸神经前支的前皮支和腹壁浅静脉。深层有第七胸神经前支的分支。

【主治】　①胸痛，气喘，心烦，心悸。②腹痛，呕吐，吞酸。③癫，狂，痫。

【操作】　直刺0.3～0.6寸；不可深刺，以免伤及肝脏。

15. 鸠尾 Jiūwěi（CV15）络穴，膏之原穴

【定位】　在上腹部，剑突尖下1寸，前正中线上（图15-12）。

【解剖】　皮肤→皮下组织→腹白线→腹横筋膜→腹膜外脂肪→壁腹膜。浅层主要布有第七胸神经前支的前皮支。深层主要有第七胸神经前支的分支。

【主治】　①胸痛，气喘。②腹胀，呃逆。③癫，狂，痫。

【操作】　直刺0.3～0.6寸。

16. 中庭 Zhōngtíng（CV16）

【定位】　在前胸部，剑突尖所在处，前正中线上（图15-13）。

【解剖】　皮肤→皮下组织→胸肋辐状韧带和肋剑突韧带→胸剑接合部。布有第六肋间神经的前皮支和胸廓内动、静脉的穿支。

【主治】　①胸胁胀满。②噎膈，呕吐。

【操作】　平刺0.3～0.5寸。

17. 膻中* Dànzhōng（CV17）心包之募穴，气会

【定位】　在前胸部，横平第4肋间隙，前正中线上（图15-13）。

【解剖】　皮肤→皮下组织→胸骨体。主要布有第四肋间神经的前皮支和胸廓内动、静脉的穿支。

【主治】　①胸闷，心痛。②咳嗽，气喘。③噎膈。④产后缺乳。

【操作】　平刺0.3～0.5寸。

知识链接

1. 配伍　①配乳根、少泽治急性乳腺炎。②配厥阴俞，主治心痛，失眠，怔忡，喘息。

2. 文献摘要　①短气不得息：膻中、华盖主之（《备急千金要方》）。②咳逆上气，唾喘短气，不得息，口不能言，膻中主之（《针灸甲乙经》）。③实验研究及临床观察证实，膻中穴对心脏功能有特异性调整作用。以超声心动图观察针刺前后的变化，结果针刺后左室后壁振幅及心搏量较针前有非常显著的差异，说明针刺膻中穴可以改善左室功能。针刺急性心肌梗死患者的膻中穴后，血管明显扩张，血中环磷腺苷（cAMP）无明显变化而环磷酸鸟苷（cGMP）针后2小时明显升高。证明针刺膻中穴能改善急性心肌梗死患者的微循环障碍，降低心脏的前后负荷，减少心肌耗氧量，有利于缺氧时心肌的能量代谢，提高心肌收缩力，增加心血排出量，改善心脏功能。④针膻中有升高乳少症患者的脑垂体泌乳素，促进乳汁分泌。

18. 玉堂 Yùtáng（CV18）

【定位】 在前胸部,横平第3肋间隙,前正中线上(图15-13)。

【解剖】 皮肤→皮下组织→胸骨体。主要布有第三肋间神经的前皮支和胸廓内动、静脉的穿支。

【主治】 ①咳嗽、气喘。②胸闷,胸痛,乳房胀痛。③呕吐。

【操作】 平刺0.3～0.5寸。

19. 紫宫 Zǐgōng（CV19）

【定位】 在前胸部,横平第2肋间隙,前正中线上(图15-13)。

【解剖】 皮肤→皮下组织→胸大肌起始腱→胸骨体。主要布有第二肋间神经的前皮支和胸廓内动、静脉的穿支。

【主治】 胸痛,咳嗽,气喘。

【操作】 平刺0.3～0.5寸。

20. 华盖 Huágài（CV20）

【定位】 在前胸部,横平第1肋间隙,前正中线上(图15-13)。

【解剖】 皮肤→皮下组织→胸大肌起始腱→胸骨柄与胸骨体之间(胸骨角)。主要布有第一肋间神经前皮支和胸廓内动、静脉的穿支。

【主治】 胸胁痛,咳嗽,气喘。

【操作】 平刺0.3～0.5寸。

21. 璇玑 Xuánjī（CV21）

【定位】 在前胸部,胸骨上窝下1寸,前正中线上(图15-13)。

注:在前正中线,天突(CV22)下1寸。

【解剖】 皮肤→皮下组织→胸大肌起始腱→胸骨柄。主要布有锁骨上内侧神经和胸廓内动、静脉的穿支。

【主治】 ①咳嗽,气喘,胸痛。②咽喉肿痛。

【操作】 平刺0.3～0.5寸。

22. 天突* Tiāntū（CV22）任脉、阴维脉交会穴

【定位】 在颈前部,胸骨上窝中央,前正中线上(图15-14)。

注:两侧锁骨中间凹陷中。

【解剖】 皮肤→皮下组织→左右胸锁乳突肌腱(两胸骨头)之间→胸骨柄颈静脉切迹上方→左、右胸骨甲状肌→气管前间隙。浅层布有锁骨上内侧神经,皮下组织内有颈阔肌和颈静脉弓。深层有头臂干、左颈总动脉、主动脉弓和头臂静脉等重要结构。

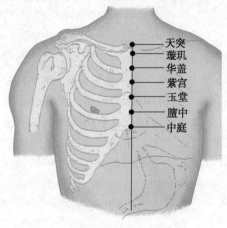

天突
璇玑
华盖
紫宫
玉堂
膻中
中庭

图 15-13 中庭→璇玑

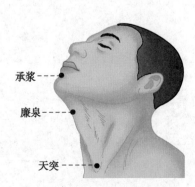

承浆
廉泉
天突

图 15-14 天突→承浆

【主治】　①咳嗽，气喘，胸痛，咳血。②咽喉肿痛，失音。③瘿瘤。④噎膈。

【操作】　先直刺 0.2 寸，然后将针尖转向下方，紧靠胸骨后方刺入 0.5～1.0 寸，不宜深刺，更不宜向左右刺，以防伤及锁骨下动脉及肺尖。

知识链接

1. 配伍　①配膻中治哮喘。②配膈俞、内关治膈肌痉挛。③配丰隆治梅核气。

2. 文献摘要　①咳逆上气暴喘：天突、华盖（《备急千金要方》）。②喘嗽：天突、膻中（《玉龙赋》）。③电针天突穴对呼吸衰竭有一定疗效，特别是对外周性呼吸衰竭疗效明显。④对支气管平滑肌有调整作用，可以治疗支气管哮喘。⑤对甲状腺功能亢进患者有较好的治疗效果，可使甲状腺缩小，症状消失，基础代谢率明显降低。对地方性甲状腺肿的治疗有明显效果，可使尿中排碘明显降低，甲状腺对碘的吸收和利用能力提高。

案例分析

刘某，女，48 岁。1973 年 7 月 3 日来诊。该患者咽喉部有异物感 2 月余。于 2 月前心情不悦，后因食鱼而自觉有鱼刺扎在咽喉部，吐之不出，咽之不下。经省医院喉科查：咽部未发现鱼刺。回家后自觉好转。但每当郁怒之后，就自觉咽喉疼痛。疑鱼刺未取出，去查仍未见异常。经服中西药效果不显。本次就诊前又因郁怒发作较重，不能咽东西，用手摸局部自觉有鱼刺样刺痛而就诊。查：咽喉未见异常。舌淡，苔薄白，脉弦滑。取天突，按上法针刺，1 次后症状大减，3 次而愈，至今未发。

按：天突穴下位临咽部及气道和肺，肺主气，司呼吸，故该穴有较好的降气化痰作用。针刺该穴可治疗因肺气不利、痰气交阻所致的诸症。（吕景山，何树槐，耿恩广. 单穴治病选萃 [M]. 北京：人民卫生出版社，1993.）

---

23. 廉泉* Liánquán（CV23）任脉、阴维脉交会穴

【定位】　在颈前部，甲状软骨上缘（约相当于喉结处）上方，舌骨上缘凹陷中，前正中线上（图 15-14）。

【解剖】　皮肤→皮下组织（含颈阔肌）→左、右二腹肌前腹之间→下颌骨肌→舌骨肌→舌肌。浅层布有面神经颈支和颈横神经上支的分支。深层有舌动、静脉的分支或属支，舌下神经的分支和下颌舌骨肌神经等。

【主治】　①中风失语，吞咽困难，舌缓，流涎。②舌下肿痛，咽喉肿痛。

【操作】　向舌根斜刺 0.5～0.8 寸。

知识链接

1. 配伍　配然谷治舌肿。

2. 文献摘要　①舌肿难言，廉泉、金津、玉液（《针灸大成》）。②舌下肿痛，廉泉、中冲（《百症赋》）。③针刺廉泉穴对甲状腺功能有良好调节作用，甲状腺功能亢进者，针刺廉泉穴可使甲状腺体缩小，症状消失，基础代谢下降。

---

24. 承浆* Chéngjiāng（CV24）任脉、足阳明经交会穴

【定位】　在面部，颏唇沟的正中凹陷处（图 15-14）。

【解剖】　皮肤→皮下组织→口轮匝肌→降下唇肌→颏肌。布有下牙槽神经的终支颏神经和颏动、静脉。

【主治】　①口眼㖞斜,口噤,齿龈肿痛。②失音。③癫,狂,痫。④消渴多饮。⑤颈项强痛。

【操作】　斜刺0.3~0.5寸。

知识链接

1. 配伍　①配风府治落枕。②配劳宫,主治口舌生疮,口臭口干。

2. 文献摘要　①头项强,承浆可保(《通玄指要赋》)。②承浆泻牙疼而即移(《百症赋》)。③动物实验证明,针刺"承浆"有良好的镇痛作用,可明显提高痛阈。其镇痛机制在动物实验中已得提示,电针"承浆""水沟"后,大脑皮质乙酰胆碱含量均有升高,顶叶皮质PGE含量和cAMP含量明显升高,这与脑内神经递质,尤其是5-羟色胺的释放和转换增加有关,还有报告提示,针刺"承浆""水沟",通过一定的神经机制抑制了一级传入末梢内P物质的释放;三叉神经脊束核侧亚核在针刺镇痛中起着一定作用。④临床观察,针刺溃疡病患者的承浆、水沟等穴可使脾胃虚寒与虚实夹杂型者唾液淀粉酶活性升高,肝气犯胃型者无明显变化。

知识链接

腧穴命名与作用

1. 会阴　位于前阴(外生殖器)与后阴(肛门)之间,又为任、冲、督三脉之会,故名。作用补肾培元,疏调经气。

2. 曲骨　原指耻骨联合部,因其骨略弯曲而名。穴居其上,故名。作用调经止带,清利湿热。

3. 中极　中,正中;极,尽头也。穴处一身上下左右之中点,又当躯干尽头处,故名。作用助阳利水,调经止带。

4. 关元　关,关藏;元,本元。穴近男子藏精、女子蓄血之处,为人生之关要、真元之所存。故名。作用培元固本,补益下焦。

5. 石门　石门,有"关"的意思。刺本穴可使人绝子,女子不通阴道者名石女,故名。作用温肾益精,调经止带。

6. 气海　穴居腹部,为生气之海。为先天元气汇聚之处,故名。作用益气助阳,调经固精。

7. 阴交　穴当任脉、冲脉、足少阴三脉交会处,故名。作用温肾益精,调理冲任。

8. 神阙　神,神气;阙,原意为门楼、牌楼。穴当脐窝之中,人体先天赖此从母体获取营养而具形神,神阙意指神气通行的门户,故名。作用回阳救逆,补益脾胃。

9. 水分　水,水液;分,分利。穴居脐上一寸,内应小肠其作用为"分清别浊"而利水。故名。作用健脾化湿,利水消肿。

10. 下脘　脘,或作"管",指胃腑。穴近胃脘下部,故名。作用健脾和胃,消积化滞。

11. 建里　建,立之意;里,邻里。穴在中脘下一寸,下脘上一寸处,犹喻邻立于胃中、下部之间,故名。作用健脾和胃,消积化滞。

12. 中脘　脘,指胃腑。穴近胃脘之中故名。作用健脾和胃,温中化湿。

13. 上脘　脘,指胃腑。穴近胃脘上部,故名。作用健脾和胃,和中降逆。

14. 巨阙　巨,大;阙,宫门。穴居中线而近心脏,为神气通行之处,犹如心君居所之宫门,故名。作用宽胸化痰,宁心安神。

15. 鸠尾　鸠尾,斑鸠的尾,形容胸骨剑突,穴当其下,故名。作用清心化痰,宽胸宁神。

16. 中庭　庭,殿前广场。穴居中而位于膻中(心包募穴)下,内应心脏,犹如宫前之庭,故名。作用宽胸理气,降逆理中。

17. 膻中　膻,指胸腔,穴居其中,故名。内为宗气之海,故又称"上气海"。作用理气活血,宽胸利膈。

18. 玉堂　玉,玉石也,又贵称也,堂,指殿堂,穴居心位,心为君主之官,喻本穴似君主之居处,故名。作用宽胸理气,止咳化痰。

19. 紫宫　即紫微宫,星名,古代认为系天帝之座。穴近心而与心相关,故名。作用宽胸理气,清肺利咽。

20. 华盖　肺居心(君)之上,为五脏之华盖。穴当前胸,与肺相关。故名。作用宽胸理气,宣肺化痰。

21. 璇玑　古代测星用具,后用指北斗星中的魁四星,与紫微宫相对。穴居紫宫之上,功能宣运肺气,故名。作用宽胸理气,止咳利咽。

22. 天突　"天",指与天气相通;"突",突出,穴处喉结高而突出。穴居上胸部能通利肺气,故名。作用宣通肺气,化痰利咽。

23. 廉泉　廉,清也;泉,水泉。穴在喉结上,舌本下,与津液有关,故名。作用通利咽喉,舒舌理气。

24. 承浆　承,承受;浆,水浆。水浆入口,下唇相承,穴居下唇陷中。故名。作用生津敛液,舒筋活络。

ER-15-11

拓展阅读

思政元素

中医药文化

文化是一个国家、一个民族的灵魂,党的二十大在文化建设方面作出了"推进文化自信自强,铸就社会主义文化新辉煌"的战略部署。中医药文化是中华传统文化的重要内容,无论是在维系华夏民族的健康方面,还是在赓续中华民族传统方面,都发挥了极其重要的作用,形成了中华民族的共同心理烙印,也是世界认知中国的重要符号。千百年来,炎黄子孙在同疾病斗争中不断发挥自己的聪明才智,发现发明了数不胜数的医疗方法和医理理论来充实我们中医学的宝库。涌现出了像张仲景、华佗、孙思邈等著名的医家。他们的医疗经验在中华民族在遭受瘟疫肆虐的情况下,对中国人民的身体健康和民族自信起着不可估量的作用,从而使我们中华民族每一次都能在瘟疫中屹立不倒,并一次次发展壮大,自信自强于世界民族之林。回望我们传统医学的历史,其悲天悯人的精神,护佑了一代又一代中华儿女,在民族遭受疾病侵袭时勇敢承担起相应的重任,保护人民身体健康,延续传承着中华民族灿烂的文明。

第三节　冲　脉

冲,有要冲、要道的意思。"冲,通道也"(《说文》)。"冲,要也"(《集韵》)。意指本经为十二经气血之要冲,故称为"十二经之海"。

本节分循行分布、功能与病候两部分叙述。

一、循 行 分 布

起于肾下胞中，经会阴，出气街，并足少阴肾经挟脐上行，至胸中而散。

分支：

1．从胸中上行，会咽喉，络唇口，其气血渗诸阳，灌诸精。

2．从气街下行，并足少阴经，循阴股内廉。入腘中，行胫内廉，至内踝后，渗三阴。

3．从内踝后分出，行足背，入大趾内间。

4．从胞中向后，行于脊里内（图15-15）。

【参考文献】

夫冲脉者，五脏六腑之海也，五脏六腑皆禀焉。其上者，出于颃颡[1]，渗诸阳，灌诸精[2]；其下者，注少阴之大络[3]，出于气街，循阴股内廉，入腘中，伏行骭骨[4]内，下至内踝之后属而别。其下者，并于少阴之经，渗三阴；其前者，伏行出跗属[5]，下循跗，入大指间，渗诸络而温肌肉。（《灵枢•逆顺肥瘦》）

冲脉者，十二经脉之海也，与少阴之大络起于肾下，出于气街，循阴股内廉，邪（斜）入腘中，循胫骨内廉，并少阴之经，下入内踝之后，入足下；其别者，斜入踝，出属跗上，入大指之间，注诸络以温足胫。（《灵枢•动输》）

冲脉、任脉皆起于胞中，上循脊[6]里，为经络之海；其浮而外者，循腹（各）[7]上行，会于咽喉，别而络唇口。（《灵枢•五音五味》）

冲脉者，起于气街，并少阴之经夹脐上行，至胸中而散也。（《素问•骨空论》）

冲脉起于关元[8]。（《素问•举痛论》）

冲脉者，起于气冲，并足阳明之经[9]，夹脐上行，至胸中而散也。（《难经•二十七难》）

冲为经脉之海，又曰血海，其脉与任脉皆起于少腹之内胞中，其浮而外者，起于气冲，并足阳明、少阴二经之间，循腹上行至横骨。挟脐左右各五分，上行历大赫……至胸中而散，凡二十四穴。（《奇经八脉考》）

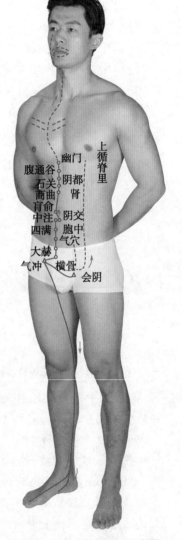

图 15-15　冲脉循行示意图

【注释】

[1] 颃颡（háng sǎng）：咽喉上部和后鼻道，即鼻咽部。

[2] 渗诸阳，灌诸精：杨上善注："冲脉气渗诸阳，血灌诸精，精者目中五脏之精。"

[3] 少阴之大络：指足少阴肾经的分支。

[4] 骭骨：胫骨。骭、骹、胫，义通。

[5] 跗属：跗骨与胫骨连接部。"跗属以下至地，长三寸"（《灵枢•骨度》），约当足背高度。

[6] 脊：原作"背"，据《针灸甲乙经》《黄帝内经太素》等改。杨上善注："脊里，谓不行皮肉中也"。

[7] 各：原作"右"，据《素问•骨空论》等王冰注引《针经》文改。各行指两侧各自分行。《黄帝内经太素》作"循腹上行"，无"各"字，今《灵枢》则两字均有而"各"误作"右"。

[8] 关元：王冰注："言起自此穴，即随腹而上，非生出于此也。其本生出乃起于肾下也。"意

指关元、中极的深部即当胞宫之所在。

[9] 并足阳明经：应从《素问·骨空论》作"并足少阴经"。

【语译】

冲脉是五脏六腑之海，五脏六腑都禀受它的气血的濡养。其上行的一支，出于咽喉上部和鼻咽部，向诸阳经渗灌精气；向下的一支，注入足少阴的大络，从气冲部出来，沿大腿内侧进入腘窝中，伏行于胫骨内侧，下至内踝后边分行。下行的与足少阴经同行，渗灌气血于足三阴；前面伏行的又从足背部出来，沿着脚背进入大趾趾缝间，渗灌各络脉气血以温暖肌肉。

冲脉是十二经脉之海，同足少阴大络起源于肾下，从气冲部出来，沿大腿内侧斜行进入腘窝中；下沿胫骨内侧，同足少阴经进入内踝之后，到足底；另一支斜行入踝内，从足背出来，进入大趾趾缝间，灌注各络脉以温暖下肢。

冲脉和任脉都起始于胞中，沿着脊柱内上行，是经络之海；浅出外行的，沿腹左右上行，会合于咽喉部，分开来散络口唇。

冲脉起始（出）于气冲部，同足少阴肾经（会横骨、大赫、气穴、四满、中注、肓俞、商曲、石关、阴都、通谷、幽门），夹脐两旁上行，到胸中而分散。

冲脉起始于关元穴部。

冲脉是十二经脉之海，又称血海，和任脉都是起始于胞中，浅出外行的，起始（出）于气冲部，行于足阳明、少阴二经之间，循腹上行会横骨。挟脐左右各五分，上行经过大赫……至胸中而分散，凡二十四穴。

【交会穴】

气冲（会足阳明）；横骨，大赫，气穴，四满，中注，肓俞，商曲，石关，阴都，通谷，幽门（以上会足少阴）；会阴，阴交（会任脉）。此外，足太阴脾经腧穴公孙通于冲脉。

二、功能与病候

1. 功能　冲脉的功能可概括为"十二经之海""五脏六腑之海"和"血海"。言"十二经之海"，主要是强调冲脉在十二经气血通行、渗灌中所起的重要作用。一方面，冲脉与任脉、督脉同起于胞中，同出于会阴（一源三歧），而督脉为"阳脉之海"，任脉为"阴脉之海"，冲脉通过交会任、督二脉而通行十二经气血。另一方面，本经循行范围广泛，冲脉上至于头，下至于足，其上者"渗诸阳，灌诸精"，其下者"渗灌诸阴"，其前者，"渗诸络而温肌肉"。张景岳曾概括冲脉循行"其上自头，下自足，后自背，前自腹，内自溪谷，外自肌肉，阴阳表里无所不涉"。贯穿全身，通受全身气血，故被称为"十二经之海""经络之海""经脉之海"。

言为"五脏六腑之海"，主要是概括说明本经有秉受、输布先后天精气的作用。肾为"先天之本""原气之根"，而冲脉起于"肾下胞中"，与足少肾经并行于腹部和下肢部，故本经秉受先天精气；另一方面，冲脉与足阳明"会于气街"，胃为"后天之本""水谷之海"，故本经也可输布后天之精气，以濡养五脏六腑，因此冲脉为"五脏六腑之海"。

言为"血海"，除本经有通行溢蓄全身气血的作用，还因本经与女子经、孕，男子发育、生殖功能有密切联系。《素问·上古天真论》说："太冲脉盛，月事以时下""太冲脉衰少，天癸竭，地道不通"。这里说的"太冲脉"，即是指冲脉而言。"冲为血海"说明冲脉与妊产胎育密切相关。

2. 病候

血海有余，则常想其身大，怫然不知其所病；血海不足，亦常想其身小，狭然不知其所病。（《灵枢·海论》）

冲脉为病，逆气、里急。从少腹上冲心而痛，不得前后，为冲疝（《难经》作"冲之为病，逆气而里急"）。（《素问·骨空论》）

苦少腹痛,上抢心,有瘕疝、绝孕、遗矢溺、胁支满烦也。(《脉经•平奇经八脉病》)

根据冲脉分布、功能和以上的记载可以看出,本经病候主要表现在两个方面:一是气逆上冲,主要表现为腹痛里急、心痛、心烦、胸闷、胁胀;二是生殖、泌尿系病症,如男女不育,崩漏,月经不调,小便不利,遗尿。

第四节 带 脉

带脉是各经脉中唯一横行于腰腹部的经脉。带,腰带、束带,引申为约束。"带,束也"(《广雅》)。从分布上看,本经行于腰带部位;从功能上看,本经有约束腰腹经脉和脏腑的作用。

本节分循行分布、功能与病候两部分。

一、循 行 分 布

起于季胁,回身一周。(图 15-16)

【参考文献】

足少阴之正[1],至腘中,别走太阳而合,上至肾,当十四椎,出属带脉。(《灵枢•经别》)

带脉者,起于季胁[2],回身一周[3]。(《难经•二十八难》)

阳明、冲脉……皆属于带脉,而络于督脉。(《素问•痿论》)

带脉者,起于季胁足厥阴之章门穴,同足少阳循带脉穴,围身一周,如束带然。又与足少阳会于五枢、维道,凡八穴。(《奇经八脉考》)

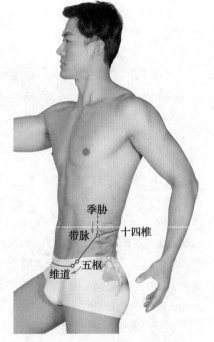

季胁
带脉 十四椎
维道 五枢

图 15-16 带脉循行示意图

【注释】

[1] 足少阴之正:指足少阴经别。

[2] 季胁:胁肋的下部,此处有章门穴,由此交会于足少阳胆经的带脉穴。

[3] 回身一周:经过十四椎,交会于足少阳胆经的带脉、五枢、维道三穴。

【语译】

足少阴经别,从足少阴肾经在腘窝中分出后,别行与足太阳经相会合,再向上内行至肾,当十四椎分出,属于带脉。

带脉起于季胁部的下方,交会于足少阳胆经的带脉、五枢、维道穴,围绕腰腹部一周。

足阳明经、冲脉……皆隶属于带脉,与督脉相联络。

带脉起于季胁部的下方,交会于足少阳经的带脉穴,围绕腰腹部一周,像束带一样,又与足少阳会于五枢、维道等八穴。

【交会穴】

带脉、五枢、维道(均属足少阳通于带脉)。此外,足少阳胆经之输穴足临泣通于带脉。

二、功能与病候

1. 功能 带脉的功能,总的说来是"约束诸经",健运腰腹和下肢。它围腰一周,横行于腰腹之间，统束全身直行的经脉，状如束带，故称带脉。因此，下肢的阴阳经脉都受带脉的约束。腰腹为胞宫和下焦之位，约束诸经脉，也就能固摄下元。同时，腰腹部是冲、任、督三脉脉气所发之处（冲、任、督皆起于胞中），所以带脉与冲、任、督三脉的关系极为密切，对男女生殖器官的关系尤为密切。"冲任督三脉，同起而异行，一源三歧，皆络带脉"（《儒门事亲》）。

2．病候

阳明虚则宗筋纵，带脉不引，故足痿不用也。（《素问•痿论》）

带之为病，腹满、腰溶溶若坐水中。（《难经•二十九难》）

左右绕脐腹，腰脊痛，冲阴股也。（《脉经•平奇经八脉病》）

苦少腹痛引命门，女子月水不来，绝继复下，阴辟寒，令人无子；男子苦少腹拘急或失精也。（《脉经•手检图》）

据带脉的分布、功能和以上记载，带脉束腰带腹，约束各经脉，"带脉不引"就是失去约束，便会出现各种功能弛缓、痿废的病症。如腰部酸软、腹胀、腹痛引腰脊、下肢不利及男女生殖器官病，包括阳痿、遗精、月经不调、崩漏、带下少腹拘急、疝气下坠等。

第五节　阳跷、阴跷脉

阳跷、阴跷脉是足太阳和足少阴经的分支，起于跟中，分别行于下肢的阳侧和阴侧，向上交会于眼部。

跷，原意为"举足行高""举足小高"（《说文解字》）。因跷脉起于足部，与活动功能有关，"跷"有活动敏捷的意思，《难经》杨玄操注："跷，捷疾也。言此脉是人行走之机要，动足之所由。"

本节分循行分布、功能与病候两部分叙述。

一、循 行 分 布

（一）阳跷脉

起于跟中，出足太阳之申脉，循外踝上行，沿髀胁上肩，循面，交目内眦，会睛明，入脑，下耳后，入风池。（图 15-17）

【参考文献】

"足太阳有通项入于脑者，正属目本 [1]，名曰眼系 [2]……在项中两筋间，入脑乃别，阴阳相交……交于目锐（应作"内"）眦"。（《灵枢•寒热病》）

"阳跷脉者，起于跟中，循外踝上行，入风池"。（《难经•二十八难》）

阳跷者，足太阳之别脉，其脉起于跟中，出于外踝下足太阳申脉穴，当踝后绕跟，以仆参为本，上外踝上三寸，以跗阳为郄，直上循股外廉，循胁后髀，上会手太阳、阳维于臑俞，上行肩膊外廉，会手阳明于巨骨，会手阳明，少阳于肩髃，上人迎，挟口吻，会于手足阳明，任脉于地仓，同足阳明上而行巨髎、复会任脉于承泣，至目内眦，与手足太阳、足阳明、阴跷五脉会于睛明穴，从睛明上行入发际，下耳后，入风池而终。（《奇经八脉考》）

【注释】

[1] 目本：意指眼的根部。

[2] 眼系：即目系，指眼与脑的连系。

【语译】

足太阳经脉通过项部深入于脑内，正属于眼睛根部；名叫目系……在后项正中两筋间（风府）入脑，分别为阴跷、阳跷二脉，阴跷、阳跷相互交会，交会于目内眦（睛明）。

阳跷脉起于足跟部（仆参），沿着足外踝（申脉）向下肢外侧上行跗阳……进入项部的风池穴。

阳跷脉是足太阳膀胱经的支脉，起于跟中，经外踝下足太阳申脉穴，经外踝后绕后跟，经仆参，上外踝上三寸郄穴跗阳，直上行循股外侧，经髀部循胁肋，上交会手太阳、阳维于臑俞，上行肩部外侧，交会手阳明于巨骨，交会手阳明，少阳于肩髃，上人迎，挟口，交会于手、足阳明经，任脉于地仓，同足阳明上而行巨髎、复交会任脉于承泣，至目内眦，与手足太阳、足阳明、阴跷五脉会于睛明穴，从睛明上行入发际，下耳后，到风池终止。

【交会穴】

申脉，仆参（阳跷本，均属足太阳），跗阳（阳跷郄；足太阳），居髎（足少阳），臑俞（手太阳），巨骨，肩髃（均手阳明），地仓，巨髎，承泣（均足阳明），睛明（足太阳；各阳经中只缺手少阳）。足太阳膀胱经之申脉通于阳跷脉。

（二）阴跷脉

起于跟中，出足少阴然骨之后，上内踝之上，直上循阴股，入阴，上循胸里，至咽喉，交贯冲脉，入頄，属目内眦，合于太阳、阳跷而上行。（图15-18）

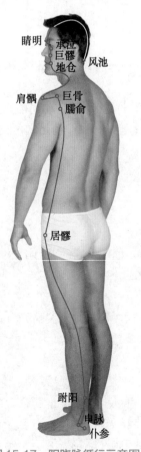

图15-17　阳跷脉循行示意图

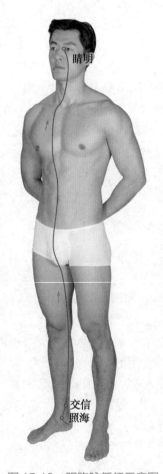

图15-18　阴跷脉循行示意图

【参考文献】

（阴）跷脉者，少阴之别，起于然骨[1]之后，上内踝之上，直上循阴股，入阴，上循胸里，入缺盆，上出人迎之前，入頄[2]，属目内眦，合于太阳、阳跷而上行。（《灵枢·脉度》）

阴跷脉者，亦起于跟中，循内踝上行，至咽喉，交贯冲脉。（《难经·二十八难》）

阴跷脉者，足少阴之别脉，其脉起于跟中足少阴然谷穴之后，同足少阴循内踝下照海穴，上内踝之上二寸,以交信为郄,直上循阴股,入阴,上循胸,入缺盆,上出人迎之前,至喉咙,交贯冲脉,入頄内廉,上行属目内眦,与手足太阳、足阳明、阳跷五脉会于睛明而上行。(《奇经八脉考》)

【注释】

[1] 然骨:指足内侧高骨,即舟骨粗隆,下方为然谷穴。

[2] 頄:指鼻旁,颧骨部。

【语译】

阴跷脉是足少阴肾经的支脉,起于然谷之后的照海穴,上行于内踝上方,向上沿大腿的内侧,进入前阴部,然后沿着腹部上入胸内,入于缺盆,向上出人迎的前面,到达鼻旁,连属于目内眦,与足太阳经、阳跷脉会合而上行。

阴跷脉也起于足后跟中,沿着足内踝向大腿内侧上行,到达咽喉部,交会贯通于冲脉。

阴跷脉是足少阴肾经的支脉,起于然谷之后的照海穴,经过郄穴交信,沿大腿的内侧进入前阴部,沿躯干腹面上行,至胸部入于缺盆,上行于喉结旁足阳明经的人迎穴之前,到喉咙,交冲脉,到达鼻旁,连属眼内角,手足太阳、足阳明、阳跷五脉会于睛明而上行。

【交会穴】

照海(足少阴经穴;又为八脉交会穴,通阴跷),交信(阴跷郄,足少阴经穴),睛明(足太阳,阴、阳跷交会穴《针灸甲乙经》原无睛明,据《素问》王冰注补)。

二、功能与病候

1. 功能　跷脉的功能主要为"司目之开合"和主肢体运动。由于阴阳跷脉交会于目内眦,入属于脑。其脉气濡养眼目,利于目之开合,调节人体的清醒和睡眠,阴阳气相并,能共同濡养眼脑;同时卫气的运行主要是通过跷脉而散布全身。卫气行于阳则阳跷盛,主目张不欲睡;卫气于阴则阴跷盛,主目闭而欲睡。故有"阳气盛则瞋目,阴气盛则瞑目"(《灵枢·寒热病》)的论述。说明跷脉的功能关系到人的活动与睡眠。

另一方面,跷脉起于足,从下肢内、外侧上行头面,具有交通一身阴阳之气,调节肢体运动的作用,特别是与下肢运动关系密切。

2. 病候

阳气盛则瞋目,阴气盛则瞑目。(《灵枢·寒热病》)

阴跷为病,阳缓而阴急;阳跷为病,阴缓而阳急。(《难经·二十九难》)

阳跷病拘急,阴跷病缓。(《脉经·平奇经八脉病》)

据跷脉的分布、功能和以上记载,跷脉病候主要表现为两方面,一是失眠或嗜睡;二是下肢拘急。阳跷脉气盛则清醒而目张,阴跷脉气盛则目合而入睡。阴跷循行于阴面,经下肢内侧,故其病见内侧痉挛、拘急,外侧面弛缓;阳跷循行于阳面,经下肢外侧,故其病见外侧面痉挛、拘急,内侧面弛缓。这些征象可见于癫痫一类病中,故同主痫证。

第六节　阳维、阴维脉

阳维起于"诸阳会",联络诸阳经以通督脉;阴维起于"诸阴交",联络诸阴经以通任脉。其功能主要是对全身气血起溢蓄调节作用。维,原意指系物之大绳,故有维系、联结之意。说明维脉有维系诸阴、诸阳经的作用。

本节分循行分布、功能与病候两部分。

一、循行分布

（一）阳维脉

阳维起于外踝下，沿下肢外侧，经胁肋，上肩，过头，与督脉会于风府、哑门。（图 15-19）

【参考文献】

阳维之脉，脉与太阳合腨下间，去地一尺所[1]。（《素问·刺腰痛》）

阳维起于诸阳会[2]也。（《难经·二十八难》）

【注释】

[1] 一尺所：距离地面一尺许，指阳交穴所在，是阳维郄穴。

[2] 诸阳会：指阳维与各阳经交会于头肩部各穴。

阳维起于诸阳之会，其脉发于足太阳金门穴，在足外踝下一寸五分。上外踝七寸，会足少阳于阳交，为阳维之郄。循膝外廉上髀厌抵少腹侧，会足少阳于居髎。循胁肋斜上肘上，会手阳明、手足太阳于臂臑，过肩前，与手少阳会于臑会、天髎，却会手足少阳、足阳明于肩井、入肩后，会手太阳、阳跷于臑俞，上循耳后，会手足少阳于风池，上脑空、承灵、正营、承灵、目窗、临泣，下额与手足少阳、阳明，五脉会于阳白。循头入耳，上至本神而止。凡二十二穴。（《奇经八脉考》）

【语译】

阳维脉：与足太阳膀胱经相合，取穴在腿肚下方，距离地面一尺许的部位（阳交）。

阳维起始于各阳经的交会处（头、肩部各交会穴）。

阳维起于诸阳之会，足太阳金门穴，上外踝七寸，交会于足少阳的阳交穴，为阳维脉的郄穴。循膝外侧经髀部到少腹部，交会于足少阳的居髎穴。循胁肋斜上肘上，交会于手阳明、手足太阳于臂臑，过肩前，与手少阳会于臑会、天髎，又与手足少阳、足阳明会于肩井，入肩后，会手太阳、阳跷于臑俞，上循耳后，会手足少阳于风池，上脑空、承灵、正营、承灵、目窗、临泣，下额与手足少阳、阳明，五脉会于阳白。循头入耳，上至本神，共二十二穴。

【交会穴】

金门（阳维所别属，足太阳经穴），阳交（阳维郄，足少阳经穴），臑俞（手太阳经穴），天髎（手少阳经穴），肩井、本神、阳白、头临泣、目窗、正营、承灵、脑空、风池（均足少阳经穴），风府、哑门（均督脉穴）。此外，手少阳三焦经络穴外关通于阳维（交会经中无手足阳明）。

（二）阴维脉

阴维起于"诸阴交"，并足太阴、足厥阴经上行，各穴分布在小腿内侧和腹部第三侧线，于颈部与任脉会于天突、廉泉。（图 15-20）

【参考文献】

刺飞阳之脉，在内踝上五寸[1]，少阴之前，与阴维之会。（《素问·刺腰痛》）

阴维起于诸阴交[2]也。（《难经·二十八难》）

【注释】

[1] 上五寸：内踝上约五寸，指筑宾穴所在，是阴维郄穴。

[2] 诸阴交：指阴维与各阴经交会于腹及胁旁各穴。

【语译】

刺飞扬之脉，部位是在内踝上五寸，足少阴之前，与阴维脉相会处（筑宾）。

阴维起始于各阴经的交会处（腹、胁部各交会穴）。

【交会穴】

筑宾（郄，足少阴）；冲门、府舍、大横、腹哀（均足太阴）、期门（足厥阴），天突、廉泉（均任脉）。此外，手厥阴心包经络穴内关通于阴维（原交会经中无手三阴）。

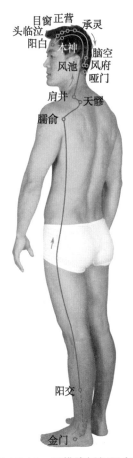

图 15-19　阳维脉循行示意图

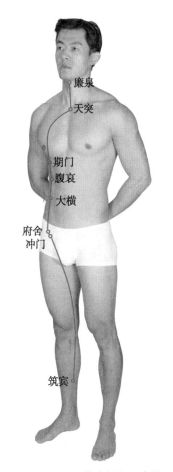

图 15-20　阴维脉循行示意图

二、功能与病候

1．功能　维脉的功能主要是"维系全身"，对全身气血起溢蓄调节作用，而不像十四经那样交接"环流"。"阳维、阴维者，维络于身，溢蓄不能环流灌诸经者也"（《难经·二十八难》）。阳维主要联络、维系诸阳经，交会于督脉的风府、哑门，主一身之表；阴维主要联络、维系诸阴经，交会于任脉的天突、廉泉，主一身之里。

在正常的情况下，阴阳维脉互相维系，对气血盛衰起调节溢蓄的作用，而不参与环流，如果功能失常则出现有关的症状。

2．病候

阳维之脉令人腰痛，痛上怫然肿，刺阳维之脉。（《素问·刺腰痛》）

阳维维于阳，阴维维于阴，阴阳不能自相维则怅然失志，溶溶不能自收持……阳维为病苦寒热；阴维为病苦心痛。（《难经·二十九难》）

诊得阳维脉浮者，暂起目眩，阳盛实者，苦肩息，洒洒如寒。诊得阴维脉沉大而实者，苦胸中痛，胁支满，心痛。（《脉经·平奇经八脉病》）

据维脉的分布、功能和以上记载，阳维、阴维的主病，《黄帝内经》只提到腰痛，在《难经》中才从"不能自相维"去分析有关病症。"怅然失志，溶溶不能自收持"，是形容精神涣散和体力松懈。阳维失去维络，就出现阳证、表证，症见寒热、头痛、目眩等；阴维失去维络，就出现阴证、里证，症见心腹痛、胸胁痛等。《脉经》所述可与《难经》相参照。

（陈　静　刘春梅　洪建勋　高嘉彬　赵云龙）

ER-15-12

扫一扫，测一测

？ 复习思考题

1. 试归纳督脉病候。
2. 试述督脉特定穴有哪些。
3. 试述命门、百会、大椎的主治作用。
4. 试归纳任脉的功能。
5. 试归纳任脉的病候。
6. 试述关元、气海、神阙、中脘、膻中、天突穴的定位、主治。
7. 任脉腧穴的操作要点如何？
8. 奇经八脉是怎样调节十二经气血的？
9. 督脉与脑、髓、肾有何联系？
10. 冲脉与女子月经及孕育功能有何联系？
11. 阴阳维脉有何功能？
12. 奇经八脉的循行分布有何特点？

第十六章　奇　穴

PPT 课件

学习目标

知识目标：

1. 掌握各部位经外奇穴重点腧穴的定位、主治、操作。

2. 掌握正确运用常用腧穴定位方法，在人体正确定取奇穴的能力。

3. 熟悉腧穴的命名、配伍、文献摘要。

能力目标：具备在人体上取穴的能力。

素质目标：具备独立思考、自主探究能力、树立精益求精、爱岗敬业的工匠精神，培养医者仁心。

课堂互动

奇穴有哪些奇特之处？

知识导览

课堂互动答案

第一节　头颈部穴

Points of Head and Neck，EX-HN

1. 四神聪* Sìshéncōng（EX-HN1）

【定位】　在头部，百会（GV20）前后左右各旁开1寸，共4穴。

注：后神聪在前后发际正中连线的中点处，前顶（GV21）后0.5寸为前神聪（图16-1）。

【解剖】　皮肤→皮下组织→帽状腱膜→腱膜下疏松结缔组织。布有枕动、静脉，颞浅动、静脉顶支和眶上动、静脉的吻合网，有枕大神经，耳颞神经及眶上神经的分支。

【主治】　①头痛，眩晕。②失眠，健忘。③癫痫。

【操作】　平刺0.5~0.8寸。

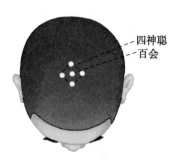

图 16-1　四神聪

知识链接

1. 配伍　①配神门、三阴交治失眠。②配太冲、风池治头痛。

2. 文献摘要　"头风目眩，狂乱风痫"（《太平圣惠方》）。

2. 当阳 Dāngyáng（EX-HN2）

【定位】　在头部，瞳孔直上，前发际上1寸。

注：头临泣（GB15）直上 0.5 寸，横平上星（GV23）（图 16-2）。

【解剖】　皮肤→皮下组织→枕额肌额腹或帽状→腱膜下疏松结缔组织。布有眶上神经和眶上动、静脉的分支或属支。

【主治】　①偏正头痛，目赤肿痛，头昏目眩。②感冒。

【操作】　平刺 0.5～0.8 寸。

3. 鱼腰 Yúyāo（EX-HN4）

【定位】　在头部，瞳孔直上，眉毛中（图 16-2）。

【解剖】　皮肤→皮下组织→眼轮匝肌→枕额肌额腹。布有眶上神经外侧支，面神经的分支和眶上动、静脉的外侧支。

【主治】　①目赤肿痛，目翳。②眼睑眴动或下垂，口眼㖞斜。

【操作】　平刺 0.3～0.5 寸。

4. 太阳* Tàiyáng（EX-HN5）

【定位】　在头部，眉梢与目外眦之间，向后约一横指（中指）的凹陷中。

注：丝竹空（TE23）与瞳子髎（GB1）连线中点向外约一横指处（图 16-3）。

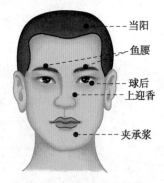

图 16-2　当阳→夹承浆

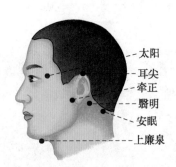

图 16-3 · 太阳→翳明

【解剖】　皮肤→皮下组织→眼轮匝肌→颞筋膜→颞肌。布有颧神经的分支颧面神经，面神经的颞支和颧支，下颌神经的颞神经和颞浅动、静脉的分支或属支。

【主治】　①头痛。②目赤肿痛，目涩。③口眼㖞斜。

【操作】　直刺或斜刺 0.3～0.5 寸；或用三棱针点刺出血。

知识链接

1. 配伍　①配印堂治高血压头痛。②配风池、合谷、睛明治急性结膜炎。
2. 文献摘要　"目睛斜视：太阳、颊车、耳门、听会、耳尖、风池"（《银海精微》）。

案例分析

　　李某，女，20 岁，2007 年 3 月 3 日初诊。1 天前因与其夫发生争吵后左侧上牙第一磨牙位置出现疼痛。曾到口腔科检查，左侧面颊及齿龈无红肿，无龋齿，无牙髓炎，曾用药物，后到门诊就诊，考虑患者为风火牙痛，嘱患者坐位，消毒局部和针具，取患侧太阳穴，先垂直刺入 2 分，然后针尖向太阳穴斜刺约 20°，手法缓慢捻转透刺，进针时出现酸胀感，疼痛立即减轻，再行针 5 分钟，即疼痛消失后，再留针 5 分钟，即可出针，出针时用消毒棉球按压针孔片刻。

按：太阳穴有疏风散热、清头明目的作用，颊车、下关穴是足阳明胃经之穴，有疏风活血、清热泻火止痛之作用，太阳穴透刺颊车或下关可加强疏风、清热、止痛之效。（牟惠云，王迪．太阳穴透刺治疗牙痛20例 [J]．长春中医药大学学报，2008（8）：460．）

5. 耳尖 Ěrjiān（EX-HN6）

【定位】 在耳区，外耳轮的最高点。

注：耳郭向前对折时，在耳郭上部尖端处（图16-3）。

【解剖】 皮肤→皮下组织→耳郭软骨。布有颞浅动、静脉的耳前支，耳后动、静脉的耳后支，耳颞神经耳前支、枕小神经耳后支和面神经耳支等。

【主治】 ①目疾。②头痛。③咽喉肿痛。④发热。

【操作】 直刺0.1～0.2寸；或用三棱针点刺出血。

6. 球后 Qiúhòu（EX-HN7）

【定位】 在面部，眼球与眶下缘之间，眶下缘外1/4与内3/4交界处。

注：承泣（ST1）外上方（图16-2）。

【解剖】 皮肤→皮下组织→眼轮匝肌→眶脂体→下斜肌与眶下壁之间。浅层布有眶下神经，面神经的分支和眶下动、静脉的分支或属支。深层有动眼神经下支，眼动、静脉分支或属支和眶下动、静脉。

【主治】 目疾。

【操作】 轻推眼球向上，沿眶缘缓慢直刺0.5～1.0寸，不作大幅度提插、捻转。拔针后按压3～5分钟。

7. 上迎香 Shàngyíngxiāng（EX-HN8）

【定位】 在面部，鼻翼软骨与鼻甲的交界处，近鼻翼沟上端处（图16-2）。

【解剖】 皮肤→皮下组织→提上唇鼻翼肌。布有眶下神经，滑车下神经的分支，面神经的颊支和内眦动、静脉。

【主治】 鼻塞，鼻渊，迎风流泪。

【操作】 向内上方斜刺0.3～0.5寸。

8. 内迎香 Nèiyíngxiāng（EX-HN9）

【定位】 在鼻孔内，鼻翼软骨与鼻甲交界的黏膜处。

注：与上迎香（EX-HN8）相对处的鼻黏膜上（图16-4）。

【解剖】 鼻黏膜→黏膜下疏松组织。布有面动、静脉的鼻背支之动、静脉网和筛前神经的鼻外支。

【主治】 ①目赤肿痛、鼻疾、喉痹。②热病，中暑，眩晕。

【操作】 用三棱针点刺出血；如有出血性疾患的忌用。

9. 牵正 Qiānzhèng（GB/T40997-2021 经外奇穴名称与定位此穴没有国际命名，下同）

【定位】 在面颊部，耳垂前方0.5～1寸，与耳垂中点相平处（图16-3）。

【解剖】 皮肤→皮下组织→腮腺→咬肌。皮肤由下颌神经的颊神经分布。皮下组织内有咬肌动静脉支分布。咬肌由下颌神经的咬肌支支配。

【主治】 口㖞，口疮。

【操作】 直刺0.5～1寸，局部有酸胀的感觉向面部扩散；可灸。

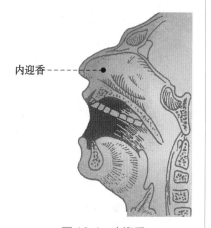

内迎香 -----

图16-4 内迎香

10. 聚泉 Jùquán（EX-HN10）

【定位】 在口腔内，舌背正中缝的中点处（图16-5）。

【解剖】 舌黏膜→黏膜下疏松结缔组织→舌肌。布有下颌神经的舌神经，舌下神经和鼓索的神经纤维及舌动、静脉的动、静脉网。

【主治】 ①舌强，舌缓，食不知味。②消渴，咳喘。

【操作】 直刺0.1～0.2寸；或用三棱针点刺出血。

11. 海泉 Hǎiquán（EX-HN11）

【定位】 在口腔内，舌下系带中点处（图16-6）。

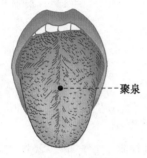

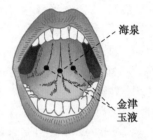

图16-5 聚泉　　　　　　　　　　图16-6 海泉、金津玉液

【解剖】 舌黏膜→黏膜下组织→舌肌。分布有下颌神经的舌神经，舌下神经和面神经鼓索的神经纤维及舌动脉的分支，舌深动脉和舌静脉的属支舌深静脉。

【主治】 ①舌缓不收，重舌肿胀。②呕吐，呃逆，腹泻，消渴。

【操作】 直刺0.1～0.2寸；或用三棱针点刺出血。

12. 金津玉液 Jīnjīn Yùyè（EX-HN12，EX-HN13）

【定位】 在口腔内，舌下系带两侧的静脉上，左曰金津，右曰玉液（图16-6）。

【解剖】 黏膜→黏膜下组织→颏舌肌。布有下颌神经的颌神经，舌下神经和面神经鼓索的神经纤维及舌动脉的分支舌深动脉，舌静脉的属支舌深静脉。

【主治】 ①舌肿，失语。②消渴，口疮。③咽喉肿痛。

【操作】 点刺出血。

知识链接

1. 配伍　①配承浆治消渴。②配聚泉或廉泉（深刺至舌根）、风池、曲池、内关、足三里、太冲等治中风语謇。

2. 文献摘要　"舌强难言：金津、玉液、廉泉、风府"（《针灸大成》）。

案例分析

曹氏针刺金津、玉液穴治疗中风后45例，患者仰卧，嘱患者张口，用消毒纱布包住舌尖，术者用左手拇指捏住患者舌尖上下，用力向外、向上拉，暴露出舌下系带两侧静脉，用三棱针快速点刺出血，每2天一次，2周为一疗程，连续治疗2个疗程。治疗后，45例中基本治愈12例，显著进步24例，进步7例，无进步3例，总有效率95.6%。

按：金津、玉液两穴位于舌系带两侧静脉上，是脏腑气血交聚相连的枢纽，点刺放血改善局部血液循环，促进舌肌运动功能，共奏通经活络、调畅气血之功。（曹野. 金津、玉液点刺放血治疗中风后失语45例 [J]. 江西中医药，2013（10）：53.）

13. 上廉泉 Shàngliánquán

【定位】　位于颈前正中，下颌骨下 1 寸处（图 16-3）。

【解剖】　皮肤→皮下组织→颈阔肌→下颌舌骨肌→颏舌肌。皮肤由颈丛的皮神经颈横神经分布。颈阔肌由面神经的颈支支配。下颌舌骨肌由三叉神经的肌支支配。颏舌肌由舌下神经支配。

【主治】　口疮、语言謇涩。

【操作】　斜刺，向舌根方向进针 0.5～1.0 寸，或退至皮下，再向左右两侧斜刺 1.0～1.5 寸，舌根部及喉部发胀发紫。

14. 夹承浆 Jiāchéngjiāng

【定位】　在下颌部，当颏唇沟中点两旁开 1 寸处（即下颌骨的颏孔处）（图 16-2）。

【解剖】　皮肤→皮下组织→降下唇肌→下颌骨的颏孔。皮肤有下颌神经的下牙槽神经终支、颏神经分支分布。皮下组织内布有面神经、面动脉的分支。降下唇肌由面神经的下颌缘支支配。

【主治】　面痛、口㖞、牙痛。

【操作】　直刺 0.2～0.4 寸，或向下方成 45°左右斜刺 0.5 寸，达颏孔，局部酸胀。

15. 翳明 Yìmíng（EX-HN14）

【定位】　在项部，翳风（TE17）后 1 寸（图 16-3）。

【解剖】　皮肤→皮下组织→胸锁乳突肌→头夹肌。浅层布有耳大神经的分支。深层有颈深动、静脉。

【主治】　目疾，耳鸣，失眠，头痛。

【操作】　直刺 0.5～1.0 寸。

16. 安眠 Ānmián

【定位】　在项部，当翳风（TE17）和风池（GB20）连线的中点（图 16-3）。

【解剖】　皮肤→皮下组织→颈阔肌→头夹肌。皮肤由枕小神经和耳大神经双重分布。头夹肌由第二颈神经后支的外侧支支配。

【主治】　失眠头痛眩晕心悸。

【操作】　直刺 0.5～1.0 寸，可灸。

17. 颈百劳 Jǐngbǎiláo（EX-HN15）

【定位】　在项部，第 7 颈椎棘突直上 2 寸，后正中线旁开 1 寸（图 16-7）。

【解剖】　皮肤→皮下组织→斜方肌→上后锯肌→头颈夹肌→头半棘肌→多裂肌。浅层布有第四、五颈神经后支的皮支。深层有第四、五颈神经后支的分支。

【主治】　颈项强痛，瘰疬。

【操作】　直刺 0.5～1.0 寸。

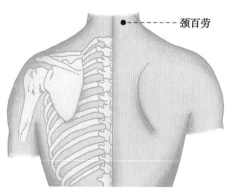

图 16-7　颈百劳

第二节　胸腹部穴
Points of Chest and Abdomen，EX-CA

1．颈臂　Jǐngbì
【定位】　在颈部，位于锁骨内 1/3 与外 2/3 交点处直上 1 寸，胸锁乳突肌锁骨头肌腹后缘处取穴（图 16-8）。

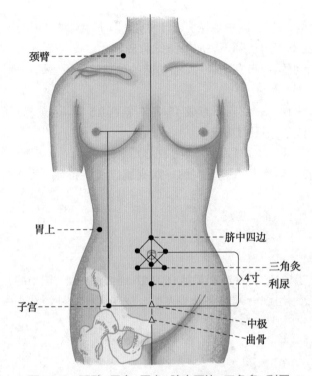

图 16-8　颈臂、子宫、胃上、脐中四边、三角灸、利尿

【解剖】　皮肤→皮下组织→颈阔肌→斜方肌间隙。皮肤由颈丛的锁骨上神经的中间支分布。皮下组织内有颈升动、静脉的分支和属支，在斜方肌间隙内有臂丛神经等结构。

【主治】　上肢痿痹、肩臂、手指麻木或疼痛。

【操作】　直刺 0.3～0.5 寸，局部酸胀，有时可有麻电感向上臂或手指放散。本穴不可深刺，以防刺破胸膜顶和肺尖，引起气胸。

2．子宫　Zǐgōng（EX-CA1）
【定位】　在下腹部，脐中下 4 寸，前正中线旁开 3 寸。

注：足阳明胃经线与足太阴脾经线中间，横平中极（CV3）（图 16-8）。

【解剖】　皮肤→皮下组织→腹外斜肌腱膜→腹内斜肌→腹横肌→腹横筋膜。浅层主要布有髂腹下神经的外侧皮支和腹壁浅静脉。深层主要布有髂腹下神经的分支和腹壁下动、静脉的分支或属支。

【主治】　月经不调，痛经，不孕，子宫脱垂症。

【操作】　直刺 0.8～1.2 寸。

3．胃上　Wèishàng
【定位】　位于上腹部，脐上 2 寸，正中线旁开 4 寸处（图 16-8）。

【解剖】 皮肤→皮下组织→腹部深筋膜→腹内斜肌→腹横肌→腹膜下筋膜。皮肤由第八、第九、第十肋间神经的前皮支分布。穴位深部腹腔内相对应的器官有大网膜小肠袢,升结肠和右肾,降结肠和左肾。

【主治】 胃下垂、腹胀、胃痛。

【操作】 向下平刺2.0～3.0寸,透脐中或天枢穴,腹部发胀,胃部出现温热感和收缩感。

4. 脐中四边 Qízhōngsìbiān

【定位】 位于腹部,脐中上、下、左、右各开1寸处(包括水分穴、阴交穴二穴)(图16-8)。

【解剖】 皮肤→皮下组织→腹白线(上、下穴),腹直肌鞘(左、右二穴)→腹内筋膜→腹膜下筋膜。上腹由第九、第十、第十一肋间神经的前皮支分布。腹前壁有丰富的浅静脉,彼此吻合形成脐周静脉网。其深部器官为小肠。

【主治】 胃疾。

【操作】 直刺0.5～1寸,局部酸胀,可扩散至脐周部,有胀重感。

5. 三角灸 Sānjiǎojiǔ

【定位】 位于腹部,以患者两口角的长度为一边,作一等边三角形,将顶角置于患者脐心,底边呈水平线,于两底角处(图16-8)。

【解剖】 皮肤→皮下组织→腹部深筋膜→腹直肌鞘及腹直肌→腹内筋膜→腹膜下筋膜。皮肤由第十、第十一、第十二肋神经前皮支支配,深层有小肠、大网膜、乙状结肠等。

【主治】 绕脐痛、腹痛、疝气、奔豚气。

【操作】 用艾炷灸5～14壮,或艾条灸20～30分钟。

6. 利尿 Lìniào

【定位】 在下腹部,神阙穴与耻骨联合上缘连线的中点取穴(图16-8)。

【解剖】 皮肤→皮下组织→腹白线→腹内筋膜→腹膜下筋膜。皮肤由肋神经和髂腹下神经的前支重叠交织支配。穴位相对应的腹腔器官有大网膜、小肠、乙状结肠。

【主治】 癃闭,淋沥,血尿,少腹胀痛,泄泻,痢疾。

【操作】 直刺0.5～1.0寸,局部麻胀,有时向下放散。治疗尿潴留可用指针法,以拇指按压穴位,逐渐加大压力,至一定程度则小便通畅无阻,直至尿液完全排出,再停止用力按压,切勿中途停止用力。

第三节 背 腰 部 穴

1. 新设 Xīnshè

【定位】 在项部,当第4颈椎横突端,斜方肌外缘(图16-9)。

注:正坐或俯伏,于风池(GB20)直下,后发际下1.5寸,斜方肌外缘取穴。

【解剖】 皮肤→皮下组织→斜方肌→头夹肌。皮肤由第三、第四、第五颈神经后支的内侧支分布。皮下组织有很多纤维束连于皮肤和项筋膜之间。斜方肌由副神经支配,头夹肌由颈神经后支支配。

【主治】 角弓反张、项肌瘫痪、后头痛、颈项强痛、项肌痉挛及扭伤、枕神经痛、肩胛部疼痛;咳嗽、气喘、咽喉肿痛、颈项淋巴结肿大。

【操作】 直刺0.5～1.0寸,局部酸胀,可扩散至同侧颈项部。艾炷灸3～5壮;或艾条灸5～10分钟。

2. 血压点 Xuèyādiǎn

【定位】 位于颈后部,第6、7颈椎棘突之间左右各旁开2寸处(图16-9)。

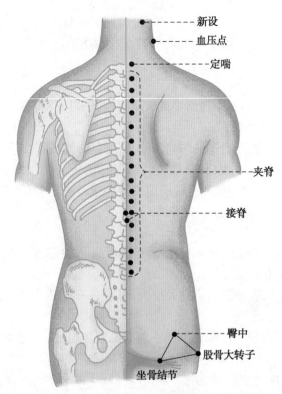

图 16-9　新设、血压点、定喘、夹脊、接脊、臀中

【解剖】　皮肤→皮下组织→斜方肌→肩胛提肌→头夹肌。皮肤有第六、第七、第八颈神经后支分布。斜方肌由副神经支配，肩胛提肌由肩背神经支配。该穴深层正当胸膜顶和肺尖。

【主治】　高血压、低血压病；头项强痛、落枕。

【操作】　直刺 0.5～1 寸。

3. 定喘* Dìngchuǎn（EX-B1）

【定位】　在脊柱区，横平第 7 颈椎棘突下，后正中线旁开 0.5 寸。

注：大椎（GV14）旁开 0.5 寸（图 16-9）。

【解剖】　皮肤→皮下组织→斜方肌→菱形肌→上后锯肌→颈夹肌→竖脊肌。浅层布有第八颈神经后支的内侧皮支。深层有颈横动、静脉的分支或属支及第八颈神经，第一胸神经后支的肌支。

【主治】　气喘，咳嗽。

【操作】　直刺或针尖向内斜刺 0.5～1.0 寸。

4. 夹脊* Jiájí（EX-B2）

【定位】　在脊柱区，第 1 胸椎至第 5 腰椎棘突下两侧，后正中线旁开 0.5 寸，一侧 17 穴（图 16-9）。

【解剖】　皮肤→皮下组织→浅肌层（斜方肌、背阔肌、菱形肌、上后锯肌、下后锯肌）→深层肌（竖脊肌、横突棘肌）。浅层分别有第一胸神经至第五腰神经的内侧皮支和伴行的动、静脉。深层布有第一胸神经至第五腰神经后支的肌支，肋间后动、静脉或腰动、静脉背侧支的分支或属支。

【主治】　①上胸部夹脊穴常用于心肺、上肢病症。②下胸部夹脊穴常用于肝、胆、脾、胃肠病症。③腰部夹脊穴常用于腰腹及下肢病症。

【操作】　稍向内斜刺 0.5～1.0 寸，待有麻胀感即停止进针，严格掌握进针的角度和深度，防止损伤内脏或引起气胸。

5. 胃脘下俞 Wèiwǎnxiàshù（EX-B3）

【定位】 在脊柱区，横平第8胸椎棘突下，后正中线旁开1.5寸。

注：在膈俞（BL17）与肝俞（BL18）中间（图16-10）。

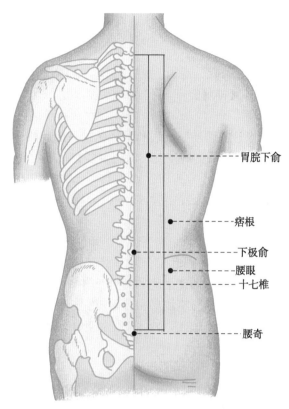

图16-10 胃脘下俞→腰奇

【解剖】 皮肤→皮下组织→斜方肌→背阔肌→竖脊肌。浅层主要布有第八胸神经后支和伴行的动、静脉。深层有第八胸神经后支的肌支和第八肋间后动、静脉背侧的分支或属支。

【主治】 ①胃脘痛。②消渴，咽干。

【操作】 针尖向脊柱方向斜刺0.3～0.5寸。

6. 接脊 Jiējǐ

【定位】 在背部，第12胸椎棘突下凹陷中（图16-9）。

【解剖】 皮肤→皮下组织→棘上韧带→弓间韧带→椎管。皮肤由第十一、第十二胸神经和第一腰神经后支的侧支重叠分布。

【主治】 腹痛、腹泻、胃痛、脱肛、疝气、癫痫、脊背神经痛、腰痛。

【操作】 向上斜刺0.5～1寸，局部酸胀，有时可向下放散。

7. 痞根 Pǐgēn（EX-B4）

【定位】 在腰区，横平第1腰椎棘突下，后正中线旁开3.5寸。

注：肓门（BL51）外0.5寸（图16-10）。

【解剖】 皮肤→皮下组织→背阔肌→下后锯肌→髂肋肌。浅层主要布有第十二胸神经后支的外侧支和伴行的动、静脉。深层主要有第十二胸神经后支的肌支。

【主治】 痞块。

【操作】 直刺0.5～1.0寸。

8. 下极俞 Xiàjíshù（EX-B5）

【定位】 在腰区，第3腰椎棘突下。

注：命门（GV4）下一个棘突（图16-10）。

【解剖】 皮肤→皮下组织→棘上韧带→棘间韧带→弓间韧带。浅层布有第四神经后支的内侧支和伴行的动、静脉。深层有棘突间的椎外（后）静脉丛，第四腰神经后支的分支和第四腰动、静脉背侧支的分支和属支。

【主治】 ①腰痛。②腹痛，腹泻，小便不利，遗尿。

【操作】 直刺0.5~1.0寸。

9. 腰宜 Yāoyí（EX-B6）

【定位】 在腰区，横平第4腰椎棘突下，后正中线旁开3寸。

注：大肠俞（BL25）外1.5寸。

【解剖】 皮肤→皮下组织→胸腰筋膜浅层和背阔肌腱→髂肋肌→胸腰筋膜深层→腰方肌。浅层布有臀上皮神经和第四腰神经后支的皮支。深层主要布有第四腰神经后支的肌支和第四腰动、静脉的分支或属支。

【主治】 ①腰痛。②尿频，遗尿，月经不调，带下。

【操作】 直刺0.5~1.0寸。

10. 腰眼 Yāoyǎn（EX-B7）

【定位】 在腰区，横平第4腰椎棘突下，后正中线旁开约3.5寸凹陷中（图16-10）。

注：直立时，约横平腰阳关（GV3）两侧呈现的圆形凹陷中。

【解剖】 皮肤→皮下组织→胸腰筋膜浅层和背阔肌腱→髂肋肌→胸腰筋膜深层→腰方肌。浅层布有臀上皮神经和第四腰神经后支的皮支。深层主要布有第四腰神经后支的肌支和第四腰动、静脉的分支或属支。

【主治】 腰痛。

【操作】 直刺0.5~1.0寸。

11. 十七椎 Shíqīzhuī（EX-B8）

【定位】 在腰区，第5腰椎棘突下凹陷中。

注：腰阳关（GV3）下1个棘突（图16-10）。

【解剖】 皮肤→皮下组织→棘上韧带→棘间韧带。浅层主要有第五腰神经后支的皮支和伴行的动静脉。深层有第五腰神经后支的分支和棘突间的椎外（后）静脉。

【主治】 ①腰骶痛，下肢瘫痪。②月经不调。

【操作】 直刺0.5~1.0寸。

12. 臀中 Túnzhōng

【定位】 在臀部，以股骨大转子和坐骨结节连线为底边，向上作一等边三角形，于三角形的顶点取穴（图16-9）。

【解剖】 皮肤→皮下组织→臀大肌→臀中肌→髂骨翼。皮肤由臀上皮神经和髂腹下神经的外侧支重叠分布。在臀大肌深面，臀中肌的内下方，有从梨状肌上、下孔穿出的臀上、下血管和神经。

【主治】 坐骨神经痛，小儿麻痹后遗症，脑血管病后遗症。

【操作】 直刺1.5~2.5寸，局部酸胀，可向足背及足底放散。

第四节　上肢部穴

1. 肘尖 Zhǒujiān（EX-UE1）

【定位】 在肘后区，尺骨鹰嘴的尖端（图16-11）。

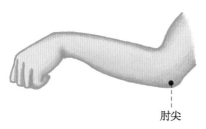

图 16-11 肘尖

【解剖】 皮肤→皮下组织→鹰嘴皮下囊→肱三头肌腱。布有前臂后皮神经和肘关节动、静脉网。

【主治】 瘰疬，痈疽。

【操作】 艾炷灸 7～15 壮。

2. 二白 Èrbái（EX-UE2）

【定位】 在前臂前区，腕掌侧远端横纹上 4 寸，桡侧腕屈肌腱的两侧，一肢 2 穴。

注：屈腕，显现两条肌腱，其中一个穴点在间使（PC5）后 1 寸两腱间，另一穴点在桡侧腕屈肌腱的桡侧（图 16-12）。

【解剖】 臂内侧穴，皮肤→皮下组织→掌长肌腱与桡侧腕屈肌腱之间→指浅屈肌→正中神经→拇长屈肌→前臂骨间膜。浅层布有前臂外侧皮神经和前臂正中静脉的属支。深层布有正中神经、正中动脉。臂外侧穴：皮肤→皮下组织→掌长肌腱与桡侧腕屈肌腱之间→指浅屈肌→拇长屈肌。浅层布有前臂外侧皮神经和头静脉的属支。深层有桡动、静脉。

【主治】 痔疮，便血，脱肛。

【操作】 直刺 0.5～0.8 寸。

3. 中泉 Zhōngquán（EX-UE3）

【定位】 在前臂后区，腕背侧远端横纹上，指总伸肌腱桡侧的凹陷中。

注：阳溪（LI5）与阳池（TE4）连线的中点处（图 16-13）。

【解剖】 皮肤→皮下组织→指伸肌腱与桡侧腕短伸肌腱之间。布有前臂后皮神经和桡神经手背支分布，手背静脉网，桡动脉腕背支分布。

【主治】 ①胸闷，咳嗽，气喘。②胃痛。

【操作】 直刺 0.3～0.5 寸。

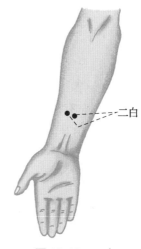

图 16-12 二白

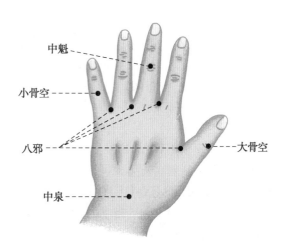

图 16-13 中魁→八邪

4．中魁 Zhōngkuí（EX-UE4）

【定位】 在手指，中指背面，近侧指间关节的中点处（图16-13）。

【解剖】 皮肤→皮下组织→指背腱膜。布有指背神经，其桡侧支来自桡神经，其尺侧支来自尺神经。血管有来自掌背动脉的指背动脉和掌背静脉网的属支指背静脉。

【主治】 ①牙痛。②呃逆。

【操作】 艾炷灸5～7壮。

5．大骨空 Dàgǔkōng（EX-UE5）

【定位】 在手指，拇指背面，指间关节的中点处（图16-13）。

【解剖】 皮肤→皮下组织→拇长伸肌腱。布有桡神经的指背神经，指背动脉和指背静脉。

【主治】 ①目痛，目翳，内障。②吐泻。③衄血。

【操作】 灸。

6．小骨空 Xiǎogǔkōng（EX-UE6）

【定位】 在手指，小指背面，近侧指间关节的中点处（图16-13）。

【解剖】 皮肤→皮下组织→指背腱膜。布有指背动、静脉的分支和属支和尺神经的指背神经分支。

【主治】 ①指关节痛。②目赤肿痛，目翳，咽喉肿痛。

【操作】 灸。

7．腰痛点* Yāotòngdiǎn（EX-UE7）

【定位】 在手背，第2、3掌骨间及第4、5掌骨间，腕背侧远端横纹与掌指关节的中点处，一手2穴（图16-14）。

【解剖】 一穴：皮肤→皮下组织→指伸肌腱和桡侧腕短伸肌腱。另一穴：皮肤→皮下组织→小指伸肌腱与第四指伸肌腱之间。此二穴处布有手背静脉网和掌背动脉网，有桡神经的浅支和尺神经的手背支。

【主治】 急性腰扭伤。

【操作】 直刺0.3～0.5寸。

8．外劳宫* WàiLáogōng（EX-UE8）

【定位】 在手背，第2、3掌骨间，掌指关节后0.5寸（指寸）凹陷中（图16-14）。与劳宫（PC8）前后相对。

【解剖】 皮肤→皮下组织→第二掌骨间背侧肌→第二骨间掌侧肌。布有桡神经浅支的指背神经，手背静脉网和掌背动脉。

【主治】 ①落枕，偏头痛。②手指屈伸不利，手指麻木。

【操作】 直刺0.3～0.5寸。

9．八邪 Bāxié（EX-UE9）

【定位】 在手背，第1～5指间，指蹼缘后方赤白肉际处，左右共8穴。

注：微握拳，第1～5指间缝纹端凹陷中。其中4、5指间穴即液门（TE2）（图16-13）。

【解剖】 皮肤→皮下组织→骨间背侧肌→骨间掌侧肌→蚓状肌。浅层布有掌背动、静脉或指背动、静脉和指背神经。深层有指掌侧总动、静脉或指掌侧固有动、静脉和指掌侧固有神经。

【主治】 ①烦热，目痛。②手指麻木，手指拘挛，手背红肿，毒蛇咬伤。

【操作】 向上斜刺0.5～0.8寸；或用三棱针点刺出血。

10．四缝 Sìfèng（EX-UE10）

【定位】 在手指，第2～5指掌面的近侧指间关节横纹的中央，一手4穴（图16-15）。

【解剖】 皮肤→皮下组织→指深层肌腱。各穴的血管：指掌侧固有动、静脉的分支或属支和指皮下静脉。各穴的神经：浅层有掌侧固有神经，深层有正中神经肌支和尺神经肌支。

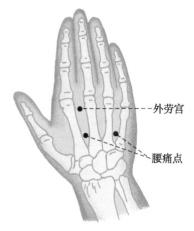

图 16-14　腰痛点、外劳宫

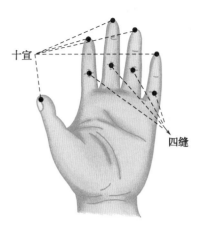

图 16-15　四缝、十宣

【主治】　①小儿疳积。②百日咳。

【操作】　点刺 0.1～0.2 寸,挤出少量黄白色透明样黏液或出血。

11.十宣* Shíxuān（EX-UE11）

【定位】　在手指,十指尖端,距指甲游离缘 0.1 寸(指寸),左右共 10 穴。

注:其中中指尖端穴点即中冲(PC9)(图 16-15)。

【解剖】　皮肤→皮下组织。各穴的神经支配:拇指到中指的十宣穴由正中神经分布;无名指的十宣穴由桡侧的正中神经和尺神经双重分布。小指的十宣穴由尺神经分布。

【主治】　神昏,发热。

【操作】　直刺 0.1～0.2 寸;或用三棱针点刺出血。

第五节　下 肢 部 穴

1.髋骨 Kuāngǔ（EX-LE1）

【定位】　在股前区,梁丘(ST34)两旁各 1.5 寸,一肢 2 穴(图 16-16)。

【解剖】　外侧髋骨穴:皮肤→皮下组织→股外侧肌。浅层布有股神经前皮支和股外侧皮神经。深层有旋股外侧动、静脉降支的分支或属支。内侧髋骨穴:皮肤→皮下组织→股内侧肌。浅层布有股神经前皮支。深层有股深动脉的肌支等。

【主治】　下肢疾患,如腿痛,下肢瘫痪,鹤膝风。

【操作】　直刺 0.5～1.0 寸。

2.鹤顶 Hèdǐng（EX-LE2）

【定位】　在膝前区,髌底中点的上方凹陷中(图 16-16)。

【解剖】　皮肤→皮下组织→股四头肌腱。浅层布有股神经前皮支和大隐静脉的属支。深层有膝关节的动、静脉网。

【主治】　膝肿痛,足胫无力。

【操作】　直刺 0.5～0.8 寸。

3.百虫窝 Bǎichóngwō（EX-LE3）

【定位】　在股前区,髌底内侧端上 3 寸。

注:屈膝,血海(SP10)上 1 寸(图 16-17)。

【解剖】　皮肤→皮下组织→股内侧肌。浅层布有股神经前皮支,大隐静脉的属支。深层有股动、静脉的肌支和股神经的分支。

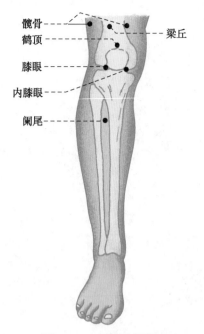

图 16-16 髌骨→阑尾

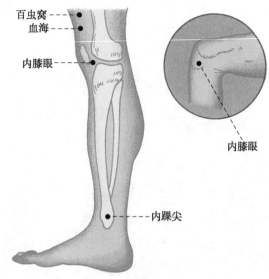

图 16-17 百虫窝、内踝尖

【主治】 ①蛔虫病。②风疹,皮肤瘙痒症、湿疹等。

【操作】 直刺 0.8～1.2 寸。

4. 内膝眼* NèiXīyǎn(EX-LE4)

【定位】 在膝部,髌韧带内侧凹陷处的中央。

注:与犊鼻(ST35)内外对应(图 16-16)。

【解剖】 皮肤→皮下组织→髌韧带与髌内侧支持带之间→膝关节囊、翼状皱襞。浅层布有隐神经的髌下支和股神经的前皮支。深层有膝关节的动、静脉网。

【主治】 膝部肿痛。

【操作】 从前内向后外与额状面成 45°斜刺 0.5～1.0 寸。

5. 膝眼 Xīyǎn

【定位】 屈膝,在髌韧带两侧凹陷处,在内侧的称内膝眼,在外侧的称外膝眼(图 16-16)。

【解剖】 膝眼之内侧穴,称内膝眼。层次解剖参阅内膝眼。膝眼之外侧穴,即足阳明胃经的犊鼻穴,层次解剖参阅犊鼻穴。

【主治】 膝肿痛,脚气。

【操作】 向膝外侧斜刺 0.5～1.0 寸。

6. 胆囊* Dǎnnáng(EX-LE6)

【定位】 在小腿外侧,腓骨小头直下 2 寸(图 16-18)。

【解剖】 皮肤→皮下组织→腓骨长肌。浅层布有腓肠外侧皮神经。深层布有腓浅神经,腓深神经和胫前动、静脉。

【主治】 急、慢性胆囊炎,胆石症,胆道蛔虫症。

【操作】 直刺 1.0～1.5 寸。

7. 阑尾* Lánwěi(EX-LE7)

【定位】 在小腿外侧,髌韧带外侧凹陷下 5 寸,胫骨前嵴外一横指(中指)。

注:上巨虚(ST37)上 1 寸(图 16-16)。

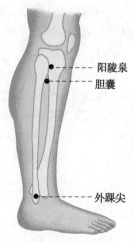

图 16-18 胆囊、外踝尖

【解剖】 皮肤→皮下组织→胫骨前肌→小腿骨间膜→胫骨后肌。浅层布有腓肠外侧皮神经和浅静脉。深层有腓深神经和胫前动、静脉。

【主治】 ①急性或亚急性阑尾炎。②下肢瘫痪。

【操作】 直刺 0.5～1.0 寸。

8. 内踝尖 Nèihuáijiān（EX-LE8）

【定位】 在踝区,内踝的最凸起处(图 16-17)。

【解剖】 皮肤→皮下组织→内踝。布有隐神经的小腿内侧皮支的分支,胫前动脉的内踝网,内踝前动脉的分支和后动脉的内踝支。

【主治】 ①乳蛾,牙痛。②小儿不语,霍乱转筋。

【操作】 禁刺;可灸。

9. 外踝尖 Wàihuáijiān（EX-LE9）

【定位】 在踝区,外踝的最凸起处(图 16-18)。

【解剖】 皮肤→皮下组织→外踝。布有胫前动脉的内踝网,腓动脉的外踝支和腓肠神经及腓浅神经的分支。

【主治】 ①十趾拘急,脚外廉转筋,脚气,历节风。②牙痛,小儿重舌。

【操作】 禁刺;可灸。

10. 八风 Bāfēng（EX-LE10）

【定位】 在足背,第 1～5 趾间,趾蹼缘后方赤白肉际处,左右共 8 穴(图 16-19)。

注:其中 1、2, 2、3, 4、5 趾间穴点即行间(LR2)、内庭(ST44)、侠溪(GB43)。

【解剖】 第一趾与第二趾之间的八风穴,层次解剖同行间穴(足厥阴肝经)。第二趾与第三趾之间的八风穴,层次解剖同内庭穴(足阳明胃经)。第四趾与小趾之间的八风穴,层次解剖同侠溪穴(足少阳胆经)。第三趾与第四趾之间的八风穴的层次解剖是:皮肤→皮下组织→第三与第四趾的趾长、短伸肌腱之间→第三、四跖骨头之间。浅层布有足背中间皮神经的趾背神经和足背浅静脉网。深层有跖背动脉的分支趾背动脉,跖背静脉的属支趾背静脉。

【主治】 脚气,趾痛,足背肿痛,毒蛇咬伤。

【操作】 向上斜刺 0.5～0.8 寸;或用三棱针点刺出血。

11. 独阴 Dúyīn（EX-LE11）

【定位】 在足底,第 2 趾的跖侧远端趾间关节的横纹中点(图 16-20)。

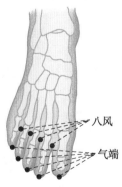

图 16-19 八风、气端

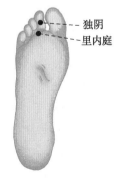

图 16-20 独阴、里内庭

【解剖】 皮肤→皮下组织→趾短、长屈肌腱。布有足趾底固有神经,趾底固有动、静脉的分支或属支。

【主治】 ①胸胁痛,胃痛,呕吐,卒心痛。②胞衣不下,月经不调,疝气。

【操作】 直刺 0.1～0.2 寸。

12. 里内庭 Lǐnèitíng

【定位】 在足底，第 2、3 跖趾关节前方凹陷中（图 16-20）。

注：在足底，与足背部内庭（ST44）相对处取穴。

【解剖】 皮肤→皮下组织→骨间跖侧肌。皮肤由足底内侧神经的趾足底总神经分布。

【主治】 食积、癫痫、足趾麻木。

【操作】 直刺 0.3～0.5 寸。

13. 气端 Qìduān（EX-LE12）

【定位】 在足趾，十趾端的中央，距趾甲游离缘 0.1 寸（指寸），左右共 10 穴（图 16-19）。

【解剖】 皮肤→皮下组织。神经支配是：踇趾和第二趾由来自腓浅神经的趾背神经、腓深神经的趾背神经和胫神经的趾足底固有神经支配；第三趾、第四趾由来自腓浅神经的趾背神经和胫神经的趾足底固有神经支配；小趾由来自腓肠神经的趾背神经、腓浅神经的趾背神经和胫神经的趾足底固有神经支配。血管供应是来源于足底内、外动脉的趾底固有动脉和足背动脉的趾背动脉。

【主治】 ①足趾麻木，脚背红肿疼痛。②麦粒肿。③中风急救。

【操作】 直刺 0.1～0.2 寸；或点刺出血。

知识链接

腧穴命名与作用

（一）头颈部穴

1. 四神聪　神，神志；聪，聪明。本穴能治神志失调、耳目不聪等病症，一穴有四处，故名四神聪。作用安神镇痛、醒脑益智。

2. 当阳　当，向着；头前部为阳，穴在头前部，故名当阳。作用祛风明目、宁神定志。

3. 鱼腰　人之眉毛状如鱼形，穴在其中央腰部，故名鱼腰。作用明目利窍、通络止痛。

4. 太阳　头颞部之凹陷处，俗称太阳，穴在其上，故名太阳。作用疏风泻热、明目止痛。

5. 耳尖　其穴在耳郭之顶端，故名耳尖。作用清热解毒、明目止痛。

6. 球后　球，眼球。本穴位置较深，在眼球之后，故名球后。作用明目利窍、清热泻火。

7. 上迎香　穴在鼻部，位于大肠经迎香穴之上方，故名上迎香。作用宣通鼻窍、疏风清热。

8. 内迎香　穴在鼻腔内，与大肠经迎香穴隔鼻翼相对，故名内迎香。作用开窍醒神、清热泻火。

9. 牵正　牵，拉；本穴有治疗面神经麻痹、面肌痉挛作用，能使其口眼歪斜之症状恢复正常，故名牵正。作用祛风通络、清热解毒。

10. 聚泉　泉，泉水，此处指口腔内之津液。穴在舌背正中，唾液在此处会聚，故名聚泉。作用利窍通关、止咳平喘。

11. 海泉　穴在舌下，口腔内之津液由此而出，如海水、泉水，源源不断，永不干涸，故名。作用通利舌窍、清热降逆。

12. 金津　津，液，指唾液；金、玉，比喻贵重。穴在左右舌下腺开口近处，唾液进入口腔之重要部位，故名金津、玉液。作用利舌洪音、清热解毒。

13. 玉液　解释同上。

14. 上廉泉　本穴位于任脉经穴廉泉上一寸上方，故名上廉泉。作用清咽利舌、疏风泄热。

15. 夹承浆　侠，通夹。本穴位于下颌骨，因其定位夹于任脉经穴承浆两旁，故名侠承浆。作用清热解毒、活络止痛。

16. 翳明　翳，翳障；明，光明。穴在翳风后一寸，能治眼病，如除去翳障重见光明，故名翳明。作用明目利窍、潜阳安神。

17. 安眠　本穴有镇静安神之功能，可治疗失眠、烦躁不安等病，使人能安然入眠，故名安眠。作用：安神定志、平肝潜阳。

18. 颈百劳　劳，劳伤、痨瘵。本穴能治疗痨瘵（肺结核）、颈淋巴结核，穴在颈部，故名颈百劳。作用舒筋通络、滋阴养肺。

（二）胸腹部穴

1. 颈臂　臂，指上肢。本穴位于颈部，可治疗上肢麻木等疾病，故名颈臂。作用舒筋活络、通经止痛。

2. 子宫　子宫，又称胞宫，是女子主月经和孕育胎儿的器官，本穴能治子宫疾病，故名子宫。作用调经止带、理气和血。

3. 胃上　上，向上。本穴位于胃上部，能治胃下垂，使胃上升，故名胃上。作用补中益气、和胃止痛。

4. 脐中四边　本穴位于脐中上下左右各一寸，四边各有一穴，故名脐中四边。作用消食导滞、理气和胃。

5. 三角灸　本穴是以患者两口角的长度为边长，作一等边三角形，以上角置于脐心，底边呈水平线，两角在脐下两旁尽处是穴，故名。作用温里散寒、行气止痛。

6. 利尿　本穴有利尿治癃闭作用，故名利尿穴。作用清热利湿、益气通淋。

（三）背腰部穴

1. 新设　新，指新增穴，设，设立。本穴穴名新设，意为新增设之穴。作用舒筋通络、理气止痛。

2. 血压点　本穴具有调整血压的作用，故名。作用理气活血、舒筋活络。

3. 定喘　定，平定；喘，哮喘。本穴有平定哮喘发作的作用，故名定喘。作用宣肺止咳、通络止痛。

4. 夹脊　在脊柱两侧，从两旁将脊柱夹于其中，故名夹脊。作用舒筋活络、调理气血。

5. 胃脘下俞　胃脘，中医学名词，泛指肋弓以下之腹上部；本穴能治胃脘部疼痛，故名胃脘下俞。作用理气止痛、和胃降逆。

6. 接脊　接，连接；脊，脊柱骨。穴在第十二椎节下间，正是第十二胸椎与第一腰椎之间凹陷处，为胸腰椎连接之处，故名接脊。作用消食导滞、健脾利湿。

7. 痞根　痞，痞块，腹内肿大的器官，如肝肿大、脾肿大，泛称痞块。此穴有治疗肝脾肿大的作用，有如截断痞块根部的作用，故名痞根。作用行气活血、软坚消痞。

8. 下极俞　极，穷极，最；下极，谓最低下处。背为阳，为经气输转之处，故曰俞。穴在第三腰椎棘突下，伏卧时，最低洼处，故名下极俞。作用清肠利湿、理气活络。

9. 腰宜　腰，腰部；宜，适宜。穴在腰部，治腰部病症适宜选用之穴。

10. 腰眼　腰，腰部；眼，犹言关键、要点。腰部脊柱与髂后上棘构成的凹陷处为腰部的薄弱点，俗称腰眼，穴在其上，故名。作用益肾强腰、调经止带。

11. 十七椎　俯卧位。在腰部，当后正中线上，第五腰椎棘突下。作用舒筋活络、调理冲任。

12. 臀中　本穴位于臀部中央，故名。作用祛风除湿、活络止痛。

（四）上肢部穴

1. 肘尖　肘尖为中医学解剖名词，指肘部的尖端，即尺骨鹰嘴之突出部分，穴在其上，故名。作用清热解毒、活血通络。

2. 二白　本穴外侧靠近手太阴肺经,肺在色为白,一穴有二处,故名二白。作用清肠利湿、理气止痛。

3. 中泉　中,中间;泉,泉眼,在此指体表之凹陷处。穴在腕背中央,中有凹陷,故名中泉。作用理气宽胸、调和气血。

4. 中魁　中,中指;魁,为首的,突出的。穴在手中指第一指间关节突出处,故名中魁。作用理气和中、降逆止痛。

5. 大骨空　大,指大拇指;穴在大拇指两指骨之间的关节空隙处,故名大骨空。作用明目利窍、祛风泻火。

6. 小骨空　小,指小手指。穴在小手指近侧两指骨之间的关节空隙处,故名小骨空。作用清热利窍、通络止痛。

7. 腰痛点　本穴功能治疗腰痛,故名腰痛点。作用舒筋活络、通经止痛。

8. 外劳宫　本穴在手背,与手厥阴心包经经穴劳宫相对,故名外劳宫。又名落枕穴。作用舒筋活络、理气止痛。

9. 八邪　本穴共有八处,能治疗因受邪气所致病症,故名八邪。作用清热解毒、舒筋活络。

10. 四缝　缝,缝隙,此指近侧指间关节横纹;一手有四穴,故名四缝。作用消食化积、止咳驱蛔。

11. 十宣　本穴有宣泄邪热功能,可治疗头痛、咽喉肿痛等病症,穴在两手十指尖端,故名十宣。作用开窍苏厥、清热通络。

（五）下肢部穴

1. 髋骨　髋,可解作髀,股外曰髀。髀骨者,膝上之大骨也,即今之股骨故髋骨可解为股骨,穴近股骨,故名髋骨。作用舒筋活络、通经止痛。

2. 鹤顶　膝关节状如仙鹤之头顶,穴在髌骨顶端,故名鹤顶。作用祛风除湿、活络止痛。

3. 百虫窝　百,数字,意为多;虫,泛指各种虫毒邪气;窝,巢穴。本穴可治各类虫症及毒邪所致的病症,针刺如直捣其巢穴,故名。作用活血祛风、清热利湿。

4. 内膝眼　膝关节之髌骨下两侧有凹陷,形如眼窝,故称膝眼,其穴在内侧者名内膝眼。作用舒筋利节、活络止痛。

5. 膝眼　膝关节之髌骨下两侧有凹陷形如眼窝,穴在其上,故名膝眼。作用通利关节、活络止痛。

6. 胆囊　本穴有诊断和治疗胆囊疾病作用,故名胆囊。作用利胆通腑、清利湿热。

7. 阑尾　本穴有诊断和治疗阑尾炎的作用,故名阑尾。作用清肠调中、理气通络。

8. 内踝尖　内踝,指足踝关节内侧之凸起处,穴在其上,故名内踝尖。作用清热解毒、舒筋活络。

9. 外踝尖　外踝,指足踝关节外侧之凸起处,穴在其上,故名外踝尖。作用清热解毒、舒筋活络。

10. 八风　本穴共有八处,原治脚弱风气之疾,故名八风。作用清热解毒、舒筋活络。

11. 独阴　下为阴,足趾下面仅此一穴,故名独阴。作用活血调经、理气止痛。

12. 里内庭　本穴位于足掌面第二、三跖趾关节前,正与足厥阴肝经之内庭穴本对。足背在外属阳,足底在里属阴故名里内庭。作用息风止痉、行气止痛。

13. 气端　足十趾端是经脉之气所出之处,穴在其上,故名气端。作用开窍苏厥、通络止痛。

（方　伟　赵云龙）

扫一扫,测一测

? 复习思考题

1. 试述四神聪穴定位及主治作用。

2. 简述四缝穴定位、主治功效及针刺方法。

3. 夹脊穴的定位、主治及针刺方法是什么?

4. 试述太阳穴、子宫穴定位及主治作用。

5. 试举出四条经脉循行线上的常用奇穴名称、定位及其主治。

第十七章 根结标本与气街四海

经络学说除了前面章节介绍的内容外，还有标本、根结、气街、四海的理论。标本、根结、气街、四海的理论是关于经络纵横关系的理论，它以十二经脉为主体，在奇经八脉错综联系的基础上，阐述了经络腧穴上下、内外、前后的对应关系，强调人体四肢与头身的密切联系，指出四肢远端的特定穴与头、胸、腹、背部腧穴的关系，进而指导临床实践。

第一节 根结与标本

一、根 结

（一）根结的概念

根结是指十二经脉之气起始和归结的部位。

"根"，即树根，有起始的含义，是经气所起的根源处，为四肢末端的"井穴"。"结"，即结聚，有归结的含义，是经气所归的结聚处，在头面、胸、腹的一定部位和器官。根结所反映的是经气运行的特殊规律，即从四肢末端流向头身。

（二）根结的内容

根结的具体内容首载于《灵枢·根结》，该篇叙述了足六经的根结和手足三阳经的"根、溜、注、入"的部位。

足六经的根结部位如下："太阳根于至阴，结于命门，命门者目也；阳明根于厉兑，结于颡大，颡大者钳耳也；少阳根于窍阴，结于窗笼，窗笼者耳中也……太阴根于隐白，结于太仓；少阴根于涌泉，结于廉泉；厥阴根于大敦，结于玉英，络于膻中"（《灵枢·根结》）。即足六经的根，分别为各经的"井穴"。足三阳的结，均分布在头面；足三阴的结，分布在喉及胸腹（表17-1）。

《灵枢·根结》中关于根结理论的记载，仅详述了足六经的根结部位，但无手经，可能系脱简致。若从井穴与头面胸腹的关联意义理解，手六经应与足六经类似，故元代窦汉卿在《标幽赋》中便有了"四根三结"的概括，进一步指出十二经脉都是以四肢井穴为根，合称"四根"；以头、胸、腹三部为结，合称"三结"。

六经的根、溜、注、入，指手足三阳经中脉气出入流行的部位。"根"，经气所起的根源处，为"井穴"；"溜"，经气所流经之处，多为"原穴"或经穴；"注"，经气所灌注之处，多为"经穴"或"合穴"；"入"，经络之气所进入之处，上部为颈部各阳经穴，下部为"络穴"。即六经的根、溜、注、下入穴，均在肘膝以下，与十二经脉五输穴之"所出为井，所溜为荥，所注为输，所行为经，所入为合"是相近的（表17-2）。

表 17-1　足六经根结部位表

经名	根	结	
足太阳	至阴	命门（目）	
足阳明	厉兑	颡大（钳耳）	头
足少阳	足窍阴	窗笼（耳）	
足太阴	隐白	太仓（胃）	腹
足少阴	涌泉	廉泉（舌下）	胸
足厥阴	大敦	玉英、膻中（胸）	

表 17-2　六阳经的根、溜、注、入穴位表

经名＼类别	根	溜	注	入	
				下（络）	上（颈）
足太阳	至阴（井）	京骨（原）	昆仑（经）	飞扬	天柱
足少阳	足窍阴（井）	丘墟（原）	阳辅（经）	光明	天容
足阳明	厉兑（井）	冲阳（原）	足三里（合）	丰隆	人迎
手太阳	少泽（井）	阳谷（原）	小海（合）	支正	天窗
手少阳	关冲（井）	阳池（原）	支沟（经）	外关	天牖
手阳明	商阳（井）	合谷（原）	阳溪（经）	偏历	扶突

　　根结理论说明了经气循行两极相连的关系，阐述了人体四肢与头面躯干的有机联系和腧穴之间的配合作用。在临床应用上，头面、胸、腹、背部的病症，可选用四肢部以"井"穴为代表的有关腧穴进行治疗。如"头面之疾针至阴"（《肘后歌》），就是源于太阳经结于头面而根于小趾的道理，此为"上病下取"。反之，四肢部疾病，也可根据根结理论"下病上取"，选择头面、躯干部的腧穴进行治疗，如取神庭穴治疗四肢瘫痪的方法（《备急千金要方》）。又可"根部"与"结部"相结合的"上下配穴"法，如取商阳配迎香，主治齿痛颈肿，鼻塞衄衊；隐白配大包，主治崩漏癫狂，胸胁疼痛。根结理论指出了四肢末端的腧穴对头身疾病的重要治疗作用，为上下取穴的配穴方法提供了理论依据之一。

二、标　　本

（一）标本的概念

标本是十二经之气集中和弥散的部位。

　　"标"原意是树梢，意为上部，与人体头面胸背的位置相应；"本"是树根，意为下部，与人体四肢下端相应。

　　标和本，是一对具有相对性的名词，在中医学中有很多含义。如叙述发病的先后，先病称为本而后病称为标；人体正邪对峙时，称正气为本而邪气为标。总之，中医理论中用标本表示事物的现象与本质、原因与结果以及矛盾双方的主次关系等。

（二）标本的内容

　　经络标本的具体内容见于《灵枢·卫气》，十二经脉均有本部与标部，本部在四肢的下部，多

位于腕踝关节附近；标部在头面躯干，有阴阳经之别而不同，六阳经的标都位于头面，六阴经的标都位于躯干。简要概括为四肢为本，头面躯干为标（表17-3）。

表17-3　十二经标本部位表

	经名	本部	相应穴	标部	相应穴
足三阳	足太阳	足跟上五寸	跗阳	命门（目）	睛明
	足少阳	足窍阴之间	足窍阴	窗笼（耳前）	听会
	足阳明	厉兑	厉兑	人迎、颊、颃颡	人迎、地仓
足三阴	足太阴	中封前上四寸	三阴交	背俞、舌本	脾俞、廉泉
	足少阴	内踝上二寸	交信	背俞、舌下两脉	肾俞、廉泉
	足厥阴	行间上五寸	中封	背俞	肝俞
手三阳	手太阳	手外踝之后	养老	命门（目）上一寸	攒竹
	手少阳	小指次指间上二寸	中渚	耳后上角，下外眦	丝竹空
	手阳明	肘骨中，上至别阳	曲池、臂臑	颊下合钳上	扶突
手三阴	手太阴	寸口之中	太渊	腋内动脉处	中府
	手少阴	锐骨之端	神门	背俞	心俞
	手厥阴	掌后两筋间二寸中	内关	腋下三寸	天池

十二经标本的理论，在诊断和治疗上的应用。在诊断上，"凡候此者，下虚则厥，下盛则热，上虚则眩，上盛则热痛"（《灵枢·卫气》）。这里"候"即诊察之意，"上"和"下"即标本之意，就是说十二经的标本各有所主的疾病。在下的本病：若本部气血不足，气血不能温煦四肢，则可出现厥逆寒冷证；若本部经气壅盛，气血郁滞，则可出现热证。若标部气血不足，气血不能充养于脑，则可出现头晕目眩之证；若标部经气壅盛，气血郁滞，则可出现发热疼痛证。在治疗上，"石（与实同）者绝而止之，虚者引而起之"（《灵枢·卫气》）。即实证当用泻法，虚证当用补法的治疗原则。

后世医家对《内经》中的经络理论，进行了大量的充实和提高，在临床上结合根结等理论，发展成"上下配穴"之配穴方法，从而丰富了经络学说。标部、本部的腧穴除了腧穴的近治作用外。本部的腧穴，特别是肘膝以下的五输穴、原穴、络穴，能治疗头、胸、腹及内脏疾病，如：肚腹三里留，面口合谷收。即"标病取本"。标部的腧穴，头身部穴位可治疗四肢疾病，如风府治疗腿脚疾患，即"本病取标"。标部穴与本部穴的配合是临床应用最广的配穴方法，如：天府、合谷治鼻中衄血；建里、内关治胸中苦闷等等，即"标本同取"。

十二经脉的"根"与"本"，"结"与"标"位置相近或相同，意义也相似。"根"有"本"意，"结"有"标"意。"根"与"本"部位在下，皆经气始生始发之地，为经气之所出；"结"与"标"部位在上，皆为经气所结、所聚之处，为经气之所归。但它们在具体内容上又有所区别，即"根之上有本""结之外有标"，说明"标本"的范围较"根结"为广。"标本"理论强调经脉分布上下部位的相应关系，即经气的集中和扩散；而"根结"理论则强调经气两极间的联系，反映出"根"与"结"之间经气流注较为集中。

标本根结的理论补充说明了经气流注运行的状况，即经气循行的多样性和弥散作用，强调了人体四肢与头身的密切联系，说明四肢肘膝以下的特定穴治疗远离腧穴部位的脏腑及头面五官疾病，头身部穴位治疗四肢疾病的生理基础，为临床治疗"上下取穴"的配穴方法提供了理论依据之一。

第二节　气街与四海

一、气　　街

（一）气街的概念

气街是经气汇聚、纵横通行的共同道路。人体从上至下横分为头、胸、腹、胫四气街。正如《灵枢·动输》说："四街者，气之径路也。"

（二）气街的内容

《灵枢·卫气》说："请言气街：胸气有街，腹气有街，头气有街，胫气有街。故气在头者，止之于脑；气在胸者，止之膺与背腧；气在腹者，止之背腧，与冲脉于脐左右之动脉者；气在胫者，止之于气街与承山踝上以下"。气街之所以定为以上四个部位，是有一定意义的。一般认为，"头为诸阳之会""十二经脉，三百六十五络，其血气皆上于面而走空窍"，故头气有街。又头为脑所属，"诸髓者皆属于脑"，故头气之街与脑相连。躯干内有五脏六腑，脏腑经络之气与背俞穴和腹募穴相通，人体躯干存在前后相通的径路，这种径路即为胸气之街和腹气之街。足胫部为足三阴、足三阳经脉分布之处，这些经气多汇聚通行于少腹部之气街（气冲）处，与腹部之气相通。故胫部之气与腹部之气有着密切联系，其联系的径路是胫气之街。从《灵枢·卫气》原文分析，气街的分布具有前后横向为主、上下分部、紧邻脏腑、前后相连的特点，横贯脏腑经络、纵分头胸腹胫是其核心所在。气街理论阐述的主要内容是人体头、胸、腹部前后联系的径路问题。

气街的部位多为"结"与"标"的部位，"结"与"标"位于头、胸、腹三部，与气街关系密切。

气街理论在临床上具有重要指导意义。如：诊断上，气街可以反映病候，且所反映的病候多为脏腑之疾。例如，临床上常用的胸腹切诊，俞募穴按诊等诊断方法，均离不开气街理论的指导。治疗上，气街说明人体从上至下横分为头面、胸、腹、胫各部的分段关系，开分部主治之先河，基于此理论，头身的腧穴即可以治疗局部和内脏疾患，部分腧穴又可以治疗四肢疾病。俞募配穴、前后配穴等配穴方法，均是以气街理论为立法依据。偶刺法为"一刺胸，一刺背，前后阴阳之相偶也"，也属于气街理论范畴。例如治疗五脏六腑的积聚病，可以针刺腹部的胃募中脘、脾募章门二穴；也可以针刺背部的胃俞、脾俞二穴；还可以前后俞募配合应用。再如取头后部的风池、风府穴，可以治疗头前部的五官疾病；下腹部的气冲穴，可以治疗奔豚腹痛、阴痿及胎产诸病，都体现了气街是经气汇聚纵横通行前后的道路。在取气街有关腧穴时，久按以候气，在患者反应明显处下针，其效更著。气街紧邻脏腑，针刺有关腧穴切勿伤及内脏。

二、四　　海

（一）四海的概念

"四海"即髓海、血海、气海、水谷之海的总称，是人体气血精髓等精微物质产生、分化和汇聚的四个重要部位。

"海"是百川归聚之处，经络学说认为十二经脉内流行的气血像大地上的水流一样，如百川归海，故《灵枢·海论》指出："人有髓海、有血海、有气海、有水谷之海，凡此四者，以应四海也。"

（二）四海的内容

《灵枢·海论》曰："胃者水谷之海，其输上在气街（气冲穴），下至三里。冲脉者，为十二经之海，其输上在于大杼，下出于巨虚之上下廉；膻中者为气之海，其输上在于柱骨之上下，前在于人迎；脑为髓之海，其输上在于其盖，下在风府。"同时指出了四海所输注的腧穴，具体如下表（表17-4）。

表 17-4　四海部位及输注穴表

四海	部位	上输穴	下输穴
脑为髓海	头部	百会	风府
膻中为气海	胸部	大椎	人迎
胃为水谷之海	上腹部	气冲	足三里
冲脉为血海	下腹部	大杼	上、下巨虚

四海的部位与气街的部位类似，髓海位于头部，与头气街相通，气海位于胸部，与胸气街相通，水谷之海位于上腹部，与腹气街相通，血海位于下腹部，与腹气街和胫气街相通，各部之间相互联系。

四海主持全身的气血、津液。胃为水谷之海，是营气、卫气的化源之地，即气血化生之处；胸部为气海，宗气所聚之处，贯心脉而行呼吸；冲脉为十二经之海，起于胞宫，伴足少阴经上行，为十二经之根本，三焦原气之所出，乃人体生命活动的原动力，又称血海；脑部髓海为元神之府，是神气的本源，脏腑经络活动的主宰。

综上所述，四海的理论进一步明确了经气的组成和来源，即宗气、营气、卫气、原气共同构成人体的真气（正气），真气行于经络者称作"经气"或"脉气"，对于临床有着重要指导意义。

四海理论的应用，在诊断方面，四海病变，主要分为有余、不足两大类。"气海有余者，气满胸中，悗息面赤；气海不足，则气少不足以言。血海有余，则常想其身大，怫然不知其所病；血海不足，亦常想其身小，狭然不知其所病。水谷之海有余，则腹满；水谷之海不足，则饥不受谷食。髓海有余，则轻劲多力，自过其度；髓海不足，则脑转耳鸣，胫酸眩冒，目无所见，懈怠安卧"（《灵枢·海论》）（表 17-5）。从治疗上看，四海部位功能失调，则可根据有余、不足的疾病性质，选取其气机转输部位腧穴为主，辅以其他相关腧穴组方，施以或补或泻的针灸治疗，即所谓"审守其输而调其虚实"（《灵枢·海论》）。

表 17-5　四海逆顺体征

四海	顺	逆
	有余	不足
气海	气满胸中，烦闷喘急，颜面赤红	正气不足，声怯无力
血海	形体充盛，常自觉身体庞大，郁闷不舒，但又说不出病在何处	常自觉身体狭小，也是说不出病在何处
水谷之海	腹中胀满	饥而不欲进食
髓海	身体轻健有力，并能长寿	头旋，耳鸣，眩晕，看不清东西，周身懈怠无力，常欲安静卧床

标本、根结、气街、四海理论均为经络学说的重要组成部分，阐述了人体脏腑经络活动以及气血流注的特殊状态和特殊规律，是对十二经脉理论进一步的阐述和补充。运用这些理论，对临床辨证和取穴治疗均有重要指导作用，尤其是扩大了十四经穴的主治范围，丰富了配穴处方的内容，为上下配穴、前后配穴等多种辨证配穴方法奠定了理论基础，也为进一步认识人体脏腑经络气血、创立新的配穴方法提供了思路。四者之间既有区别，又有联系，兹将标本、根结、气街、四海的部分内容列表对照如下（表 17-6）。

表17-6 四海、气街与"标""结"部位的对照

部位	四海	气街	结	标
头	脑（髓海）	脑（头气之街）	目（命门）	目（命门）上
			耳（窗笼）	耳（窗笼）前、耳后上、角下外眦
			角（钳耳）	人迎、颊、挟颃颡、颜下合钳上
胸	膻中（气海）	膺、背俞（心、肺）	胸（玉英）	背俞（心俞）
		（胸气之街）	喉（廉泉）	腋内动脉处（肺）
				腋下三寸（心）
腹	胃（水谷之海）	冲脉、背俞（肝、脾、肾）	胃（太仓）	背俞（肝、脾、肾俞）
	冲脉（血海）			舌本（脾）
				舌下两脉（肾）
胫		（腹气之街）气冲、承山、踝上下（胫气之街）		

（吴雷波 赵云龙）

? 复习思考题

1. 依据《灵枢·根结》回答根结的具体内容。
2. 依据《灵枢·卫气》回答气街的位置。
3. 依据《灵枢·海论》回答四海的内容及各自输注的腧穴。

主要参考书目

[1] 沈雪勇. 经络腧穴学 [M]. 北京：中国中医药出版社，2007.

[2] 徐恒泽. 针灸学 [M]. 北京：人民卫生出版社，2003.

[3] 李鼎. 经络学 [M]. 上海：上海科学技术出版社，1984.

[4] 杨甲三. 腧穴学 [M]. 上海：上海科学技术出版社，1984.

[5] 杨甲三. 针灸学 [M]. 北京：人民卫生出版社，1997.

[6] 孙国杰. 针灸学 [M]. 北京：人民卫生出版社，2000.

[7] 郭长青，胡波. 针灸穴位图解 [M]. 北京：人民卫生出版社，2006.

[8] 黄龙祥，黄幼民. 实验针灸表面解剖学 [M]. 北京：人民卫生出版社，2007.

[9] 王德敬，乔赟. 针灸治疗技术 [M]. 西安：西安交通大学出版社，2013.

[10] 石学敏. 石学敏针灸学 [M]. 天津：天津科学技术出版社，1981.

[11] 胡玲. 经络腧穴学 [M]. 上海：上海科学技术出版社，2009.

[12] 张晟星，戚淦. 经穴释义汇编 [M]. 上海：上海翻译出版社，1984.

[13] 徐平，沈雪勇. 经络腧穴学 [M]. 北京：高等教育出版社，2001.

[14] 沈雪勇. 经络腧穴学 [M]. 北京：人民卫生出版社，2012.

复习思考题答案要点

模拟试卷

《经络与腧穴》教学大纲

附录一
经络腧穴现代研究

第一节　经络现代研究

经络学说是针灸学的理论基础，长期以来指导着中医针灸临床实践。经络研究一直被国家列为重点攻关项目。古人所指的经络的物质基础究竟是什么？如何解释临床上出现经络现象。近 50 年来，在国家的大力支持下，很多学者遵循多学科合作的思路，从不同角度、不同领域、不同层次对经络现象和经络实质进行了研究，取得了阶段性的成果，有的成果具有建设性。本章就经络现象、经络的检测、经络脏腑相关、经络实质的假说四个方面逐一进行介绍。

一、经　络　现　象

经络现象是指机体由于某种原因引起的沿古典经络循行路线出现的特殊感觉传导和感觉障碍以及可见的皮肤色泽和组织形态变化等生理、病理现象。"循经性"是各种经络现象的共同特征。从现代临床实践及实验研究看，包括循经感传、循经皮肤病、循经感觉障碍，以及经物理、化学、组织学技术检测出的各种循经现象。透过现象看本质，研究经络的实质应首先从经络现象入手，而最常见的经络现象就是循经感传现象。

（一）循经感传现象

循经感传现象是用指针刺、按摩、电脉冲等方法刺激穴位时，人体出现的酸、麻、胀等特殊感觉沿古典经络线路传导的现象。

1. 循经感传现象的发现与调查　循经感传现象古代文献早就有记载，《内经》中称"气行"，《灵枢·五十营》："呼吸定息，气行六寸"。20 世纪 50 年代，日本长滨善夫和丸山昌郎首先报道了循经感传现象。1972 年中国科学院生物物理研究所，北京大学生物系等单位协作，在 8 个循经感传现象显著者身上，全面细致地观测出十二经脉和奇经八脉，结果报道后，引起普遍重视。1973 年原卫生部颁布了测定循经感传的统一标准及方法，随后全国 30 个单位对总计约 20 万人进行循经感传的调查，普查结果表明，循经感传在不同地区、不同民族、不同性别的人群中普遍存在，出现率为 12%～25%，调查结果还发现，体质、年龄、家族、疾病、季节等因素对感传出现率有一定影响，如：中年人循行感传出现率比青少年人高，过敏体质者或过敏性疾病患者比一般人群高。另外还发现循行感传现象可能和遗传有一定的关系。有人对英、美、法、德等 10 多个国家618 人进行调查，结果表明感传的出现率基本上无种族、地域的差别。

2. 循经感传现象的基本特征　综合目前的研究成果，循经感传有以下几方面特征：

（1）感传循经性：感传路线与古典经络路线基本符合。北京市经络研究所的祝总骧教授测定，循行感传线路与古代经络图在四肢和躯干部完全一致，而只是在头面部稍有不同。综合研究表明循经感传在不同个体、不同经脉常发生偏离,四肢部基本上和古代经络循行线路一致,躯干部常有偏离,头面部的差异较大。研究还发现环境、体质、体位等影响着感传传导的线路。有人报道,俯掌取中冲穴刺激引起的感传沿三焦经传导,立即仰掌取中冲穴刺激,则感传线路改为沿心包经上行。

（2）双向传导：感传呈双向传导。如：刺激曲池穴,感传可向肩传导,也可向合谷传导；刺激四肢末端穴位,感传向躯干方向传导；刺激头面部或躯干部的穴位时,感传向四肢传导。刺激足三阴经每一井穴时,感传交会于足三阴,而后又分支按本经循行向上传导。

（3）慢速传导：循行感传的速度一般为 10cm/s 左右,比周围神经传导速度慢,但不同的个体、经脉、部位差异较很大。一般前臂、小腿部位比较快,上臂、大腿次之,躯干、头面部的较慢,经过关节或瘢痕等常会减慢或阻滞。有时感传还有潜伏期,经刺激后几秒至十几秒才出现。此外还发现,感传的速度受刺激穴位的方法、强度及温度等因素的影响,手法运针快于电针,电针快于压迫穴位,艾灸的感传较慢；增大刺激量可以增加传导速度；局部加温也可增加传导速度,降温则减慢。

（4）感传线路宽窄不匀：感传线路的粗细因人而异,四肢部多呈细线状,而躯干部则呈宽带状。感传带中间感觉清晰、强烈,边缘部分感觉模糊。在四肢部感传的宽度一般为 0.2～2.0cm,胸、腹、头面部可达 10cm 以上。有时还可出现扩散现象,有时感传还会粗细交替出现。

（5）回流性：感传的回流性是指在感传传导过程中,中止穴位刺激,会出现感传沿原路向原刺激穴位回流的现象。回流的感传抵达原刺激穴位时,感传逐渐消失。

（6）感传的可阻性：感传的传导一般是匀速传导,遇有关节则会停顿,这时一般要经行针手法之后感传才可继续上行。如在感传线路上施加机械压迫,感传即可阻断,但刺激点与压迫点之间的感传依然存在。刺激经脉中间的穴位,压迫一端感传就向另一端传导,如：刺激上巨虚,压迫下巨虚感传向足三里方向传导,压迫足三里,感传向下巨虚方向传导。有人报道：局部注射生理盐水及盐酸普鲁卡因,或局部放置冰袋降温、或局部注射 M 受体阻断剂、或局部用软毛刷轻刷,均可使感传有不同程度的阻滞。此外,感传传导的前方如遇有手术刀口、瘢痕、肿块,感传也可被阻滞。

（7）感传的效应性：感传的效应性是指感传抵达相应的脏腑器官时,可以引起相关脏腑、器官、组织的功能改变。如：针刺合谷穴治疗牙痛,当感传到达牙龈时,患者立即感到牙痛部有清凉感,同时牙痛立即消失。针刺内关治疗心脏病,当"经气"到达胸部时,患者立觉心脏舒畅,心脏部闷痛立即消失。

（8）感传的趋病性："气至病所"是古人对感传趋病性现象的描述。感传有传向病所的趋势,如果病灶不在经络上,感传可偏离经脉,折向病灶。

（9）感传感觉性质的多样性：针刺"得气"时,大多数受试者以酸、胀、重为主,少数受试者有流水感、蚁行感、冷感、热感等。不同的刺激方法常引起不同的感觉传导。电针及穴位注射,以酸、胀、重为多；电脉冲穴位刺激常为麻感,虫跳或蠕动感；艾灸为温热感,"烧山火"为热感,"透天凉"为凉感。感传感觉性质还和针刺深度有关,当针尖到达皮内时常为痛感,多无感传现象；针尖到达肌层时,常以胀感为主,针尖到达更深部位,则出现酸、胀、麻、重的感觉,并有明显的感觉传导。

（10）感传的可激发性：有的人群不会出现感传,但采用适当方法后,可激发感传。如反复提插和捻转。有的受试者也可以用诱导入静的方法,入静可明显提高感传率,深度入静的受试者感传率可达 90%。有的研究者发现有些药物经口服、肌注、静注也可以提高循经感传率。

（二）循经性皮肤病

循经性皮肤病是指沿着经络循行线路分布的呈带状的皮肤病。它的基本特征如下：

1. 和古典经脉线路基本一致。

2．常以单经出现，也可多经并发，宽度一般在 1cm 以下。

3．常可伴有相应的脏腑器官病变，以肾经、大肠经最为多见，其次是肺、心经。

循经性皮肤病有先天和后天两种。先天的包括单纯性血管瘤、痣、汗孔角化症等 10 种，后天性的包括神经性皮炎、湿疹、银屑病、硬皮病、过敏性紫癜、线状色素沉着、带状疱疹等 18 种。有关循经性皮肤病的病例，在 20 世纪 50 年代后期有零星报道，至 70 年代，随着经络研究的不断深入，对循经性皮肤病的研究开始得到了重视。在国内，北京第六医院等单位进行了长期的有计划的观察，获得了具有说服力的循经性皮肤病的临床资料；在国外，匈牙利、日本也有这方面的报道。从资料上看，目前已在 25 个病种的 346 个病例中观察到 478 条循经性皮肤病。

（三）循经性皮肤血管功能反应

循经性皮肤血管功能反应是指在针刺后出现沿相应经络路线的红线、白线、丘疹以及皮下出血等皮肤血管神经性反应。又称"循经性皮肤显痕"，其中以红线、白线居多。循经性皮肤血管反应一般较细，有的宽达 1～2cm，长短不一，有的出现在经络的某一行程段，有的可通达全程。出现的时间也不一，有的在刺激后十几分钟出现，有的长达数小时。出现前常有痒、凉、麻木、酸胀、疼痛等先兆症状。上述的循经性皮肤功能反应有人认为和自主神经功能有关，但其走行的路线与血管、神经的走行不同，其机制需要进一步探讨。

（四）循经性感觉障碍

循经性感觉障碍是指沿经络线路自发出现的麻木、痛敏、异常的感觉等感觉障碍现象。

1．感觉性质　循经性感觉障碍多种多样，一般有以下两种。①疼痛，以钝性痛或压痛为主，也可出现抽痛、灼痛、偶有剧痛难忍。②感觉异常，一般是酸、麻、冷、热感，有时也可出现水流感、气流感和蚁行感。有的还出现感觉过敏，感觉迟钝。

2．分布路线　循经性感觉障碍分布于体表，呈带状，其宽度在 0.3～3.0cm，长度大多短于或等于经脉全长，少数可长于经脉全程。感觉障碍出现频率最高为膀胱经，其次是大肠经，出现的经可局限于一条也可出现数条经脉，亦有表里经同时出现或同名经脉对称出现者。从目前资料看，循经性感觉障碍的分布线路与古典医籍记载的经脉循行线路基本吻合，不同于神经、血管的走行路线，也不同于某些神经痛、感觉障碍以及内脏病变所致的皮肤过敏的海特带（Head's zones）。

3．发作次数和情况　一般每日发作一至数次，但也有日发作十余次，或数日或数月才发作一次。发作时多从某一点开始，然后循经扩散，每次发作多从数分钟至数小时，移行速度一般为 10～40cm/s。有些患者发作时可伴有其他反应，如呕吐、肢体不自主运动。当循经性疼痛或异常感觉发作时，在始发点或循行路线上施加艾灸、压迫等可阻止发作。

循经性感觉障碍的机制目前不太清楚，从目前研究来看，多数出现循经性感觉障碍的患者在始发点相应脏腑能找到病灶，去除这些病灶可使发作停止。有的病例有脑外伤病史或有其他中枢神经系统疾病。因此，有人认为其发作的原因是持久刺激的病灶，冲动不断传入中枢，造成了大脑皮质的惰性兴奋。有人基于给发作者服用苯妥英钠能抑制异常感觉扩延的事实，认为它可能是一种以大脑皮质功能失调为基础的病理性反射，其病理变化可能与癫痫发作属于同一类神经障碍过程，因而称之为"循经感觉性癫痫"。

二、经络检测

从大量的调查和研究结果表明，经络现象是客观存在的。但产生经络现象的原因是什么？经络的实质是什么？能不能用现代科学技术手段将经络的实质检测出来？长期以来，国内外研究者对经络进行了生物物理学研究，取得了重大成果。

（一）皮肤电阻检测

20 世纪 50 年代，日本学者中谷义雄根据经穴容易通过电流的说法，检测一名肾病患者的皮肤导电量时，发现患者下肢皮肤有许多导电量较其他部位高的位点，将这些点连成线后发现，这条线和古典肾经的循行相似。随后在其他患者身上和其他经络上也发现了类似的现象。他把这些皮肤导电量高的点被命名为"良导点"，由良导点连成的线被称为"良导络"，经检测，人体体表共有 26 条低电阻点的线，这些连线大多与古典的经脉循行线相一致。此后，我国学者自制了多种测量体表阻抗的仪器，通过系统检测，发现体表低电阻具有以下的特征：

1. 穴点的阻抗一般较其周围非穴点的阻抗值低。
2. 低阻点的连线绝大多数分布在经脉上，或在其两侧 0.5cm 的范围之间。
3. 低阻点循经分布是稳定的，可以重复。
4. 在兔、羊、猪等动物体上也可以观察到类似的现象。

（二）放射性核素示踪

20 世纪 60 年代初，我国学者就开始应用放射性同位素检测经脉的循行路线，其方法是在人体的穴位上注入低治疗剂量的 ^{32}P 以盖缪计数器记录，观察相应经脉上的放射性的强度。结果显示，相应经络线上的放射性强度较其两侧非经线的对照组高，所测试到的十二条同位素的示踪轨迹与传统的十二条经脉的路线大体一致。而在非经穴部位注射时则观察不到同位素循经迁徙的现象。近年来，随着同位素示踪技术的不断发展，特别是将 γ 闪烁照相技术应用于经络路线的检测，记录到放射性同位素迁徙过程的图像，结果发现，同位素迁徙具有以下特征：

1. 同位素沿十二经脉迁徙的距离约 57.36 ± 16.65cm。
2. 手足三阴经的迁徙轨迹与经络循行基本一致，手足三阳经则有偏移。
3. 同位素迁徙的平均潜伏期为 37.28 ± 15.63s。
4. 外加一定压力后，同位素的循经迁徙可被阻断，解除压力，恢复其正常的迁徙。
5. 在穴位的不同深度注射同位素，迁移轨迹与经脉线符合率也不尽相同。
6. 示踪剂的迁移速度为 $1.3 \sim 4.4$mm/s。
7. 迁移时会出现淤滞点，淤滞点与穴位的位置常吻合。
8. 核素迁移可呈双向性，但以向心性为主。

（三）低频声信号检测

20 世纪 80 年代，辽宁中医学院（现为辽宁中医药大学）首先开展了以低频声信号为指标的经络循行路线的检测工作。具体方法是在人体某一经穴输入低频声波，在这个穴位所在经的其他穴位用声电传感器记录信号。通过检测发现，低频声波在经络的传导具有以下特点：

1. 低频声波在体内传导具有循经性，声波传导过程中有衰减。
2. 受试者有病痛，声波传导受阻，痊愈后传导恢复。
3. 传导速度为 10m/s 左右。
4. 人体和动物实验显示，循经声波在动物或人体的类筋膜组织上传导。
5. 低频声在经络中传导时，对相应脏腑具有调节作用。

根据低频声波传导具有循经性及某对脏腑具有调节作用，临床上开展了经络输声疗法，并取得满意疗效。

（四）体表超微弱发光检测

地球上约有上千种生物能发光。人体活体体表也可向外发射超微弱冷光，这种冷光仅为蜡烛光的亿万分之一，不为肉眼所见，需用精密仪器方可显现。近几年来，经络研究者发现，人体经络腧穴上也能发出较强的"冷光"，其波长为 $380 \sim 420$nm，失血和死亡家兔的经穴的发光强度明显下降；而针刺得气可增加发光强度，有感传者发光强度的上升更为明显。研究还发现死亡不久的人体某些部位仍能发光，这些发光的部位和人体穴位基本一致。生物体的发光强度在一定程度上反映了机体生命活动能力的强弱。经络腧穴体表发冷光的现象有待进一步研究，其机制有待进一步探索。

（五）红外辐射成像

一切物质当温度高于绝对零度（即 –273.15℃）时，其内部的分子就因热运动而向外辐射红外线。不同的物质辐射红外线的波长和强度也各不相同，基于以上原理，利用灵敏的红外线探测器可察知被探测物质的特征。20 世纪 70 年代，法国 J.Borsarollo 最早应用红外热成像技术来显示人体经络穴位，此后，日本学者本山博用液晶薄膜法观察到，刺激合谷后，大肠经穴区域温度上升 1～2℃。近年来，我国学者应用红外线热像仪对经络穴位进行研究，发现人体红外线热辐射具有以下特征：

1. 在自然状态下，人体也有一定比例的循经高温带出现，尤其在额部的两条太阳经上比较明显，背部正中线和腹部正中线的纵向高温带的出现率分别为 51.7% 和 7.7%，艾灸可使其温度升高，行程延长，连续性更明显。

2. 受试者主观感觉的热感或冷感与探测仪显示的红外线图像亮带辉度的变化基本一致，辉度改变的部位也与经脉的循行路线相符合，与神经、血管和淋巴管走向不同。

3. 如果感传的性质为酸、胀等而无冷、热感，则热像图上也记录不到温度变化的图像。

4. 高温带与针感的强度有明显关系，针感强者，高温带也比较明显。热像图中高温带的出现与发展都稍迟于感传出现的时间。

人体皮肤温度的变化是局部血液循环和代谢状态的反映，与自主神经有密切关系。因此，有研究者认为，循经的热辐射可能是经络穴位受到刺激，引发感传信号，经络感传引起经络穴位局部毛细血管收缩或扩张，使局部血流量发生变化而引起冷感、热感，同时呈现热像图的改变。

（六）经络的磁学检测

1990—1996 年，我国学者进行了健康人经穴经外磁特性的观察，健康人和患者经穴内外磁信号的差别，针刺前后经穴磁信号的变化等一系列研究，发现经络具有以下磁特征：自然状态下经穴上磁信号的低频成分较多，经穴外则高频成分较多；刺激后经穴上磁场的频谱表现为低频成分进一步增加，高频成分则降低，而经穴外结果正好相反。

（七）钙离子测定

Ca^{2+} 是人体内一种重要的信使物质，主要分布于细胞外，细胞内 Ca^{2+} 浓度是细胞外钙的万分之一。细胞内 Ca^{2+} 作为一种重要的第二信使物质与人体的多种生理活动密切相关，同时细胞内的 Ca^{2+} 水平受细胞外 Ca^{2+} 的浓度的影响。近年来，上海、天津等多家单位研究发现钙离子与经络的活动具有非常密切的关系，具有以下特征：

1. 脉线上的穴位有钙富集现象，其钙离子浓度高于非经穴处。

2. 富集区的纵向连线与经脉路线相一致。

3. 针刺经穴可使本经其他穴处的钙离子浓度升高。

4. 脏腑病变时，其相应经脉线细胞外的钙离子浓度明显下降，当脏腑病变痊愈时，相应经脉线上的钙离子浓度也恢复正常。

5. 经穴区有结合钙、亚稳态结合钙、游离钙等多种形式的钙，其中亚稳态结合钙和游离钙最可能参与经络穴位的功能活动。

（八）钾离子测定

K^+ 是人体生命活动的又一重要物质。近年来，研究者发现，K^+ 与经络活动同样具有非常密切的关系，具有以下特征：

1. 实验家兔穴区处的 K^+ 浓度高于非经穴区。

2. 针刺经穴或本经非穴点，可使同经穴 K^+ 浓度升高。

3. 内脏病变时，相应经脉线上的 K^+ 浓度降低，痊愈后，K^+ 浓度恢复正常。

4. 穴位处针刺前后 K^+ 浓度有明显差异，而穴位旁开点针刺前后 K^+ 变化不大，差异不明显。

（九）肌电测定

研究者早就开始重视经络生物电研究。近年来，研究者发现，经穴刺激出现循经感传时伴有循经肌电的发放，并表现出以下规律：

1. 循经感传现象与循经肌电步进同时出现。
2. 肌电振幅在 $10\sim150\mu V$ 之间，步进度为 $2.3\pm0.8cm/s$。
3. 臂丛神经阻滞后，在上肢出现的循经感传和循经肌电信号一同消失。

循经肌电和循经感传现象有着内在的联系，其产生的机制可能是：针刺穴位后，刺激引发局部神经、肌肉组织兴奋，肌肉组织在兴奋过程中形成的电流，刺激神经组织，神经组织产生继发性兴奋，并反映在经络循行的部位，从而沿经脉出现感觉迁移和步行性运动，产生循经感传现象。

三、经络脏腑相关

《灵枢·海论》指出："夫十二经脉者，内属于府藏，外络于支节。"人体体表与内脏之间的联系是靠经脉实现的，经脉是体表和内脏功能活动的通路，内脏的一切功能活动通过经脉才能反映到体表，内脏和经脉有密切的关系。十二经脉是经络系统的主干，所以"经络脏腑相关"常被称作"经脉脏腑相关"。长期以来，经络脏腑相关的研究大多停留在经穴脏腑相关的阶段。事实上，经穴只是经络通道上的一个"驿站"，是经络的一部分，它属于经络，但不等于经络，这样的研究是不充分的、不全面的。近年来，越来越多的学者逐步意识到这一问题，逐渐从经穴一个点与脏腑的关系上升到经络一条线与脏腑关系的研究。下面就介绍近年来这方面的研究进展。

（一）脏腑病变在经络的反映

《灵枢·九针十二原》指出"五脏有疾也，应出十二原，二原各有所出，明知其原，睹其应，而知五脏之害矣"。从这里看出，脏腑的病变可以反映到经络，审视经络上的相关部位，就能诊断脏腑的病变。现代经络腧穴的研究也观察到脏腑病变在相应经络上的确有反应，其反映的主要形式为经络路线的感觉异常、组织形态改变和生物物理特性变化等。

经络路线的感觉异常主要是指脏腑发生病理变化时，相应的经络路线上出现压痛、疼痛、酸、麻、胀和知热感度等感觉变化。现代医学发现，内脏病变可引起体表某一部分发生疼痛或感觉过敏，这种现象称为牵涉痛。北京第六医院在对各种系统疾病的体表感觉检查中发现，各种内脏病可在体表出现麻木或痛敏反应带，这种反应除见于本经外，尚可见于表里经、同名经或表里经的同名经以及膀胱经等部位。

脏腑病变还可引起经络循行路线上组织形态的变化，这些变化可以触摸、按压、循捏、观视相应经络部位而发现。最常见是相应经络上出现的结节、条索状物、组织松弛等，也可见经络路线上的皮肤脱屑、凹陷、隆突、皱纹、丘疹、瘀斑、斑点等。经络路线上的这些组织形态的变化常可反映相应脏腑器官的病理变化。

现代检测手段检测到，脏腑发生病变时，在相应经络线上可出现生物物理特性的改变。有人利用红外热像技术在面部热像图上观察到，健康人面部膀胱经的高温线出现率为 21.6%，而面瘫患者为 17.7%；高温线均从睛明穴上行至前发际，但面瘫患者的该高温线出现不对称性，一般高于周围皮肤 $0.5\sim1.0℃$。

（二）经络对脏腑的调治

张介宾注曰："凡病邪久留不移者，必于四肢八溪之间有所结聚，故当节之会处索而刺之"（《类经》）。由此看出，脏腑病变可反映于相应经络上，在经络路线上寻找反应点或直接在经络的穴位进行刺激，可以调节相应脏腑的功能。有人采用逐点动态兴奋的方法在动物身上观察循经感传的模拟效应，结果在胃经线上的模拟循经感传有明显加速胃排空的作用，而在经线内外侧的对照组作用则较差。实验表明，电针心包经内关、中冲、劳宫和大陵穴及经上非穴，均可维持兔缺血心肌电活动的相对稳定，改善泵血功能，促进血压恢复。福建省中医药科学院在这方面做了大量的研究工作，通过针刺 100 名冠心病患者心包经路线上的 4 个穴位和 2 两个非穴位以及旁开 1.5cm 的 8 个对照点，结果显示：在经线上针刺与在旁开对照点上针刺对患者心脏功能的影响有非常显著的差异，说明心包经作为一条经脉，与心脏功能活动有密切关系。另对 170 名冠心病患者针刺内关穴，观察有感传者和无感传者心电图 ST 段和 T 波变化的时间差异。针刺 15 分钟时，有感传者的心电图改善明显，而无感传者的心电图无明显变化，两者差异显著；针刺 30 分钟时，有感传者和无感传者的心电图都有明显改善，两者差异不再显著。从对部分患者针刺 90 分钟连续记录的动态心电图上看到，有感传组的针刺效应优于无感传组，出现显效的时间也比无感传组早。

四、经络实质假说

经络的物质基础是什么？这个问题一直困扰着每一位针灸临床工作者。目前关于经络实质大体上可以概括以下三种观点。

第一，经络是以神经系统为主（包括血管、淋巴系统）等已知结构和功能的调控系统。

第二，经络是独立于已知结构及其功能的另一调控系统。

第三，经络可能既包括已知结构，也包括未知结构的综合功能调控系统。

所有这些关于经络实质的假说都是通过临床观察和实验提出来的。有的是通过考证古典经络概念的形成过程及理论体系，有的则通过现代科学实验及现代解剖生理理论结合经络现象进行推理的结果。从目前来看这些假说都不能完全解释经络现象和针灸作用规律，但可能从某个侧面反映了经络的实质。下面就其主要者归纳如下：

（一）脉管说

脉的最早含义是血管，《说文解字》解释为"血理分（斜）行体者"。脉有几种写法，"脈""衇"，从字面上看，脉和血，和水流有关，而人体身上最和血有关的就是血管。古人根据"天人相应"理论，认为自然界有什么现象，人体身上也应有什么现象，自然界有江河运行水气，人身上也应有脉运行气血。关于脉，古书上有很多记载。《素问·脉要精微论》："脉者，血之府也。"《灵枢·血络论》："血气俱盛而阴气多者，其血滑，刺之则射。阳气蓄积，久留而不写者，其血黑以浊，故不能射。"《灵枢·本脏》："经脉者，所以行血气而营阴阳，濡筋骨、利关节者也。"从以上记载可以看出，古人所指的脉就是血管。

古人还记载了可见的经脉。"经脉……深而不见，其常见者，足太阴过于外踝之上，无所隐故也。诸脉之浮而常见者，皆络脉也"（《灵枢·经脉》）。从以上记载看，似乎古人对经脉的认识首先是从浮于体表的静脉开始，然后是动脉，再扩展到神经等组织，凭借对自然的初步认识，结合"天人相应"理论，借助粗浅的解剖理论和气功理论以及人体上的一些生理病理现象，结合一定的想象而勾画出了古代经络系统。

在经络组织结构形态学的现代研究中，也发现经络和血管、淋巴管有密切的联系，有些经脉的某些行程段与血管的分布相似。如有人观察到，手太阴肺经沿头静脉分布，手少阴心经沿尺动脉和尺静脉分布。Hilton 测得，动脉壁平滑肌兴奋时的传导速度为 10cm/s，与循经感传速度一致，从而认为动脉壁平滑肌的兴奋传导可能是一种循经传导，也有人在仅留股动脉和股静脉的动物下肢上，针刺"足三里"能引起与针刺正常动物相类似的肠效应。从而认为针刺通过血管途径产生相应的内脏效应。

（二）中枢兴奋扩散说

随着经络实质研究的深入，越来越多的研究者意识到，要在古代经络线上找到实实在在的经络似乎是不可能的，因而有人把目光投向中枢神经，提出了中枢神经扩散说的观点。持这种观的人认为循经感传发生在中枢神经系统，感传线是针刺穴位时产生的兴奋在大脑皮质内的定向扩散形成的，即"感在中枢，传也在中枢"。其主要根据有：

1. 幻肢存在感传　近年来研究者发现刺激截肢患者的残端肢体时，可以引发循经感传向并不存在的"肢体"传导，有人曾用低频脉冲刺激 55 名截肢患者的残肢端的穴位，结果有 34 人出现幻肢感，大多数受试者的感传路线基本循经，速度缓慢，但也有一些受试者无法分清感传的路线和过程。这一事实说明，循经传布的感觉可能是由于中枢扩散所引起，是中枢兴奋扩散观点的一个重要证据。

2. 气功入静时可诱发感传　古代气功理论和实践是古典经络系统形成的一个主要因素。气功入静，实际上是大脑的一种特殊的功能状态，入静能诱发感传，而且练气功者在经穴刺激后，更容易出现感传。这说明循经的产生与大脑的功能密切相关。

3. 颅内病变可引起自发性感传和感觉异常　直接电刺激大脑皮质的第一体感区，可引起身体对侧出现蚁行感。

4. 感传以皮层感觉功能为基础　一旦大脑或中枢神经系统损伤后，循经感传就不能发生。

5. 杰克逊癫痫与感传相似　近年来发现杰克逊癫痫发作时与循经感传相类似。杰克逊（Jackson）癫痫发作时抽搐从身体某部沿一定方向逐渐扩散，这和感传的传导相类似；发作中抽搐停止的顺序是从扩散的终端向其起始部返回，这和感传的"回流性"相类似；抽搐的扩布可被中途的重压及用绳索紧扎而中止，从而也中止了癫痫进一步发展，这和感传可阻性类似。

（三）外周动因激发说

持这种假说的人认为，循经感传形成在体表，针刺时产生的某种"动因"将外周神经感受装置激活产生兴奋，这种兴奋"沿经"传入中枢系统，从而产生循经感传现象。换言之，是"传于体表，感在中枢"，持这种观点的人认为经络可能是一种具有特殊结构的传导系统。

1. 感传可伴形态学改变　从经络现象的观察看，有些出现循经感传后，可继发产生循经的丘疹、水疱、白线、皮下出血、发热、发冷以及循经性皮肤病。

2. 感传可被阻滞在感传线上　施加压迫、局部冷冻或注射液体能直接阻断感传，而对周围神经动作电位和皮质诱发电位则无明显的影响，随着感传的阻滞，针刺效应即减弱或消失。

3. 在体表感觉缺失区感传会改变　肌肉、肌腱手术后感传改道，遇到创伤、关节或瘢痕时也会受阻或绕道。

4. 感传线与已知结构不同　循经感传的路线与已知的神经、血管、淋巴管的分布很不一致，感传的速度较周围神经的传导速度为慢。

（四）外周—中枢综合说

这种假说认为，中枢兴奋扩散说和外周动因激发说各有一定事实依据，但都不能完全解释一些经络现象。因此，有人认为持这两种观点的人在推论上走向了两个极端。在循经感传的过程中，应是外周和中枢共同参与的结果，外周有循经的实质过程，中枢有循经的功能表现。在某种情况下中枢环节可能表现出自己的存在和影响，但中枢特定联系（或经络构型）只是外周实质过程的反应和投射，没有外周的循经性实质过程，也就不可能出现中枢特定功能联系。亦即在外周和中枢的调节活动中，起决定作用的是外周的实质过程，分析循经感传机制，综合循经感传特征及其他循经生理病理现象，可以说外周有循经现象，中枢则有循经的投射及特定的功能联系，即循经感传是外周与中枢协同活动的结果。

（五）二重反射假说

现代生理学认为，人和动物生理功能的调节是通过神经对体液综合调节机制而实现的，但器官功能的神经调节可通过两种形式来实现。其一，是通过神经系统的长反射；其二，是通过器官局部神经丛而实现的短反射。基于这些生理学中已知的事实。汪桐于 1977 年提出了经络实质的二重反射假说。该假说认为，针刺穴位时，一方面可通过中枢神经系统引起通常的反射效应，即长反射；另一方面，由于局部组织损伤而产生的一些酶化学物质作用于游离神经末梢，引起一系列的局部反射。这里所指二重反射就是指针刺过程中长、短两种反射的同时出现。

二重反射假说的基本观点是：

1. 经络循行线上的组织存在着相对丰富的血管和淋巴管，其分布可能有特殊的构型。经络循行线上的皮肤、皮下组织和血管有相对丰富的神经丝（网），主要由交感肾上腺素能、胆碱能纤维和传入神经所组成，这些游离的神经末梢可以相互发生影响。

2. 针刺时，由于局部组织损伤而产生的一些酶化学物质作用于游离神经末梢，即可成为引起另一个短反射的动因，如此相继触发，向一定方向推进，从而引起循经出现的各种经络现象。

3. 在一系列局部短反射相继激发的过程中，每一个反射环节所引起的兴奋，通过传入神经进入中枢，升为意识，这些局部短反射的代表区在大脑皮质上相互接通，就形成了经络在大脑皮质上的投影图。

4. 在经络循行线上，以神经和血管为基础的局部短反射效应可以认为是一种比较古老、比较低级的外周整合系统，是进化过程中比较原始的功能。

以上二重反射假说可以比较完整地解释针刺穴位时出现的反射效应和各种经络现象，但这种假说能否成立，关键在于必须证明外周神经末梢之间有传递兴奋的可能性。1950 年，Habgood证实，在带有两根神经支配的蛙皮分离标本上，刺激其中一根神经的断端，即能导致另一根神经放电。迷走神经和交感神经之间也可形成突触联系。汪桐为了证明短反射的存在，也对这一现象进行了观察：分离大鼠的腓浅神经和腓深神经，并切断两者与中枢的联系，电刺激腓浅神经外周端，在腓深神经干上引导动作电位，其出现率为 7.14%；刺激腓深神经外周端，在腓浅神经上完全记录不到动作电位。电针"足三里"穴 30 分钟后再进行同样观察，发现，电刺激腓浅神经有44.44% 的大鼠在腓深神经上可引导出动作电位。同样，刺激腓深神经，也可在 39.29% 的大鼠腓浅神经上引导出电位。上述结果与电针"足三里"穴诱导之前相比，差异有非常显著的意义。如果同时刺激同侧下肢交感神经干的外周端，则动作电位出现的阳性率显著降低。上述实验结果为进一步验证经络实质的二重反射假说提供了一个重要的前提。

（六）周围神经说

经络系统的形成和古人对人体神经系统的解剖知识密切相关。现代经络的形态与研究发现，穴位处常有神经干或较大分支通过。显微镜观察也发现穴位处有丰富神经末梢、神经丛和神经束。无论从穴位一个"点"，还是从经脉"线"的角度，经络和周围神经具有密切的关系。其相关的形态学证据如下：

1. 四肢肘膝关节以下的经脉某些行段常与神经干主要分支的行程基本一致 解剖学发现，手太阴肺经沿臂外侧皮神经、前臂外侧皮神经、肌皮神经及桡神经分布；手少阴心经沿臂内侧皮神经、前臂内侧皮神经及尺神经分布；手厥阴心包经沿正中神经分布；足太阳膀胱经沿腓肠神经、股后皮神经分布；足厥阴肝经沿腓深神经、腓浅神经和隐神经分布。

2. 经脉弯曲部位常有相应神经结构分布 膀胱经在骶部有上髎穴至下髎穴以及小肠俞至白环俞两个弯曲，两个弯曲处有相当于骶神经后支外侧支的第一次和第二神经袢分布。

3. 络穴处常有相应神经分支吻合 穴位的解剖学发现有些络脉从经脉中分出的部位正好是有关神经分支吻合的部位。例如，前臂外侧皮神经的分支与桡神经浅支在列缺和偏历处吻合，前臂外侧皮神经和肺经有关，桡神经浅支和大肠经有关，前臂骨间掌侧神经与前臂骨间背侧神经在内关和外关穴处互相吻合，前臂掌侧神经与心包经有关，前臂骨间背侧神经与三焦经有关。一般情况下，表里两经的络穴都有相应神经分支的沟通。

4. 表里经上常有相同神经或大致发自相同脊髓节段的神经分布 肺经和大肠经都与肌皮神经和桡神经有关，这两根神经均发自 C_{5-8}。心经和小肠经都与尺神经及前臂内侧皮神经有关，尺神经发自 C_{7-8} 及 T_1，前臂内侧皮神经发自 C_8 和 T_1。脾经和胃经都有隐神经及腓浅神经分布。肾经和膀胱经都有胫神经分布。

5. 手足同名经的某些相应穴位处有类似的神经分布形式 前臂外侧皮神经与桡神经支在手太阴经列缺处吻合，小腿内侧皮神经与腓神经浅支在足太阴经公孙穴处吻合。在解剖学上，前臂外侧皮神经与小腿内侧皮神经相当，桡神经浅支和腓神经浅支相当，而列缺和公孙二穴相当，都是太阴经络穴。手三里处有桡神经深支分布，足三里穴处有腓深神经分布，两穴不仅同属阳明经穴，其名称、位置及神经分布亦相当。

6. 手足三阴、三阳经的主治特点与相应脊神经和自主神经的联系有关 从临床上看，十二经脉的主治与脊神经和自主神经的联系有关。手三阴经分布于上肢掌面，通过上肢部脊神经组成的颈丛和臂丛，在颈部和胸部与支配心肺的交感神经联系，而主治胸部疾患；手三阳经分布于上肢背面，通过颈部脊神经和颈上交感神经节的联系，再经颈内动脉和脑神经与头部各器官联系，从而主治头部病证；足三阴经分布于下肢内侧，通过下肢脊神经组成的腰丛和骶丛，在腰骶部与分布于腹部的自主神经联系，故主治腹部病证；足三阳经分布于下肢外侧和后侧，通过腰骶部和脊神经与交感神经相连，再上行与分布于背部和头部的神经联系，从而主治头部和五官病证。

（七）神经节段说

从经络的分布特点上看，在四肢部，经络呈纵向分布，这与周围神经的分布有相似之处。在躯干部，经络主要呈纵向分布，而神经则是横向分布。但从躯干部腧穴主治特点来看，纵行的经脉有前后横向的治疗作用，这与神经节段的划分有相似之处，因而有人提出了经络的神经节段假说，其主要依据是：

1. 经络和神经节段相关的胚胎学基础 脊髓动物胚胎早期，除头部不易识别外，躯干的节段性结构已经形成。胚胎的每一个节段性单位称为体节。每个体节包括体壁部、内脏部及相应神经节。这个时期人体结构的基本形式是沿身体的纵轴从头到尾排列，各节段伸展呈横列位。

随着胚胎的发育，体壁部演化成为未来的四肢和躯干，内脏部形成未来的内脏器官，神经节段则向体躯部和内脏部分别发出躯体神经和内脏神经，将两者连成一体。胚胎每一脊髓节段所发出传出神经纤维，经过相应的前根，支配相应的肌节、皮节和内脏器官；同样，皮节和内脏的感觉信息，则由其传入神经纤维相应的后根传入同序列的脊髓节段。

随着胚胎生长分化，体节各部发生很大移位，肌节和皮节的节段性变得难以辨认，有些器官虽已转移至他处形成异形体节，但不管肢节如何伸长，皮节和肌节如何变位或转移，内脏演化成什么形态，支配它们的神经怎样重新排列组合，神经系统与体壁和内脏之间仍保持着原始的节段关系。如睾丸发生于 T_{10} 节段，胚胎时期存在于腹腔内，发生后虽然已传入阴囊，但支配它的神经仍来自 T_{10} 节段。神经系统与躯体和内脏之间的这种原始的节段性分布关系，为经络与神经节段相关说提供理论依据。

2. 经络腧穴与相应内脏在神经节段分布上的一致性 穴位与其所主治的脏腑在神经节段上具有相当的一致性。经络、腧穴的形态解剖学发现，腧穴与内脏的联系主要依赖于神经节段，每一经穴的神经节段常位于相关脏腑的那个神经节段上，或在相关脏腑所属的神经节段范围内。

（1）躯干部经穴与相应脏腑神经节段关系：俞募穴是脏腑之气向背腰和胸腹部输注的部位，是躯干部重要穴位。形态学研究表明，绝大多数俞募穴的神经节段位于相应脏腑的神经节段范围内，或邻近这些节段（附表1-1）。

除俞募穴以外，躯干部的其他腧穴，与相应脏腑之间也存在着相同或相似的神经节段。例如：膻中属 T_4，心脏属 T_{1-5}，膻中能主治心脏病证；中脘属 T_8，脾胃属 T_{6-10}，中脘能主治脾胃病证。

通过对躯干部腧穴与相应脏腑的神经节段之间的关系的分析发现，同一经的穴位，由于所处神经节段的不同，可有不同的主治特点，表现为"同经异治"；而不同经脉的腧穴，可因所处相同的神经节段而具有相同的主治，表现为"异经同治"。如中脘、关元同属任脉，但因所属神经节段的不同，其主治也不相同；而任脉的中脘和胃经的足三里，因同属一个神经节段，故具有相似的主治特征。

附表 1-1　俞募穴与相应脏腑的神经节段关系

脏腑	脏腑神经节段	背俞穴神经节段	募穴神经节段
肺、支气管	T_{2-4}	肺俞 T_3	中府 T_3
心	T_{1-5}	心俞 T_3	巨阙 T_5
肝	T_{6-9}	肝俞 T_9-L_1	期门 T_{5-8}
脾	T_{6-10}	脾俞 T_8-L_1	章门 T_{10}
肾	T_{11}-L_1	肾俞 L_1	京门 T_{11}
胆	T_{6-10}	胆俞 T_{10}	日月 T_{7-8}
胃	T_{6-10}	胃俞 T_{12}	中脘 T_7
大肠	T_{11-12}	大肠俞 L_3	天枢 T_{10}
小肠	T_{9-11}	小肠俞 S_1	关元 T_{12}
三焦		三焦俞 T_{10}-L_1	石门 T_{11}
膀胱	S_{2-4}、T_{11-12}	膀胱俞 S_{1-2}	中极 T_{10-11}

（2）四肢部经穴与相应脏腑的神经节段关系：四肢的神经节段是原始的体节沿肢体长轴纵向延长，每一条经线位于 1～2 个神经节段上，如上肢桡侧是肺经（C_{5-6}），尺侧是心经（T_1），中间为心包经（C_{7-8}），因而每条经各穴位主治基本相同。以手少阴心经为例，本经走行于前臂内侧，上达腋窝前缘，从神经节段支配角度看，该经线位置正是胸髓上部节段区（T_{1-3}），支配上肢内侧躯体感觉神经进入上部胸髓节段后角，而支配心脏的交感神经初级中枢也在上部胸髓节段（T_{1-5}），两者在上部胸髓节段后角内发生会聚。因此，这条经各穴位主治病症都与心脏疾患有关，针刺心经各穴可以通过上部胸髓节段区而影响心脏功能，以实现低位中枢相关调节作用。然而经与经之间主治则有所差别，如肺经腧穴主治呼吸系统的气管及肺部病症，而心经和心包经腧穴则主治心脏疾患。

近年的形态学研究证实了经穴与相应脏腑在神经节段分布上的这种关系。陶之理等应用辣根过氧化物酶（HRP）等神经追踪显示法观察发现，经穴和相应内脏的初级传入神经在相关神经节段上确有会聚。

（3）表里两经的神经节段关系：表里两经在神经节段的分布也有相同之处。例如，肺与大肠相表里，两经都有肌皮神经和桡神经的分布，同属 C_{5-8}；心与小肠相表里，两经的分布与前臂内侧皮神经和尺神经有关，前者属 C_8-T_1，后者属 C_{7-8}-T_1。

3. 牵涉痛与相应经络的神经节段上的相关性　内脏牵涉痛是一种来自内脏冲动，并由自主神经（一般是交感神经）传导的疼痛。临床研究发现，牵涉性内脏痛的部位常出现在与疾病器官有一定距离的体表，且符合神经节段支配规律。例如：心绞痛常由心前区经左肩、沿上肢内侧后缘直向小指放射，所经部位与手少阴心经的循行路线相当，所属节段正是 C_8-T_1 交感性皮节。

4. 气街与神经节段的相似性　气街是脉气在头面部、躯干部向四周扩散的径路。《灵枢·卫气》："胸气有街，腹气有街，头气有街，胫气有街。故气在头者，止之于脑；气在胸者，止之膺与背腧；气在腹者，止之背腧与冲脉于脐左右之动脉者；气在胫者，止之气街与承山踝上以下。"头气街，内通于脑，外应于五官；胸气街，内通于肺、心，外应于胸膺和背部；腹气街，内通于肝、脾和肾，外应于背俞及腹部冲脉之交会穴；胫气街，内通于胞中，外应于气冲穴及承山穴和踝部上下。从以上记载可以看出，气街论述的内脏和躯干四肢部的联系和神经节段的划分有相似之处。

（八）轴索反射接力联动假说

针刺时，循经可出现红线、皮丘带等皮肤反应。1980 年，张保真根据这一现象，在大量查阅资料的基础上，提出了轴索反射接力联动假说，力图从组织生理学的角度对经络皮肤反应等经络现象的产生机制和经络的组织结构基础作出合理的解释。这个假说与二重反射假说有类似之处，但其构思较前者更详细具体。

轴索反射接力联动假说认为，存在于穴位中的神经末梢属于某个感传神经元的周围轴索的一个分支，当这个神经末梢受到刺激后产生兴奋，神经冲动传导至该轴索分支的分岔处，然后返转逆向，沿另一分支传向皮肤，在此分支终末释放出扩血管的或其他的效应物质，使皮肤的小动脉扩张，微血管的通透性提高，并使接近此分支终末的肥大细胞进入活跃状态。小动脉扩张形成潮红，微血管通透性升高形成风团，由穴位直接刺激引起的和由轴索反射引起的肥大细胞活动改变了中间物质的成分和含量，这些中间物质将信息从一个神经元的轴索终末传递至下一个神经元的轴索终末。它们包括从上一轴索终末放出的递质，和存在于微环境中的各种生物活性物质或电解质，也包括构成荷电基质的大分子物质，主要由于中间物质导电能力的增强，激动皮肤中按经络路线特定排列、与上一神经元末梢重叠分布的下一个神经元轴索终末产生兴奋，促使下一神经元进行轴索反射。反射的结果同样形成相应区域的潮红或风团，同样增强中间物质的导电能力。如此一个接一个地传下去的潮红或风团就从局部延伸成为跨过若干个皮节的红线或（和）皮丘带。为了证明以上假说，张保真等做了一系列实验发现：在人体胃经经线上的皮肤中确实存在有两种不同的神经肥大细胞连接，其中一种联动为传出性神经肥大细胞联动，称之为 A 连接。此种连接，物化地建立在轴突终末和肥大细胞之间，而不是轴突在其行程中与肥大细胞单纯地紧密连接。参与连接的轴突终末有施万细胞相伴与被覆，终末内有囊泡、线粒体、神经丝和复合小体等内容物，肥大细胞表面的皱褶也可参与连接的形成。这种连接可能与轴突反射时感觉神经纤维的传出分支有联系，与肥大细胞形成连接的轴突终末似属 C 类纤维。另一种连接可称之为 B 型连接，在构造上与 A 型连接有很大的不同。它的轴突终末不膨大，也不含任何已知的细胞器，突进与偃卧在肥大细胞体的凹窝中。从其结构特点来看，这种连接可能是属于传入性的。在小鼠的皮肤中同样也可以观察到神经肥大细胞连接。以上研究结果为"轴联说"提供了一些实验基础。

（九）循经传感的脊髓脑干神经网络假说

1995 年，林文注等在对穴位针感、循经感传、针刺镇痛等研究成果上，提出了脊髓脑干神经网络假说。

脊髓脑干神经网络假说认为：在脊髓后角胶状质区和低位脑干区存在与体表经络相对应的神经网络链。当神经网络链兴奋性提高和适当的穴位刺激或穴位传入纤维敏感性提高的条件下，脊髓脑干神经网络链内可产生具有循经感传基本特征的兴奋扩布，这种兴奋扩布，一方面通过相应节段胶状质区的突触三联体等接替给相应节段的脊髓束神经元传向丘脑和大脑皮质感觉区，产生循经感传的感觉；另一方面接替给相应节段的脊髓前角或侧角的有关神经元产生循经肌电反应、循经神经血管反应和引起相应脏腑的功能活动反应。

支持这一假说的临床和实验依据有：

1. 用类霍乱原亚单位——辣根过氧化酶（CB-HRP）穴位注射跨神经节追踪研究发现，脊髓和低位脑干胶状质区存在与体表胃经相对应的神经网络链；同一节段的胃经与膀胱经的穴位一级传入终末，在脊髓胶状质区形成了既相互重叠又有一定部位差异的相对特异关系。

2. 计算机仿真表明，该神经网络链在系统的自然频率较高而自然频率差、交联量级差和交联量级为一小量等条件下可产生具有循经感传基本特征的兴奋扩布。

3. 根据计算机仿真结果，应用能提高脊髓胶状质区中间神经元自然放电频率、降低系统自然频率差的脊髓兴奋剂，可在动物体节段性脊髓场电位的基础上诱发跨越 20 余个脊髓节段的和以 P_2N_3 波为主的传导性脊髓场电位，初步的工作表明这种脊髓内的兴奋扩布可能与循经感传的产生有一定的关系。

4. 刺激周围神经的向心端可诱发出双向性的循经感传。循经感传的距离随刺激强度的增强而延长。

5. 临床和实验发现，减低下行抑制的入静诱导者和脊髓兴奋性明显提高的不完全性截瘫患者循经感传的出现率明显提高，脊髓腹外侧索损伤的患者几乎不能产生针感和循经传感。

6. 生理学证实，穴位肌电和循经肌电是一种需要中枢神经系统参与的反射性活动。

（十）经穴－脏腑相关说

1981 年季钟朴在一系列研究基础上把经络系统命名为体表内脏自主性联系系统。他认为古人所说的经络就是指人体的神经和循环两大系统，前者为联系系统，后者为运输系统，经络联系可能是以自主性联系为主的混合联系，现代经络系统研究虽然没有找到实实在在的经络，但发现了现代生理学所没有发现的新功能，即"经穴 - 脏腑相关"。

这个假说的依据是：

1. 解剖发现任何穴位都有神经纤维，即使是在血管周围也不能排除神经末梢，一经麻醉阻滞神经传导后任何穴位刺激就毫无效果。

2. 循经感传的感觉过程必然经过外周神经（也包括自主神经），到达高级中枢，否则不可能产生感觉（只能产生幻觉）。

3. "气至而有效"，在效应器产生功能变化（调节），是由穴位刺激经过各级中枢产生的调节反射。

4. 体表穴位因内脏疾患产生病理反应，其他病理生理变化也可以理解为反射现象。

5. 到目前为止，从穴位、沿经络线到效应器，所有的变化（生理病理变化、生物物理变化等）大多属于自主性的。

6. 形态学、组织学关于交感神经调节局部血流的研究支持上述假说。

在此基础上，有人提出了"经络 - 大脑皮质 - 脏腑相关"的假说，这种假说认为，经络与内脏有联系，大脑皮质与内脏也有着联系，经络系统应是"经络 - 大脑皮质 - 内脏相关"系统。为了证明这种联系，中国医学科学院的研究者在 78 只家兔身上获得 1 099 次有效实验。观察结果表明，针刺与心脏有直接关系的心包经、心经以及与心包经互为表里的三焦经的某些穴位，具有明显减弱肾上腺素所致兔心率变慢的作用，并促使心率恢复到正常水平，说明以上三条经脉对心脏活动有调整作用；另外，该研究组探讨了经络与大脑皮质之间的联系，证明针刺犬足三里穴可建立食物性条件反射，针刺健康青年的内关穴同样也可以建立起血管收缩反应的条件反射，说明经络与大脑皮质之间有着密切的联系。

（十一）第三平衡系统假说

现代生理学发现人体有三个平衡系统，第一平衡系统是控制随意肌运动的躯体神经系统，进行各种快速平衡的调节，其传导速度为每秒 70～120m；第二平衡系统为控制内脏活动的自主神经系统，其传导速度约为每秒 2～14m，主要调节内脏活动较慢的平衡；第三是内分泌平衡系统，其调节速度以分计算，是控制全身内分泌系统以及其他一切器官组织的慢平衡。根据这些生理知识和经络循经感传现象，在查阅大量研究资料的基础上，1978 年孟昭威提出了经络实质的第三平衡系统假说。这种假说认为，经络应是一个平衡系统，这一平衡系统介于自主神经系统和内分泌系统之间，故称其为第三平衡系统，其控制体表内脏间的协调平衡，传导速度为每秒 2～10cm（附表 1-2）。

根据以上理论孟氏认为，《内经》所指的经脉实际上是循经感传线。书本上的经线来自生理上的循经感传线，而不是来自解剖形态的观察。《灵枢·脉度》中描述的许多关于经脉长度的尺寸，实际上是对经脉感传线的测量结果，而不是血管的长度。《内经》中所说的行于经脉中的"气"，应理解为感传。《灵枢·五十营》中所说的"呼吸定息，气行六寸"，指的是感传速度。这一速度合每秒 2.8～3.6cm，与循经感传速度接近，而绝非血流速度。

附表 1-2　人体四种平衡系统

平衡系统	调节及反应速度	作用
第一平衡系统（躯体神经）	70～120m/s（传导）	快速姿势平衡
第二平衡系统（自主神经）	2～14m/s（传导）	内脏活动平衡
第三平衡系统（经络系统）	0.02～0.1m/s（传导）	体表内脏间平衡
第四平衡系统（内分泌系统）	以分钟计（传导）	全身性慢平衡

这一假说目前最有利的形态学证据是 1980 年美国学者皮尔斯（Pearse）提出神经第三分支系统，即神经内分泌系统，或称 APUD 系统。已知 APUD 系统包括分布体内各器官的 40 多种细胞，可产生 35 种肽类物质和 7 种胺类物质，其中 23 种肽类物质即存在于神经系统，又可见周围其他组织中。神经第三分支系统和经络感传相类似，启动慢，作用时间长。故孟氏认为 APUD系统与经络这个平衡系统有遥相呼应之势，应属于经络范围。

第二节　腧穴现代研究

腧穴具有特异性，为了证实腧穴的特异性，国内外研究人员采用现代科技手段从不同方面对腧穴进行研究，积累了大量的资料，取得了可喜的进展。

一、穴位形态结构研究

（一）腧穴与感受器

针刺入穴位后究竟刺中了什么结构？产生酸、麻、胀的效应机制是什么？有人认为这和感受器密切相关。西安医学院针麻基础理论研究协作组通过对合谷穴的观察，认为合谷穴区的针感感受器以肌梭为主，山东医学院等证实内关穴的针感感受器可能是位于旋前方肌的肌梭；安徽中医学院（现安徽中医药大学）的研究结果表明内关区旋前方肌的肌梭比较密集；有统计意义（$P<0.01$）；上海生理研究所通过对猫胫前肌内的感觉器的观察，见肌梭 62，腱器官 23，游离神经末梢 76，对照针刺穴位区，认为与腧穴有关的感觉器，只有肌梭和游离神经末梢。中国科学院动物研究所针麻组比较了合谷穴、牙痛穴和拔牙麻醉点 3 个对牙痛具有相同镇痛效果的穴位中的感觉器，发现除游离神经末梢外其余类型的感觉器并不普遍存在。林之注等通过对 50 个针感点中心 1.5mm 半径范围内组织研究，发现游离神经末梢普遍存在针感点内。西安医科大学等采用组织形态学方法观察到：肌肉丰厚处的穴位以肌梭为主；头皮处的穴位主要是游离神经末梢和包囊感受器；在指尖穴位观察到，其表皮基层细胞之间，有新月状或小环状游离神经末梢；棘层细胞间，有更为纤细的、无特殊形态的游离神经末梢；真皮乳头层内，有构造复杂多样性的触觉小体；真皮网状层内，有游离神经末梢、鲁菲尼小体和克劳泽终球；皮下组织与真皮交界处，可见大量环层小体；在血管周围有粗细两类纤维构成的神经束与血管伴行。足趾部的隐白、大敦等穴主要为触觉小体和游离神经末梢。有人用改良蓝点法对足三里、内关等穴的 16 针感点组织学观察发现，在蓝点 1～4mm² 的范围内见到组织结构的比例为，神经束 35.2%，游离神经末梢 14.8%，肌梭 4.5%，血管 45.5%。还有人用改良蓝点法研究了足三里、内关等穴的 44 个针感点周围 1.8mm 直径范围内组织结构，发现神经干、神经支和小血管（管壁神经丛）为 100%，游离神经末梢 54%，肌梭为 37% 左右，其中神经干、神经支、血管和游离体神经末梢与针感呈平行关系。

从以上研究表明,穴位的特殊之处就在于它较非穴区组织内存在有更为密集的血管神经及神经感受装置,而穴位与其他穴位比较所具的特异性可能体现在感受器类型上的不同。

(二)腧穴与神经

腧穴与神经的关系最为密切。上海第一医科大学应用分层大体解剖的方法,对成人尸体及49条游离上肢和24条游离下肢进行了仔细的观察,发现十二经脉和任脉的324个穴位中有323个穴位与周围神经有关,且穴位处的神经分布和相应脏器的神经分布属相同脊髓节段。上海中医学院(现为上海中医药大学)对十二经309个穴位的解剖观察表明,针刺进穴后直接刺中神经干者152穴(占49.19%),针旁0.5cm内有神经干者157穴(占50.81%)。另有学者发现腧穴和植物性神经分布有关,如李玉敏等通过对猫"太阳"和"颊车"穴区的组织观察后发现,在大小不一的血管周围有植物性神经纤维的分布。林文注等在50个针感点中心1.5mm半径范围内,观察到有无髓小神经束的存在。穴位与非穴位比较,穴区的神经分布比非穴区密集。Nakazo等对动物及人体穴位和非穴位皮肤组织中神经纤维数量进行光镜、电镜观察,并经计算机统计发现,两者神经纤维密度之比为7.22∶5.26(约1.4倍)。Kellner对11个不同穴位进行12 000个组织学连续切片观察,结果发现一个感受器所支配的皮肤表皮面积在穴区仅为2.80mm^2,而非穴区为12.83mm^2,两者存在非常明显的差别。

(三)腧穴与血管淋巴

腧穴与血管的关系仅次于神经,也有密切的关系。徐州医学院研究发现,全身361个穴中,靠近主动脉干者58穴(占16.1%),靠近浅静脉干者(占24.7%)。上海中医学院对十二经309穴位针下结构的观察也表明,针刺入穴位,针下正当动脉干24穴(占7.26%),针旁有动脉干或静脉干者262穴(占84.36%)。此外有人对穴位进行解剖学研究,发现穴位及其循经路线与神经和血管以及血管周围的植物性神经丛支有密切关系。例如足三里穴区恰是腓总神经,胫深神经至胫前动脉血管支的汇合区;肾经的复溜穴内有胫神经发出到胫前动脉血管支的吻合支;心包经的劳宫穴内有正中神经和尺神经发出到血管的吻合支。穆祥等在研究腧穴与微血管关系中发现,人体穴位的血流量极显著地高于相应对照点,不同个体,不同穴位间的血流量不同;穴位点的微血管具有同步舒缩的特点,而对照点内之微血管部舒缩不同步。

腧穴与淋巴管的关系,有学者观察了足三里穴的淋巴管,发现分支丰富集中,与对照组相比发现有明显不同。另有学者在综合探讨了循经感传现象与淋巴系统之间的关系后认为在经穴给予针刺刺激时,引起含P物质的神经末梢分泌P物质,通过毛细淋巴管吸收进入淋巴管,引起淋巴管平滑肌的节律性收缩运动,这种运动的信息传至大脑皮质产生感传现象。与此同时,P物质经淋巴管进入淋巴结后激活全身免疫系统,产生一系列的免疫活动。

(四)腧穴与肌肉和肌腱

基于穴位的断面层次解剖发现,有人提出穴位即肌肉反应点。据统计发现,占经穴总数62.5%的穴位分布于"分肉之间",符合古人"经脉伏行于分肉之间"的观点,其余37.5%的穴位多位于肌肉,肌腱之中或起止点上。有人研究针感和肌肉的关系时证明,针感的产生主要是穴位的肌肉收缩而形成的。加拿大的C.C.Gunn等对70个穴位所在部位的研究发现,穴位大致分为以下几种类型:

1. 位于肌肉运动点上,这正是肌肉神经最接近皮肤的位点,对电刺激最敏感,此类穴位有35个。

2. 位于躯体正中矢状线上两侧浅表神经汇集处的交点上,共14个穴位。

3. 位于神经丛上或表浅神经分支处,共21个。

(五)腧穴的立体构筑

迄今为止,所有对穴位部位进行解剖与组织学观察,尚未找到不认识的特殊结构,所见的是神经、血管、淋巴、肌肉、肌腱等已知结构,故有学者认为穴位与非穴位比较,其相对特异性在于穴位是由多种组织构成的一个多层次的"立体构筑"。CT 断层扫描研究发现，三阴交的皮下组织，浅筋膜的组织间隙均较小，肌肉、深筋膜层组织间隙较大，故认为软组织的厚薄对穴位有重要的影响。采用介于穴位局部解剖与显微解剖之间的巨微解剖方法对足三里穴的血管网进行组织结构研究，发现通过穴位区的小血管分支多，微血管相互交叉，相互吻合，形成致密毛细血管网，非穴区小血管仅呈树干样分支，多呈稀疏分布状态，证实足三里穴不是由一种组织构成，而是由多种组织构成，共同参与穴位的传导作用，穴位是一个多层次的立体结构。

二、腧穴生物物理研究

（一）电学特性

国内外研究表明，穴位具有低电阻的特性。有人在 1 700 余人身上检测的 690 多个良导点，发现其分布与经穴部位大致相符。另外研究表明：此刺激可降低穴位电阻，麻醉和死亡均不改变穴区低电阻特性。但温度、湿度和损伤等，可使皮肤电阻降低。有人观察到，机体不同病理状态下经穴皮肤电也会产生较大变化，测定胃及十二指肠溃疡患者的十二经原穴导电量时，发现多数低于正常，少数高于正常，变化较明显的经脉是胃经、脾经和小肠经，其中胃经的测量值最低，脾经的测量值最高。对急性膀胱炎患者的膀胱经进行导电量测定时发现，膀胱经的测量值偏高，而肝经、肾经测量值降低。另外，造成实验动物外伤、胃炎、腹膜炎、心肌炎、心肌梗死等疾患，观察到耳郭出现低电阻点，其数目随着病变的发展而增加，随着病患恢复而减少。另外有人在测量人体皮肤电位的研究中发现，腧穴的皮肤电位较其余处高。Dumitrescu 等测得穴位的皮肤电位比周围非穴皮肤高 2～6mV；Brown 等测出分布于人体双侧上臂各经脉线上的 18 个穴位，其皮肤电位值为 2～42mV；我国的学者也对这一现象进行了研究，中国中医科学院将多头探测电极分别固定于穴位和非穴位上测试，结果，有 70% 的穴位皮肤电位明显高于非穴位。

（二）伏安特性

导体的电阻特性有线性和非线性之分。在线性导体上用欧姆定律计算的结果不受测试条件（测试电流或电压）改变的影响，其伏安曲线是一直线。即当检测电流（ΔI）增大或减少时，通过被测导体的电压 ΔV 也相应地呈相同倍率地增大或减少，即：ΔI 和 ΔV 的比值 - 相应电阻并不因检测电流的改变而发生变化。而非线性导体则不同，在检测时，其伏安曲线不是一直线，在这种情况下，用不同的电流或电压所测得的电阻值是不同的，即 ΔI 和 ΔV 的比值 - 相应电阻可因检测电流的改变而改变。上海中医药大学对人体穴位及对照点伏安曲线的定量分析结果发现，正常人穴位伏安曲线具有非线性和低惯性特征。

（三）超微弱发光特性

通过检测人体不同腧穴以及非穴区超微弱冷光发现，腧穴与非穴区及不同穴位比较在超微发光强度上具有特异性。研究发现，穴位的发光强度明显高于非穴区；上肢经穴的发光强度高于下肢，左右同名经穴的发光强度基本相同；特定穴的发光强度明显高于非特定穴；不同类型特定穴的确发光强度有差别，井、输、原穴和下合穴的发光强度明显高于其他特定穴。健康人井穴发光强度明显高于四肢部的其他经穴。

（四）红外辐射特性

人体的红外辐射是人体脏器和全身各部代谢变化的显现。20 世纪 70 年代，法国的科学工作者，J.Borsarello 最早把红外线热像图摄影术引入人体经络穴位的研究，发现腧穴具有红外辐射的特性。此后，国内外研究者进行了广泛的研究，从现在的研究成果来看，基本上确定了穴位的红外辐射特异性是客观存在的。日本学者西条一止在 8 名健康成年男子的胸、腹部发现有较周围高 0.5～1.0℃ 的高温点和高温线，这些高温点的位置与募穴部位相符。国内的研究者也发现，体表存在着许多高温点和低温点，这些高温点和低温点所在的部位有的就是腧穴的部位。

（五）高氧分压特性

同济医科大学利用氧电极测定穴与非穴位氧分压（PO_2）的变化，对 16 例对象测定的结果显示，足三里，合谷与相应非穴位比较，75% 的穴位 PO_2 高于非穴位，25% 的穴位低于非穴位。梁忠等用针型氧分压传感器对足三里穴的检测结果显示：正常状态下，人体双侧足三里穴内的氧分压是相对平衡对称的。湖北中医院采用同步在体检测的方法，观察到经穴、在经非穴、非穴在针刺刺激后，其深层组织 PO_2 的变化不同，表现出经穴 PO_2 明显升高，在经非穴处 PO_2 有所升高，非穴 PO_2 升高不明显的特征。

有关穴位生理物理特异性，有的得到了验证，有的尚有争议，有待进一步证实。我们相信，随着研究的不断深入，现代科学的不断发展，将从根本上揭示腧穴的理化特性和物质基础。

三、腧穴病理反应研究

腧穴具有反映脏腑病变的特性。《灵枢·九针十二原》载："五脏有疾也，应出十二原。明知其原，睹其应，而知五脏之害矣。"《灵枢·邪客》指出："肺心有邪，其气留于两肘；肝有邪，其气流于两腋；脾有邪，其气留于两髀；肾有邪，其气留于两腘。"张介宾《类经》注曰："凡病邪久留不移者，必于四肢八溪之间有所结聚，故当节之会处索而刺之。"从以上记载可以看出，古人早就认识到穴位和脏腑的关系，穴位既是脏腑之气生理功能活动之所，又是脏腑病变的反应所在。脏腑病变在体表穴位出现的异常变化现象，称为穴位病理反应。

（一）腧穴病理反应的形式

1. 穴位感觉异常 脏腑病变时，其相应的经脉，穴位处常出现感觉异常。最常见的是痛觉过敏，即穴位处出现疼痛，或按压穴位时出现明显的压痛。急性脏腑病，相应的穴位压痛明显，其程度因病情而异。压痛阳性的穴位有时也会出现酸、胀、麻等感觉异常。另外有人发现脏腑病变时相应经脉的井穴或原穴对热的敏感度发生变化，称为知热感度变化。正常人左右同名穴的知热感度基本对称，相应脏腑病变时，左右同名经穴的知热感度就不对称，失去平衡。

2. 穴位组织形态改变 脏腑病变时有些人的穴位处出现皮肤色泽改变或形态改变。常见的有瘀点、白斑、局部皮肤凹陷或隆起，丘疹、脱屑等，有的人穴位下可触及硬结、条索状反应物。

3. 穴位生物物理特性改变 脏腑病变时，其相应穴位处的生物物理特性也会出现一系列改变，主要有穴位皮肤温度和穴位电穴特性的改变。温度的变化主要是指穴位皮肤的温度升高和降低，穴位电穴特性的主要表现在穴位皮肤电位或导电量的增高、降低或左右失衡等变化。

（二）穴位病理反应的诊断意义

1. 穴位压痛诊断法 方法是先按患者主诉分析预测部位，然后用右手拇指指腹或点压工具逐次点压进行测定，寻找敏感点。传染性肝炎在中都穴多有压痛，肾病患者在肾俞穴、三焦俞穴常有痛点，胃病则在足三里穴和梁丘穴出现敏感点。穴位压痛有时还可反映疾病的证型，如阳明头痛可在阳白穴出现压痛，太阳头痛可在天柱穴出现压痛，肝火上亢头痛压痛点多在期门穴，京门穴压痛为肾亏头痛。

2. 经穴触诊诊断法 本法是通过循、摸等特定手法在经络线上或其特定穴上寻找阳性反应物或反应点，主要是检查胸、背特定穴及夹脊部位。胃癌患者可在胃俞穴处出现条索状反应物，脾胃虚弱患者可出现脾俞、胃俞穴的松弛和凹陷，期门、太冲、曲泉穴处结节常提示患者有严重肝病，支气管哮喘患者在肺俞穴上常有条索状物。

腧穴的病理反应特异性并非绝对，而是相对的。一方面，一个穴位通常可以反映多种病证或多个脏腑的病证。如阳陵泉可以反映肝炎、胆囊炎、胆结石等病证。另一方面，一个脏或腑的病证可反映于多个特定的穴位。如胃病、可以反映到足三里，也可以反映到中脘、胃俞等穴。

四、腧穴刺激效应研究

(一)对呼吸系统调整的作用

1. 对肺通气的调节　针灸对肺通气量具有明显的影响。实验发现:针刺正常人的足三里穴可使肺通气量耗氧量均明显增加,捻针时安静通气量比针前增加24.9%,耗氧量增加22.8%;留针10分钟后,安静通气量比针前增加6.6%,耗氧量增加11.7%,最大通气量增加20%,静息时间延长23%。轻型或中度支气管哮喘患者,用乙酰甲基胆碱诱发支气管痉挛后,针刺合谷、大杼、外定喘、定喘、足三里、列缺等穴,可使肺通气量迅速增加并趋向正常。针刺能降低患者呼吸道的阻力,研究发现,针灸可使患者呼吸道的阻力下降,其效应在10分钟后即可出现,并可持续数小时。有报道针刺10分钟后气道阻力下降24.1%,1小时后下降29.9%,2小时后下降27.4%。张压西等通过针刺肺俞穴,治疗51例呼吸系统疾病患者,发现在留针20分钟后,患者肺功能得到改善,40分钟后针刺效应明显,60分钟后针刺效应有所下降。另外有人发现针刺太渊穴也可使阻塞性通气功能障碍患者的肺功能明显改善。

2. 对肺换气和组织换气的调节　针灸能增强肺换气和组织换气的功能,采用针刺与西药结合治疗肺心病急性加重患者,发现二者同用可显著增高动脉血氧分压(PaO_2),降低动脉血二氧化碳分压($PaCO_2$),有人观察到针刺人工气胸家兔的郄门、曲池穴,可使动脉血氧饱和度比对照组提高6.3%。

3. 针灸对呼吸运动的调节　动物实验发现,针刺动物的素髎、人中、会阴穴均可引起呼吸即时性加强,对呼吸暂时停止有急救作用;但针刺素髎、水沟穴时,无论在呼吸功能增强还是阳性率方面,都较针刺会阴穴好,由高到低依次为素髎、人中、会阴,而非穴位点则无此效应。另外针刺郄门、鱼际、太溪等穴,可改善因开胸而引起的纵隔摆动,其效果远比肺门周围神经封闭方法优越。

(二)对心血管系统的调整作用

1. 针刺对心脏活动的调节　针刺具有调节心率的作用。针刺正常人内关穴,可使较快心率(75次/分以上)减慢,过慢心率(51次/分以下)加快,而心率在51~75次/分范围以内时,针刺多不起作用,当心率发生病理性改变时,针刺的调节作用更为明显。有人在临床上针刺治疗风湿性心脏病102人共3 416例次,发现针刺引起心率改变者达94%。其中,对心率过快者针刺不仅使心率减慢,而且心率的降低幅度与针前心率呈正相关,即针前心率越快,针后心率减慢越明显,且效应出现越快,一般针后30分钟效应达到高峰,并持续2小时。

2. 对血管功能的调节作用　临床研究表明,针刺可治疗头部血管扩张所致的血管神经性头痛,痊愈率达72%,有效率达97%。对脑血管疾病,针灸也有明显的效果,针灸能明显改善脑血流图,增强脑血流量,改善脑血管弹性及促进脑血管侧支循环及早建立。有人以膻中、内关、足三里为主穴,根据辨证分别取通里、曲池、神门、乳根、间使、郄门等穴针刺治疗冠心病心绞痛患者621例,结果发现,有效率为89.2%,患者心绞痛症状和心电图均明显改善。另有人以血管容积、血流图和皮肤温度为指标观察发现,针刺健康人足三里、曲池、合谷、外关、内关、列缺、丰隆、阳陵泉等穴均可引起小腿血管容积变化,且以针刺合谷、足三里等穴效应为强。

3. 对毛细血管和微循环功能的调节　针刺对毛细血管通透性有双向性良性调整作用。有人用WK753型微循环显微镜观察到,针刺健康人(10名)外关穴,在用补法行针及出针后,其甲皱微循环毛细血管口径增大;但用泻法则见其缩小,两者之间有显著差异。针刺还能改善微循环,增加微循环的有效灌注。实验研究证实,针刺内关、心俞、厥阴俞、郄门、足三里、三阴交等穴位可使患者血中的血细胞比容、全血黏度比和血浆黏度比以及血小板聚集率由针前的增加状态明显下降,从而有效地降低血液的高黏聚状态,减少了血流阻力和凝聚性,促使血流加快,微循环有效灌注明显改善。

4．对血压的调节作用　针灸对正常血压的影响较少，但当血压偏高或偏低时，针灸却有明显的调整作用。对原发性高血压针灸的降压的作用快，而且对收缩压，舒张压均有递减趋势，尤以收缩压下降更为明显。对继发性高血压的降压作用不明显，降压速度迟缓，但症状有改善。针刺的降压效应有一定的穴位特异性。研究表明，高血压的病因不同，选穴应有所不同。如然谷，昆仑对原发性高血压作用较好；甲状腺功能亢进引起的高血压，宜选人迎、水突、华盖；而风府、脑户、百会对垂体有关的高血压效果明显。高血压的发展阶段不同，选穴也应有所不同。1、2期高血压宜用三阴交、膈俞，而鸠尾、悬钟、太渊、足三里对3期高血压疗效显著。针灸还有抗休克作用，如给狗放血200ml造成失血性休克，当血压降至20～30mmHg并稳定后开始针刺"内关""鸠尾""合谷""百会""水沟"，持续30分钟后，血压即开始上升，大部分动物的血压上升超过35mmHg。而未施行针灸的动物血压也有回升，但全部未超过35mmHg。

（三）对消化系统的调节作用

1．对胃运动的调节　针刺对胃的运动具有明显的调节作用。在生理情况下，针刺健康人足三里穴对胃的张力、胃蠕动频率、波幅和胃的排空时间都有影响。动物实验中针刺犬的"足三里"，显示无论在空腹、喂食后，清醒或轻度麻醉时，都可出现胃的运动增强。临床上针刺足三里能明显解除胃的痉挛，胃下垂患者则能增强胃的张力，促进胃的蠕动。进一步研究发现，针刺对胃运动功能表现为双向良性调整作用。有人用毛果芸香碱或静注毒扁豆碱提高犬或兔胃的运动，然后针刺犬或兔的足三里、中脘、胃俞穴，发现针刺能明显抑制毛果芸香碱或毒扁豆碱引起的胃运动增强。

2．对肠道功能的调节　针刺对胃肠道的运动具有双向调节作用。对高张力、运动亢进的肠道运动有抑制作用，对低张力、运动弛缓的肠道有兴奋作用。临床上有人针刺急慢性肠炎、菌痢患者的足三里穴，对针刺前后2分钟肠鸣音的变化进行观察，结果显示针刺足三里穴可使肠鸣音增强。对蛔虫性肠梗阻和部分性肠梗阻患者针刺四缝穴。结果发现针刺可使患者的肠管扩张、肠道痉挛解除，肠蠕动大多加快，排空加速。

3．对肝胆功能有调节作用　针刺有预防或治疗四氯化碳对肝损害的作用。灸动物"期门"穴对药物性早期肝硬化有疗效。有人用同位素血管内注射法发现，针灸对肝血流量有影响；刺激肺俞、中府可使肝血流量明显增加；而刺激期门、肝俞时，则使血流量明显减少。针刺还可促进胆汁的分泌与排泄。有人观察针刺对胆囊、胆道造瘘患者胆汁流量的影响，发现大多于针后15分钟胆汁流量即明显增加，作用高峰在针后30分钟左右。应用X线观察或超声波探测可看到，针刺一定穴位后，大部分受试者的胆囊影像或胆囊平段有不同程度的减少，说明针刺可促进胆囊运动和排空。当给机体注射吗啡使胆总管压力升高后，针刺太冲等穴可使压力迅速下降。如果在注射吗啡前针刺，则可阻断吗啡的效应。可见，针刺对胆总管运动的影响是一种调整作用。

（四）对泌尿系统的调整作用

1．对肾脏泌尿功能及输尿管运动的调节　针刺对肾脏的泌尿功能及输尿管运动具有良好的双向调节作用。有人报道，在家兔身上通过记录肾动脉血流量、输尿管蠕动的频率及幅度和肾泌尿量的变化观察电针双侧三阴交、照海穴对肾泌尿功能及输尿管运动的影响，结果表明：电针后引起肾血流量显著增加，输尿管蠕动频率加快、幅度增大，肾泌尿量显著增多，针刺效应持续的时间较长，能维持2小时以上。有人观察针刺健康家兔左肾俞穴前后其尿量、尿渗透压等变化，发现针刺能明显增加双侧肾的尿排出量，而尿渗透压随之下降，利尿作用发生在起针60分钟之后，且可维持2～6小时。临床研究表明，针刺慢性肾炎患者的肾俞、气海、照海、列缺、太溪、飞扬等穴，可使患者肾脏泌尿功能明显增强，酚红排出量较针前增多，尿蛋白减少，这种效应一般可维持2～3小时，长者可达数日，有些患者的浮肿减轻，甚至消失。有报道针刺照海穴可使水负荷的健康人表现为利尿作用，不同穴位对泌尿功能产生不同的调整作用。

2．对膀胱功能的调整作用　针刺对膀胱的功能具有调整作用。临床实践证明，对于支配神经完整的尿潴留患者，针刺曲骨、关元、中极、膀胱俞、期门等穴，几乎每次捻针均可以引起逼尿肌收缩，膀胱内压随之增高；捻针停止逼尿肌旋即弛张，膀胱内压随之降低。有人对患者行尿流动力学检查的同时进行针刺实验，以进一步探讨针刺治疗某些膀胱功能性疾患的机制及针刺相关穴位的特异性，结果表明针刺中极、足三里、三阴交等穴可对膀胱顺应性、腹压、逼尿肌压产生明显的影响，针刺后膀胱顺应性可产生双向改变，对不稳定膀胱其顺应性增加，提高尿意容量，从而推迟尿意急迫感的出现，膀胱最大容量亦有增加趋势。

（五）对神经系统功能的调节作用

1．对周围神经功能的调节　针刺能提高神经的兴奋性。有人用平补平泻法针刺地仓、颊车、阳白、下关、合谷等穴治疗周围性面神经麻痹，肌电图观察表明，针刺能使原有的病理改变的肌电图随临床症状的好转而好转，使失去神经支配的肌电纤维重新获得神经支配，使病损的神经功能逐渐得以恢复。临床研究发现，针刺坐骨神经痛患者，神经局部血流量于针刺后15分钟、30分钟、45分钟与针刺前比较均有显著增加，而对照组则无变化，提示针刺的治疗效应是改善末梢神经的血流循环，提高神经细胞的氧利用率，从而促进损伤神经的修复和再生。

2．对中枢神经的功能调节　有人选择足阳明胃经腧穴为主穴，配以百会、风府、陶道、身柱、神道、至阳、筋缩、脊中等穴治疗500例外伤性截瘫患者，结果有效率为83.4%，基本治愈率为15.2%。这一研究表明，针刺可促进损伤脊髓功能的恢复，显著提高受损脊髓局部的血流量，改善损伤部位的循环和组织新陈代谢。组织学检查显示，针刺可使损伤脊髓内神经纤维再生的数量增多，脊髓断端辣根过氧化物酶（HRP）标记的神经细胞明显增多，表明针刺具有减轻或阻止外伤性截瘫后的神经继发损伤，促进损伤脊髓神经轴突的再生，从而使受损的脊髓功能恢复的作用。

实验还发现针刺能双向调节和改善大脑皮质神经条件反射的强度，均衡性和灵活性。用食物性条件反射的唾液分泌量为指标观察针刺效应，可以看到当用咖啡因使犬的食物性条件反射唾液量增多时，针刺坐骨神经或其近旁的穴位可使唾液分泌减少；当用溴化钠使食物性条件反射的唾液分泌减少时，针刺可使之呈现先减后增的双向改变，并在较短时间内达到或超过正常水平。

（王德敬　赵云龙　高嘉彬）

附录二
经络腧穴歌诀选

（一）十二经气血多少歌[1]
多气多血经须记，手足阳明大肠胃；少血多气有六经，少阳少阴太阴配；
多血少气共四经，手足太阳厥阴计。

（二）十二经营行次序逆顺歌[2]
肺大胃脾心小肠，膀肾包焦胆肝续；手阴藏手阳手头，足阴足腹阳头足。

（三）井荥输原经合歌[1]
少商鱼际与太渊，经渠尺泽肺相连，商阳二三间合谷，阳溪曲池大肠牵。
隐白大都太白脾，商丘阴陵泉要知，历兑内庭陷谷胃，冲阳解溪三里随。
少冲少府属于心，神门灵道少海寻，少泽前谷后溪腕，阳谷小海小肠经。
涌泉然谷与太溪，复溜阴谷肾所宜，至阴通谷束京骨，昆仑委中膀胱知。
中冲劳宫心包络，大陵间使传曲泽，关冲液门中渚焦，阳池支沟天井索。
大敦行间太冲看，中封曲泉属于肝，窍阴侠溪临泣胆，丘墟阳辅阳陵泉。

（四）十五络穴歌[3]
人身络穴一十五，我今逐一从头举，手太阴络为列缺，手少阴络即通里，
手厥阴络为内关，手太阳络支正是，手阳明络偏历当，手少阳络外关位，
足太阳络号飞扬，足阳明络丰隆记，足少阳络为光明，足太阴络公孙寄，
足少阴络名大钟，足厥阴络蠡沟配，阳督之络号长强，阴任之络号尾翳，
脾之大络为大包，十五络脉名君须记。

（五）十二背俞穴歌[4]
三椎肺俞厥阴四，心五肝九十胆俞，十一脾俞十二胃，十三三焦椎旁居，
肾俞却与命门平，十四椎外穴是真，大肠十六小十八，膀胱俞与十九平。

（六）十二募穴歌[4]
天枢大肠肺中府，关元小肠巨阙心，中极膀胱京门肾，胆日月肝期门寻，
脾募章门胃中脘，气化三焦石门针，心包募穴何处取？胸前膻中觅浅深。

（七）十六郄穴歌
郄义即孔隙，本属气血集。肺向孔最取，大肠温溜别；
胃经是梁丘，脾属地机穴；心则取阴郄，小肠养老列；
膀胱金门守，肾向水泉施；心包郄门刺，三焦会宗持；
胆郄在外丘，肝经中都是；阳跷跗阳走，阴跷交信期；
阳维阳交穴，阴维筑宾知。

（八）下合穴歌[5]
胃经下合三里乡，上下巨虚大小肠，膀胱当合委中穴，三焦下合属委阳，

胆经之合阳陵泉,腑病用之效必彰。

(九)八会穴歌[3]

腑会中脘脏章门,髓会绝骨筋阳陵,血会膈俞骨大杼,脉太渊气膻中存。

(十)八脉交会八穴歌[1]

公孙冲脉胃心胸,内关阴维下总同,临泣胆经连带脉,阳维目锐外关逢,
后溪督脉内眦颈,申脉阳跷络亦通,列缺任脉行肺系,阴跷照海膈喉咙。

(十一)四总穴歌[6]

肚里三里留,腰背委中求,头项寻列缺,面口合谷收。

后人更增:心胸取内关,小腹三阴谋,酸痛阿是穴,急救刺水沟。

(十二)回阳九针歌[3]

哑门劳宫三阴交,涌泉太溪中脘接,环跳三里合谷并,此是回阳九针穴。

(十三)十三鬼穴歌

1.孙思邈先生针十三鬼穴歌[6]

百邪癫狂所为病,针有十三穴须认,凡针之体先鬼宫,次针鬼心无不应,
一一从头逐一求,男从左起女从右。一针人中鬼宫停,左边下针右出针,
第二手大指甲下,名鬼信刺三分深,三针足大指甲下,名曰鬼垒入二分,
四针掌后大陵穴,入寸五分为鬼心,五针申脉名鬼路,火针三下七锃锃,
第六却寻大杼上,入发一寸名鬼枕,七刺耳垂下五分,名曰鬼床针要温,八针承浆名鬼市,从左出右君须记,九针间使鬼市上,十针上星名鬼堂,
十一阴下缝三壮,女玉门头为鬼藏,十二曲池名鬼臣,火针仍要七锃锃,
十三舌头当舌中,此穴须名是鬼封,手足两边相对刺,若逢孤穴只单通,
此是先师真口诀,狂猖恶鬼走无踪。

古代认为精神疾患是由鬼邪作祟所致,因此,将治疗精神疾患的腧穴称为鬼穴。十三鬼穴今多指人中(鬼宫)、少商(鬼信)、隐白(鬼垒)、大陵(鬼心)、申脉(鬼路)、风府(鬼枕)、颊车(鬼床)、承浆(鬼市)、劳宫(鬼窟)、上星(鬼堂)、男会阴女玉门头(鬼藏)、曲池(鬼臣)、海泉(鬼封)等十三穴。

简化:思邈治癫狂,十三腧穴详;一针人中穴,二针少商取;三针为隐白,四针大陵岗;五针申脉穴,六针风府旁;七针颊车穴,八刺是承浆;九刺劳宫取,十刺上星堂;十一取会阴,十二曲池良;十三舌下缝,用之自平康。

2.徐秋夫十三穴歌

出自《凌门传授铜人指穴》。本歌是宋代医家徐秋夫治疗神志病的经验穴。徐秋夫的十三穴与孙真人十三鬼穴相比,大同小异。有九个穴位相同,是人中、少商、隐白、大陵、风府、颊车、承浆、劳宫、海泉。四个穴位不同,不相同的穴位徐氏是"神庭""乳中""阳陵泉""行间"四穴。孙真人为"申脉""上星""会阴""曲池"四穴。

【歌诀】

人中神庭风府始,舌缝承浆颊车次,
少商大陵间使连,乳中阳陵泉有据,
隐白行间不可差,十三穴是秋夫置。

【解释】 人中穴、神庭穴、风府穴三穴先刺,再刺舌缝、承浆、颊车三穴。刺手、臂的少商、大陵、间使穴,胸部乳中穴(乳中针刺是特殊用法),腿部阳陵泉穴,足部隐白、行间穴,这是徐秋夫治神志病的 13 个穴位。

(十四)马丹阳天星十二穴并治杂病歌[4]

三里内庭穴,曲池合谷接,委中配承山,太冲昆仑穴。

环跳与阳陵，通里并列缺。合担用法担，合截用法截，

三百六十穴，不出十二诀。

1. **三里**　三里膝眼下，三寸两筋间。能通心腹胀，善治胃中寒，肠鸣并泄泻，腿肿膝胻酸，伤寒羸瘦损，气蛊及诸般，年过三旬后，针灸眼便宽。取穴当审的，八分三壮安。

2. **内庭**　内庭次指外，本属足阳明。能治四肢厥，喜静恶闻声，瘾疹咽喉痛，数欠及牙疼，疟疾不能食，针着便惺惺。

3. **曲池**　曲池拱手取，屈肘骨边求。善治肘中痛，偏风手不收，挽弓开不得，筋缓莫梳头，喉闭促欲死，发热更无休，遍身风癣癞，针著即时瘳。

4. **合谷**　合谷在虎口，两指歧骨间。头痛并面肿，疟疾热还寒，齿龋鼻衄血，口噤不能言。针入五分深，令人即便安。

5. **委中**　委中曲䐐里，横纹脉中央。腰痛不能举，沉沉引脊梁，酸痛筋莫展，风痹复无常，膝头难伸屈，针入即安康。

6. **承山**　承山名鱼腹，腨肠分肉间。善治腰疼痛，痔疾大便难，脚气并膝肿，展转战疼酸，霍乱及转筋，穴中刺便安。

7. **太冲**　太冲足大趾，节后二寸中。动脉知生死，能治惊痫风，咽喉并心胀，两足不能行，七疝偏坠肿，眼目似云朦，亦能疗腰痛，针下有神功。

8. **昆仑**　昆仑足外踝，跟骨上边寻。转筋腰尻痛，暴喘满冲心，举步行不得，一动即呻吟，若欲求安乐，须于此穴针。

9. **环跳**　环跳在髀枢，侧卧屈足取。折腰莫能顾，冷风并湿痹，腿胯连腨痛，转侧重欷歔，若人针灸后，顷刻病消除。

10. **阳陵泉**　阳陵居膝下，外臁一寸中。膝肿并麻木，冷痹及偏风，举足不能起，坐床似衰翁，针入六分止，神共妙不同。

11. **通里**　通里腕侧后，去腕一寸中。欲言声不出，懊忱及怔忡，实则四肢重，头腮面颊红，虚则不能食，暴暗面无容，毫针微微刺，方信有神功。

12. **列缺**　列缺腕侧上，次指手交叉。善疗偏头患，遍身风痹麻，痰涎频上壅，口噤不开牙，若能明补泻，应手即如拏。

（十五）奇经八脉循行歌诀[7]

1. **督脉循行歌诀**　督脉循行有四条，一从小腹脊龈交，二起胞中出会阴，经过尾端斜臀绕，联系肾与膀胱经，回环深脊肾脏到，三起内眦并膀胱，颠脑髆内肾脏捎，四从少腹脐贯心，喉面环唇目下了。

2. **任脉循行歌诀**　任脉循行有两条，一起小腹走阴窍，腹胸正中达咽喉，面颊向眼中跑，二由胞中后贯脊，行于背部应知晓。

3. **冲脉循行歌诀**　冲脉循行有五支，一起少腹气街比，并于肾经向上行，达胸中散胸里，二线自胸络唇口，行于鼻内颃颡里，三线少腹到肾下，浅出气街阴股底，入腘下行胫内缘，内踝后面到足底，四从胫内到外缘，足踝跗上大趾齐，五从胞中贯脊内，行于脊部此经平。

4. **带脉循行歌诀**　带脉起于季胁下，环身一周过腰胯。

5. **阳跷脉循行歌诀**　申仆跗居臑髎巨，地巨承明至风池。

6. **阴跷脉循行歌诀**　阴跷照海交信郄，入阴上胸睛明止。

7. **阳维脉循行歌诀**　阳维起于诸阳会，金门阳交髀厌归，上走少腹并胁肋，斜向臑俞天髎配，肩井本神到风池，风府哑门会督脉。

8. **阴维脉循行歌诀**　阴维起于诸阴交，筑宾冲门府舍找，大横腹哀连期门，上胸天突廉泉到。

（十六）骨度分寸歌

用针取穴必中的,全身骨度君宜悉:前后发际一尺二,定骨之间九寸别;
天突下九到胸歧,歧至脐中八寸厘,脐至横骨五等分,两乳之间八寸宜;
脊柱腧穴椎间取,腰背诸穴依此列,横辅上廉一尺八,内辅内踝尺三说,
腋肘横纹九寸设,肘腕之间尺二折,横辅上廉一尺八,内辅内踝尺三说,
髀下尺九到膝中,膝至外踝十六从,外踝尖至足底下,骨度折作三寸通。

（十七）十四经腧穴分寸歌[8]

1.肺经（LU）　　LU十一是肺经,起于中府少商停。胸肺疾患咳嗽喘,咯血发热咽喉痛。
中府云门下一寸,云门锁骨下窝寻,二穴相差隔一肋,距胸中线六寸平,
天府腋下三寸取,侠白府下一寸擒,尺泽肘中肌腱外,孔最腕上七寸凭,
列缺交叉食指尽,经渠一寸突脉中,太渊纹上动脉动,鱼际大鱼骨边中,
少商指甲根外角,去指甲角韭叶明。

2.大肠经（LI）　　LI二十手大肠,起于商阳止迎香,头面眼鼻口齿喉,皮肤神热与胃肠,
商阳食指外侧取,二间握拳节前方,三间握拳节后取,合谷虎口歧骨当,
阳溪腕上两筋陷,偏历腕上三寸良,温溜腕后上五寸,池前四寸下廉乡,
池下三寸上廉穴,三里池下二寸长,曲池尺泽髁中央,肘髎肱骨外廉旁,
池上三寸寻五里,臂臑三角肌下方,肩髃肩峰举臂起,巨骨肩尖骨陷当,
天鼎扶下一寸取,扶突肌中结喉旁,禾髎孔外平水沟,鼻旁唇沟取迎香。

3.胃经（ST）　　ST四五是胃经,起于承泣厉兑停,胃肠血病与神志,头面热病皮肤病。
承泣下眶边缘上,四白穴在眶下孔,巨髎鼻旁直瞳子,地仓吻旁四分灵,
大迎颔前寸三陷,颊车咬肌高处迎,下关张口骨支起,头维四五傍神庭,
人迎结喉旁动脉,水突人迎气舍中,肌间气舍平天突,缺盆锁骨上窝中,
气户锁下一肋上,相去中线四寸平,库房屋翳膺窗接,都隔一肋乳中停,
乳根乳下一肋处,胸部诸穴要记清,不容巨阙旁二寸,其下承满与梁门,
关门太乙滑肉门,天枢脐旁二寸平,外陵大巨水道穴,归来气冲曲骨邻,
髀关髂下平会阴,伏兔膝上六寸中,阴市膝上方三寸,梁丘膝上二寸呈,
膝外下陷是犊鼻,膝下三寸三里迎,膝下六寸上巨虚,膝下八寸条口行,
再下一寸下巨虚,条外一寸是丰隆,解溪跗上系鞋处,冲阳跗上动脉凭,
陷谷跖趾关节后,次中趾缝寻内庭,厉兑次趾外甲角,四十五穴要记清。

4.脾经（SP）　　SP二一是脾经,起于隐白大包终,脾胃肠腹泌尿好,五脏生殖血舌病。
隐白大趾内甲角,大都节前陷中寻,太白节后白肉际,基底前下是公孙,
商丘内踝前下找,踝上三寸三阴交,踝上六寸漏谷是,陵下三寸地机朝,
膝内辅下阴陵泉,血海股内肌头间,海上六寸箕门是,冲门距中三五现,
冲上斜七是府舍,横下三寸腹结连,脐旁四寸大横穴,适当脐旁四寸见,
腹哀建里旁四寸,中庭旁六食窦全,天溪胸乡周荣上,四肋三肋二肋间,
大包腋下方六寸,腋中线上六肋间。

5.心经（HT）　　HT九穴是心经,起于极泉止少冲,神志血病痛痒疮,烦热悸汗皆可用,
极泉腋窝动脉牵,青灵肘上三寸觅,少海骨髁纹头间,灵道掌后一寸半,
通里掌后一寸间,阴郄五分在掌后,神门豌豆骨外缘,少府小指本节后,
少冲小指桡侧边。

6.小肠经（SI）　　SI十九手小肠,少泽听宫起止详,头项耳目热神志,痒疮痛肿液病良,
少泽小指尺甲角,前谷泽后节前方,后溪握拳节后取,腕骨腕前骨陷当,
阳谷三角骨上取,养老转手髁空藏,支正腕后上五寸,小海二骨之中央,

肩贞纹头上一寸，臑俞贞上骨下方，天宗岗下窝中取，秉风岗上窝中央，
曲垣胛岗内上缘，陶道旁三外俞章，大椎旁二中俞穴，天窗扶后大筋旁，
天容耳下曲颊后，颧髎颧骨下廉乡，听宫之穴归何处，耳屏中前陷中央。

7. 膀胱经（BL） BL 六十七膀胱经，起于睛明至阴终，脏腑头面筋痔腰，热病神志身后恁，
内眦上外是睛明，眉头陷中攒竹取，眉冲直上傍神庭，曲差庭旁一寸半，
五处直后上星平，承光通天络却穴，后行俱是寸半程，玉枕脑户旁寸三，
天柱筋外发际恁，再下脊旁寸半寻，第一大杼二风门，三椎肺俞四厥阴，
心五督六膈俞七，九肝十胆仔细分，十一脾俞十二胃，十三三焦十四肾，
十五气海六大肠，七八关元小肠分，十九膀胱廿中膂，廿一椎旁白环俞，
上次中下四髎穴，骶骨两旁骨陷中，尾骨之旁会阳穴，承扶臀下横纹中，
殷门扶下六寸当，浮郄委阳上一寸，委阳腘窝外筋旁，委中腘窝纹中央，
第二侧线再细详，以下挟脊开三寸，二三附分魄户当，四椎膏肓玉神堂，
六七譩譆膈关藏，九椎魂门十阳纲，十一意舍二胃仓，十三肓门四志室，
十九胞肓廿一秩，小腿各穴牢牢记，纹下二寸寻合阳，承筋合阳承山间，
承山腨下分肉藏，飞扬外踝上七寸，跗阳踝上三寸良，昆仑外踝跟腱间，
仆参跟骨外下方，踝下五分申脉穴，踝前骹陷金门乡，大骨外下寻京骨，
关节之后束骨良，通谷节前陷中好，至阴小趾外甲角，六十七穴分三段，
头后中外次第找。

8. 肾经（KI） KI 廿七肾经属，起于涌泉止俞府，肝心脾肺膀胱肾，肠腹泌尿生殖喉，
足心凹陷是涌泉，舟骨之下取然谷，太溪内踝跟腱间，大钟溪泉稍后主，
水泉太溪下一寸。照海踝下四分处，复溜踝上二寸取，交信溜前胫骨后，
踝上五寸寻筑宾，膝内两筋取阴谷，从腹中线开半寸，横骨平取曲骨沿，
大赫气穴并四满，中注肓俞平脐看，商曲又恁下脘取，石关阴都通谷言，
幽门适当巨阙侧，诸穴均在肋隙间，步廊却近中庭穴，神封灵墟神藏间，
或中俞府平璇玑，都隔一肋仔细研。

9. 心包经（PC） PC 心包手厥阴，起于天池中冲尽，心胸肺胃效皆好，诸痛痒疮亦可寻，
天池乳外旁一寸，天泉腋下二寸循，曲泽腱内横纹上，郄门去腕五寸寻，
间使腕后方三寸，内关掌后二寸停，掌后纹中大陵在，两条肌腱标准明，
劳宫屈指掌心取，中指末端是中冲。

10. 三焦经（TE） TE 二三三焦经，起关冲止丝竹空，头侧耳目热神志，腹胀水肿遗尿癃，
关冲无名指甲内，液门握拳指缝讨，中渚液门上一寸，阳池腕表有陷凹，
腕上二寸取外关，支沟腕上三寸安，会宗三寸尺骨缘，三阳络在四寸间，
肘下五寸寻四渎，肘上一寸天井见，肘上二寸清泠渊，消泺渊臑正中间，
臑会三角肌后下，肩髎肩峰后下陷，天髎肩井后一寸，天牖平颌肌后缘，
乳突颌角取翳风，下三分之一瘈脉现，上三分之一颅息现，角孙入发平耳尖，
耳门屏上切迹前，和髎耳根前指宽，丝竹空在眉梢陷。

11. 胆经（GB） GB 四十四足少阳，头侧耳目鼻喉恙，起瞳子髎止窍阴，身侧神志热妇良，
外眦五分瞳子髎，听会耳前珠陷详，上关下关上一寸，以下五穴细推商，
头维胃经连颔厌，悬颅悬厘在下方，曲鬓角孙前一指，头维曲鬓串一行，
五穴间隔均相等，率谷入发寸半量，天冲率后斜五分，浮白率后一寸乡，
头窍阴穴乳突上，完骨乳突后下方，本神神庭三寸旁，阳白眉上一寸量，
入发五分头临泣，庭维之间取之良，目窗正营及承灵，相距寸寸半量，
脑空池上平脑户，粗隆上缘外两旁，风池耳后发际陷，颅底筋外有陷凹，

肩井大椎肩峰间，渊腋腋下三寸见，辄筋腋前横一寸，日月乳下三肋现，
京门十二肋骨端，带脉章下平脐看，五枢髂前上棘前，略下五分维道见，
居髎髂前转子取，环跳髀枢陷中间，风市垂手中指尽，其下二寸中渎陈，
阳关阳陵上三寸，小头前下阳陵泉，阳交外丘骨前后，踝上七寸丘在前，
光明踝五阳辅四，悬钟三寸骨前缘，外踝前下丘墟寻，临泣四趾本节扪，
侠溪穴与地五会，跖趾关节前后寻，四趾外端足窍阴，四十四穴仔细吟。

12. 肝经（LR） LR十四是肝经，起于大敦期门终，肠腹诸疾前阴病，五脏可治胆亦灵。
大敦蹬趾外甲角，行间纹端趾缝寻，太冲关节后凹陷，踝前筋内取中封，
踝上五寸蠡沟穴，中都踝上七寸擒，膝关阴陵后一寸，曲泉屈膝横纹上，
阴包膝上方四寸，五里气冲下三寸，阴廉气二动脉中，急脉阴旁二五分，
季肋下缘章门穴，乳下二肋寻期门。

13. 督脉（GV） GV督脉二九良，起长强止龈交上，脑病为主次分段，急救热病及肛肠，
尾骨之端是长强，骶管裂孔取腰俞，十六阳关平髋量，命门十四三悬枢，
十一椎下脊中藏，十椎中枢九筋缩，七椎之下乃至阳，六灵台五神道穴，
三椎之下身柱藏，陶道一椎之下取，大椎就在一椎上，哑门入发五分处，
风府一寸宛中当，粗隆上缘寻脑户，强间户上寸半量，后顶直上又寸五，
百会前五后七量，会前寸五前顶取，囟会星后一寸长，小儿禁刺当牢记，
上星入发一寸量，神庭五分入发际，印堂两眉中间取，素髎鼻尖准头乡，
水沟鼻唇沟上取，兑端唇上尖端藏，龈交上唇系带底，经行背头居中行。

14. 任脉（CV） CV任脉二四呈，起于会阴承浆停，强壮为主次分段，泌尿生殖作用宏。
会阴两阴中间取，曲骨耻骨联合从，中极关元石门穴，每穴相距一寸匀，
气海脐下一寸半，脐下一寸阴交明，肚脐中央名神阙，脐上诸穴一寸匀，
水分下脘与建里，中脘上脘巨阙行，鸠尾歧骨下一寸，中庭胸剑联合中，
膻中正在两乳间，玉堂紫宫华盖重，再上一肋璇玑穴，胸骨上缘天突通，
廉泉颔下结喉上，承浆唇下宛宛中。

【注释】

[1] 明代刘纯《医经小学》
[2] 明代张介宾《类经图翼》
[3] 明代高武《针灸聚英》
[4] 罗永芬主编中医药类规划教材《腧穴学》
[5] 王森《针灸歌赋集注》
[6] 明代徐凤《针灸大全》
[7] 山东中医药高等专科学校李树铨主任编写，王德敬整理
[8] 北京中医药大学针推系.针灸经络腧穴歌诀白话解.北京：人民卫生出版社，2001。

（王德敬）

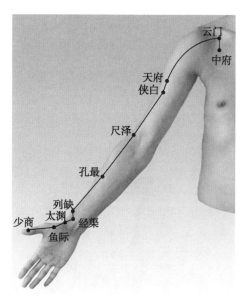

附图 3-1　手太阴肺经腧穴总图

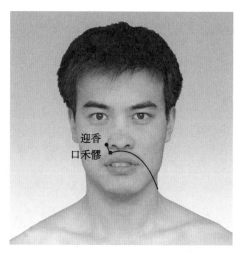

附图 3-2　手阳明大肠经腧穴总图 1

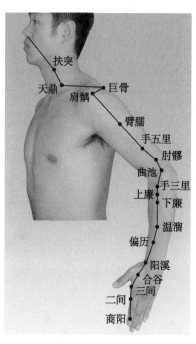

附图 3-3　手阳明大肠经腧穴总图 2

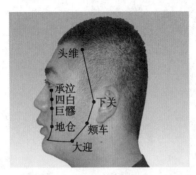

附图 3-4　足阳明胃经腧穴总图 1

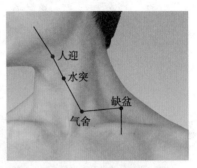

附图 3-5　足阳明胃经腧穴总图 2

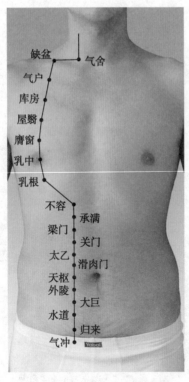

附图 3-6　足阳明胃经腧穴总图 3

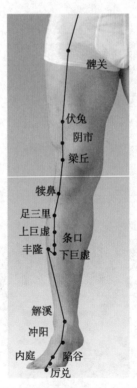

附图 3-7　足阳明胃经腧穴总图 4

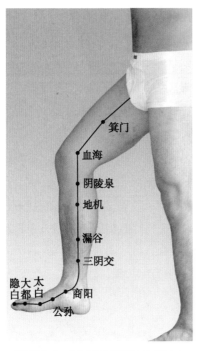

附图 3-8　足太阴脾经腧穴总图 1

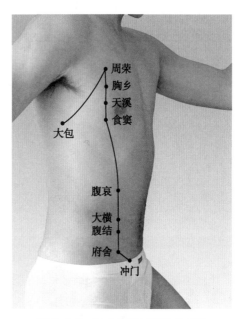

附图 3-9　足太阴脾经腧穴总图 2

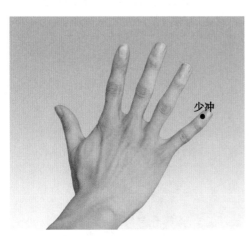

附图 3-10　手少阴心经腧穴总图 1

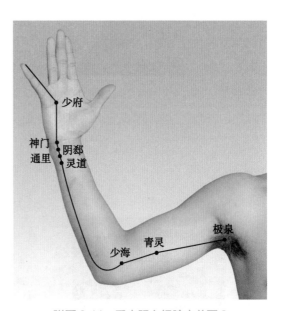

附图 3-11　手少阴心经腧穴总图 2

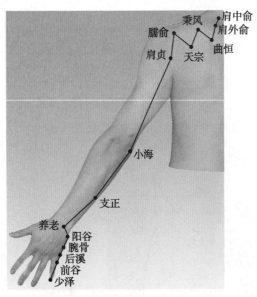

附图 3-12　手太阳小肠经腧穴总图 1

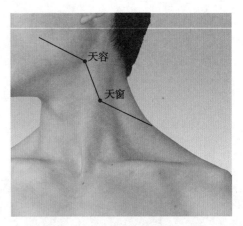

附图 3-13　手太阳小肠经腧穴总图 2

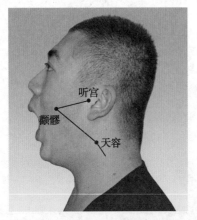

附图 3-14　手太阳小肠经腧穴总图 3

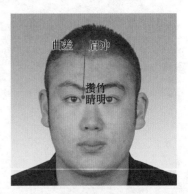

附图 3-15　足太阳膀胱经腧穴总图 1

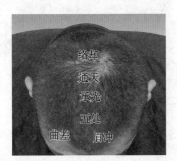

附图 3-16　足太阳膀胱经腧穴总图 2

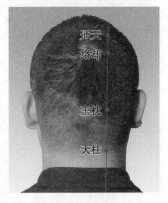

附图 3-17　足太阳膀胱经腧穴总图 3

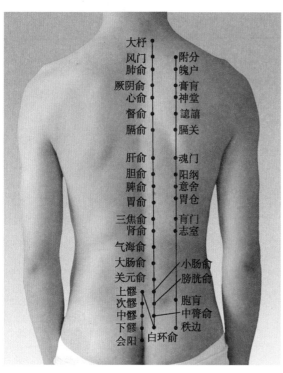

附图 3-18　足太阳膀胱经腧穴总图 4

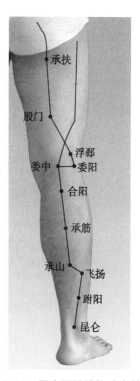

附图 3-19　足太阳膀胱经腧穴总图 5

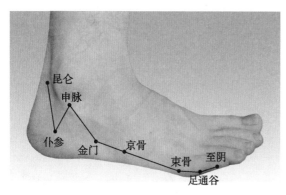

附图 3-20　足太阳膀胱经腧穴总图 6

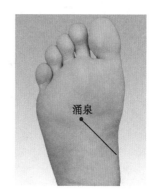

附图 3-21　足少阴肾经腧穴总图 1

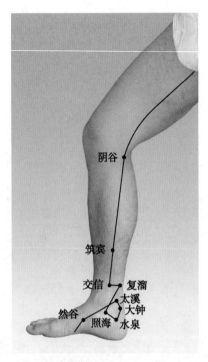

附图 3-22　足少阴肾经腧穴总图 2

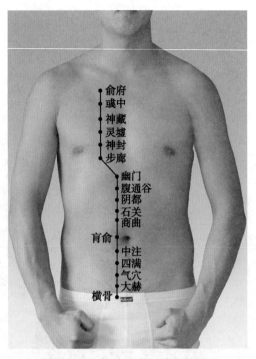

附图 3-23　足少阴肾经腧穴总图 3

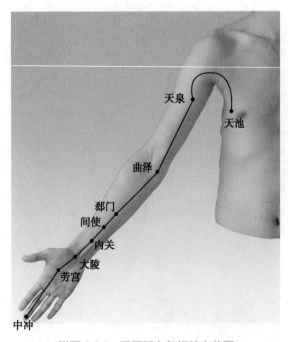

附图 3-24　手厥阴心包经腧穴总图

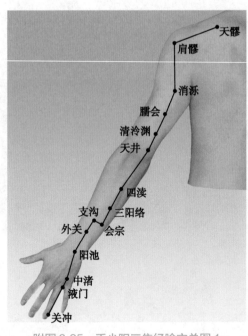

附图 3-25　手少阳三焦经腧穴总图 1

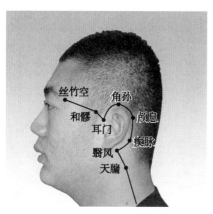

附图 3-26　手少阳三焦经腧穴总图 2

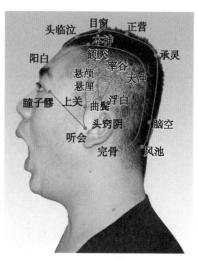

附图 3-27　足少阳胆经腧穴总图 1

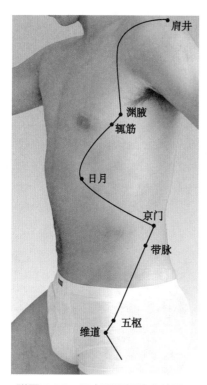

附图 3-28　足少阳胆经腧穴总图 2

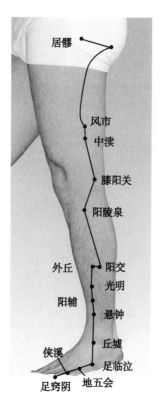

附图 3-29　足少阳胆经腧穴总图 3

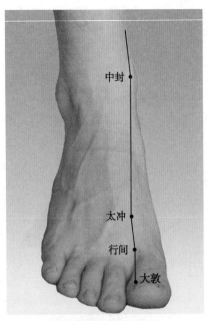

附图 3-30　足厥阴肝经腧穴总图 1

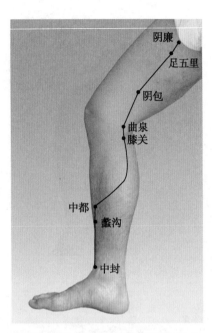

附图 3-31　足厥阴肝经腧穴总图 2

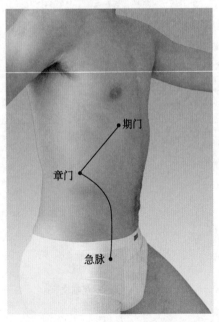

附图 3-32　足厥阴肝经腧穴总图 3

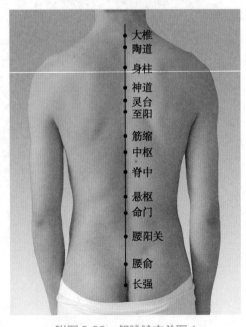

附图 3-33　督脉腧穴总图 1

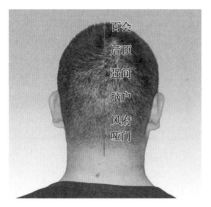

附图 3-34　督脉腧穴总图 2

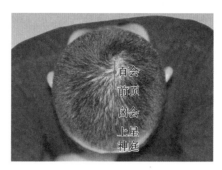

附图 3-35　督脉腧穴总图 3

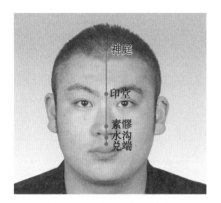

附图 3-36　督脉腧穴总图 4

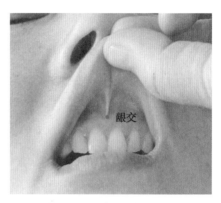

附图 3-37　督脉腧穴总图 5

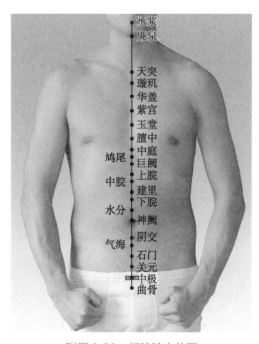

附图 3-38　任脉腧穴总图

（王德敬）

附录四
人体常用穴的表面解剖
与应用解剖彩图

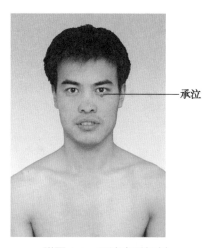

附图 4-1　承泣表面解剖

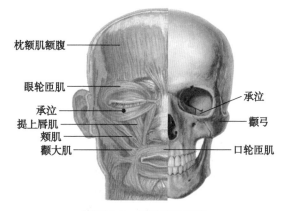

附图 4-2　承泣应用解剖

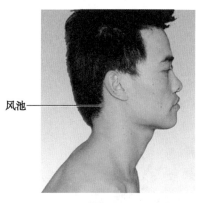

附图 4-3　风池表面解剖

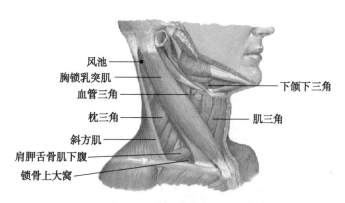

附图 4-4　风池应用解剖

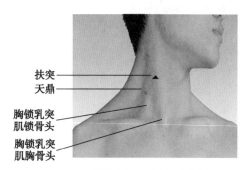

附图 4-5　天鼎表面解剖

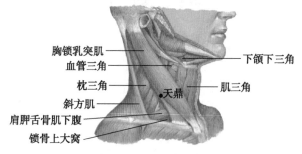

附图 4-6　天鼎应用解剖

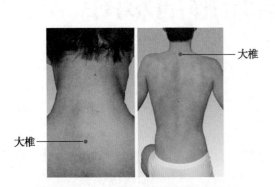

附图 4-7　低头、抬头位取大椎表面解剖

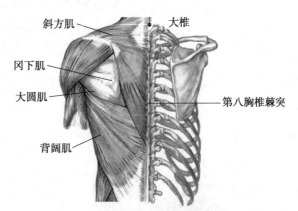

附图 4-8　大椎应用解剖

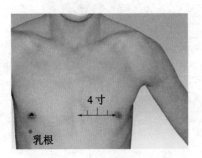

附图 4-9　乳根表面解剖

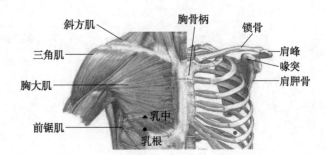

附图 4-10　乳根应用解剖

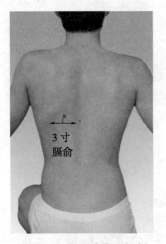

附图 4-11　膈俞表面解剖

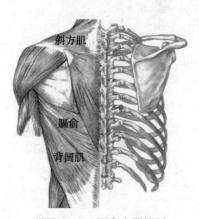

附图 4-12　膈俞应用解剖

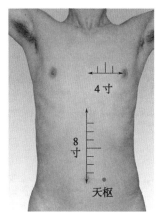

附图 4-13　天枢表面解剖

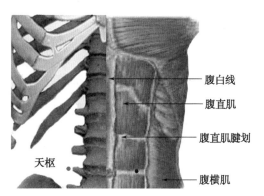

附图 4-14　天枢应用解剖

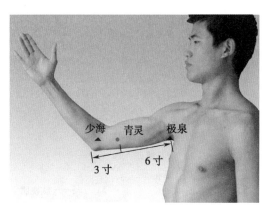

附图 4-15　青灵表面解剖

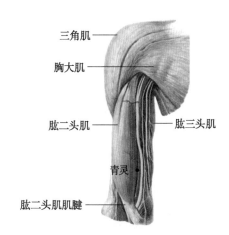

附图 4-16　青灵应用解剖

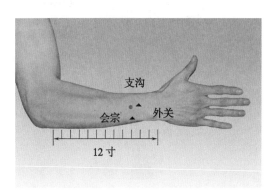

附图 4-17　支沟表面解剖

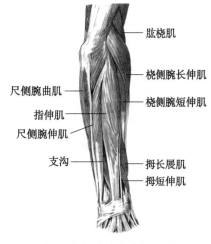

附图 4-18　支沟应用解剖

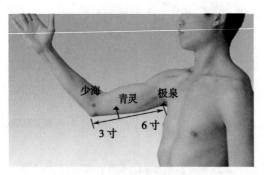

附图 4-19　少海表面解剖

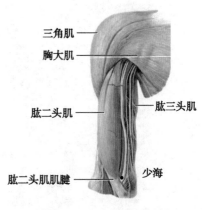

附图 4-20　少海应用解剖

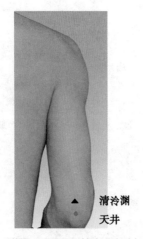

附图 4-21　天井表面解剖

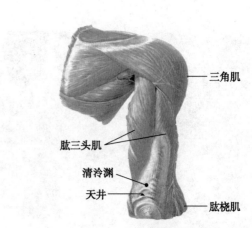

附图 4-22　天井应用解剖

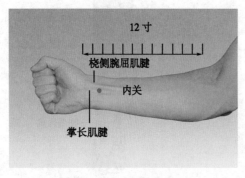

附图 4-23　内关表面解剖

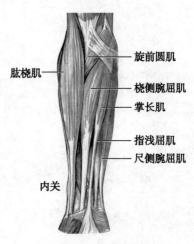

附图 4-24　内关应用解剖

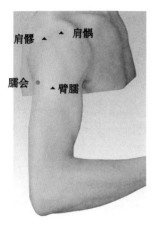

附图 4-25 臑会表面解剖

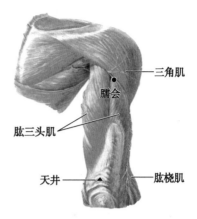

附图 4-26 臑会应用解剖

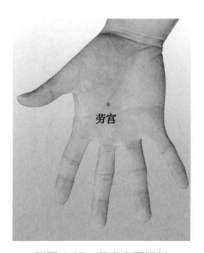

附图 4-27 劳宫表面解剖

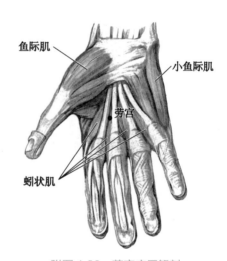

附图 4-28 劳宫应用解剖

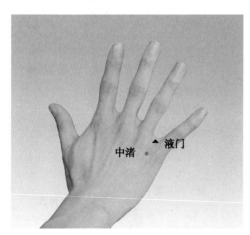

附图 4-29 中渚表面解剖

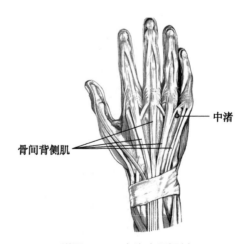

附图 4-30 中渚应用解剖

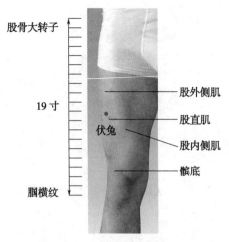

股骨大转子

19寸

伏兔

腘横纹

股外侧肌

股直肌

股内侧肌

髌底

附图 4-31　伏兔表面解剖

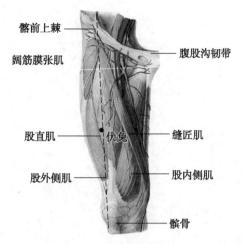

髂前上棘

阔筋膜张肌

股直肌

股外侧肌

腹股沟韧带

伏兔

缝匠肌

股内侧肌

髌骨

附图 4-32　伏兔应用解剖

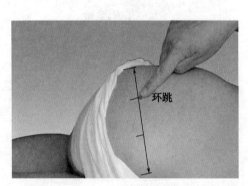

环跳

附图 4-33　环跳表面解剖

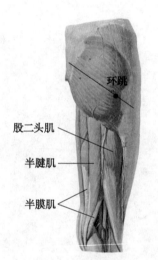

环跳

股二头肌

半腱肌

半膜肌

附图 4-34　环跳应用解剖

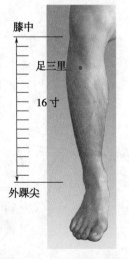

膝中

足三里

16寸

外踝尖

附图 4-35　足三里表面解剖

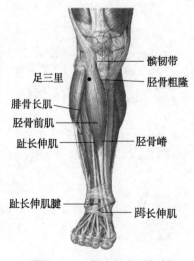

足三里

腓骨长肌

胫骨前肌

趾长伸肌

趾长伸肌腱

髌韧带

胫骨粗隆

胫骨嵴

蹬长伸肌

附图 4-36　足三里应用解剖

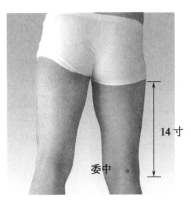

附图 4-37 委中表面解剖

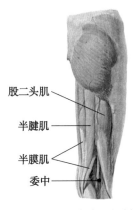

股二头肌
半腱肌
半膜肌
委中

附图 4-38 委中应用解剖

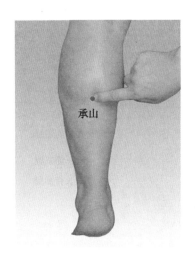

附图 4-39 承山表面解剖

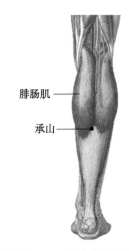

腓肠肌
承山

附图 4-40 承山应用解剖

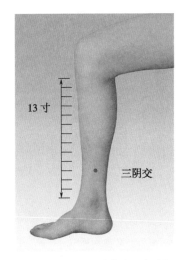

附图 4-41 三阴交表面解剖

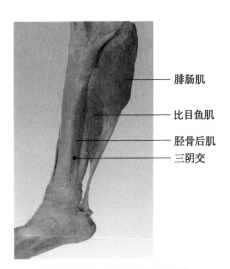

腓肠肌
比目鱼肌
胫骨后肌
三阴交

附图 4-42 三阴交应用解剖

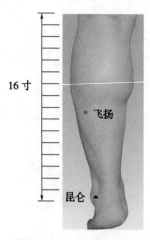

16寸

飞扬

昆仑

附图 4-43　飞扬表面解剖

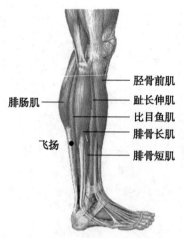

胫骨前肌

腓肠肌

趾长伸肌

比目鱼肌

飞扬

腓骨长肌

腓骨短肌

附图 4-44　飞扬应用解剖

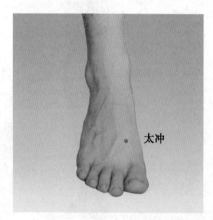

太冲

附图 4-45　太冲表面解剖

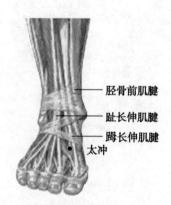

胫骨前肌腱

趾长伸肌腱

踇长伸肌腱

太冲

附图 4-46　太冲应用解剖

（王德敬）

32检